科学出版社"十四五"普通高等教育研究生规划教材

医学实验动物学

主　编　汤宏斌　董惠芬

副主编　周　立　刘秀丽

编　委（按姓氏笔画排序）

叶明霞	华中科技大学	包　容	武汉大学
庄　柯	武汉大学	刘　欣	湖北医药学院
刘　镕	武汉大学	刘秀丽	华中科技大学
汤宏斌	武汉大学	何　梦	武汉理工大学
张　晶	武汉大学	周　立	武汉大学
黄先菊	中南民族大学	章　敏	湖北中医药大学
董惠芬	武汉大学	鲜巧阳	武汉大学

科学出版社

北京

内 容 简 介

本教材共分十一章，由三个大的知识体系组成。第一部分实验动物管理的标准化，包括第一至第六章：绪论、实验动物遗传质量控制、实验动物微生物和寄生虫控制、实验动物营养管理、实验动物的环境与设施和各论。该部分主要介绍实验动物科学的发展过程，以及对实验动物遗传背景、所携带微生物寄生虫、饲料营养需求和饲养环境的控制原理进行阐述，体现实验动物标准化的基本原则。

第二部分比较医学，包括第七和十一章：比较医学和动物实验技术。主要介绍人类相关疾病在实验动物上的病理和形成机制特点，以及相关动物实验基本操作技术。

第三部分实验动物福利，包括第八、九、十章：动物实验优化、疼痛与麻醉和实验动物伦理。主要从动物实验方案，动物实验福利的关键问题以及动物实验伦理问题等方面进行原理和方法的阐述。

本书适合医学、药学及生物学等专业本科生、研究生阅读，也适合动物实验研究人员参考。

图书在版编目（CIP）数据

医学实验动物学/汤宏斌，董惠芬主编 . —北京：科学出版社，2023.11
科学出版社"十四五"普通高等教育研究生规划教材
ISBN 978-7-03-076512-3

Ⅰ.①医⋯　Ⅱ.①汤⋯②董⋯　Ⅲ.①医用实验动物–高等学校–教材
Ⅳ.①R-332

中国国家版本馆CIP数据核字（2023）第189598号

责任编辑：李　植/责任校对：张小霞
责任印制：赵　博/封面设计：陈　敬

科学出版社 出版
北京东黄城根北街 16 号
邮政编码：100717
http://www.sciencep.com
北京厚诚则铭印刷科技有限公司印刷
科学出版社发行　各地新华书店经销
＊

2023年11月第 一 版　开本：787×1092　1/16
2025年 1 月第二次印刷　印张：21 1/2
字数：624 000
定价：128.00元
（如有印装质量问题，我社负责调换）

前　言

　　实验动物科学是在现代科学基础上逐步建立起来的关于研究实验动物和动物实验的一门新兴综合性学科。医学实验动物学极大地推动了医学和生命科学的发展。实验动物成为最常用的研究工具，同时生命科学技术又进一步促进了医学实验动物学的发展。

　　经过二十多年的教学积累，根据学科的最新进展，参考国际上大量实验动物科学文献和国内同行教材，本教材形成了具有自己特色的知识体系框架。在编写过程中，积极贯彻党的二十大精神，坚持理论自信，文化自信。我们将实验动物科技伦理的理念贯穿始终，这既是实验动物科学产生的初衷，也是医学实验动物学学科发展的方向，同时也体现出中国的解决方案。实验动物质量控制的标准化，不仅满足了科学研究的可重复性，同时也体现了对实验动物的福利照顾。我们以较为详尽、逻辑严密的方式阐述了每个章节的重要知识点，以增加本书的可读性和教学的适用性，体现了作为教材的特点。

　　本教材的编委来自多所高等院校的教学科研一线，其中大多数长期从事实验动物学教学工作，具有丰富的专业知识和教学经验。全书知识结构分为三个部分，包括实验动物管理的标准化、比较医学和实验动物福利。各校可根据具体情况选择讲授。本书不仅可作为普通高等院校教材，亦可作为实验动物科学专业技术培训教材和临床医师、科研人员的参考资料。

　　本教材的出版得到了"2021YFF0702000国家重点研发计划"项目的资助。在本教材编写过程中得到了各位编者所在单位的积极支持，也得到了陈卫华、汤逸雯、张璟怡、杜欣妍、张华、张璋对书稿的认真校对订正，在此一并致谢！

汤宏斌

2023年初夏于武汉

目　　录

第一章 绪 论

第一节 基本概念

一、实验动物

实验动物的概念随着生命科学的发展和要求逐步确立。最初认为，凡是科学实验研究中使用的动物统称为实验动物。后来又提出，凡是为了科学实验的需要而专门饲养、繁殖的动物称为实验动物。根据我国的国家标准定义，实验动物（laboratory animal）是指经人工饲育，对其携带微生物实行控制，遗传背景明确或者来源清楚，用于科学研究、教学、生产、检定及其他科学实验的动物。在实验应用中，为保证实验结果的可靠性、精确性、均一性、可重复性和可比较性，同时保护接触和应用动物人员的健康，实验动物在先天遗传性状、后天的繁殖条件、微生物携带状况、营养需求及环境因素等方面受到全面控制。

实验动物必须具备以下三个特点。

1. 遗传控制 实验动物必须是来源清楚、人工培育、遗传背景明确的遗传限定动物（genetically defined animal）。通过遗传调控原理，对动物基因进行纯化，获得遗传同源的近交系，以减少动物个体差异，保证动物个体性状的均一性及动物实验结果的可重复性；使用遗传工程技术，培育出新的动物品种和各种疾病的动物模型；利用动物物种突变，发现和培育出遗传突变型、免疫缺陷型动物，如无胸腺、无脾脏、无B细胞、无NK细胞和无巨噬细胞功能的动物等。所有这些经人工培育的动物模型，均来源清楚，遗传背景明确。从遗传学角度，实验动物分为近交系（inbred strain）、封闭群（closed colony）和杂交群（hybrid colony）三大类。

从1980年以来，动物遗传工程技术日益成熟，培育了大量的遗传修饰动物（genetically modified animal），如转基因动物（transgenic animal）、基因敲除（gene knock-out）小鼠、基因敲入（gene knock-in）小鼠、克隆动物（cloned animal）及基因敲减（gene knock-down）动物等，这些遗传修饰动物是实验动物的丰富资源和生物医学研究的有力工具。

2. 微生物、寄生虫控制 对所有实验动物携带的微生物、寄生虫都需要进行严格的人工控制。为了保证动物实验的准确性、敏感性和可重复性，实验动物除必须控制动物疾病外，还需要控制无症状性感染，以及虽对动物不致病但可能干扰动物实验结果的病原体。目前，我国将实验动物分为四个等级，一级为普通级动物（conventional animal，CV动物），二级为无特定病原体动物（specific pathogen free animal，SPF动物），三级为无菌动物（germ free animal，GF动物），其中包括悉生动物（gnotobiotic animal，GN动物）。对于二级实验动物，不仅对其携带的微生物、寄生虫进行监测，而且动物本身也是经剖宫产净化等方法获得。

3. 应用领域 所有实验动物的最终目的都是用于科学实验。在目前几乎所有的生命科学实验中，实验动物总是作为前沿哨兵和人类替身，被用来验证一个又一个的生命科学真理。由于生命现象的复杂性，目前没有其他方法能够完全替代实验动物。

自然界的动物种类繁多，目前已知的大约有150万种以上，但是只有很少一部分用于科学研究。按照以上实验动物的定义，目前应用最多的实验动物是大鼠、小鼠、地鼠、豚鼠、家兔和犬等。这些动物常年进行人工培育饲养，已经完全成为标准化的实验动物。20世纪50年代，人们对实验动物的认识不断提高，从以上三方面对实验动物进行限定，使实验动物从概念上很容易与自然界其他动物区分开。因此实验动物虽然来源于大自然，但已经是不同于大自然界的动物。

二、实验用动物

通常将用于实验的各种动物统称为实验用动物（experimental animal）。它是一个广义的概念，泛指一切用于科学实验的动物，包括实验动物、经济动物和野生动物。某些家畜、家禽和未经驯化的野生动物，由于它们对特定实验敏感性很高，或实验操作较方便，亦被用于实验，如给遗传学带来划时代发现的果蝇（drosophila）和模式动物斑马鱼（zebra fish）、秀丽隐杆线虫（*Caenorhabditis elegans*）。根据实验动物的定义要求，它们不属于严格意义上的实验动物，很难区分它们属于遗传学控制中的哪种遗传类型，也很难确定它们属于微生物控制中的哪一级别。

实验用动物的范围比实验动物要广，区分实验动物和实验用动物有重要意义。动物实验研究得到的研究结果必须具有重复性，即不同的实验工作者，在不同的时间、不同的地点使用动物所进行的实验研究，能够获得相同的实验结果。动物实验的重复性要求动物实验能够达到与化学反应一样的精确，这就要求所用的动物具有化学试剂那样的"纯度"，对于野生动物和经济动物来说这几乎是不可能的。野生动物生长在自然环境中，是按照"适者生存"的原则自然选择的产物；家畜等经济动物虽然是人工培育选择的品种，但选择培育的目的是获得最大的经济效益和利润。由于这些动物在遗传背景、健康状况方面有差异，机体反应性不一致，对实验物的敏感性也不同，因此实验结果的重复性较差、可信度较低，难以被国际学术界公认。只有按照实验动物的要求进行培育开发，才能使其达到标准化实验动物的要求。

三、医学实验动物学

实验动物学（laboratory animal science，LAS）是一门研究实验动物和动物实验的科学，即对实验动物本身进行生物学及生理学特性的系统研究，实施遗传育种、保种以维持其遗传学和生物学特性，培育新品系并生产繁殖出标准化的实验动物；同时，应用实验动物进行科学实验，研究实验动物的组织形态、功能反应的变化，并在动物模型中观察疾病的发生、发展规律，研究药物等因素的作用。实验动物学的任务是研究以优质的实验动物和精确的实验方法，使动物经实验处理后，能获得良好的反应重复性，增强动物实验结果的可信性和科学性。

从上述定义，我们一般把实验动物学与医学实验动物学等同看待。但在《中华人民共和国学科分类与代码》（GB/T13745-2009）中，实验动物学属于生物学中动物学里的三级学科（代码180.5761）。医学实验动物学属于基础医学中的二级学科（代码310.51）。而在教育部发布的普通高等学校本科专业目录（2020年版）中，实验动物学专业（代码090404T）属于农学的动物医学类。

实验动物学的基本内容主要如下。

1. 实验动物遗传育种学（laboratory animal genetics and breeding） 应用遗传调控原理，控制实验动物的遗传特性，培育新的实验动物品种品系和动物模型。

2. 实验动物微生物学和寄生虫学（laboratory animal microbiology and parasitology） 研究实验动物的微生物、寄生虫分类及其与人类的相互关系，探讨对实验动物疾病的防控措施，实行对实验动物微生物和寄生虫的感染监控。

3. 实验动物环境卫生学（laboratory animal environmental hygiene） 研究影响实验动物生存的环境和条件，如饲养动物的房舍、温度、湿度、气流、光照、噪声、风速、风压、笼具、饲料、饮水和垫料等。

4. 实验动物营养学（laboratory animal nutriology） 研究实验动物的营养需要及其对动物生长、发育、繁殖、抗病力的影响和对实验结果的影响。

5. 实验动物医学（laboratory animal medicine） 研究实验动物疾病的诊断、治疗、预防，以控制和消灭实验动物的各种疾病。

6. 比较医学（comparative medicine） 比较研究动物（包括人类）基本生命现象的异同，从动物疾病与人类疾病的不同点入手，通过建立实验动物模型来研究人类相应疾病。

7. 动物实验（animal experiment） 指在实验室内，通过动物实验，解决科学实验中的问题，获得新的认识，发现新的规律，包括各种实验技术、实验方法和技术标准等。

8. 实验动物福利（laboratory animal welfare） 指在以科学研究为目的的实验动物生产和使用中，最大限度地保证实验动物健康、安乐、舒适，从而获得客观、科学、准确的科研数据。

从实验动物标准化角度而言，实验动物学基本内容框架可划分如图1-1。

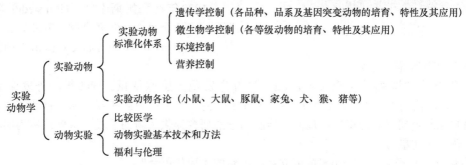

图1-1 实验动物学基本内容框架图

第二节 发展概况

人类使用实验动物已有近千年的历史，古代对毒药和解毒药的研究即来自动物实验。古埃及为保存尸体，首先用猫、蛇和昆虫等动物制成木乃伊进行观察。古希腊时代希波克拉底（Hippocrates）和亚里士多德（Aristotle）就对动物作解剖观察，并著书描述多种动物脏器的差别。英国解剖学家哈维（Harvey，1578—1657）采用犬、蛙、蛇、鱼和其他动物进行一系列的动物实验，证实了动物体内的血液循环现象，阐明了心脏在此过程中的作用，从而为创建生理学开创了道路。法国著名学者巴斯德（Pasteur，1822—1895）在研究蚕病、鸡霍乱和炭疽病中，证实了传染病是由病原微生物引起的，奠定了医学微生物的基础。

一、实验动物科学的诞生

1895年纳托尔（Nuttall）成功地培育出无菌豚鼠，解决了生物能否在无菌条件下生存的理论问题，这无疑是实验动物学发展的一大突破。

1909年利特尔（Little）在研究小鼠毛色基因中，首先采用近亲繁殖培育了第一个近交系小鼠DBA（图1-2）。DBA的名称取自淡化（dilute）、褐色（brown）、非野鼠色（nonagouti）的三种变异毛色的缩写。由于近交系动物的基因具有高度的纯合性和一致性，实验结果重复性好，被广泛应用于生命科学实验研究中。近交系小鼠的培育是实验动物学发展史上的又一重大事件，也使癌症研究、组织移植和免疫学发生了革命性变化。1929年，Little在美国缅因州巴港建立了杰克逊（Jackson）实验室。1941年，该实验室出版了第一部小鼠专著《实验小鼠生物学》。

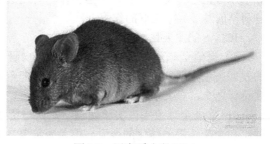

图1-2 近交系小鼠DBA

1911年美国费城威斯塔（Wistar）研究所培育成Wistar大鼠（图1-3）。该研究所为纪念宾夕法尼亚大学医学院解剖学教授卡斯珀·威斯塔（Caspar Wistar）而命名。该研究所的首届学术委员会主席哈利·赫伯特·唐纳森（Herry Herbert Donaldson）为给神经生长发育研究提供可靠的大

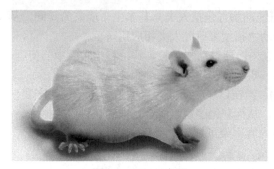

图1-3　Wistar大鼠

鼠，从1906年开始对白化大鼠进行标准化的繁育。Donaldson的助手海伦·迪安·金（Helen Dean King）从1909年开始近交培育白化大鼠，到1920年已经全同胞交配到第38代，形成PA系和BN系近交大鼠。1915年Donaldson出版了著名的实验动物专著《大鼠：白化大鼠和挪威大鼠的资料与参考值》。

1932年格利姆斯泰特（Glimstedt）将无菌豚鼠养活2个月。1959年蒂阿（Teah）在圣母大学（University of Notre Dame）繁殖无菌豚鼠成功，使悉生动物学得以发展。

1962年苏格兰医师萨克森（Issacson）等首先发现无胸腺裸鼠。1969年，丹麦学者吕高（Rygaard）首次成功地将人类恶性肿瘤移植于裸鼠体内，并发现肿瘤在裸鼠体内存活并生长，开创了免疫缺陷动物研究和应用的新局面，给肿瘤学的研究提供了新的手段，裸鼠被称为实验动物科学的一颗"小明星"。

20世纪末，分子遗传工程小鼠的创立被称为新的"遗传革命"。

这些实验动物学发展史上的重大成就使实验动物学从普通动物学中脱颖而出，形成一门新兴的、独立的学科。

1947年英国最早成立实验动物管理署，它成为英国实验动物中心的前身。以后世界各国相继成立实验动物机构。1951年日本成立全国性的实验动物研究会，1952年成立实验动物中央研究所；法国1953年，德国1957年设立国家实验动物中心；1961年加拿大建立动物管理委员会；1967年美国实验动物科学协会成立。这些实验动物科学水平较高的国家相继颁布了实验动物管理条例、法规和规范，实现了实验动物生产的标准化、商品化和社会化，并且形成了较完整的实验动物教育、科研、生产管理与应用体系。

1944年，美国纽约科学院将实验动物标准化提上议事日程，专门讨论实验动物与医学生物学发展的关系，所以人们通常把1944年作为实验动物学的起点。1956年，联合国教科文组织（UNESCO）、医疗科学国际组织（CIOMS）和生物科学协会（IUBS）共同发起成立了国际实验动物科学委员会（International Committee of Laboratory Animal Science，ICLAS），目的是促进实验动物质量、健康和应用达到高标准。这是目前实验动物科学领域最著名最有权威的国际组织。人们以此为标志，将20世纪50年代中期作为实验动物学真正形成的时期。该组织每四年召开一次国际学术讨论会，交流信息，加强合作，对促进实验动物的标准化、商品化、社会化，推动实验动物科学的发展起了良好的作用。

ICLAS的主要目标如下。

1）提倡全球范围内实验动物学与生物研究资源的进步。实验动物学是一门新兴学科，学科的发展与生物研究资源密切相关。ICLAS把全球范围内实验动物学与生物研究资源的进步作为主要目标之一，意义重大。

2）促进全球范围内实验动物学知识与资源的合作共享。科学是没有国界的，知识与资源的共享在全球经济一体化的今天显得尤为重要。ICLAS在创建初期就把知识与资源的共享作为主要目标，可见创始人员的远见卓识。

3）通过建立标准及资源支持，促进高质量实验动物的监控与生产。标准与规范是促进实验动物质量提高的重要手段，只有建立相应的质量标准和操作规范，实验动物的生产、使用、管理、运输等才有控制依据，实验过程和资源的质量才能得到保证。

4）促使人们在科学研究实验中本着科学的态度、遵循伦理原则合理使用动物。科学与伦理是实验动物科技工作者必须遵守的两条基本的也是最重要的原则。动物实验的结果对推进人类健康和科学进步具有重要意义，必须真实可靠。同时，实验动物作为人类的替代品，是为人类献身的牺牲品，人们必须遵循伦理的原则合理使用动物。负责任地、人道地对待为人类健康和生命科学进步献身的动物，这不仅是人道主义精神的体现，也是科学责任的重要体现，这是ICLAS极力宣传并推进的一种重要精神。

5）收集和传播实验动物科学信息。信息是科学进步的阶梯，是历史经验与未来设想的桥梁，特别是在当今信息化时代，没有信息的共享，进步是难以想象的。ICLAS以此为目的，是受到各国欢迎的原因之一。

6）推进3R的发展。

拉塞尔（Russell）和伯奇（Burch）于1964年提出的3R，即替代（replacement）、优化（refinement）及减少（reduction）成为当前实验动物科学领域发展的主流。ICLAS把推进3R的进展作为其目的之一，符合实验动物科学的发展趋势。

50多年来ICLAS围绕这些目标开展工作，为全世界范围内实验动物学的发展起到了积极的推动作用，同时得到世界范围内实验动物工作者及生命科学工作者的拥护。

二、我国实验动物学的发展

我国的实验动物工作在20世纪80年代前发展缓慢，实验动物的饲养管理水平很低，动物饲养与实验观察条件仍很差。1918年，北平中央防疫处齐长庆教授首先饲养繁殖小鼠做实验，这是我国近代实验动物科学研究的开端。其后陆续有学者从美国、日本、瑞士和印度等国引回各个品种的动物进行繁殖生产，但当时的实验动物饲养繁殖和使用仅限于几个大城市的少数研究单位。1949年后，国内相继成立六大生物制品研究所，并在大的科研单位和医学院校中建立了一定规模的实验动物繁殖场，奠定了我国实验动物事业发展的基础。

20世纪80年代以后，改革开放和科学技术的不断发展，为我国的实验动物工作注入了新的生机和活力。1981年，根据全国人民代表大会和中国人民政治协商会议的议案，国务院责成国家科学技术委员会（1998年改名为科学技术部）就实验动物问题进行调查研究。1982年和1985年，国家科学技术委员会先后在西双版纳和北京召开了全国实验动物科技工作会议，研究制定我国实验动物科技发展战略。卫生部亦多次召开医学实验动物工作会议，并率先在全国实行了医学实验动物合格证认证制度，使实验动物的管理工作逐步走上正规化轨道。1988年国家科学技术委员会发布第二号令《实验动物管理条例》，1989年卫生部颁布了《医学实验动物管理实施细则》。1994年国家技术监督局正式颁布《实验动物微生物学和寄生虫学监测等级》《实验动物哺乳动物的遗传质量控制》《实验动物全价营养饲料》《实验动物环境及设施》《实验动物微生物学和寄生虫学的检验方法》《近交系小鼠、大鼠皮肤移植法》等6个国家标准。实验动物国家标准是在全国范围内统一的技术要求。2001年中国实验动物学会受科学技术部、国家质量技术监督局的委托对实验动物国家标准进行了修订和补充，使修订后的实验动物国家质量标准上了一个新的台阶，既与国际接轨又符合中国国情，表明我国实验动物的法规体系已经形成。

1987年4月国家一级学会实验动物学会成立，并于1988年加入国际实验动物科学理事会。1989年12月首次在上海成功地举办了"上海国际实验动物学术讨论会"，1992年在北京举办了"亚太地区/国际实验动物论文报告会"，我国与国外的技术合作和学术交流日趋频繁。目前已经建立了实验动物情报咨询、图书出版与信息网络系统，《中国实验动物学报》《中国比较医学杂志》《上海实验动物科学》《实验动物科学与管理》四种正式刊物定期出版。实验动物学教育与专业训练工作正在加强。1998年，国家建立北京、上海两个国家级啮齿类实验动物种子中心。云南灵长类实验动物中心在猕猴的繁育方面颇具特色。全国的实验动物质量监测机构和检测手段也完全规范化。我国实验动物科学管理的标准化和法治化水平逐步提高，极大地促进了实验动物的产业化进程。

　　我国的实验动物科学事业于20世纪50年代起步，80年代成长，90年代发展，尽管起步晚，但由于国家的高度重视及实验动物工作者的艰苦努力，其发展速度很快，正处于方兴未艾的历史时期。正如国际实验动物科学理事会前主席哈利·劳斯尔（Harry Rowsell）所说："我亲眼看到新中国的实验动物科技事业，只用了不到10年的时间，走完了西方半个世纪的路。"中国作为发展中国家，对基础和应用研究及基础研究资源的需要是显而易见的。

第三节　应用与局限性

一、实验动物应用

　　21世纪是生命科学的新时代，生命、人脑、遗传工程是当代生物技术的重要内容。实验动物学则是在现代科学带动下，迅速崛起的一门以生命科学为主体的独立的综合性新兴学科，是现代实验科学的重要内容。在新技术革命的洪流中它已经开始影响着整个生命科学的各个研究领域，受到世界科学家和各国政府的高度重视，甚至成为衡量一个国家科学水平高低的标志之一。

　　实验动物学既是生命科学的重要组成部分，又是生命科学发展的重要基础条件，实验动物在保障人类健康和优化生存环境中的作用是无可置疑的。天花的灭绝、各种疫苗的研制、异体器官移植及克隆技术等重大突破，都是首先在实验动物上获得成功的。当今，人类仍面临重大疾病的威胁，疾病的诊断、治疗和预防，药品的安全评价，与人类生存环境密切相关的重大研究，都需要实验动物学的支撑。因此，实验动物学的重要性一方面在于它是生命科学研究的重要手段和条件，直接影响着许多领域研究成果的确立和水平高低；另一方面它的发展和提高又会把许多领域的研究引入新的境地，推动生命科学的发展。

　　在现代生命科学研究中，进行实验研究的条件可概括为AEIR四个基本要素。A是动物（animal），E是设备（equipment），I是信息（information），R是试剂（reagent）。这四个基本要素具有同等重要的地位，不能忽略或偏废。由于以往对设备、信息和试剂比较重视，资金投入相对较大，所以，要获得高、精、尖的仪器设备、化学试剂和前沿的情报信息已不是很困难的事。但实验动物学起步晚，实验动物学知识不普及，标准化实验动物应用不广泛，要获得高质量的标准化实验动物并不容易。由于实验动物质量达不到标准，曾经造成过不少沉痛的教训，如动物实验的敏感性、重复性差，致使动物严重浪费，科研成果的科学性和可信性降低，学术成果得不到公认，生物制品、药品的安全性及有效性评价实验结果得不到承认，直接影响到国家经济和贸易的发展。不良的动物意味着不良的科学。

　　实验动物学所研究的"实验动物"既是生命科学研究的对象，又作为"活的试剂与度量衡"在许多领域中广泛应用。巴甫洛夫曾指出："没有对活动物进行实验和观察，人们就无法认识有机界的各种规律，这是无可争辩的。"

　　1. 在医学生物学方面的应用　实验动物学为人类的健康和预防保健事业做出了突出贡献。人类各种疾病的发生发展十分复杂，要深入探讨疾病的发生及防治机制，不能也不应该在患者身上进行，但可以通过对动物各种疾病和生命现象进行研究，进而推用到人类。因此，实验动物是人类的替难者。通过实验动物进行比较医学研究，有利于更准确、更全面、多方位、多层次地了解各种人类疾病及各种生命现象的本质。在医学生物学的研究中使用实验动物，可以把人体上非常复杂的问题简单化，并可以进行各种因素的细微探讨。再者，动物实验可采取某些不能应用于人类的途径进行研究，如烈性传染病的人工感染、放射病与毒气实验等；利用动物繁殖周期较短以缩短研究的时间，如遗传因素与某些疾病关系的研究；根据实验目的安排采样的时间、方式及样本量等。有人统计，医学生物学方面的科学研究课题有60%以上需要使用实验动物，以实验性学科为主的学科如生理学、病理生理学和药理学等绝大部分论文是采用动物实验来完成的，有些课题离开了实验动物就无法完成。尽管近年来发达国家出于动物生存和福利的考虑，一直在积极探索用计算机模拟、细胞、器官、微生物等体外方法代替动物进行医学生物学研究，但实验动物在医学生物学研究中的应用始终不可替代。

实验动物还是人类器官移植的供体，不久的将来，转基因动物就可以为人类提供角膜、皮肤、血管、肝、心、肾等器官和组织。

强调动物实验的重要性，不是要证明动物实验是医学生物学发展的唯一途径。与临床观察一样，动物实验的出现是医学发展的客观需要。人与动物从生物学的角度上比较是大同小异的，这就从根本上保证了动物实验的可靠性。我们不否认临床研究和实验室研究存在的差异，但应减少由此可能造成的动物实验与临床观察脱节问题，从而使实验动物学为医学生物学的发展服务。

举例1：

20世纪初，孟德尔的遗传定律被重新发现并得到了承认，科学界出现了研究遗传的热潮。其中小鼠就是一种常用的研究对象，卡斯特尔（Castel）便是这一领域的领航者。作为小鼠遗传学的奠基人，他和他的学生们利用小鼠来研究多种性状，从皮肤的颜色到移植排斥反应，再到复杂的疾病。在Castel的所有学生中，有两个人特别突出。一个是Little，他的贡献表现在两个方面：首先他培育了第一个近交系小鼠，为生物医学研究提供了重要的工具；其次他创建了Jacksons实验室，这个世界小鼠遗传学研究的"重镇"，云集了一大批优秀的小鼠遗传学家。第二个是斯内尔（Snell），他是Jacksons实验室里的小鼠遗传学家之一，也是那里唯一的诺贝尔奖获得者。

Snell获得诺贝尔奖是因为他发现了主要组织相容性复合物（major histocompatibility complex，MHC）分子。20世纪30～40年代，Snell潜心于小鼠器官移植遗传学的研究。当一个品系小鼠的器官（如皮肤）移植到另一个品系的小鼠身上的时候，通常会因为排斥而失败。研究移植排斥的目的是鉴定出控制移植排斥的基因，从而发现移植排斥的原理。利用当时有限的遗传学研究方法和技术，Snell和他的同事发现移植排斥主要是由一个基因位点所控制，但这个位点有多个不同的等位基因。当两个小鼠品系在这个位点上有着相同的等位基因的时候，它们就能接受彼此的器官。否则，它们将相互排斥。1948年，Snell和他的同事把它这个位点命名为主要组织相容性复合物。

二战结束后，法国科学家多塞（Dausset）作为输血中心的负责人，主要研究血细胞的免疫学，尤其是白细胞的免疫遗传学。1958年，他发现并命名了第一个人类白细胞抗原（human leukocyte antigen，HLA），也称HLA-A2。后来，越来越多的白细胞抗原被发现。更重要的是，Dausset和其他人的研究发现人类白细胞抗原和器官移植的成功率相关，它是人类主要控制移植排斥的基因位点。

所以，虽然名字不同，人类中的白细胞抗原和小鼠中的主要组织相容性复合物实际上是同一类基因，有着相同的功能。它在人和小鼠中之所以有不同的名字，主要是因为它被发现的时候的功能不同。一般而言，当科学家发现一个新的基因并给这个基因命名的时候，名字和被发现的最初功能是相配的。所以，Snell给这个基因命名为主要组织相容性复合物，而Dausset给它命名为白细胞抗原。一个基因有着两个不同的名字有些意外，但更意外的是它还有第三个名字，即免疫反应基因，它是由出生在委内瑞拉的美国科学家巴鲁赫·贝纳塞拉夫（Baruj Benacerraf）命名。可以想象得到，Benacerraf发现这个基因可以决定是否有免疫反应的发生。

Benacerraf和他的同事研究的对象不是人，也不是小鼠，而是豚鼠。20世纪60年代，Benacerraf和他的同事利用豚鼠来鉴定哪个基因能决定豚鼠对外来抗原有免疫反应。他们对两种不同的豚鼠品系免疫同一个蛋白质，结果发现有一个品系会对这个蛋白质有免疫反应，而另外一个品系的豚鼠则没有。随后的研究发现，是否对这个蛋白质有免疫反应主要是由一个基因位点所控制，他们把这个基因命名为免疫反应基因（Ir），而且他们通过遗传学方法确认了这个基因位点就是控制是否有排斥反应的基因。

Snell、Dausset和Benacerraf用不同的研究方法及不同的研究对象最后都鉴定出来了这个基因复合物，说明这个基因复合物有着多方面的功能。但这些功能可以统一起来用一句话描述，就是决定和调节免疫反应。这也是1980年诺贝尔生理学或医学奖颁发给他们三个人的理由。

举例2：

1981年，剑桥大学遗传学家马丁·埃文斯（Martin Evans）等创造了第一个小鼠多能干细胞系，为转基因小鼠奠定了基础。美国犹他大学分子生物学家马里奥·卡佩奇（Mario Capecchi）和奥利弗·史密斯（Oliver Smithies）在此基础上培养出第一批基因敲除小鼠，和埃文斯共享2001年拉斯克生物医学研究奖。

卡佩奇所希望的是将特定基因植入小鼠体内，并能够通过小鼠的繁殖使该基因得到延续，而此刻，他仅能把特定基因植入培养的细胞内。同一时间，威斯康星大学的史密斯也成功地将目的基因导入到了人体细胞。如何将特定基因插入到生物体的所有细胞？埃文斯发现，胚胎细胞（即胚胎干细胞）能够分化为生物体内几乎所有类型的细胞。卡佩奇获知埃文斯的这项成果后敏锐地想到，如果用胚胎干细胞进行基因操作，通过分化就能培养出基因改造过的动物。

1985年圣诞节假期，卡佩奇和妻子劳里来到英国拜访了埃文斯，他们得到了热情接待。埃文斯将胚胎干细胞的处理方法教给了卡佩奇，之后，他还把胚胎干细胞送给了来信希望得到胚胎干细胞的史密斯。

1987年，卡佩奇和史密斯成功地把目的基因插入胚胎干细胞DNA的特定位置，他们选择的是只存在于Y染色体的*Hprt*基因，也就说只有雄鼠才能表现特定性状。选择这个基因还有一个原因，如果成功敲除*Hprt*，细胞就可以产生对6-TG的抗性，这样便于筛选。接下来，他们把胚胎干细胞送入了小鼠的胚胎，再把胚胎植入代孕母鼠的子宫内，这样生出来的小鼠由于同时拥有两种体细胞（带有自身原有基因的细胞和带有目的基因的细胞），所以被称为"嵌合体小鼠"（具有混合型性状）。再将嵌合体雄鼠和普通母鼠交配，诞生的小鼠中的一部分就是只具有目的基因的"基因变异小鼠"了。这种技术实现了对特定基因精确地靶向敲除，因此被称为基因打靶技术。

但是，如果对胚胎干细胞的其他基因也进行类似的基因敲除却有不少技术障碍。一个问题是其他基因并不能像*HPRT*那样敲除后有好的筛选体系；另一个问题是将外源DNA导入细胞后重组率很低，这些问题极大地限制了基因打靶技术的应用。卡佩奇和同事经过大量实验，证实了打靶的效率在很大程度上取决于同源片段的长度和同源性。与此同时，他们还发明了"正负向筛选"方法来富集敲除成功的胚胎干细胞。这些实验为基因打靶的广泛应用奠定了坚实的基础。

到卡佩奇获奖时，全球的科学家们已经在小鼠中成功改造了超过整个基因组半数的基因。这些动物模型极大地促进了人类对生命的理解。2007年，卡佩奇、史密斯和埃文斯三人，因这项使用胚胎干细胞将特定基因导入动物体内的方法获得了诺贝尔生理学或医学奖。卡佩奇从一位流浪儿成为科学巨匠的传奇也载入科学的史册。

2. 在药品、食品方面的应用　药品在正常生产过程中，要以动物实验进行热原检查等安全性检验，以保证其安全性。新的药品在投产前必须用啮齿动物、犬或猴等不同品种的动物进行大量严格的安全性、有效性评价，包括动物急性、亚急性及慢性试验，特殊毒性试验（致畸、致癌、致突变），局部用药毒性试验和药物依赖性试验等，确认对人体安全可靠后，才能申请进行临床试验。否则会给人类造成不可挽回的损害，如1962年联邦德国某药厂生产的沙利度胺，在孕妇服用后引起近万名婴儿畸形。

生物制品的生产和检验需要使用大量高质量的动物。实验动物是生产疫苗、诊断用血清、诊断用抗原及免疫血清等的重要材料，如以猴肾制备小儿麻痹症疫苗，地鼠肾制备乙脑及狂犬疫苗等。生物制品的安全性评价也离不开实验动物。所以实验动物的质量会直接影响到生物制品的质量，在质量方面控制不严，会使人发生变态反应甚至致命。

中医药是中华民族的传统瑰宝，中医药学是人体生命科学的一个分支，是一门实践性很强的学科。要使祖国医学发扬光大，走向世界，要深刻揭示中医药治病机制，进一步提高疗效，使中药产业成为新的经济增长点，就必须利用现代科学理论与方法，包括借助实验动物学的手段来进行研究，用客观、规范、国际认可的检测标准和评价指标加以验证。例如，将某些有待证实的假说，应用实验动物模型进行研究，并与临床研究相结合，以使经验进一步上升为科学理论。因而，现代中医药学与实验动物学相结合有利于科学化、客观化、定量化地阐明中医药理论，深化中医药实践。

各种化妆品、保健品、饮料和化学制品的安全性、有效性均需要使用实验动物进行实验。

二、动物实验的局限性

人们在实践中认识到了动物实验研究对发展生物医学的积极意义，并为人类的健康做出了不可磨灭的贡献。但是在看到动物实验积极作用的同时，我们还要充分认识和注意动物实验的局限性。在动物实验研究过程中，我们通常较多看到的是动物作为人类疾病模型的可利用性，实验动物常常被用作人的替代物，即借助于实验动物模型进行人类生命现象的研究。但是各物种间是有区别的，动物与人在解剖学、组织细胞学、免疫学等诸多方面均存在差异，各种动物品种品系对各种实验，反应也各有不同。我们在利用动物做实验的同时一定要充分注意动物实验所具有的不全面性和局限性，即并不是所有动物实验的结果都会在人身上得到印证。另外，从理论上讲，将一种动物实验的结果外推到其他物种或人类是缺乏逻辑性的。

1. 药物和化学物质在药效及安全性实验中的局限性　人们经常使用实验动物来进行药物或化学物质的效果研究和安全性评价。但是实际上在进行测试时不同动物所测得的结果往往不一致，还经常出现矛盾。例如，1988年，李斯特·雷夫在《自然》上报道，使用大鼠和小鼠测试214种化合物致癌性的双重试验中，具有反应一致性的仅有70%。啮齿类动物和人类之间的相关性将会更低。许多药物在动物实验中似乎是安全的，而且获得了如美国食品药品监督管理局（FDA）这样权威执法部门的批准，允许用于人类临床，但后来却被证明对人有危害。例如，提高心排血量的药物milrinone可提高诱发性心力衰竭大鼠的存活率，但严重性心力衰竭患者服用这种药物后死亡率却增加30%；抗病毒药物fialuridine在动物实验中似乎很安全，然而服用这种药的15人中有7人出现肝脏衰竭（其中5人因此死亡，另2人接受了肝移植手术）。美国审计总局对1976～1985年上市的209种新药中的98种进行评价，发现52%的药物具有"严重的批准后的危险"，而当时在动物实验和有限的人体试验中未曾预见。与此相反，又可以预测会有多少种具有潜在应用价值的药物，因动物实验结果为无效或有毒性被放弃或停止使用。

2. 动物生物学特性造成的局限性　人们对生物医学中一些理论产生怀疑或争论时，往往引用动物实验研究结果作为证据。但是由于动物自身生物学特性与人类不同，动物实验得出的结果有时是不准确的甚至是误导性的。香烟致癌就是一个典型的例子。20世纪60年代，科学家根据许多动物实验推断，吸入烟草烟雾不会引起肺癌，因为涂在啮齿类动物皮肤上的烟雾焦油不引起肿瘤发生，而吸入烟草烟雾的可能性就更小。在其后的许多年里，国际上许多烟草公司以这些研究结论为依据，设法推迟政府的警告，并阻止医生干涉他们患者的吸烟习惯。而人类的群体研究提供了烟草与癌症之间密切相关的证据，证实烟草对癌症的发生具有不可推卸的责任。近年来的人类DNA研究也证实了烟草中苯并芘的一种衍生物是致癌物，该衍生物以人类基因为目标，引起癌症。

3. 动物应激反应造成的不可靠性　人们在进行动物实验时对动物实施抓取固定、隔离处理、实验处置等，都会使动物产生应激反应，进而改变动物体内的生理状态。例如，动物在实验室内的应激反应可以增加其对传染病及某些肿瘤的易感性，影响其激素和抗体的水平，而激素和抗体的水平变化又能改变各种器官的功能，导致实验结果不可靠。

总之，应用动物实验进行研究和检测，只是许多可用的实验技术之一。许多实验研究都充分证实了动物实验的局限性，如癌症研究、糖尿病研究、冠心病研究、先天性免疫缺陷病的研究等；许多的研究进展，并不能完全归功于动物实验。而来自人群的流行病学调查、临床干预试验、人体组织和细胞培养、尸体解剖、活体组织检查及新的图像成像技术等实验方法都可供实验研究人员采用。

第四节　实验动物科技伦理

科技伦理是开展科学研究、技术开发等科技活动需要遵循的价值理念和行为规范，是促进科技事业健康发展的重要保障。实验动物科技伦理是人类对待实验动物和开展动物实验所遵循的社会道德标准和原则理念，涉及实验动物福利、动物保护与3R原则、实验动物生物安全、实验动物标准化与科研诚信、实验动物的管理等行为规范及价值理念。

一、实验动物福利

动物福利（animal welfare）指为了保证动物在健康舒适的状态下生存，而人为给动物提供的相应物质条件和采用的行为方式，以保证动物处于生理和心理愉快的感受状态。主张动物福利是一个严肃的道德议题、科学议题、法律议题和政治议题。实验动物福利（laboratory animal welfare）是人类保障实验动物健康和快乐生存权利的理念及其提供的相应外部条件的总和。

目前，世界上许多国家都颁布了有关动物福利的条例及法规。尽管由于国家、文化背景和宗教信仰不同，人们对待动物的态度千差万别，但是以科学研究为目的的使用动物时，各国都基本遵循一条根本原则，即负责任、合乎道德地使用动物，确保动物在实验过程中享有合理的福利。实验动物福利的实质是保障其不受虐待，并得到合理的照料，以及只有科学家在用其他替代技术尝试失败后，才可使用动物进行实验。既要使研究结果具有可靠性、可比性、科学性，又要使动物得到善待而不至于浪费生命。必须进行的动物实验设计方案都要交由专门的伦理委员会进行审定评估，看其是否值得进行。

实验动物福利条例和法规的主要内容如下。

1）条例所管辖的动物包括犬、猫、非人灵长类动物、豚鼠、仓鼠、家兔、水生哺乳动物或其他温血动物。

2）动物经销商和使用者均须持有许可证；动物实验必须由合格的生物学家、行为学家、医学家亲自或在其临场监督下执行。

3）动物饲养设施、关养设备（笼具）、卫生、喂饲、管理和护理应由符合资格的人员负责；动物的房舍、饲料、垫料、运输方式必须符合有关规定要求，应舒适、安全，同时要重视动物的社会性及行为需求。

4）必须确保动物在麻醉、镇痛和镇静剂的作用下进行实验，最大限度地减轻动物的痛苦，不使其遭受不必要的伤害，麻醉药的种类和剂量必须被专管兽医师认可。

5）需要处死的动物须用人道的方法实施，并在确保其死亡后，方可焚化处理。

6）有关监督机构应定期进行检查，对违反动物福利条例的单位和个人给予处罚。

随着人类生命伦理学的发展，对动物地位的哲学、宗教和文化方面的思考，使得人们反思。动物不再被看成是缺乏感觉的"自动机器"，作为一种生命形式，动物同人类一样有着基本生存需要和高层次的心理需要，一样有着相同的神经结构和生理功能，疼痛（pain）和痛苦（distress）同样可以发生在动物身上。所以，我们应该研究动物在适宜环境中的行为和生理机制，评估实验研究中可能给动物带来的疼痛和痛苦，尽可能为实验动物提供最舒适的环境，保障动物的福利。

最初的"动物福利"不过是畜牧业按照动物生理需要和人类对它们的要求而有意识地改善饲养管理条件，目的是使动物更好地为人类服务。到了19世纪末，随着生物医学的发展和社会文明的进步，动物被越来越多地用于生物医学研究实验中，实验动物的福利成为人们关注的焦点。实验动物福利的内容包含所有对实验动物的健康福利有直接影响的活动，如动物和兽医护理、政策和操作程序、个人与计划的管理和监督、职业卫生与安全、实验动物管理与使用委员会（institutional animal care and use committee IACUC）功能及实验动物设施的设计与管理。

二、动物保护与 3R 原则

在发达国家，设法减轻科学研究中动物痛苦及疼痛的科学家，和企图取缔动物实验、动物源食品甚至宠物的极端动物保护主义者之间发生的斗争异常激烈。理性思维应该是，动物实验可以进行，但必须优先考虑实验动物承受的痛苦。如果实验造成的痛苦动物可以承受，同时通过动物实验确实能在科研、教学、检定等方面获得有意义的成果，任何国家的科学团体首先考虑保证能人道、道德地对待动物，则动物实验可以进行。

拉塞尔（Russell，动物学家）和伯奇（Burch，微生物学家）1959年发表了《人道主义实验技术原理》（*The Principles of Humane Experimental Technique*）一书，第一次全面系统地提出了 3R 的理论。1969 年，赫加帝·多萝西（Hegarty Dorothy）教授创建了医学实验中动物替代法基金会（FRAME），再一次提出了 Russell 和 Burch 的观点，认为 3R 的系统性研究及合理的应用可使科学从中受益，鼓励和支持在生物医学研究中实施 3R 原则。从此，3R 内容受到各国政府和科学界的高度重视，3R 研究工作及研究成果得到广泛开展和应用。

目前国际上普遍认为，为使动物权益受到保护，动物实验设计必须遵循 3R 原则，即替代（replacement）原则，尽可能使用低等实验动物或非实验动物替代实验动物进行实验；减少（reduction）原则，尽可能少用实验动物，不应盲目增大动物样品数量或重复实验以获得满意的统计结论，而应着重提高实验的精确性，动物实验在统计时应权衡统计学满意程度与伦理学及节约之间的关系；优化（refinement）原则，应优化实验设计和操作，以减轻动物的痛苦。例如，足部注射可选择足底或足背进行，为减轻动物的痛苦，应选择足背，而不是足底。

3R 原则的提出和发展一方面是为了适应动物保护主义运动，缓和动物保护势力与动物科学实验之间日益尖锐的矛盾冲突的需要。另一方面，从研究成果的应用来看，3R 确实对科学的发展起到了很大的推动作用。3R 研究不仅可以达到优化实验程序，通过替代达到降低实验费用等目的，更重要的是通过对 3R 的研究，进一步开拓了人们科学研究的思路，使研究手段更加完善、科学，最终达到推动科学发展的目的。3R 已成为国际实验动物学发展的主要趋势。

三、实验动物生物安全

生物安全，是指国家有效防范和应对危险生物因子及相关因素威胁，生物技术能够稳定健康发展，人民生命健康和生态系统相对处于没有危险及不受威胁的状态，生物领域具备维护国家安全和持续发展的能力。

对生物安全的风险管理遵从风险识别、风险评估和风险控制的原则。动物实验涉及的所有方面，包括动物、病原微生物、操作等，可能带来的风险都应预先识别，并判定可能的危害。根据危害程度，提出风险评估，采取风险控制措施，是生物安全的核心工作。良好的危害评估工作应始于实验之前，实时评估于实验活动之中，定期阶段性再评估于实验之后。

在动物实验工作中，通常应根据生物危害程度进行安全等级分类，对特定的病原微生物采取相应级别的生物安全防护，减少人员暴露的危险，并使环境污染降到最低限度。

（1）动物的风险评估包括动物等级、大小、特性、饲养、操作、被动物咬伤和抓伤、气溶胶可导致的感染等。例如，小鼠产生的气溶胶要远远少于犬、猴产生的气溶胶，因此，安全防护措施就会截然不同。

（2）病原微生物的风险评估主要包括病原微生物的毒力、致病性、生物稳定性、传播途径、传染性、流行性，以及有效的疫苗和可用的治疗方法等。这些数据与资料可从国家监测数据、流行病学调查、已发表的科研论著、医学微生物学和传染病学教科书中查询。

（3）操作的风险评估内容更广，应预先确定拟进行的实验项目，以及实验操作中可能的各种有危害的实验步骤。例如，在处理病原微生物的感染性材料时，是否使用可能产生病原微生物气溶胶的搅拌机、离心机、匀浆机、振荡机、超声波粉碎仪和混合仪等设备。

生物安全知识和有效措施的采用来自良好的培训。每个人如果从事动物实验，都应积极主动接受相关培训，良好的培训会使人终身受益。

在动物实验中，手是最常见的污染途径，在处理感染性材料时，污染物可以通过手而污染食物、皮肤或眼睛，从而感染实验人员；破损玻璃器皿的刺伤、注射器因操作不当造成的扎伤均可引起血液感染；血清样本采集时可能喷溅，产生的气溶胶可导致呼吸道感染，血清误入眼睛而发生黏膜感染等。良好的生物安全防护措施建立在科学、客观、可靠的风险评估依据之上。

四、实验动物标准化与科研诚信

标准化是指为适应科学发展和合理组织生产的需要，在产品质量、品种规格、生产条件、实验条件等方面规定的统一技术标准。实验动物标准化由实验动物生产条件的标准化（实验动物生产许可证）、动物质量的标准化（实验动物质量合格证）及动物实验条件的标准化（实验动物使用许可证）三部分组成。只有动物实验条件与生产条件相适应，才能保证标准化实验动物在整个使用过程中保持其标准化的价值。故上述三个标准化均对动物实验研究结果的敏感性、准确性、重复性和可追溯性具有重要影响。

为实现全流程的标准化，可以将相应的技术经验记录在标准文件中，称为标准操作规程，用于培训操作人员，使其快速掌握。可以根据作业标准，追查错误产生的原因，明确各部门和不同层次人员的职责，保证各种实验设施和仪器设备符合相关标准。通过标准操作规程，指导制订实验方案、数据收集处理、结果分析总结、资料撰写归档等，保证实验结果的真实和可靠。

"诚信"一词有完整、可靠甚至完美的意思。科学研究要增进人们对自然和物质世界的了解，其实验和分析过程必须融入高度的诚信。在政府机构公布对科研不端行为的定义之前，人们便公认在科学研究中撒谎、欺骗和剽窃是错误的。数据一定要能够重复检验，重要的发现将受到验证，欺骗终将败露。伪造和篡改的结果难以从这一检验过程中逃脱，虚假的研究结果无助于我们对科学问题的理解。因此实验动物标准化有助于科学研究活动的诚信建设。

2006年科学技术部颁布的《国家科技计划实施中科研不端行为处理办法（试行）》中，科研不端行为是指违反科学共同体公认的科研行为准则的行为。科研人员确实会犯无心之过，我们不应该把这些错误混同于或理解为不端行为。但是研究活动中的蓄意欺诈行为则不同，如科研造假或科研不端。我国在实验动物生产、动物质量及动物实验活动等环节，制订了一系列的标准和管理政策等科研行为准则，为界定动物实验科研活动中的不端行为提供了明确的底线。从事研究和正在接受培训的科研人员都必须不断地检验自己的行为是否是负责任的科研行为，其研究活动要遵守强制的和公认的标准。

五、实验动物的管理

美国对动物实验的管理可以简单地分为两个层次：国家（或地方）相关强制性法律、法规。例如，美国的《动物福利法》（Animal Welfare Act）、《公共卫生服务法》（Public Health Service Policy）、《药物非临床研究质量管理规范》（Good Laboratory Practices Act，GLP）中涉及的实验动物和动物实验内容要求组织与个人必须遵守；另外，是一些私人基金及其推荐自愿遵守的规章制度，如实验动物管理评估和认证协会（Association for Assessment and Accreditation of Laboratory Animal Care，AAALAC）的认证内容，则是组织和个人志愿遵守的规则、章程。

对动物实验的管理主要依靠专门的组织、协会，但情节严重的案件（严重违反《动物福利法》）则直接由法院按司法程序处理。

英国是第一个制定法律保护科学研究中动物的国家，于1876年颁布了全世界第一部与动物实验有关的法律《防止虐待动物法》（Cruelty to Animals Act）。

美国联邦政府保护实验动物的法律是1960年颁布的《动物福利法》，于1970年、1976年、1985年、1990年多次修订。最初法律保护的是主要涉及非人灵长类、犬、猫、兔、豚鼠、地鼠非法运输问题。1985年，修订《动物福利法》，颁布了《改善实验动物标准法》（Improved Standard for the Laboratory Animals Act），将非人灵长类、犬、猫的麻醉、止痛（analgesics）和饲养环境包括进去。1985年修订版，将马、家畜、家禽包括进去。将来可能将小鼠、大鼠和鸟类也纳入保护范围。

另外，美国1985年还颁布《卫生研究扩展法》（Health Research Extension Act），规定科研单位申请美国相关卫生基金时，必须遵守美国公共卫生署（Public Health Service，PHS）关于人道地管理和使用实验动物的政策。PHS对实验动物的管理主要采用美国国家科学院制定的《实验动物管理和使用指南》（Guide for the Care and Use of Laboratory Animals），要求科研单位成立由兽医、进行动物实验的科学家、非科研工作者（如伦理学家、律师）、本单位以外的人员组成的IACUC。这个委员会能够代表部分联邦政府的职能，按照指南，指导和检查本单位实验动物的管理和使用，每年要向国家实验动物福利办公室（the Office of Laboratory Animal Welfare，OLAW）提交年度总结、评估报告。

1986年，欧洲共同体（欧洲联盟前身）外长会议通过了各成员国必须执行的《动物实验和其他科学研究中使用的脊椎动物保护条例》（Directive for the Protection of Vertebrate Animals used for Experimental and other Scientific Purpose），对动物的设施、管理、替代、麻醉、安乐死、检测、伦理、培训等都有详细的要求。

我国政府于1988年颁布了《实验动物管理条例》，1994年10月1日颁布了《实验动物微生物学和寄生虫学等级及监测》《实验动物哺乳类实验动物的遗传质量控制》《实验动物全价营养饲料》《实验动物环境及设施》等4个强制性标准，《实验动物沙门菌检验方法》等44个推荐性标准。

1998年卫生部修订并颁布了《医学实验动物管理实施细则》，成立卫生部医学实验动物学管理委员会。同年，科学技术部颁布了《实验动物质量管理办法》，并于2000年联合卫生部、教育部等七部委颁布了《实验动物许可证管理办法》（试行）。2006年科学技术部颁布《关于善待实验动物的指导性意见》。有些省（市）也制定了类似地方性法规，对我国实验动物科学的发展起到了一定的推动作用。

从立法角度来说，我国在实验动物管理的法律体系中，没有一部专门的、完整的动物保护或动物福利性法律，适合动物实验研究。现行的《中华人民共和国野生动物保护法》《中华人民共和国动物防疫法》等几部单行法中几乎不包括实验动物，缺乏操作性。

（汤宏斌）

第二章　实验动物遗传质量控制

　　动物实验要得到准确、可靠、重复性好的实验结果，就必须采用高质量的标准化实验动物进行实验，剔除实验动物本身对研究的影响，对实验动物进行遗传学控制是实现实验动物和动物实验标准化的措施之一。实验动物遗传学作为遗传学的一个分支，是按照人类意愿和科学研究的需要，控制和改造实验动物的遗传特性，培育新的动物品系和各种动物模型，以此阐明动物的外在表现型与遗传特性之间的关系。根据遗传学原理和相关技术，开展实验动物遗传检测和特性测定也是实验动物遗传学的研究范畴。

第一节　实验动物遗传学分类

一、分　　类

　　从遗传学角度讲，实验动物是具有明确遗传背景并受严格遗传控制的遗传限定动物。根据其遗传特点的不同，实验动物可分为近交系、封闭群和杂交群。通常可按以下原则进行分类（图2-1）。

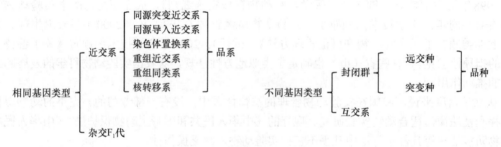

图2-1　实验动物分类原则

　　根据实验动物遗传分类和各类实验动物的特点，人员可分别选择适合自己研究需要的动物类型。相同基因型和不同基因型动物的特性比较见表2-1。

表2-1　相同基因型和不同基因型动物的特性比较

特性	相同基因型		不同基因型
	近交系	杂交F_1代	封闭群
同基因性	高	高	不高
纯合性	高	低	低（可变性）
长期遗传稳定性	高	低	低
可检定的客观指标	高	高	中等
表型一致性	高	高	中等
独特性	高	较高	中等
生活力	低	高	中等
国际分布	很广	很广	有限
背景资料	多	中等	中等

二、实验动物品种、品系的概念

1. 种的定义 "种"(species)是生物学分类系统中最基本的单位,可分为形态学种(morphological species)和生物学种(biological species)。后者强调种内成员间可以杂交繁殖,不同种间有生殖屏障(reproductive barrier)或生殖隔离(reproductive isolation)。实验动物学科中,"种"指的是生物学种,同种间可相互交配且后代有繁殖能力的同一类的动物。

2. 品种的定义 品种指具有一些容易识别和人们所需要的性状,而且其性状可以基本稳定遗传的动物群体。实验动物品种(stock)是研究者根据不同需要对同一"种"的动物进行改良和选择(即定向培养),使其具有特定外形和生物学特征,并能稳定地遗传,如新西兰兔、青紫蓝兔、Wistar大鼠、SD大鼠、CD-1小鼠和昆明(KM)小鼠等。

3. 品系的定义 在实验动物学中,把基因高度纯合的动物称作品系(strain)动物。品系动物往往是指动物来源明确,其内部采用特定交配方法繁殖,个体间具有相似的外貌,群体内部有独特的生物学特征和基本稳定的遗传特性,可用于不同实验目的的动物群体。通常是指近交系和突变系动物。例如,C57BL/6是近交系动物中的一个品系动物,裸鼠是带有突变基因(*nu/nu*)的一种品系动物。

实验动物品种、品系的概念超出了一般动物分类学的概念。在实验动物中把具有不同遗传特性的同一种动物分为不同的品种和品系。因此,品种、品系才是实验动物分类的基本单位。实验动物的品种、品系是经人工培育,遗传限定的,可用于各项实验研究的动物。在同一物种中不同的品种和品系并不存在种间隔离的天然屏障。作为实验动物的一个品种、品系应该具备以下四个条件。

(1)相似的外貌特征:同一品种或品系具有相同的外貌特征,如毛色、形体大小等。但有些不同品种、品系的动物也有外貌相似的,如小鼠的A、KM等十几个品种、品系的毛色都是白色,但它们在其他条件上是有区别的。

(2)独特的生物学特性:是一个品种、品系存在的基础。在长期的科学研究过程中,科学工作者在一些动物身上发现了他们所需要的不同于其他动物的生物学特性,进行定向选择,通过一定的繁殖方式,将其保留下来,成为今天为数众多的品种、品系。每个品种、品系的生物学特性都有或多或少的差别。例如,C3H/He小鼠高发乳腺肿瘤、SHR大鼠自发高血压。

(3)稳定的遗传性能:作为实验动物的一个品种、品系,不仅要有相似的外貌特征,独特的生物学特性,重要的还要具有稳定的遗传性能,即在品种、品系自群繁殖时,能将其特性稳定地传给后代。换言之,就是实验动物的一个品种、品系必须具有一定的育种价值,否则不能称为一个品种或品系。

(4)具有共同的遗传来源和一定的遗传结构:任何品种、品系都可追溯到其共同的祖先,并经分支、选育而成,其遗传结构也是独特的。将两个品种、品系建立遗传概貌就可发现它们在遗传概貌上的差异,而品种、品系内这种差异是有限的。

第二节　近　交　系

一、近　交　系

1. 近交与近交衰退 近交(inbreeding)指任何血缘关系相近的个体间进行的交配,属于基因型分离交配。在近交过程中,动物群体基因不断地分离、纯合,进而使动物群体的基因纯合达到稳定。近交的遗传效应就是减少杂合性,增加纯合性,使每个个体都有一致的遗传组成。

近交系数(inbreeding coefficient, *F*)是指群体中某个体通过遗传携带两个同源等位基因(同一基因的拷贝)的概率,是衡量动物近交程度的一个指数。在全同胞兄妹交配到20代时,近交系数达98.6%,意味着任何一个位点上,带有两个同源基因的概率为98.6%,个体的所有基因平均有

98.6%是同源的，剩下1.4%的非同源基因很可能就是杂合基因。

在有谱系记录的近交培育时，针对个体可用一种近交系数的计算方法，即根据谱系图计算的途径分析法（path analysis method）。

以图2-2的谱系图为例，我们来看x个体的近交系数是如何计算的。如果i个体先前没有近交，则d和e从i获得某个同源等位基因的概率为1/2；如果在i之前有近交发生，则为$1/2+1/2F_i=1/2(1+F_i)$。a从d或b从e获得这个等位基因的概率各为1/2。x从a或从b获得这个等位基因的概率同样各为1/2。基因从i通过d和a到x的概率为$(1/2)^2$；通过e和b到x的概率也为$(1/2)^2$。因此，x从i获得两个同源基因的概率等于d和e获得同源基因的概率，乘以通过d到x的概率，再乘以通过e到x的概率，即$1/2(1+F_i)(1/2)^2(1/2)^2=(1/2)^{2+2+1}(1+F_i)$。同样x从j处获得某同源基因的概率为：$(1/2)^{2+2+1}(1+F_j)$。因此x从i或者j获得两个同源基因的概率为

$$F_x=(1/2)^{2+2+1}(1+F_i)+(1/2)^{2+2+1}(1+F_i)$$

由此，近交系数按下列公式计算：

$$F_x=\sum[(1/2)^{n_1+n_2+1}(1+F_A)]$$

式中，F_x为x的近交系数；A为父系和母系的共同祖先；F_A为A近交系数；n_1和n_2是除共同祖先之外每条路径上的亲本个体数；$\sum$为总和。

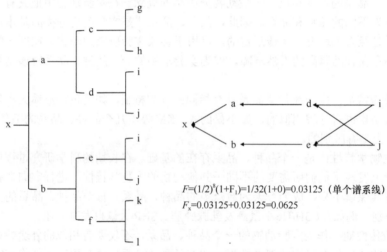

$F=(1/2)^8(1+F_1)=1/32(1+0)=0.03125$ （单个谱系线）
$F_x=0.03125+0.03125=0.0625$

图2-2 用途径分析法计算近交系数

在实际培育过程中，近交系数往往达不到理论值，这是因为培育时常选择生育力较强的个体留种繁殖，因而个体带有杂合基因的概率有所增大。福尔克纳（Falconer）在实验中，发现小鼠全同胞兄妹近交过程的前四代中，其近交系数上升率分别为28%、17%、20%和19%，以后每代恒定为19.1%。

近交衰退（inbreeding depression）是近交过程中，动物群体由于基因分离与纯合而发生的一系列不利于个体或群体发育的变化和现象。其主要表现如下。

（1）由于有害隐性基因的纯合，可能暴露出一些遗传缺陷或某种疾病较高的发生率，这些特殊的生物学特征，在医学领域的研究中非常重要。

（2）出现如产仔数下降，母性不良等影响繁育的现象。

（3）个体发育不如杂合子动物，对环境的适应性差，使得近交系动物在饲育上存在一定的难度。

当个体纯合位点随近交而增加的，许多隐性有害基因随之暴露出来，从而导致近交衰退的结果，即动物生育力和生活力下降。随着近交系数的增加，近交衰退程度也增加，直到近交系数接

近100%为止。高度近交的品系具有稳定的生育力，如果近交系生育力下降，通常是由于环境因素或者新的有害突变基因造成的。如果生育力增加，则说明很可能发生遗传污染。

2. 近交系概念　近交系是指经过至少连续20代（或以上）全同胞或亲子交配培育得到，且品系内所有个体都可追溯到，起源于第20代或以后代数的一对共同祖先的遗传群体。近交系通常以全同胞交配方式维持。

将要进行近交培育的动物可以是封闭群动物、两种近交系的杂交后代或者野生动物。对动物来源或一些背景资料应做详细记录。通常取一对或几对动物开始近交培育即可。如果培育近交系是为了保持某些特殊的基因，或某种生物学性状，以便将来更好地研究这些基因或性状，那么在培育开始之前就要对这些遗传特征进行测试，挑选特征或基因携带的个体进行培育。当然在以后每一代都要挑选，直到群体中所需基因固定，性状稳定为止。

从遗传上说，近交系的培育是从群体多态杂合的遗传组成中，选择保留一小部分，淘汰其他大部分的过程。经过20代近交之后，近交系的个体有98%以上的遗传位点是纯合的。因此，个体间的遗传差异很小。然而，不同近交系之间由于近交而固定的基因不同，遗传差异很大。因此每个近交系都有各自特有的遗传组成和生物学特征，并且在长期繁殖传代和分布于世界各国之后能保持不变。这样对每个近交系都可以建立一个较详细的背景资料，以便各国研究者的实验可以相互比较。但是，近交系也有一些缺点，其生活力和生育力因近交衰退而降低，对外界环境因素的变化较为敏感，增加了近交系动物的饲养繁殖难度。

近交系动物遗传上的稳定性归因于遗传纯合程度高，如果没有发生遗传污染（一个近交系动物与非本品系的动物杂交引起的遗传改变称为遗传污染），近交系动物的遗传变化由突变、残余杂合性和遗传漂变所导致。一旦发生遗传污染，对于近交系来说影响将是巨大的，可能彻底改变其遗传组成。因此，在培育和维持近交系时，应该注意群体的隔离，保持详细的谱系记录。

近交系具有以下特征。

（1）基因位点的纯合性（homozygosity）：近交系动物经20代以上近交后任何一个基因位点上，纯合子的概率高达98.6%，在它们的基因中几乎没有杂合的隐性基因。品系内个体相互交配不会出现性状分离，因而也能繁殖出完全一致的纯合子后代。

（2）遗传组成的同源性（isogeneity）：近交品系中任意两个个体之间在遗传上是同源的，品系内所有动物个体都可追溯到一对共同祖先，同一品系内基因型完全一致。

（3）表型均一性（uniformity）：由于近交系动物的基因型一致，同一品系内的表型也是一致的，即任何可遗传的生物学特征完全一致，如毛色、组织型和生化同工酶等特征，甚至行为的类型也趋于一致。但环境、营养等非遗传因素的影响，使品系动物的一些定量特征，如体重、产仔数等产生差异。

（4）长期遗传的稳定性（stability）：近交系动物在遗传上具有高度的稳定性，虽然残留杂合基因或基因突变会导致个体遗传变异，但这种概率非常低。人为选择不会改变品系动物的基因型。通过严格的遗传控制（坚持近交和遗传监测），近交系动物各品系的遗传特征可稳定地世代相传。

（5）遗传特征的可分辨性（identification）：每个近交系都有自己的标准遗传概貌，包括毛色基因、生化基因和免疫学性状基因等。选择适当的遗传学监测方法，可将任意外貌近似的品系分辨出来。

（6）遗传组成的独特性（individuality）：每个近交系都具有独自的遗传特性。经过近交培育之后，每个品系从物种的整个基因库中只能获得极少部分的基因。这部分基因构成了品系的遗传组成，所以各品系之间具有不同的基因型和表型。在近交培养的过程中，有些品系可能自发某些疾病，成为研究人类疾病理想的动物模型。一般来说品系间的差别是定量的，而不存在质的差异。在研究上可从众多的近交系中筛选对某些因子敏感或非敏感的品系以达到不同的实验目的。

（7）分布的广泛性：近交系动物个体具备品系的全能性，任何个体均可携带该品系的全部基因库，引种非常方便，便于在不同国家、地区建立几乎完全相同的标准近交系，科学家能重复或验证已取得的数据，各国的研究结果具有可比性。

（8）实验反应的敏感性：由于近交衰退、品系某些生理过程中的稳定性降低，对外界因素变化（如实验刺激）更为敏感，增加了近交系动物的灵敏度。

（9）背景资料的完整性：由于近交系动物在培育和保种的过程中都有详细记录，加之这些动物分布广泛，使每个品系都具有一份完整的生物学特征的背景资料。这些背景资料给研究者设计实验和分析实验结果带来了许多有价值的参考信息。

3. 近交系的繁育方法　近交系繁育的基本原则是保持近交系动物的同基因性及基因纯合性。在所有的交配方式中，采用全同胞兄妹交配或亲子交配的方式，近交系数上升最快。全同胞兄妹交配方式繁育，通常采用以下3种方法（图2-3）。

（1）单线法：每代常选用3～4对种鼠，但仅有一对向下传递，生产的种鼠个体均一，选择范围小。但由于只有单线的子代，有断线的可能。

（2）平行线法：有3～5根平行的向下传递线，每根线每一代留一对种，选择范围大，但线与线不均一，易发生分化。

（3）优选法：每代常有6～8对种鼠，通常选择2～3对向下传递，系谱常呈树枝状。向上追溯4～6代通常能找到一对共同祖先。这种方法兼有前两种方法的优点。

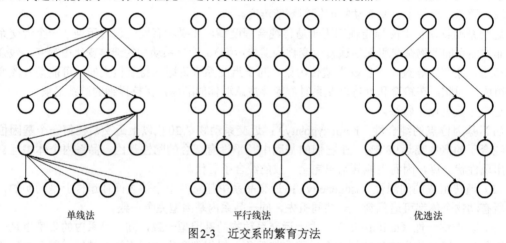

单线法　　　　　　　　　平行线法　　　　　　　　　优选法

图2-3　近交系的繁育方法

4. 近交系的应用　近交系由于其遗传的纯合性高、个体差异小和特征稳定等诸多优点，已广泛用于生物学、医学、药学等领域的研究中。

（1）近交系动物的个体具有相同的遗传组成和遗传特性，对实验反应极为一致，可以消除杂合遗传因素对实验结果的影响。因此，在实验中只需使用少量的动物，即可得到非常规律的实验结果。

（2）近交系动物个体之间组织相容性抗原一致，异体移植不产生排斥反应，是组织、细胞和肿瘤移植实验中最为理想的模型。

（3）近交系动物在近交中，隐性基因纯合，性状得到表达，产生明显的生物学特点，如先天畸形、先天性糖尿病、高血压、高肿瘤发病率、对某些因子敏感和耐受等。这些特点导致近交系动物成为医学领域研究的理想材料。

（4）某些近交系肿瘤相关基因纯合，自发或诱发性肿瘤发病率上升，许多肿瘤细胞株在动物上相互移植传代，成为肿瘤病因学、肿瘤药理学研究的重要模型。

（5）多个近交系同时使用不仅可分析不同遗传组成对某项实验的不同反应与影响，还可观察实验结果是否具有普遍意义。

二、亚系和支系

1. 亚系的概念和亚系的形成　　亚系（substrain）是指育成的近交系在持续培育过程中，由于残留杂合基因的分离、基因突变的产生及抽样误差导致部分遗传组成发生改变，而形成十分可能存在遗传差异的近交系动物群体。出现的这种遗传差异现象称为亚系分化。通常下述的三种 情况会发生亚系分化。

（1）在兄妹交配代数达到40代之前形成分支（即分支发生于F20～F40），此时形成分支的主要原因是由于残留杂合基因的分离和纯化而导致亚系分化。

（2）同一品系的一个分支与其他分支分开繁殖超过100代以上，此时基因突变是亚系分化的主要原因。

（3）经过遗传分析已发现一个分支与其他分支存在遗传上的差异，产生这种差异的原因可能是残留杂合基因、遗传漂变（genetic drift）或遗传污染（genetic contamination）。一旦发生遗传污染，通常要淘汰整个种群，如已形成一个新的亚系，则应对这样形成的亚系重新命名。例如，由葛兰素（Glaxo）保持的A近交系在发生遗传污染后，重新命名为A2G。

2. 支系　　品系或亚系经过人工技术处理后称为支系（subline）。由于饲养环境的改变，或对动物进行人为的技术处理，可能对某些生物特征产生影响，这些特征可能是遗传性的，也可能是非遗传性的。这种变化在某些实验中会影响实验结果，因此，有必要对这一类品系（亚系）进行区分。下面两种情况可视为支系：其一引种到另一实验室；其二经过某种技术处理，包括受精卵或胚胎移植（egg or embryo transfer，e）、代乳（foster nursing，f）、人工喂养（hand-rearing，h）、卵巢移植（ovary transplant，o）、人工喂养加代乳（foster on hand-rearing，fh）、胚胎冷冻保存（embryo freeze preservation，p）。以下介绍卵巢移植、胚胎移植、胚胎冷冻保存。

（1）卵巢移植：卵巢移植改变了对有害突变基因保持的传统做法。这种方法操作简易，在普通实验室就能完成。卵巢移植是将性成熟雌性的卵巢移植到组织相容性相同的宿主雌性卵巢囊内。例如，肥胖小鼠因身体异常肥胖而导致两性不育。如果将雌性纯合子（*ob/ob*，♀）的卵巢移植到杂合子（*ob/+*，♀）或正常纯合子（+/+，♀）体内，再用宿主与雄性杂合子（*ob/+*，♂）交配繁殖，就能正常生育，而避免非常麻烦的测交。再如，将雌性裸鼠（*nu/nu*，♀）的卵巢移植到雌性杂合子（*ob/+*，♀）体内，与雄性纯合子（*nu/nu*，♂）交配繁殖，其裸鼠产量将提高一倍，从而降低生产成本。

（2）胚胎移植：胚胎移植是将动物胚胎（或受精卵）移植到假孕代乳母体子宫或输卵管内。这种方法可以用于研究不同母性遗传因素对后代的影响，也可用于消除动物携带的病原体，达到微生物净化的作用。这有助于对许多免疫缺陷基因的保持。

（3）胚胎冷冻保存：在胚胎移植到代乳母体之前，可以放入液氮中冷冻保存很长时间。在需要时解冻移入母体。这种方法应用的优点：①保存动物品系很长时间，防止其因为长期繁殖传代而发生突变和遗传漂变；②降低不常用品系的维持成本；③确保品系在某种意想不到的情况下不会绝种；④有时便于动物的运输。

三、命 名 方 法

实验动物的研究和使用价值，也取决于其具有一个标准的命名规则。ICLAS领导下的小鼠遗传标准化委员会制定了小鼠品系国际命名规则。其他动物尚无标准命名法，命名时均参考此规则。近交系实验动物在国际上一般按以下原则进行命名。

1）用一个或几个英文大写字母表示，如A、AKR、DBA、NH等。

2）用大写英文字母加入阿拉伯数字表示，如C57BL、C3H、C57BR等；一些历史较长，已经广泛使用并获得认可的品系，仍继续用阿拉伯数字表示，如129等。

3）近交系的近交代数常用大写英文字母F及代数表示。例如，C3H（F130）表示C3H品系实验动物连续近交繁殖130代。如果对以前的代数不清楚，仅知道近期的近交代数为25，可以表示为（F?+25）。

4）亚系的命名方法是在品系名称后加一道斜线（/），斜线后标明亚系的符号，亚系的符号通常是数字或培育者名称或数字加培育者名称，如C57BL/6J、DBA/2、A/He。外界引入的近交系或亚系，又经自己实验室繁殖若干代，其表示方法是在F后，先标明引入时的子代数，再加自己实验室繁殖的代数，如C57BL/Jnga(F73+26)，即表示该亚系是73代时引入，又经自己培育了26代。

5）如果品系经过某些技术上的处理，则应该用相应的符号来指示。例如，C3HfC57BL/6表示由C57BL/6代乳的C3H品系，通常也可简写为C3fB6。C57BL/6peCBA/H表示C57BL/6的受精卵（胚胎）经过冷冻保存后，移植到CBA/H，经CBA/H怀孕代乳而培育出来。

四、常用品系

近交系动物的培育开始于20世纪初，至今学者们已经培育出种类繁多的实验动物近交系，但绝大多数是小鼠和大鼠近交系，应用也十分广泛。在所有近交系小鼠和大鼠品系中，就小鼠近交系而言，占所有使用频率80%以上的品系只有10个左右，而占70%以上的却只有7个。当然，随着学科的发展，这种排列顺序会发生一些变化，新的品系会加入最常用之列。后面章节将着重介绍常用小鼠和大鼠近交系的生物学特征（表2-2、表2-3）。

表2-2 各类实验动物近交系的数目

动物种类	近交系数目
小鼠	250
大鼠	111
豚鼠	14
兔	20
地鼠	43
鸡	40
鱼	9
两栖类	4

表2-3 使用最为广泛的十个小鼠和大鼠近交系

排列顺序	小鼠	大鼠
1	C57BL	F344
2	C3H	LEW
3	BALB/c	BN
4	DBA/2	SHR
5	CBA	DA
6	A	PVG
7	AKR	WAG
8	NZB	ACI
9	B10.D2	WF
10	SJL	WKY

第三节 特殊类型的近交系

一、重组近交系

1. 概念 重组近交系（recombinant inbred strain，RI）是指由两个近交系杂交后，后代经连续20代以上兄妹交配育成的近交系。

在两个近交系交配生育杂交一代之后，杂交一代互交生育杂交二代，从杂交二代中随机选择个体配对，连续进行20代以上的全同胞交配，可培育出重组近交系。为重组近交系提供亲代的两个近交系称为祖系（progenitor strains）。通常从多对杂交二代中平行培育出一系列重组近交系。祖系各个位点上的基因随机地固定于不同的重组近交系中，即在一系列的重组近交系中，各系所固定的基因来自两个祖系中的任何一个。如果在某个位点上，两个祖系带有相同的等位基因，则各重组近交系就带有相同的等位基因；如果祖系在某个位点上不相同，则各重组近交系就可能随机固定不同的等位基因。在这个过程中，相互连锁的基因有更大的概率同时固定于一个近交系中。祖系各位点上的等位基因在育成重组近交系系列中有固定不变的分布，即品系分布模式（strain distribution pattern）。维持一个重组近交系需要各个品系继续近交繁殖（图2-4）。

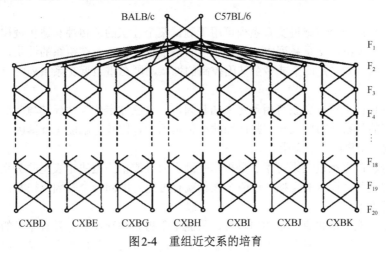

图2-4 重组近交系的培育

重组近交系在遗传组成上具有以下特点：①重组近交系的遗传成分虽然限于两个亲代近交系，但并不均等；②重组近交系和普通近交系一样，具有极高的纯合性；③重组近交系由于各染色体上基因的自由组合和同一染色体上基因的交换，而发生基因重组。

2. 命名 重组近交系的命名是在两个祖系名称缩写中间加上大写字母X。同一系列中不同的近交系可在其后面加连字号，再加数字表示。例如，AKR和C57BL杂交培育的一系列重组近交系可命名为AKXB-1、AKXB-2、AKXB-3等。由于历史原因，有些命名是用大写字母代替数字而不加连字号，如CXBD，CXBE等。但这种命名方式不明确，容易混淆（表2-4）。

表2-4 常见小鼠重组近交系

祖系		重组近交系	品系数	近交代数
AKR/J	C57L/J	AKXL	20	10
AKR/J	DBA/2J	AKXD2	31	6
BALB/cBy	C57BL/6By	CXB6	7	56
BALB/cJPas	DBA/2JPas	CXD2	11	10
C57BL/6J	C3H/HeJ	B6JXC3J	13	25

续表

祖系		重组近交系	品系数	近交代数
C57BL/6J	DBA/2J	B6JXD2	24	24
C57BL/6N	AKR/N	B6NXAKN	12	6
C57BL/6N	C3H/HeN	B6NXC3N	5	8
C57L/J	C57BL/6J	LXB6J	5	12
LT/Sv	C57BL/6J	LTXB6J	4	11
NZB/Icr	C58/J	NX8	14	12
SWR/J	C57L/J	SWXL	8	12

3. 应用　重组近交系在对祖系之间有差异的性状和基因的遗传分析中是非常有用的实验材料，尤其是针对因测试需要而使动物不能繁殖的性状，以及需要对多个个体进行平均估计的性状。虽然一个重组近交系系列中每个品系都是独立的近交系，但是在遗传组成上和实际应用中，一个重组近交系系列是一个相互关联的整体。如果一个重组近交系系列品系数量较多的话，就可以同时进行下列分析。

（1）分离分析：一个重组近交系系列可用于测试某个性状的遗传性和遗传规律。如果是单基因决定的性状，在重组近交系系列中，就有一半品系带有类似于一个祖系的性状，而另一半带有另一个祖系的性状。如果是两个或多个基因控制的性状，则在重组近交系系列中出现祖系之间分级过渡的性状。

（2）连锁分析：重组近交系可用于对未知基因进行染色体定位，估计其与其他基因的连锁关系。把未知基因的品系分布模式与一些已知的标记基因进行比较，就能进行基因定位。连锁基因趋向于固定在同一个重组近交系中。

（3）功能分析：重组近交系可用于分析单基因多效性或基因型决定表型的关系。如果在重组近交系中没有发现两个性状的交换，这两个性状就有可能是由同一个基因所控制，或者由两个紧密连锁的基因所控制。

重组近交系在应用中也有一定的局限性，只能用于祖系中存在的并且有差异的性状和基因分析。再者，在一个重组近交系系列中，如果品系太少，所做出的分析就不可靠。通常维持重组近交系的费用也较大。

二、重组同类系

1. 概念　重组同类系（recombinant congenic strain, RC）是指由两个近交系杂交后，子代与两个亲代中的任意一个进行数次回交（通常回交2次），再经过对特殊基因进行选择的连续20代全同胞交配（通常大于14代）而育成的近交系，与重组近交系的培育方法非常相似。每回交一代相当于全同胞交配两代。如果F_1代被作为N_1，通常回交到N_3，以致平均每个品系有12.5%的遗传成分来自于供系，87.5%的遗传成分来自于遗传背景品系。RC近交系的维持方法和普通近交系的维持方法一致。

2. 命名　RC的命名是在两个亲代近交系的缩写名称中间加小写英文字母c，回交的亲代近交系（称配系）在前，供系在后。相同双亲育成的一组同类系用阿拉伯数字予以区分。例如，CcS1，表示以BALB/c（C）为配系，以STS（S）品系为供系，经2代回交育成的编号为1的RC。同样，如果雄性亲代缩写为数字，如Cc8，为区分不同RC组，则用连接符表示为Cc8-1。

3. 应用　生物医学研究中有一种可遗传的复合多基因模型，涉及多个基因（每个基因可能分布于不同的染色体上）和环境影响作用。这种基因被称为数量性状基因座（quantitative trait locus, QTL）。1型糖尿病就具有这种特点，易感性可遗传，但不是一个基因发挥影响作用，并与环境影响有关。一组RC可以对相关性状的多个数量基因座进行正常区分，通过培育RC，能够在相同近交系背景下分离鉴定出每个基因座。

如果使用一组RC检测对有毒物质的反应，则供系和配系将进行表型鉴定，如果它们对有毒物质有不同的反应，那么将在每个RC中选取数只动物进行检测，以对RC的整个系列进行表型鉴定。目的在于找到介于供系和配系之间的一个或几个中间反应的品系。理论上，这些品系将存在数个或一个不同于配系的基因座。如果发现存在，那么就可以让他们与配系回交，以发现是否只存在一个基因座的不同。若如此，该QTL将从与配系基因座只有1/8不同的遗传背景中分离出来。通过进一步的培育和回交，将可能分离和鉴定该QTL。所有这些似乎比较复杂，但对于鉴定一个QTL的困难，这不失为一个可行的方法。

RC已应用于较多的领域，包括肿瘤易感性分析、病原生物和骨骼力度等。然而它们的使用仅局限于已进行了一致性研究，并培育和表型鉴定了一些RC品系的实验室。其缺点是只能局限于研究两个亲本品系之间的差异性状。如果不存在于亲本品系中的性状将无法使用RC。

三、同源突变近交系和同源导入近交系

1. 概念　在一个普通近交系中，个体间几乎所有位点上都带有相同的基因。如果两个近交系除了个别位点上携带不同的基因外，其他位点上的基因都相同，即认为这两个近交系是同源的（coisogenic），即遗传上相同。称个别不同的基因为差异基因（differential gene）。获得遗传上同源状态的途径有三种：基因突变、基因导入和强制基因杂合。

同源突变近交系（coisogenic inbred strain）是近交系在某位点上发生突变而分离出来的近交系的亚系。它和原近交系的差异在于，只是发生突变的位点上带有不同的基因，而其他位点上的基因完全相同。同源突变近交系有别于通常所说的近交系亚系分化，因为这里的突变相当明确地改变了原近交系的遗传组成，而且研究者更注意对突变基因的研究。

同源导入近交系（congenic inbred strain）是通过基因导入（gene transfer）的方法将一个差异基因导入某个近交系的基因组内，由此形成的一个新的近交系。与原来的近交系只是一个很小的染色体片段上的基因不同，要求至少回交10个世代，供体品系的基因组占基因组总量的1%以下。这种培育方法导致育成近交系和原近交系之间几乎是同源的状态。为差异基因提供遗传背景的近交系称为配系（partner strain），提供差异基因的品系称为供系（donor strain）。配系必须是近交系，而供系可以是带有差异基因的任何一种类型的动物。在基因导入过程中，与差异基因紧密连锁的其他基因很可能随差异基因一起导入近交系的基因组。这些随之带入的基因称为乘客基因（passenger gene）。因此，同源导入近交系不仅是差异基因与原近交系不同，而且是带有差异基因的一个很小的染色体片段上有所不同。因此在实际应用中，有必要考虑可能存在的乘客基因。

从上述描述中可看出，两者之间有时难以区分。同源导入近交系与同源突变近交系的不同之处在于与原近交系相比较，前者是一个染色体片段的差异，后者是一个位点单个基因的差异。

这两种近交类型的品系都涉及在近交系内对个别位点上的基因进行控制的问题。如果品系发生遗传上的变化，可以将差异基因再次与近交系回交几次而达到遗传净化。同源突变近交系的培育方法比较简单，只要把突变继续保持在近交系中即可。而同源导入近交系则需要采用一定的方法进行培育。

2. 同源导入近交系的培育　用基因导入方法培育同源近交系的实质是将差异基因的携带者反复与近交系回交或杂交。常用方法有两种：回交系统和杂交-互交系统。具体采用哪一种方法取决于差异基因的显隐性和对生育的影响与否。一个同源近交系的育成需要与近交系回交或与回交等价的交配10代以上。

（1）回交系统（backcross system，N）：当差异基因为常染色体显性或共显性基因时，可使携带杂合差异基因的个体反复与近交系回交（图2-5）而完成同源近交系的培育。第一次杂交定为

N_0代，以后每次回交定为N_1代、N_2代等，直到N_{10}代之后，就可用差异基因纯合子或杂合子的兄妹交配进行维持。在回交时，乘客基因与差异基因连锁越紧密，被带入同源近交系的机会越大。

（2）杂交-互交系统（cross-intercross system，M）：当差异基因是常染色体隐性基因时，可使携带纯合差异基因的个体与近交系杂交，然后互交，选择纯合个体与近交系再次杂交（图2-6）。这样每次与近交系杂交等于回交系统中的一次回交。第一次杂交定为M_0代，以后每轮杂交定为M_1代、M_2代等，直到M_{10}代以上，就可以用差异基因纯合子或杂合子兄妹交配进行维持。在杂交-互交系统中，乘客基因随差异基因带入同源近交系的机会较回交系统略有不同；有些研究者将回交系统和杂交-互交系统结合起来，即杂交-回交-互交系统，因为每次交配循环中有两次与配系交配的机会，使得基因导入的效率更高，培育所需的繁殖代数减少。但是这种方法的缺点是操作复杂，需要维持一倍以上的动物数。

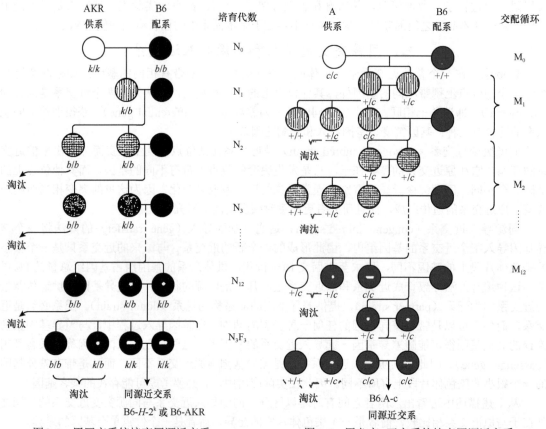

图2-5　用回交系统培育同源近交系　　　　图2-6　用杂交-互交系统培育同源近交系

3. 命名　同源突变近交系的命名是在原品系（亚系）的名称后面加连字号和基因符号（所有的基因符号在印刷文献中要斜体书写）。例如，C57BL/6-*bg*表示C57BL/6携带*bg*基因；129S7/SvEvBrd-*Fyn*^tm1Sor表示用来源129S7/SvEvBrd品系的ABI ES细胞株制作的*Fyn*基因变异的同源突变系。如果差异基因是以杂合状态保持的就要加上加号表示，如C57BL/6-*bg*/+。如果是纯合状态，也可写成C57BL/6-*bg*/*bg*。在购买动物和发表论文时，要注明所涉及动物个体是纯合还是杂合。同源突变近交系的代数可用M来表示，如C57BL/6-*bg*（F58+M+F20）表示在58代发生突变，然后又进行20代近交。

同源导入近交系的命名是在品系（亚系）的名称（或名称缩写）后面加句号和供体品系名称缩写，然后加连字号和差异基因符号。例如，B10·129-*H*-12^b表示以C57BL/10品系为遗传背景，携带来自129品系 *H-12*^b基因的同源导入近交系。必要时应该注明差异基因是纯合还是杂合；如果从一对初始杂交中平行培育出多个同源近交系，可在品系名称后面的括号内用数字和字母表示。例如，B10·129（12M）-*H-2*^b表示用杂交-互交系统培育的第12个同源近交系。如果供体品系不是近交系，就可以不加命名。例如，BALB/c-*nu*/+表示携带杂合 *nu* 基因的BALB/c品系，而 *nu* 基因来自非近交系。由于有些品系长期存在而已受到广泛认可，其命名是不完全的。例如，B10·D2和C3H.SW分别表示携带来自DBA/2品系 *H-2*^b基因的C57BL/10品系和携带来自非近交系 *H-2*^b基因的C3H品系。同源近交系的代数可在命名后面的括号内用N和NE加数字表示回交等价的交配代数。例如，（NE10F6）表示与回交等价交配10代后，兄妹交配6代。

4. 应用

（1）在同一遗传背景下比较某位点上不同等位基因的遗传效应。例如，小鼠的不同组织相容性基因 *H-2* 对免疫反应、动物寿命和繁殖有不同的影响。

（2）在不同遗传背景中，研究同一基因与遗传背景及其他基因的关系。例如，不同遗传背景对小鼠糖尿病基因（*db*）的表达有一定的影响。

（3）消除杂合遗传背景对某些突变基因表达的影响，以获得更为稳定的实验模型。例如，在杂合背景的小鼠群中发现裸基因（*nu*），导入近交系后，就能获得重复性更好的免疫和肿瘤研究模型。

（4）对复杂的多基因性状进行遗传分析。例如，小鼠组织相容性性状是由多个位点上的基因所决定。自从斯内尔（Snell）博士1948年首次培育成涉及组织相容性位点的同源近交系以来，现已发现了30多个位点与小鼠组织相容性有关。

四、染色体置换系

1. 概念　染色体置换系（consomic strains or chromosome substitution strains）是为把某一染色体全部导入背景配系中，反复进行回交而育成的近交系。与同类系相同，将F1作为第1世代，要求至少回交10个世代。此种近交系用于研究复合基因座的遗传和QTL的精确鉴定。所有的背景近交系的染色体并与供系的染色体片段不相同，并且供系的染色体也应明确。常染色体置换系对选择的染色体常使用5～6个多态性遗传标志区别两个品系。只选择具有所有标记的供系染色体的后代用于回交（如染色体是否重组）。对于小鼠，一个完整的染色体置换系应包含21个品系，其中19个代表提供19条常染色体中任意一条的背景品系，另外两个代表含有来自供系X或Y染色体的背景品系。然而，即使使用这些品系中的少数几个也能够确定特定染色体上的基因座是否对特定的表型产生影响。例如，目前已培育了一些使用BN大鼠染色体置换SS大鼠遗传背景的置换系。SS品系具有饲喂高盐饮食表现高血压特征。SS·BN-13（SS大鼠13号染色体被BN大鼠置换）大鼠血压低于SS大鼠，表明在BN大鼠13号染色体上存在盐相关高血压基因。

2. 命名　染色体置换系是通过至少10代回交，将一个完整的染色体置换到一个近交系中，其表示方法为HOST STRAIN-Chr#^{DONOR STRAIN}。例如，C57BL/6J-Chr 6^{A/J/NaJ}表示为一个除第6号染色体来自于A/J近交系外，其他均为C57BL/6J近交系遗传组成的染色体置换系。又如，C57BL/6J-Y^{AKR}是一个除Y染色体来自于AKR近交系小鼠外，其他常染色体均为C57BL/6J的染色体置换系。

3. 应用　大鼠染色体置换系已用于对经致癌物处理后乳腺癌敏感性相关的基因定位。在小鼠中，置换19号染色体的这种品系，用于研究在129品系中干细胞瘤敏感性。现在已培育出使用染色体置换C57BL/6小鼠，在这些品系中产生广泛的遗传改变。

Y染色体的置换系培育相对容易一些。雄性的供系与配系交配，雄性的后代再与配系回交。如此重复10代，背景品系始终使用雌性。这些品系已用于研究在Y染色体上的基因对表型的影响。

染色体置换系提供了一个有力的遗传工具，用于研究QTL。他们提供了使用十分小的表型影响定位基因座位的可能，因为样本尺寸和需要缺失的具有生物学差异的影响是一致的。值得注意的是，QTL可能与其他的基因相互作用，所以在一个遗传背景中看到的差异可能在另一个不同的背景中没有被观察到。

五、核 转 移 系

1. 概念　核转移系是将某个品系的核基因组移到其他品系细胞质而培育的品系。其原理为利用受精作用，作为雄性的近交系为配系提供核基因组，作为雌性的近交系为供系提供细胞质遗传成分。两者交配产生的雌性F_1代与提供核基因组的雄性品系回交，连续进行9～12代，从而得到在相同核基因组背景下，提供不同细胞质遗传成分的核转移系。

使用传统的回交方法按回交10代计算，培育核转移系通常需要3年多的时间。目前有一些新的策略可以加速此培育进程。例如，通过采用超数排卵技术，将BN/Crl大鼠的线粒体基因组回交到SHR/Ola大鼠核基因组遗传背景中，培育SHR/Ola-mt$^{BN/Cd}$核转移系，以分析不同线粒体基因组对自发性高血压大鼠的代谢和血流动力学参数的影响。在10代回交的每个阶段，采用超数排卵技术处理雌性个体，并与SHR雄性大鼠交配，将获得的胚胎移植到假孕母体中。这样每个回交世代只需要7周（4周超数排卵获得胚胎+3周妊娠）。采用此方法获得核转移系只需18个月，而传统回交方法则需要40个月。

2. 命名　命名方法为核基因组-mt^{细胞质基因组}（nuclear genome-mt$^{cytoplasmic\ genome}$），如C57BL/6J-mt$^{BALB/c}$指带有C57BL/6J核基因组和BALB/c细胞质的品系。这样的品系以雄性C57BL/6J小鼠和雌性BALB/c小鼠交配，子代雌鼠与C57BL/6J雄鼠反复回交10代而成。

3. 应用　线粒体DNA（mitochondrial DNA，mtDNA）的多样性与糖尿病及其它常见代谢疾病风险因子的关系日益受到关注。在同一核基因组背景中通过变换不同的线粒体基因组获得的核转移系，为明确解析在复合基因座中线粒体基因组的单一作用提供了一种方法。

相比核基因组遗传的研究，由于缺少合适的动物模型，对于控制复杂性状的线粒体DNA遗传结构认识较少。Dahl盐敏感性(S)大鼠的线粒体DNA和自发性高血压大鼠（spontaneously hypertensive rat，SHR）线粒体DNA存在差异，主要表现在负责编码电子传递蛋白亚单位的mtDNA区域、线粒体氧反应产物和D环区域。为了研究在相关核基因组缺失条件下，不同mtDNA的产物表达效果，构建了S大鼠作为配系，SHR大鼠作为供系的核转移系。当与S大鼠进行比较，发现S-mt^{SHR}核转移系的心脏组织中来自于SHR的mtDNA拷贝数明显增加，并且线粒体活性氧簇产物下降。相应的需氧跑台运动能力增加，与血压变化无关的存活率上升。而S-mt^{SHR}核转移系大鼠与SHR大鼠在一些表型测试中没有差别，表明在SHR核基因组背景下S系大鼠的mtDNA外显率较低。可见核转移系在深入分析心脏功能、有氧适能、心血管疾病进展与死亡率关系中是很重要的工具。

六、混 合 系

1. 概念　混合系（mixed inbred strains）：是由最多三个亲本品系（其中一个是重组基因的ES细胞株）混合制作的近交系。例如，B6;129S-Gt(ROSA)26Sor$^{tm96.1(CAG-GCaMP6s)Hze/J}$混合系的培育方式，即是通过电转染的方法在129S6/SvEvTac×C57BL/6F1小鼠胚胎干细胞的Gt(ROSA)26Sor基因座的外显子1和2之间插入打靶载体，选择完全中靶的ES细胞放入C57BL/6的囊胚中发育，所得个体与C57BL/6回交一代即可。种群维持采用该混合系（杂合子）的雄鼠与野生型的C57BL/6交配保存，C57BL/6的遗传背景可占到75%。

2. 命名　如果是两个亲本品系产生的混合系，则两个品系缩写之间用分号，如B6;129-Acvr^{2tm1Zuk}为C57BL/6J和敲除Acvr2基因的129品系的ES细胞株制作的品系。如果由两个以上的亲本品系制作的近交系，或者受不明遗传因素影响产生的突变系，作为混合系。其表示方法用STOCK空格后加基因或染色体异常来表示，如STOCK Myocd$^{tml(cre)Jomm}$为采用心肌蛋白（myocd）

启动子促进Cre酶表达的打靶载体，通过电转染进入129小鼠的ES细胞，但受体囊胚来源不清楚，由此产生的嵌合体与C57BL/6J回交获得混合系。

3. 应用 混合系是使用基因打靶技术通过ES细胞发育成的嵌合体动物，其基因位点还处于杂合状态。混合系动物被广泛作为细胞生物学和分子生物学的研究工具，如DNA修复机制、基因的转录调控及突变基因和转基因的转录活化等。同时也利用混合系动物的培育过程，用于研究在胚胎发育过程和成年组织中Cre-lox系统对相关基因序列进行重组的机制，以及糖尿病、肥胖等遗传性疾病的发病机制研究。

七、遗传修饰动物

1. 概念 遗传修饰动物（genetic modified animal）是经人工诱发突变或特定类型基因组改造建立的动物，包括转基因动物、基因定位突变动物、诱变动物等。

转基因动物（transgenic animal）的基本原理是将改建后的目的基因（或基因组片段）用显微注射等方法注入实验动物的受精卵或着床前胚胎细胞，然后将此受精卵或着床前胚胎细胞再植入受体动物的输卵管或子宫中，使其发育成携带外源基因的动物，人们可以通过分析基因和动物表型的关系，从而揭示外源基因的功能。常规的基因重组及转移技术在研究基因的结构、功能及调控方面已取得了惊人的进展，但对纷繁复杂的生命科学而言，常规分子生物学技术有时又显得力不从心，人们很难在细胞水平去研究基因表达的组织和时空特异性，也不可能从体细胞水平去改变动物整体的基因组，转基因动物无疑是一种较好的研究手段。基因操作技术具有将分子、细胞及动物整体水平结合起来的特点，为这些领域的研究开辟了新的前景。

2. 转基因动物命名 一个基因修饰符号由以下四部分组成，均以罗马字体表示：TgX（YYYYYY）#####Zzz。其中各部分符号表示含意：TgX=方式（mode）；（YYYYYY）=插入片段标示（insert designation）；#####=实验室指定序号（laboratory-assigned number）；Zzz=实验室注册代号（laboratory code）；以上各部分具体含意及表示如下。

（1）方式：修饰基因符号通常冠以Tg字头，代表修饰基因。随后的一个字母X表示DNA插入的方式：H代表同源重组，R代表经过逆转录病毒载体感染插入，N代表非同源插入。

（2）插入片段标示：由研究者确定的表明插入基因显著特征的符号。通常由放在圆括号内的字符组成：可以是字母（大写或小写），也可由字母与数字组合而成，不用斜体，上、下标，空格及标点等符号。研究者在确定插入标示时，应注意以下几点。

1）标示应简短，一般不超过6个字符。

2）如果插入序列源于已经命名的基因，应尽量在插入标示中使用基因的标准命名或缩写，但基因符号中的连字符应省去。

3）确定插入片段指示时，推荐使用一些标准的命名缩写，目前包括An（匿名序列）；Ge（基因组）；Im（插入突变）；Nc（非编码序列）；Rp（报告基因）；Sn（合成序列）；Et（增强子捕获装置）；Pt（启动子捕获装置）。插入片段标示只表示插入的序列，并不表明其插入的位置或表型。

（3）实验室指定序号及实验室注册代号：实验室指定序号是由实验室对已成功的修饰基因给予的特定编号，最多不超过5位数字。而且，插入片段标示的字符与实验室指定序号的数字位数之和不能超过11。实验室注册代号是对从事基因修饰动物研究生产的实验室给予的特定符号。

（4）举例

1）C57BL/6J-TgN(CD8Ge) 23Jwg：来源于美国Jackson研究所（J）的C57BL/6品系小鼠被转入人的C 8基因组（Ge）；基因操作在Jon W. Gordon（Jwg）实验室完成，获取了一系列显微注射后得到的序号为23的小鼠。

2）TgN(GPDHIm) 1Bir：以人的甘油磷酸脱氢酶基因（GPDH）插入（C57BL/6J X SJL/J）F_1代雌鼠的受精卵中，并引起插入突变（Im），这是Edward H. Birkenmeier（Bir）实验室命名的第一

只基因修饰小鼠。

根据转基因动物命名的原则，如果基因修饰动物的遗传背景是由不同的近交系或远交群之间混合而成时，则该修饰基因符号应不使用动物品系或品种的名称。

（5）基因修饰符号的缩写：修饰基因符号可以缩写，即去掉插入片段标示部分，如TgN（GPDHIm）1Bir可缩写为TgN 1Bir。一般在文章中第一次出现时使用全称，以后再出现时可使用缩写名称。

3. 嵌合体表型

（1）嵌合体的性别比率：通常使用的所有胚胎干细胞系均来自于雄性胚胎。倾向于应用雄性ES细胞系，因为雄性ES细胞系可产生较高比例的雄性嵌合体，使突变基因经生殖系快速传递，易于培育验证。雌性来源的ES细胞系被认为是不稳定的。这种不稳定的部分原因是在雌性胚胎肿瘤细胞系传代时，在几代之后会丢失一条X染色体变成XO。

（2）X连锁的突变和杂合效应：中靶ES细胞的嵌合体含有杂合细胞，杂合比例与ES细胞的嵌合数量相关。在含有X连锁基因突变的雄性ES细胞中，嵌合体是突变等位基因的杂合子，表现为何种表型与携带突变的细胞数量和类型及相对于嵌合体组织的比例有关。例如，X连锁基因GATA-1（一种红系特异的转录因子）的突变导致红细胞生成缺陷，从而引起很大比例带有突变细胞的高嵌合度小鼠死亡。同样在常染色体显性突变的情况下，与突变细胞数量升高有关的死亡将会增加。这些突变类型导致的嵌合体表型如果太严重，将会妨碍突变基因经生殖系传递，从而导致实验的终结。因此设计打靶实验时，这些可能性均应当被考虑在内。如果发生突变基因导致嵌合体死亡的情况，可将带有功能性靶基因的挽救载体整合到另一染色体。携带突变基因的细胞，因有此功能基因的代偿而可能形成有活性的生殖细胞。在随后的传代中，突变和插入的挽救载体分离，使得在非嵌合体中研究这些突变的表型成为可能。

4. 转基因动物鉴定与质量控制

（1）阳性动物鉴定：通过聚合酶链反应（polymerase chain reaction，PCR）、DNA印迹等检测方法确认阳性基因在子代动物中表达。经鉴定为阳性的动物成为首建动物（founder）。

（2）嵌合体的检测和鉴定：最明显且便于检测的嵌合体遗传标志是小鼠的毛色。由于供体ES细胞和受体囊胚来自具有不同毛色的纯系小鼠，因此只要得到的小鼠是毛色嵌合体，即说明该鼠是有ES细胞整合的嵌合体小鼠。通常来讲，ES细胞嵌合入生殖系的比率与其嵌合入毛色的比率具有正相关性，可用此来评价某一给定的ES细胞系的嵌合率。例如，当某一ES细胞系在一系列嵌合体小鼠的毛色中嵌合率稳定在50%～60%，则其在生殖系的嵌合率可能也是如此。用此嵌合体小鼠与提供囊胚的小鼠品系杂交，如果子代鼠的毛色与ES细胞来源的小鼠相同，则说明外源的ES细胞已整合入生殖细胞。该嵌合体小鼠是种系嵌合体小鼠，可通过进一步传代得到纯合的突变体动物。例如，选择褐色为主要毛色的嵌合体雄鼠（129×C57BL/6J）与C57BL/6J雌鼠交配，由于ES细胞来源于褐色小鼠129品系，若ES细胞整合入生殖系，则新生小鼠多为褐色。

另一种检测嵌合度的方法是利用品系之间普遍存在的同工酶差异。例如，二聚体酶-葡萄糖磷酸异构酶（GPI）有三种突变体可用电泳区分。纯合子动物将显示一条单一的同源二聚体带，而具有任意两种等位基因的杂合子将显示同源二聚体带和相应的（位于这两种纯合品系同源二聚体带之间的）杂合二聚体带。因为二聚体化发生在细胞内，所以嵌合体将按一定的比例显示出两种受体囊胚来源和ES细胞来源的同源二聚体。这种不同二聚体的比例反映出每种细胞类型的嵌合情况。但有一个例外，如果在肌肉的发生过程中两种细胞融合，则会在嵌合体的肌肉中出现杂合二聚体。

GPI的电泳检测是特别有用的，因为它可被用于检测在任意发育阶段的任意组织，是一种ES细胞嵌合情况的粗略检测方法，大约5%的嵌合可被检测到，并且有相当强的带型来表明组织中的嵌合比率。该酶的耐性也很好，在已死亡数小时的动物组织或经长期冷冻保存的组织标本中均可检测到。在这样的条件下可见GPI-1AA速度最慢，GPI-1CC最快，GPI-1BB居中。

（3）建系：将首建动物与野生型动物交配，检测子代阳性动物，将阳性纯合子全同胞交配即可建系。使杂合的后代相互交配，检测仔鼠。如果纯合基因型不是致死的，便会有50%的杂合鼠、25%的野生型鼠和25%的纯合鼠。纯合鼠与纯合鼠交配产生全部为纯合体的仔鼠，与野生型鼠交配，产生全部为杂合体的仔鼠，可用于品系的进一步繁衍。整合于单位点的外源基因稳定传代的可能性较大，而整合于不同染色体多个位点上的外源基因稳定传代的可能性较小。同时外源基因在整合入小鼠基因组时，有可能受到某些酶的剪切、甲基化等修饰，修饰后的基因在传代过程中丢失的可能性较大，因此并非所有的原代转基因动物都能稳定传代。纯合子繁殖困难，可选择杂合子进行繁殖建系。

（4）外源基因的表达鉴定：外源基因的稳定表达是转基因成功的关键环节，采用RT-PCR、RNA印迹（Northern印迹）等方法确认外源基因的表达，明确表达的靶器官、表达水平。

（5）质量控制：在建系过程中需要检测每代阳性动物，确认转入基因在后代中稳定遗传。

5. 转基因小鼠的饲养 转基因小鼠的饲养原则与非转基因小鼠的饲养原则基本相同，只有一个地方可能不同，即在转移鼠笼时一定要特别小心，鼠笼标记信息和笼内小鼠一起转移。不同种系的转基因小鼠在表型上可能相同，所以在更换鼠笼或将断乳小鼠移入单性别鼠群时，如果不加小心就可能造成混淆。如果对于鼠源有不清楚的地方，需要重新进行基因型确定。

饲养、使用转基因动物的风险在于转入病毒全基因组的动物，病毒可能在动物体内复制、组装成完整的病毒颗粒。这类转基因动物可能与接种病毒的小鼠有类似的逸散、传播方式和感染途径。除能复制完整病毒的转基因动物外，其他转基因动物的风险在于，如果它逃离实验室在自然界中可能无法生存，也可能旺盛地繁育，甚至改变自然界的生态平衡、改变生物的多样性和破坏生态环境，因此饲养转基因动物的防逃逸设施至关重要。

第四节 杂 交 群

一、基本概念

杂交一代（first generation，F_1代）动物指两个不同近交系之间交配所繁殖的第一代动物。

F_1动物的遗传组成均等地来自两个近交系品系，属于遗传均一、基因型相同和表型一致的动物，是医学生物学研究中所使用的相同基因型的一种。严格地讲，F_1动物不是一个品系或品种，因为它不具有育种功能，不能自群繁殖成与杂交一代相同基因型的动物。如果要生产动物，只能维持两个亲本近交品系的存在。作为亲本近交品系的选择主要取决于实验研究对F_1遗传组成的要求。在这个前提下，可以选择遗传上差异较大的品系进行杂交，以提高杂交优势的程度。

由于杂交优势，F_1动物具有较强的生命力。用于生产杂交一代的两个近交系称为亲本品系（parental strains），提供雌性的为母系（maternal strain），提供雄性的为父系（paternal strain）。F_1动物的遗传组成均等地来自两个亲本品系，即每个位点上的两个等位基因分别来自母系和父系。如果亲本品系之间某位点上的基因相同，则杂交一代在这个位点上就为纯合基因；相反，如果不相同，则为杂合基因。尽管杂交一代携带许多杂合位点，但其个体在遗传上和表型上是高度一致的。

二、杂交一代动物的命名

杂交一代动物的命名是在两个亲本近交系名称中间加表示杂交的乘号"×"，然后在后面加上F1。通常将母系放在前面，父系放在后面。例如，C57BL/6×DBA/2F1表示以C57BL/6为母系，以DBA/2为父系杂交后生育的杂交一代，可简写为B6D2F1。常见杂交一代小鼠参见表2-5。

表2-5 常用杂交一代小鼠

亲本品系		杂交一代
♀	♂	
C57BL/6	DBA/2	B6D2F1
C57BL	DBA	BDF1
NZB	NZW	NZBWF1
C57BL/6	C3H	B6C3F1
C3H	DBA/2	C3D2F1
C57BL/6	A	B6AF1
C57L	A	LAF1
C57BL/6	CBA	B6CBF1
CBA	C57BL/6	CBB6F1
C3H	C57BL/6	C3B6F1
C57BL	C3H	BC3F1
C57BL	CBA	BCBF1
CBA	C57BL	CBBF1
BALB/C	DBA/2	CD2F1

在杂交一代动物生产中必须强调两个亲本品系的性别，因为用一样的两种近交系杂交，由于所用的雌雄不同，则可产生两种不同的杂交一代动物。例如，C3H品系小鼠高发乳腺癌，它与C57BL/6交配时，应采用C3H雄与C57BL/6雌交配，可得到乳腺癌发病率低的杂交一代动物。因为乳腺癌因子可通过母乳传递给后代，而C57BL/6是低发乳腺癌品系，因此可以获得低发乳腺癌的杂交一代动物。产生不同杂交一代动物差异的主要来源：①父系因素，Y染色体，由于父系不同，两种杂交一代动物的雄性Y染色体不同；②母系因素，包括细胞质成分、子宫环境和母乳等。例如，用C57BL/6和DBA/2来生产杂交一代动物就有两种情况：

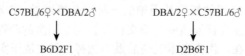

这两种杂交一代动物的区别在于：①B6D2F1的雄性携带来自DBA/2的Y染色体，而D2B6F1携带来自C57BL/6的Y染色体；②B6D2F1是从C57BL/6中接受包括细胞质成分、子宫环境和母乳等母性因素，而D2B6F1从DBA/2中接受这些因素。

三、杂交一代动物的特征与应用

杂交一代动物有许多优点，在某些方面比近交系更适用于实验研究。

（1）遗传和表型上的一致性：虽然它的基因不是纯合子，但基因和表型一致，遗传性稳定，就某些生物学特征而言，杂交一代动物比近交系动物具有更高的一致性，不容易受环境因素变化的影响，广泛地适用于营养、药物、病原体和激素的生物评估，对各种实验结果重复性好。

（2）杂交优势：杂交一代具有较强的生命力，对疾病的抵抗力强，寿命较长，繁殖旺盛，克服了品系的近交繁殖所引起的各种近交衰退现象；容易饲养，适合于携带保存某些有害基因、长时间慢性致死实验，也可作为代乳动物及卵、胚胎和卵巢移植的受体。

（3）同时具有两个亲本品系的特点：杂交一代动物的遗传物质均等地来源于两个亲本近交系，可接受两个亲本品系的细胞、组织、器官和肿瘤移植，适用于免疫学和发育生物学等领域的研究。例如，单克隆抗体一般用 BALB/c 小鼠，由此获得的杂交瘤细胞注入该小鼠腹腔后，即可产生肿瘤，同时产生高效价抗体的腹水。而采用 BALB/c 小鼠和其他近交系杂交产生的杂交一代小鼠作单克隆抗体研究，比单独用 BALB/c 小鼠要好，其杂交一代小鼠脾脏比同日龄 BALB/c 小鼠的脾脏要大。

（4）国际上分布广：因为杂交一代动物是由两个亲本的近交系杂交产生，具有近交系动物相同的特点。

（5）作为某些疾病研究的模型。例如，NZB×NZWF1 是自身免疫缺陷的模型，C3H×IF1 是肥胖病和糖尿病的模型。

（6）细胞动力学研究：选用 B6DF1（C57BL/6×DBA）小鼠进行小肠隐窝细胞繁殖周期实验；选用 CDF1（CBA×DBA/2）小鼠制作小肠隐窝细胞剂量存活曲线；选用 D2B6F1（DBA/2×C57BL/6）受体小鼠观察移植不同数量的同种正常骨髓细胞与脾脏表面生成的脾结节数之间的关系等。

第五节　高级互交系

一、基本概念

高级互交系（advanced intercross lines，AIL）是由两种不同的已知近交系杂交，在杂交二代经过连续 8 代以上非近亲交配形成的一系列或一组近亲品系。其特点是在繁殖过程中避免了同窝间的交配，增加了染色体间重组的概率，不断地互交能减少连锁不平衡，使任何连锁位点之间重组的概率趋向于 0.5。经过多代交配，精细定位所需要的重组事件会在高级互交系个体中累积，达到实验检出水平。由于其较高的相近基因位点间的重组率而被应用于突变基因的精细定位分析（图 2-7）。

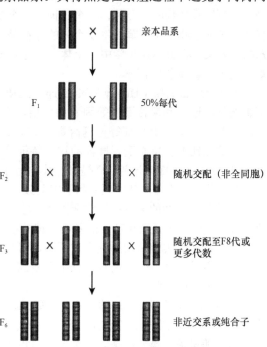

图 2-7　高级互交系构建模式图

二、命　　名

命名格式由实验室缩写编码：母系亲本，父系亲本 -G# 四者组成表示。例如，Pri:B6,D2-G#，表示为 Priceton 研究所用 C57BL/6J 和 DBA/2 交配繁殖获得的互交品系动物，G# 表示自 F2 后交配的代数。

三、应　　用

如今对多基因遗传病，如性早熟、糖尿病、高血压、哮喘等的相关基因进行研究较为常用的方法是定位克隆法，即首先对疾病易感基因进行初步定位，之后精细定位以进一步缩短 QTL 的区间，最终克隆出致病基因。小鼠作为复杂性状研究的重要遗传资源，至今已有 2900 个 QTL 在小鼠中被初步定位。

近交系小鼠 QTL 的定位克隆方法包括初步定位方法和精细定位方法。初步定位是指利用已知遗传座的遗传位标和性状之间相互关系的分析，来确认该遗传位标附近是否存在性状决定基因，从而达到间接定位性状决定基因的目的。近交系小鼠 QTL 的初步定位主要有两种方法：位标-QTL 连锁分析和染色体替换法。初步定位的缺点表现在确定的 QTL 区段通常较长。例如，目前已确定的和白细胞计数相关的6个QTL中，最小的区段为14cM或～28Mb，针对如此长度的候选基因分析没有实际的可操作性；在初步定位的QTL区段内使用覆盖程度更高的标记物作深入的连锁分析是另外一种策略，但仍无法将致病基因确定在可确定基因的区域内。通过增加后代的个体数量可以缩短初步定位的QTL区段长度，但是即使增加几百只杂交二代小鼠个体数，也很难将相应的区段定位在理想的长度内以确定相关性状的调控基因。

精细定位是指尽可能把所在的区间缩短至几个cM甚至更小的范围内。这需要大量染色体片段的重组和可靠的表型测定，解决方法是利用近交系小鼠构建一些特殊的实验群体。近交系小鼠精细定位的方法有构建特异性区段替换系、构建重组近交系、高级互交系、基因标签小鼠、异质遗传系等。

高级互交系策略是道尔沃希（Darvasi）在1995年提出的。2003年王敏等为了定位克隆肺部肿瘤易感基因，培养了1120只F11互交系小鼠，并从中挑选了肺部肿瘤最多和最少的小鼠各200只进行遗传位标的基因分型，将相关QTL精细定位在6号染色体的一个＜1cM或～1.2Mb区间内，最终鉴定出与此性状相关的*Krag*基因。

第六节　封闭群动物

一、基 本 概 念

1. 群体　群体（stock）是指在自然条件下能够相互交配繁殖，后代共享一个基因库的一群动物。它可以是生物的一个种、一个亚种、一个变种、一个品系或其他类群的所有成员之和。对于有性生殖的生物来说，单个生物个体的存在是无意义的，只有以群体的方式生存，这个物种才能繁衍与发展。在群体遗传学中，个体之间遗传差异来源于等位基因的不同，群体之间的遗传差异则取决于基因频率的不同。

2. 哈迪 - 温伯格（Hardy-Weinberg）定律　在一个无限大的随机交配群体中，如果没有突变、选择、迁移和遗传漂变等因素的作用，则每代的基因频率（群体中一条染色体上某种等位基因数与该染色体上全部等位基因数之比）和基因型频率（群体中某基因型个体数与该群体全部个体数之比）保持不变。群体的这一特征分别由英国数学家哈迪（Hardy）和德国医生温伯格（Weinberg）于1908年分别独立提出，故称为Hardy-Weinberg定律，也称为基因平衡定律。群体一旦具有世代恒定不变的基因频率和基因型频率，就称为Hardy-Weinberg平衡群体。

维持基因平衡的条件：群体无限大，没有突变、选择、迁移和遗传漂变。Hardy-Weinberg定律是群体遗传和数量遗传理论的基石。遗传模型和参数估算，也是根据该定律推导出来的。根据该定律，我们在实验动物的生产过程中，引种、留种、分群和建立近交系时，不应使群体过小，否则，就会导致群体的等位基因频率和基因型频率的改变，从而导致原品种（品系）的"种性"或一些特殊性状的丧失。

3. 影响平衡的因素　群体大小是有限的，群体内肯定会发生个体迁移、基因突变和选择。这些因素对群体同时起着综合作用而使群体的遗传组成不断变化。

（1）随机遗传漂变：基因平衡定律是以无限大的群体为前提的。但是在实际的生物群体中，个体数是有限的。当群体不大，由上一代基因库中抽样形成下一代个体的配子时，就会发生抽样误差，严重地影响群体的基因频率，随着世代的推移，这种影响使得基因频率逐渐偏离原有的水平。在极端情况下会导致两个等位基因中的一个从群体中消失，而另一个被固定。因此，这种效应会使群体中的遗传变异逐渐减少。由于这种抽样误差而引起群体基因频率的随机变化，就称为随机遗传漂移或赖特（Wright）效应。

（2）近亲交配：近亲交配是指有亲缘关系的个体之间的交配繁殖。在有性生殖的物种中，每个个体都有两个亲本、四个祖亲和八个曾祖亲等；如果追溯到 n 代，则有 2^n 祖先。在个体数有限的群体中，即使交配是完全随机进行的，近亲个体间的交配也是不可避免的。群体越小，群体中随机抽取两个个体有近亲关系的概率越大，所以发生近交的可能性越大。近亲个体具有同一祖先就意味着有更大的可能性带有同一基因的拷贝（同源基因）。因此，在较小的群体中，近亲交配将增加纯合体，而减少杂合体的数量，从而影响到群体的基因型频率，增加遗传漂变；再者，隐性基因一旦变成纯合状态，其隐性性状就会暴露于选择作用下，这时，近交就会进一步影响到群体中这些基因及与之连锁基因的频率。

（3）迁移：在自然条件下，群体之间经常发生个体的迁移。这种个体的交流实质上是基因的交流，对维持物种的特征起着重要作用。如果没有迁移，则各个长期处于隔离状态的群体将发生遗传分化。但是，就群体自身而言，外来个体的迁入，将导致其遗传组成的变化。

假设群体中，迁入个体数与原群体数+迁入数之和的比例为m（即迁移率），则原群体的个体比例为$1-m$。就某个基因的频率而言，如果迁入者为q_m，而原群体中的为q_0，这时，经过迁移后的混合群体的频率（q_1）则为

$$q_1=mq_m+(1-m)q_0=m(q_m-q_0)+q_0$$

而基因频率变化量(Δq)为

$$\Delta q=q_1-q_0=m(q_m-q_0)$$

因此，迁移对群体基因频率的影响程度取决于迁移率的大小、迁入者与原群体之间的基因频率之差。

（4）突变：在自然条件下，突变发生的机会很小。突变率一般每世代只有$10^{-6}\sim 10^{-5}$。有些突变能影响到动物形态结构和生理功能，产生对动物个体生存不利的效应；而另一些突变可能对动物生存影响不大，使得突变基因和原有类型的基因以等位基因的形式同时存在于群体之中，使群体呈多态性。同时，这些突变基因也可能通过恢复突变转变成为原有类型的基因。

（5）选择：选择表面上是挑选不同的个体进行交配繁殖，但在本质上是不同基因型的个体对下一代提供不同数量的配子。在选择的压力下，由于个体的生存能力和繁殖能力的不同，导致有些个体有较多的机会繁殖后代；而另一些繁殖后代较少，甚至没有。

4. 封闭群（closed colony） 在不从外部引入新的个体的条件下，以非近亲交配方式连续繁殖4代以上进行繁殖生产的实验动物种群，称为一个封闭群，或称远交群。封闭群有两种：远交种（outbred stock）和突变种（mutant stock）。

封闭群是一个长时期与外界隔离，雌雄个体之间能够随机交配的动物群。其遗传组成较接近于自然状态下的动物群体结构。虽然在封闭群中个体之间由于具有遗传杂合性而差异较大，但是从整个群体来看，封闭状态和随机交配使得基因频率能够保持稳定不变，从而使群体在一定范围内保持相对稳定的遗传特征。封闭群内个体间的差异程度主要取决于其祖代来源，若祖代来自一般杂种动物，则个体差异较大，若祖代来自同一个品系的近交系动物，差异则较小。

封闭群动物的关键是不从外部引进任何新的基因，同时亦不让群内基因丢失，以保持封闭群一般遗传性和杂合性，而选择性交配或近交则会导致群内基因丢失和群体分化成若干不同遗传特性近交系小群体。

封闭群由于其遗传组成的杂合性较高，容易受到选择、近交和随机遗传漂变的影响而发生遗传上的改变。在较长时间繁殖和各个保存地分离繁殖之后，其遗传组成肯定有一定程度的改变。其遗传上的杂合性导致个体间有较大差异。因此即使来源相同命名相同的同一远交原种，由于抽样时间不同，遗传结构很可能就有差异。这种情况经常导致动物对药物或某种实验处理的反应性出现差异。如果动物来自不同饲养机构的相同名称的群体更是如此。通常根据某些标记基因的频率变化与否来估计远交类型品系遗传组成的稳定性，或比较不同群体之间的差异，对其进行遗传质量控制。

有的封闭群携带个别突变基因，这样的封闭群也可称为突变种。突变基因可能是以纯合或杂

合状态存在于群体中，保持者在考虑种群遗传稳定的同时，还要注意突变基因的遗传规律和保存，为实际应用提供参考。

二、封闭群动物的培育与维持

1. 初始群体的来源　培育封闭群的目的在于保持初始群体中的遗传变异。因此，初始群体的遗传组成在很大程度决定了封闭群的遗传组成。初始群体可以是野生动物、普通家养动物、近交系多元杂交的后代，或者是在现有远交原种基础上对某个特征进行选择之后的群体。然而不管来源怎样，必须保证初始群体具有较高程度的遗传杂合性。

在培育封闭群时，培育者通常会对某些性状如毛色，进行选择、保留。在培育突变原种时，突变基因的来源可能是群体内产生的突变，也可能是由外来动物导入群体的。这些选择和基因导入必须在培育过程开始之前完成。对动物来源和特征等背景资料应该保留详细的记录。

2. 培育过程和维持　封闭群培育的关键是不能从外部引入新的基因，同时在群体内进行随机交配以保持群体基因杂合性，尽可能避免群体内基因的丢失，保持群体基因频率的平衡和稳定。在培育的初始阶段，群体的遗传组成是较不稳定的，有些基因可能因为无意识的选择、近交和随机遗传漂变而被淘汰。随着繁殖代数增加，群体的遗传组成将逐渐趋于稳定，基因频率接近平衡状态。但是，这些对群体遗传组成有影响的因素始终在起作用，只是作用程度不同。

封闭群的维持，与培育的概念和方法相似，也需要考虑避免遗传杂合性的降低和基因频率的改变。下面讨论培育和维持过程中的几个主要方面。

（1）隔离：要保持群体与外界的隔离，同时又要避免群体内个体之间发生隔离，使每个个体和所有异性都有同等的交配繁殖机会。如果群体内出现隔离，则群体就会出现遗传分化，导致被分隔的各小群之间出现遗传上的差异。

（2）选择：在培育和维持过程中，除了对不健康个体和异常个体进行淘汰之外，应该避免对任何特征进行选择，包括动物繁殖能力的选择。选择会改变群体内被选择遗传特征的基因频率，同时因为基因的连锁关系而导致其他在同一染色体上基因的增加或丢失。

3. 有效群体大小　在实际饲养繁殖中，动物群体是有限的。然而，不管是初始群体、培育群体还是维持群体，都需要达到一定的个体数量。群体较小将导致近交个体大量增加、群体杂合性降低、随机漂变增加，这些变化都会使群体偏离原有的遗传组成。

从遗传学理论上讲，群体大小应该按有效群体大小来计算（N_e）。有效群体大小是群体中参与繁殖的实际数量。当参与繁殖的雌雄个体数不相等时，有效群体大小将用下列公式计算：

$$N_e=4N_mN_f/(N_m+N_f)$$

式中，N_m 表示雄性个体数，N_f 表示雌性个体数。假设 $N_m=N_f=50$，则 $N_e=100$。当 $N_m=10$，$N_f=90$ 时，$N_e=36$。由此可见一雄多雌交配的遗传效应是减少有效群体大小。

如果各代参与繁殖的个体数不等，则也会减少有效群体大小：

$$1/N_e=1/n(1/N_1+1/N_2+\cdots+1/N_n)$$

式中，n 表示繁殖代数，N_1、N_2、$\cdots$、N_n 表示各代繁殖个体数。假设 $N_1=100$，$N_2=25$，$N_3=100$，则 $N_e=50$。所以要避免群体在某一代的个体数量大幅度减少。因而，在封闭群动物的引种、剖宫产微生物净化或冷冻胚胎保存时，也应该保证动物个体达到一定数量。动物群体在某一代极度少，从而由于遗传漂变导致群体中遗传组成的大幅度变化。这在群体遗传学中被称为建立者效应（基因频率发生较大的改变，founder effect）或瓶颈效应（基因发生差异性固定，bottle-neck effect）。

另外，群体内不同个体传给下一代的配子数 k 不同时，其有效大小则为 $N_e=(4N-4)/(\sigma_{k2}+2)$。这里 σ_{k2} 为配子数 k 的方差。理想情况下 k 为平均数 2，$\sigma_{k2}=2$，因而 $N_e=N-1$，即有效大小大致与繁殖个体相等。但实际上通常 $\sigma_{k2}>2$，因而 $N_e<N$。如果人为地使群体部分个体保留较多后代，而另一部分个体保留较少后代，则会减小群体的有效大小。

ICLAS规定封闭群动物每代近交系数增加量不得超过1%。根据公式 $\Delta F=1/2N$，我们可知每代动物数量不能少于25对。但是从抽样误差导致随机遗传漂变来看，25对个体的群体极容易发生基因频率的改变。因此尽可能多地保持繁殖个体是必要的。

4. 培育代数　虽然在Hardy-Weinberg定律中，就某一对等位基因而言，群体通过一代的随机交配就能达到基因频率的平衡稳定，但是在实际培育中，群体的遗传组成只能逐代趋于平衡。这是由群体大小有限、多基因的连锁关系、繁殖力的差异、无意识的选择等因素造成的。在培育的早期阶段，必然有基因丢失，而保留下来的基因逐渐趋于稳定。因此，ICLAS规定封闭群的培育至少繁殖4代，这是必须达到的繁殖代数。要使遗传组成达到更加稳定的状态，4代是不够的，但是通过4代的随机交配繁殖之后，群体的遗传组成所经历的变化将大幅度地减少。

三、封闭群的命名

封闭群由2～4个大写英文字母命名，种群名称前标明保持者的英文缩写名称，第一个字母大写，一般不超过4个字母。保持者名称与种群名称之间用冒号分开。例如，N：NIH表示由美国国立卫生研究院（N）保持的NIH封闭群小鼠。Han：NMRI表示由德国实验动物繁育中心研究所保存的NMRI小鼠。Lac：LACA表示由英国实验动物中心（Lac）保持的LACA封闭群小鼠。

把保持者的缩写名称放在种群名称的前面，二者之间用冒号分开，是封闭群动物与近交系动物命名中最显著的区别。由于历史原因已广泛使用又广为人知的封闭动物，名称与上述规则不一致时，可沿用其原来的名称，如Wistar封闭群大鼠、日本ddy封闭群小鼠等。

突变种的命名是在封闭群命名的基础上加上突变基因符号，用连字号相连，基因符号用斜体。例如，N：NIH-*nu/nu*表示由美国国立卫生研究院保存的带有纯合裸基因的NIH小鼠，Lac：LACA-*Dh/*＋表示英国实验动物中心保存的带有杂合半肢畸形基因的LACA小鼠。

四、封闭群的特征及应用

1）遗传组成具有很高的杂合性，因此在遗传学上可作为选择实验的基础群体，用于对某些性状遗传力的研究。

2）可携带大量的隐性有害突变基因，可用于估计群体对自发和诱发突变的遗传负荷能力。所携带的突变基因通常导致动物在某些方面的异常，从而可成为生理学、胚胎学和医学研究的模型。

3）具有类似于人类群体遗传异质性的遗传组成，因此在人类遗传研究、药物筛选和毒性试验等方面起着不可替代的作用。

4）封闭群避免了近交，从而避免了近交衰退的现象。繁殖力和生活力都较强，表现为每胎产仔多、胎间隔短、仔鼠死亡率低、生长快、成熟早、对疾病抵抗力强、寿命长、生产成本低等优点。因而广泛应用于预试验、学生教学实验。

五、常用封闭群

常用封闭群的品种见表2-6。

表2-6　常用封闭群的品种

品种	封闭群	应用
小鼠	KM（白化）	药理、毒理、微生物学和药品、生物制品的检定
	NIH（白化）	药理、毒理学研究和生物制品的检定
	ICR（白化）	肿瘤学
	CFW（白化）	肿瘤学
	LACA（白化）	肿瘤学

续表

品种	封闭群	应用
大鼠	Wistar（白化）	生理、药理、毒理、传染病研究
	SD（白化）	营养学、内分泌学和毒理学研究
	Long-Evans（头颈部黑色，背部有一条黑线）	营养学、内分泌学和毒理学研究
豚鼠	英国种（白、黑、灰、淡黄和巧克力单色，白与黑二色，白、棕、黑三色）	免疫学、营养学、耳科学、传染病研究
	Hartley（白化）	免疫学、营养学、耳科学、传染病研究
兔	日本大耳白兔（白色）	免疫学、生殖生理和避孕药的研究，眼科学，心血管病的研究，发热、解热和检查致热原的研究
	新西兰兔（白色）	
	青紫兰兔（毛根灰色，中段白色，毛尖黑色）	
	中国兔（白色）	

第七节　遗传监测

一、基本概念

实验动物作为生物医学的研究工具目前在国际上已有数千个品系。尽管在培育、维持和生产过程中采取了许多严格的控制手段，许多因素还是能够导致在动物品系中产生遗传分化（genetic divergence）。这种情形已经被国内外许多学者的研究所证实。任何遗传的变化都将使实验动物发生某些生物学特征的改变，从而使动物品系名不符实，影响实验研究结果。因此，及时有效地发现这些遗传组成上的变化就成为遗传质量控制的一项重要内容。遗传监测就是采用最有效、最灵敏的方法，检验实验动物种群、品系和个体的基因纯合性与遗传的均一性；严格监视来自各方面因素导致的遗传变异和基因污染，尤其是近交系动物各基因位点上基因的纯合性及品系特征的遗传稳定性，这就是遗传监测（genetic monitoring）。遗传监测不仅是遗传质量控制的一部分，也是所有遗传质量控制手段有效与否的最终判定标准。

二、近交系的遗传监测

20世纪80年代以来，随着分子生物学技术的飞跃发展，特别是对生命信息物质DNA的深入研究，限制性片段长度多态性技术、DNA指纹技术和PCR开始应用到实验动物遗传监测中来。

1. 免疫学方法监测

（1）皮肤移植法：依据是高度纯合的近交系组织相容性基因也应该是纯合的，若皮肤移植的供体和受体之间的基因是同质的就接受，异质的就排斥。此法是比林厄姆（Billingham）和西尔弗斯（Silvers）于1959年提出的，用以检查近交系的纯度，亦可检查品系有无遗传污染。常用的皮肤移植根据位置不同，分背部和尾部进行。

（2）血清反应法：红细胞凝集试验和细胞毒性试验是常用的两种血清学方法。红细胞凝集试验用于检测红细胞抗原和某些H-2抗原。细胞毒性试验主要用于检测H-2抗原、Ia抗原和白细胞抗原。

（3）混合淋巴细胞反应法：不同品系动物或遗传上存在个体差异的动物淋巴细胞在混合培养后开始增大，合成DNA、RNA、蛋白质，进一步出现裂解。此反应结果可在7～9天观察到，定期从动物群体中抽取足够量的动物进行检测，可以确定动物遗传质量的稳定性。

2. 生化标记监测　生化标记基因监测是近交系动物遗传纯度监测中常规、首选的方法，也是国际上实验动物检测机构常用的一种方法。该方法由克里斯彭（Crispen）于1975年提出，主要是监测血液及酶等生化标志。由于每个动物体内具有自己特有的不同电荷的同工酶和同种异构蛋白，可以采用电泳方法加以区分，推断其基因型，建立各近交系遗传概貌。此方法敏感性好，当一个品系或亚系发生遗传污染，可得到显示。

监测结果与标准遗传概貌完全一致，未发现变异，判定为合格。如果发现有一个位点的标记基因与遗传概貌不一致，判定为可疑。如果两个或两个以上位点的标记基因与遗传概貌不一致，判定为不合格，这就要求淘汰种群，重新引种（图2-8）。

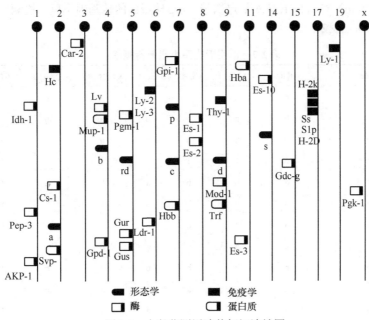

图2-8　小鼠监测用遗传标记连锁图

3. 分子生物学技术应用监测

（1）微卫星（microsatellite）DNA：指重复单位为16bp、重复多次的一类DNA序列，其排列类似小卫星的数量可变的串联重复序列方式，其长度不超过300bp。由于这类杂交图谱像人的指纹一样，故取名为DNA指纹图（DNA fingerprint，DFP），又称为遗传指纹图（genetic fingerprint，GFP），产生DNA指纹图的过程则称为DNA指纹分析。DNA指纹图还具有体细胞稳定性，即同一个体中不同组织如血液、精液、毛发、肌肉等产生的DNA指纹图完全一致。

（2）限制性片段长度多态性（restriction fragment length polymorphism，RFLP）：DNA分子中，在非蛋白编码区和非功能调节区容易发生一些中性突变，从而形成了DNA分子的多态性。由于核酸限制性内切酶能识别并切割特定序列的双链核酸，因此利用限制性内切酶可将DNA分子切割成不同长度的限制性片段，这种不同长度的限制性片段类型在生物个体间显现出多态性分布现象，即为RFLP。

20世纪80年代后，人们把RFLP技术用于实验动物遗传分析研究，目前已发现200多个和小鼠相关的限制性片段DNA探针，这些探针为小鼠所有染色体提供了良好标记，当然也为遗传监测提供了可能性。在进行RFLP分析时，首先进行DNA的提取，提取的材料可以是组织细胞，也可以是体液细胞。然后对提取的DNA进行酶切及电泳，电泳后进行DNA印迹法（又称Southern印迹法）转移和探针分子杂交，最后显影和分析结果。

（3）PCR：DNA的多态性可分为两大类。一类为序列多态性，存在于高度多态性的主要组织相容性复合物及线粒体DNA D-环区的基因中。另一类为长度多态性，如小卫星DNA和微卫星DNA。这两类多态性都可以使用PCR技术扩增含有多态性区域的DNA片段，然后应用不同的检测手段区分等位基因的变化。

在实验动物遗传监测中，用PCR技术检测DNA长度多态性最为普遍。而序列多态性如H-2复合物的PCR检测，同样有着广阔的前景。无论使用哪种引物，PCR和RFLP或DNA指纹分析技术相比较，最大的优点是可免去带有污染并需要特殊防护的同位素标记，并使操作简便化。关于应用PCR技术对实验动物进行遗传监测，国外已经有很多资料。其中韦尔什（Welsh）等用随机引物对B×D重组近交系小鼠进行扩增，根据其中相互分离的多态性所占比例构建实验动物分子遗传连锁图。托霍（Tojo）等用PCR技术鉴定携带人α/β珠蛋白的转基因小鼠，检测手续简便，用少量血且不必处死动物（表2-7）。

表2-7 常用近交系小鼠遗传概貌

位点	Chr	A/HeJ	A/J	AKR/J	BALB/cJ	CBA/J	C3H	C57BL/6J	DBA/2J	615	TA1	TA2
Idh-1*	1	a	a	b	a	b	a	a	b	a	a	A
Pep-3	1	b	b	b	b	b	b	a	b	a	b	b
AKp-1	1	b	b	b	b	a	b	a	a	a	b	B
Hc	2	o	o	o	l	l	l	l	o	/	/	/
Svp-1	2	b	b	a	b	b	a	b	a	/	/	/
Gar-2	3	b	b	b	b	b	b	b	b	/	/	A
Lv	4	a	a	a	a	a	a	b	a	/	/	/
Mup-1*	4	a	a	a	a	a	a	b	a	b	b	b
Gpd-1*	4	b	b	b	b	b	b	a	b	b	b	b
Pgm-1*	5	a	a	a	a	a	a	b	a	b	b	b
Ldr-1	6	a	a	a	a	a	a	a	a	/	/	/
Gpi-1	7	b	b	b	b	b	b	b	b	a	a	a
Hbb*	7	d	d	d	d	d	d	s	d	s	s	d
Es-1*	8	b	b	b	b	b	b	a	b	b	a	b
Es-2	8	b	b	b	b	b	b	b	b	b	b	b
Thy-1	9	b	b	b	b	b	b	b	b	b	b	b
Mod-1*	9	/	/	/	/	/	/	b	a	b	a	b
Trf*	9	b	b	b	b	b	b	b	b	b	b	b
Hba	11	g	g	f	b	b	d	c	a	g	/	/
Es-3*	11	c	c	c	a	c	c	a	c	c	a	c
Es-10*	14	a	a	b	b	a	a	b	a	b	a	a
Gdc-1	15	b	b	b	b	c	b	c	b	b	b	b
Ce-2*	17	a	a	a	a	a	a	b	a	b	b	b
H-2	17	a	a	k	d	k	k	b	d	/	/	/
Ss	17	h	h	l	h	l	l	l	h	h	/	/
Slp	17	/	/	o	a	o	o	o	a	/	/	/

*为《中华人民共和国国家标准》规定近交系小鼠遗传监测位点

三、封闭群遗传监测

封闭群从每个个体来看，动物个体之间的遗传差异是比较大的。从整个群体来看，一个封闭群具有区别于其他封闭群的独特遗传和生物学特性，即群体特性，不是个体能够反映的。所以对封闭群动物的遗传监测，是以统计数据为基础，对群体是否发生遗传改变作出判断。

封闭群动物的遗传监测从以下几个方面进行。

1. 群体形态学指标 如毛色、体重、体形、下颌骨测量、干物质重和脂肪比等。

2. 繁殖性能 如断乳率、产仔率、仔鼠发育和胎间隔等。

3. 血液学参数 如白细胞计数、红细胞计数、血红蛋白含量和红细胞比容等。

4. 生化和免疫学位点 计算各位点基因型频率和基因频率。

上述四项监测数据可看作是封闭群动物的遗传概貌。每次监测抽样数量要具有统计学意义，监测数据要进行统计学分析，来确定一个封闭群的遗传状况。

四、遗传质量标准

1. 近交系动物的遗传质量标准 具有明确的品系背景资料，包括品系名称、近交代数、遗传组成及主要生物学特性等，并能充分表明新培育的或引种的近交系动物符合近交系定义的规定。用于近交系保种及生产的繁殖系谱及记录卡应清楚完整，繁殖方法科学合理，经遗传检测（生化标记基因检测法、皮肤移植法、免疫标记基因检测法等）质量合格。

2. 封闭群动物的遗传质量控制 由于封闭群动物的遗传组成不如近交系稳定，目前尚无统一的质量标准，但基本要求：作为繁殖用原种的封闭群动物必须遗传背景明确，来源清楚，有较完整的资料（包括种群名称、来源、遗传基因特点及主要生物学特性等）。保持封闭群条件，以非近亲交配方式进行繁殖，每代近交系数上升不超过1%。具有一定的种群规模，保持封闭群的主要生物学特性。

3. 检测频率 近交系动物生产群每年至少进行一次遗传质量检测，封闭群动物每年至少进行一次检测。由于杂交一代动物遗传特性均一，来源于两个近交系，自身不进行繁殖而直接用于实验，一般不需对杂交一代动物进行遗传质量检测。

实验动物虽然根据各自特性采用适当的繁殖方式进行保种和繁殖，但遗传污染、遗传漂变和突变不可避免，现在部分冷冻保种技术已经成熟，冷冻保种能够使优秀品种品系得到长期保存，防止基因丢失、节约资源等，需要时可以随时复苏和繁殖扩群。对于小鼠来说，目前胚胎和精子冻存技术最成熟、效率最高，而其他的"种子"类型，如卵母细胞、胚胎干细胞和体细胞等，因其冻存技术的高难度、低效率而无法广泛应用，随着科学技术的发展，这必然是将来的发展方向。

（周　立　汤宏斌）

第三章 实验动物微生物和寄生虫控制

使用质量合格的实验动物开展相关动物实验，是获得可靠的科学实验结果的前提。在实验动物的饲养环境及动物体表、黏膜和消化道中，存在着种类繁多的微生物和寄生虫，它们可能是对宿主有益的共生微生物，也有可能是对宿主有害的条件致病微生物，甚至烈性传染病病原体或人兽共患病病原体。因此，实验动物的微生物和寄生虫控制，是实验动物标准化的主要内容之一。通过控制实验动物微生物和寄生虫携带情况，可提高实验动物微生物学质量，从而保证实验操作人员的健康及实验数据的准确。本章就微生物（包括病毒、细菌、真菌等）、寄生虫对实验动物和动物实验过程的有害作用及其控制做简要论述。

第一节 概　述

一、实验动物分级

按照微生物学控制标准或微生物净化程度，目前国际上一般将实验动物分为三级（表3-1）。

表3-1　按微生物控制程度进行实验动物分级

等级	种类	饲养条件	控制程度	备注
三级	无菌级动物	隔离系统（isolation system）	以封闭的无菌技术获得，用现有的方法不能检出任何微生物和寄生虫的动物	
	悉生动物	隔离系统（isolation system）	确知已带的微生物丛，经无菌条件饲养的动物	明确所携带的微生物
二级	无特定病原体动物	屏障系统（barrier system）	不带有指定的致病性微生物和寄生虫的动物	明确不携带的特定微生物和寄生虫，不明确携带的微生物状况
一级	普通级动物	开放系统（open system）	不携带人兽共患病病原和动物烈性传染病病原体	对携带的微生物状况不明确

在参照国际标准的基础上，从我国实验动物实际情况出发，最新国标及《实验动物微生物、寄生虫等级及监测》（GB 14922—2022），将实验动物分为以下三级。

1. 普通级动物（conventional animal） 不携带所规定的人兽共患病病原体和动物烈性传染病病原体的实验动物，简称普通动物、CV动物。

2. 无特定病原体动物（specific pathogen free animal，SPF） 除动物应排除的病原体外，不携带对动物健康危害大和（或）对科学研究干扰大的病原体的实验动物，简称无特定病原体动物。

3. 无菌级动物（germ free animal，GF） 动物体内无可检出任何生命体的实验动物，简称无菌动物。

按照微生物学控制的标准，不同级别的动物在科学研究中的应用价值有明显不同，实验动物的质量直接影响着科学实验结果（表3-2）。

表3-2　无菌动物、SPF动物和普通动物特点比较

实验项目	无菌动物	SPF动物	普通动物
传染病	无	无	有或可能有

续表

实验项目	无菌动物	SPF动物	普通动物
寄生虫	无	无	有或可能有
实验结果	正确	正确	有疑问
用动物数	少数	少数	多或大量
统计价值	高	较高或可能高	低或不准确
长期实验	可能好	可能好	困难
自然死亡率	很低	低	高
长期实验存活率	100%	约90%	约40%
实验的准确设计	可能	可能	不可能
实验结果的可靠性	很高	高	低

二、病毒对实验动物的影响

自然界中的病毒种类很多，有非致病性的，也有致病性的，后者不但可以影响和干扰科学实验研究的正常进行与实验结果的准确性，而且会引起动物的大量死亡，甚至还能危及人类的公共卫生与生命安全。因此，动物的健康状况需要稳定和标准化，以减少由于动物不健康带来的影响，使实验研究结果能客观地反映出来，具有科学性和可重复性。病毒对实验研究的干扰和影响见于动物发生各种病理形态、生理和免疫的变化等。例如，小鼠脱脚病毒引起小鼠急性死亡，肝脾大有大片坏死灶，如为慢性则肢体坏死脱落。仙台病毒引起小鼠肺炎、免疫功能低下。有些病原体虽不常引起临床疾病，但潜在感染亦导致机体的反应性改变。此外，两种或多种病毒或其他病原体同时作用，可出现协同或拮抗作用。因此，在进行动物实验前，必须注意如何选择实验动物的品种品系，选择哪个级别的动物和应排除哪些病毒的干扰，以保证实验研究的顺利进行和获得可靠结果。

病毒还经常污染细胞培养物、肿瘤移植物和生物制品，不仅干扰实验，浪费人力物力，还可通过这些污染物造成病原体的散播。鼠痘病毒通过肿瘤移植物侵入美洲便是一个例证。

由于实验动物被规模化集中饲养管理，更容易引起病原微生物传播扩散。如果动物群体遭受急性传染病病原体的侵袭，可在短时间内出现疾病流行，严重者可毁灭整个动物群，造成实验工作中断或造成难以弥补的损失。

实验动物不能进行疫苗接种和使用药物等手段来预防及控制传染病病原体，原因有以下几点。①应用疫苗或药物可能干扰实验结果，使实验无效或得出错误结论。例如，使用抗生素或磺胺类药物可使动物的肝、胆、肾等组织器官毒性损伤，或药物残留，影响实验结果。②经免疫或治疗的动物，外表健康，但仍带菌或带毒，成为潜在的传染源。③大鼠小鼠等小型实验动物，采用疫苗或药物个体治疗，成本高，不利于实验利用。因此，除大型或稀有实验动物，可选择使用对实验干扰不大的疫苗或药物外，在实验动物生产和动物实验过程中，只能采用严格设施控制、饲养管理和卫生防疫制度，严格控制来自空气、水、土壤、用具、饲料及人和动物的病原微生物或干扰微生物。

三、细菌与动物体的关系

根据细菌对动物体的作用特点，基本上可将细菌分成三类。①致病菌：可引起动物疾病，严重危害动物健康，如沙门菌、志贺菌、巴氏杆菌、鼠棒状杆菌等。②条件致病菌：一般不引起动物自然发病，但在一定条件下，当机体免疫力降低时，可引起动物疾病发生，如绿脓杆菌、金黄色葡萄球菌等。③正常菌：对动物体无致病作用，在一般情况下对机体产生有益的生理作用，如普通大肠杆菌、乳酸杆菌和多种厌氧性细菌。

　　致病菌与非致病菌的划分并不是十分严格的。根据动物种类的不同，其划分范围有所差异。对这种动物是正常菌，转移到另一种动物有可能成为致病菌。近年来的微生态学研究表明，许多正常菌群因内外环境变化引发菌群失调，产生数量的变化或位置的改变，此时由非致病菌转为致病菌。

　　各种细菌在动物体内的存在都会对动物体产生一定的作用，即使是正常菌，也会影响其生理数据和实验的重复性，包括组织病理学的变化、免疫功能的改变和体内分子水平的变化。这些因素又将对动物实验的结果产生不同程度的影响，所以有必要对实验动物体内外各种细菌进行控制。为此目的而培育了无菌动物、单菌、双菌和多菌动物，为动物实验提供了清晰的细菌学背景。大量实验证明，在无菌动物中植入某些正常菌，可明显改变动物的生理和免疫功能。

　　当动物群遭受致病菌侵袭后，部分个体熬过感染获得免疫力幸存下来。这部分动物外观似正常，但用于实验往往造成错误的结果，或达不到预期的目的。另外，如动物有隐性感染，因受实验的刺激而发病，可导致实验期间动物的不规律死亡，造成实验失败。隐性感染动物受外在因素刺激后不断向外部环境排出病原菌，形成感染源。

　　随着实验医学的发展，对实验动物微生物控制的程度也越来越严格，包括动物体内和饲养环境中细菌种类与数量的控制，以及体内和体外细菌对动物体宏观及微观的影响。由此可见，实验动物细菌学的研究对保障实验动物质量起着非常重要的作用。

四、寄生虫与宿主的关系

　　实验动物感染寄生虫后，不仅寄生虫对实验动物造成损害，影响实验动物的健康、体质和质量，动物机体也对寄生虫产生一系列排斥反应，使动物机体的生理、生化及免疫学正常指标发生改变，影响实验观察和实验结果。

　　1. 掠夺实验动物的营养　寄生虫在实验动物体内外生长繁殖，均需宿主提供蛋白质、矿物质、维生素等必需的营养，不同程度地掠夺实验动物营养，如蛔虫在动物小肠内寄生，以半消化食物为食，掠夺宿主大量营养，使动物出现体重下降、精神委顿、消瘦、发育缓慢等一系列营养不良症状；螨、虱等体外寄生虫从动物皮下组织吸血；钩虫则不断移位吸血，造成动物慢性贫血。

　　2. 骚扰实验动物　螨、虱等体外寄生虫在吸血的同时，常分泌有毒唾液，刺激动物的神经末梢，产生痒痛，使动物骚动不安，骚扰动物的采食、休息和其他活动，使动物消瘦、发育不良、体质下降、降低抗病力。

　　3. 产生机械性损伤　寄生虫移行，对动物组织、脏器造成损伤。例如，犬恶丝虫钻入动物皮肤进入血液循环，发育移行至心脏末梢动脉可发生阻塞性纤维栓塞。蛔虫幼虫钻入小肠粘膜下小血管可损伤肠壁；移行至肺穿破毛细血管进入肺泡，可损伤肺毛细血管；成虫在小肠内寄生数量多时，引起肠梗阻，严重时造成肠穿孔。

　　4. 产生毒性作用　寄生虫的分泌物、排泄物对动物有一定的毒性作用。膜壳绦虫分泌的毒素，可导致宿主肠黏膜局灶性充血和出血，造成溃疡坏死。溶组织内阿米巴原虫侵入肠黏膜和肝脏时，分泌溶组织酶，使组织细胞大量损坏。肝片吸虫的有毒代谢产物，致使胆管发炎、上皮增生和纤维变性，甚至引起胆管堵塞、肝萎缩硬化。棘球蚴的囊液破裂可使宿主产生强烈的过敏反应，产生呼吸困难、体温升高、腹泻等症状。

　　5. 影响动物的生理、生化和免疫系统　实验动物感染寄生虫后，其免疫系统就会对寄生虫产生识别和清除作用，释放大量的免疫因子，如IgG、IgM、补体、T细胞等排斥寄生虫，造成正常的免疫缺损和免疫力下降，降低对其他疾病的抗病力。寄生虫的感染常引起实验动物的生理、生化改变，使血液中嗜酸性粒细胞数量增多，干扰血液学指标观察和其他实验结果的准确性。

　　实验动物寄生虫病按寄生部位可分为体内寄生虫（原虫、蠕虫）和体外寄生虫（昆虫）两大类。普通动物寄生虫的种类很多，感染较普遍，并难以根除，既影响动物的质量，干扰实验结果，又威胁实验研究人员的健康。但寄生虫病不像细菌或病毒性疾病可在短期内造成大批动物死亡，因此容易被忽视。二级以上实验动物要求体内、外排除寄生虫，故无动物寄生虫病。

第二节　普通动物

一、基本概念

普通动物是微生物分类控制标准中要求最低的动物，饲养在普通环境中，仅对微生物进行基本的控制，除了按国家标准对人兽共患病病原体及动物烈性传染病病原体进行控制并排除外，动物携带的其他微生物状况都不明确。常见的普通动物主要有豚鼠、地鼠、兔、犬和猴，大、小鼠无普通级。

普通环境主要控制也只能控制人兽共患病病原体和动物烈性传染病病原体，保护人员健康和生命安全，保证普通动物的质量标准和安全生产。实验动物携带的人兽共患病病原体，如流行性出血热病毒、淋巴细胞脉络丛脑膜炎病毒、猴疱疹病毒、利什曼原虫、狂犬病毒等，严重威胁着人类健康和生命。1984年至今，国内曾多次发生大鼠的出血热病毒传染人的事故，韩国和日本也曾多次发生，使工作人员感染死亡。动物一旦出现传染病，种群则难以净化，一些烈性传染病如鼠痘、兔病毒性出血症等，可导致动物群体覆灭，造成巨大经济损失。

二、实验动物常见人兽共患病

1. 狂犬病（rabies）　俗称疯狗病或恐水症，是由狂犬病毒感染导致的一种中枢神经系统疾病，为野生食肉动物的自然疫源性疾病。

狂犬病毒属弹状病毒科狂犬病毒属，核酸类型为单股RNA，病原体呈粗短子弹形。存在于自然状况下的狂犬病毒称为"街毒"，在实验室中通过连续的动物传代而具有固定特性的狂犬病毒则称为"固定毒"，固定毒对人和犬的毒力几乎完全丧失。

病毒在动物体内主要存在于中枢神经组织、唾液腺和唾液内，在唾液腺和中枢神经（尤其在脑海马角、大脑皮质、小脑等）细胞的胞质内形成狂犬病特异的包涵体（即内氏小体，Negri body），呈圆形或卵圆形，染色后呈嗜酸性反应。在内氏小体内部可见到小的嗜碱性颗粒（呈紫红色），数目不定。

该病潜伏期长，死亡率高，犬、猫、牛、羊等家畜均易感此病，人也可感染狂犬病毒，且患狂犬病后的死亡率为100%，由于对实验人员的危害极大，故应在实验中引起高度重视。该病主要通过动物咬伤或带病毒的唾液溅入眼结膜后致病，潜伏期长短不一，有的十几天，有的长达几年，一般为20～60天，最短8天。潜伏期的变动很大，这与伤口距中枢神经的距离、侵入病毒的毒力和数量有关。

实验犬狂犬病的典型临床表现通常可分为三个期，主要表现为各种形式的兴奋和麻痹症状。

（1）前驱期：犬常表现忧郁，但受到轻微刺激即想咬人，表现出较强的攻击性，少数犬离群独处，淡漠。此期持续12小时到3天。

（2）兴奋期：病犬狂躁不安，对所见活动目标如人、动物或其他物品表现出极强的攻击性，冲撞撕咬，此时唾液大量分泌，且含有狂犬病毒，危害性极大。

（3）昏迷期：病犬此期活动减少，对周围环境无反应并渐渐出现麻痹症状。下颌麻痹常导致下颌下垂和舌头脱出，声带麻痹不能吠叫，进而肢体等部位麻痹，出现肌肉弛缓性瘫痪，最终因呼吸、循环衰竭死亡。

对发病动物应立即处死，病死动物整体焚毁，并报告防疫部门。对可疑动物应隔离密切观察，注意与破伤风、病毒性脑炎等鉴别。人被动物咬伤后，伤口应立即彻底清洗，不包扎，并立即（24小时内）到防疫部门进行预防注射。一般在做犬类实验前，应给所有犬注射狂犬疫苗。在购入犬做实验时，应从标准化犬场购入健康实验犬，不购买无健康保证的犬，避免对实验人员和实验结果造成危害。

2. 流行性出血热（epidemic hemorrhagic fever） 流行性出血热又称肾综合征出血热，是由流行性出血热病毒（汉坦病毒）引起的一种自然疫源性疾病。主要在野鼠中流行，以隐性感染为主，黑线姬鼠、长爪沙鼠对本病特别敏感，实验性大鼠、小鼠、豚鼠、家兔均可感染。多数成年啮齿类动物感染后无症状，但病毒可由动物传染给人，人感染此病毒主要通过含有病毒的血、尿污染皮肤破损处或由革螨等昆虫传播。当人感染后以发热、出血、休克和急性肾衰竭为主要特征，死亡率较高。

流行性出血热是一种对实验人员危害较大的人兽共患病，在国内已发生多次出血热感染事件，并造成实验研究人员发病死亡，应引起实验研究人员的高度重视。灭野鼠、防止野鼠进入实验室造成污染是防止本病感染实验鼠的主要措施，定期对动物进行血清学检查也是必要的方法。实验研究人员应加强个人防护，避免伤口被动物排泄物污染。购买动物时注意从有实验动物许可证的单位购进，不随意使用未经检测的动物做实验。

3. 淋巴细胞性脉络丛脑膜炎（lymphocytic choriomeningitis，LCM） 是由淋巴细胞性脉络丛脑膜炎病毒（LCMV）引起的，呈多样表现的一种人兽共患病。动物多呈隐性感染，少数发病，出现急性症状，死亡率甚低。该病毒能在B、T细胞和巨噬细胞中大量复制，从而抑制体液和细胞介导的免疫应答。常可污染移植肿瘤，影响肿瘤学研究。这种病毒能在某些品系小鼠胰岛β细胞内长期存在，产生类似于2型糖尿病的代谢和病理变化。

LCMV可自然或实验感染人，引起人的无菌性脑膜炎或流感样症状，偶有严重的脑膜炎或脑脊髓膜炎，人感染后大多预后良好，仅有极少数病例死亡。

野鼠是LCMV的天然宿主。实验小鼠、大鼠、地鼠、豚鼠、家兔、犬、猪、猴等均可感染此病毒，感染动物自尿、粪及鼻腔排出病毒，可经消化道和呼吸道传染，也可经吸血昆虫传播，胎儿可经胎盘垂直感染。病毒还可通过乳汁排出感染仔鼠。人对LCMV易感，通过接触感染动物经皮肤、结膜、吸入或经口摄入病毒而感染，患LCM动物的肿瘤可带病毒并可传染给研究人员。

动物感染LCMV后，病毒使细胞抗原发生改变，诱发宿主免疫反应，造成机体损害。动物临床表现常为活动少、被毛粗乱、结膜炎、发育不良等，对实验造成不良影响。部分动物感染LCMV无临床症状。

严格控制和防止野鼠、感染动物或被污染的移植物等引入实验室是防止发生本病的关键。及时作好动物群体的检疫有利于防止本病的发生。

4. 猴疱疹病毒（Simian herpesvirus）感染 又称B病毒病（B virus disease），是由与人的单纯性疱疹病毒相近的B病毒引起的猴良性疱疹性口炎，可自愈。但人感染B病毒后则产生致死性脑炎或脑脊髓炎。

B病毒可自然感染猕猴、红面猴、食蟹猴等。猴疱疹或溃疡渗出物中含有病毒，在猴群内通过接触其污染物传播，可能还通过空气传播。人感染B病毒主要通过被猴咬伤。猴感染B病毒后，开始时在舌表面和口腔黏膜与皮肤交界的口唇部出现小疱疹，疱疹很快破裂，形成溃疡，表面覆盖纤维素性、坏死性痂皮，常在7~14天自愈，不留瘢痕。有时皮肤也出现水疱和溃疡。病猴鼻内有少量黏液或脓性分泌物，易并发结膜炎和腹泻。病猴常无明显全身不适。

根据实验猴特征性的症状可初步诊断此病，动物接种和分离病毒可确诊。病猴要及时隔离，或将病猴处死。与猴接触的有关人员应注意防止被猴咬伤，当人被猴咬伤后应立即用肥皂水清洗伤口，用碘酊消毒。

5. 沙门菌（Salmonella）感染 沙门菌在自然界分布广泛，是较常见的人兽共患病，主要引起消化系统疾病，属革兰氏阴性杆菌。沙门菌可感染多种实验动物，尤以小鼠和豚鼠易感性最高，大鼠易感性较低，家兔则有一定的抗感染能力，对灵长类动物致病性也较强，主要由鼠伤寒沙门菌（*S. typhimurium*）和肠炎沙门菌（*S. enteritis*）引起。沙门菌经口传染，苍蝇、野鼠均可为传播媒介。沙门菌不能通过胎盘屏障，可经雌性动物的乳汁传染给子代。急性发病动物以急性败血症死亡而不表现临床症状；亚急性感染可引起动物腹泻、结膜炎等；隐性感染动物可随粪便排出病菌，感染同类和人，使其在运输、寒冷和实验处置时发病。

多种实验动物均能感染本病，患病动物表现为败血症特性的副伤寒。本病发病迅速，死亡率高。在集中饲养和实验的小型实验动物群中，一旦流行将造成很大损失。因此，必须从预防着手，加强环境控制，坚持日常消毒灭菌工作，按时进行微生物学检测。发现患病动物和可疑动物要及时隔离，及早处理。

沙门菌对干燥、腐败、日光等因素具有一定抵抗力，在外界条件下可以生存数周或数月。本菌于60℃经1小时，70℃经20分钟，75℃经5分钟死亡。本菌对化学消毒剂的抵抗力不强，一般常用消毒剂和消毒方法均能达到消毒目的。

6. 志贺菌（*Shigella*）感染　志贺菌是革兰氏阴性杆菌，主要特征是不运动，发酵葡萄糖和其他碳水化合物，产酸而不产气。在灵长类动物中带菌率较高，引起人和灵长类动物的细菌性痢疾，临床上可表现为急性型和慢性型。急性发病动物表现为高热、呕吐、排脓血便，剧烈腹痛，出现脱水和循环衰竭，如治疗不及时极易造成动物死亡。慢性发病动物排出糊状或水样大便，症状有时会自然缓解。

部分动物长期携带志贺菌，但不表现临床症状，成为健康带菌者。这些动物容易成为危险的志贺菌传染源，将病原体传染给同类和人，并很可能在进行实验处置后发生菌痢，干扰动物实验。

7. 分枝杆菌（*Mycobacterium*）感染　分枝杆菌种类较多，可分为结核分枝杆菌、非结核分枝杆菌和麻风分枝杆菌三类。结核分枝杆菌（*M. tuberculosis*），俗称结核杆菌或结核菌，是引起结核病的病原菌。

结核分枝杆菌主要有三型，即牛型、人型和禽型。犬的结核病可由人型或牛型所致。结核分枝杆菌不产生芽孢和荚膜，也不能运动，为革兰氏阳性菌。结核分枝杆菌为严格需氧菌，在外界环境中生存力较强，对干燥和湿冷的抵抗力强，对热抵抗力差，60℃经30分钟即死亡。在水中可存活5个月，在土壤中可存活7个月，在粪便中可存活5个月。70%乙醇溶液、10%漂白粉溶液、氯胺、硫酸、苯酚或3%甲醛溶液等均有可靠的消毒作用。本菌对链霉素、卡那霉素、异烟肼、对氨基水杨酸等药物敏感，但对磺胺类、青霉素及其他广谱抗生素均不敏感。

结核分枝杆菌可以感染多种动物和人，经消化道和呼吸道感染，经皮肤外伤感染的极少。犬最常见由舔吃患者的痰或吸入含细菌的空气而感染，还可能因接触开放性结核病牛、病猫而导致感染，而结核病犬还可在一定条件下传染给人。

实验动物中猕猴最为易感，结核是影响猕猴健康的主要疾病之一。感染猕猴的结核分枝杆菌主要是人型结核分枝杆菌，其次是牛型结核分枝杆菌。患肺结核病的猕猴常常咳嗽、消瘦，继而出现呼吸困难，死亡率极高。患病猕猴的结核分枝杆菌可通过多种途径传染给人，所以一旦发现患病猕猴必须立即淘汰，并作好无害化处理及环境消毒工作。

该病潜伏期长短不一，可为十几天、数月以至数年，主要因健康、营养、管理情况及品种、年龄等因素不同而异。犬、猴在结核病的初期，全身症状不太明显，仅表现食欲无常，容易疲劳，虚弱，后期则出现进行性消瘦、精神委顿。

病犬痰液为脓性黏液，间或带血的鼻涕，同时发生日趋严重的呼吸困难。

结核病病理特点是在各种组织器官形成肉芽肿和干酪样、钙化结节病变。病理变化随动物的抵抗力不同而不同。当机体抵抗力强时，形成大小不一的增生性结核结节，从针头大到核桃大，呈白色或黄白色。坚实新鲜的结节，四周有红晕；陈旧的多钙化，四周有白色的结缔组织，这种结节多发生于肺脏。

8. 弓形虫病   又称毒浆原虫病，为人兽共患寄生虫病，由刚地弓形虫寄生于动物有核细胞中引起。刚地弓形虫的宿主至少有350种。大鼠、小鼠、豚鼠、家兔、犬、猴等实验动物是其中间宿主，猫及猫科动物既是终宿主也是中间宿主。当实验动物和人误食含弓形虫成熟卵囊的食物，或生食半生食含弓形虫滋养体、假包囊与包囊的肉类和乳类，即可感染，免疫力低下的容易发病。

实验动物的主要病变是在肠道、眼、心、脑、肺、肌肉、肝、脾等，形成肉芽肿性炎症和坏死，并引起相应症状。通过检查弓形虫和间接血凝试验可诊断本病。预防和控制本病的关键在于严格日常消毒灭菌，讲卫生；不饲喂生的或半生不熟的肉类食物以及防止节肢动物的机械传播。

由于弓形虫在猫的肠内进行有性繁殖，猫是终宿主。当猫吃到卵囊或含有弓形体包囊的肉之后，在猫肠道内逸出子孢子或滋养体，一部分进入血液，到猫各脏器组织的有核细胞内进行无性繁殖；一部分进入小肠上皮细胞进行有性繁殖并经过一系列发育，最后为卵囊并随粪排出。排出的卵囊在适当条件下于2～4天完成孢子化，孢子化的卵囊具有感染力。

弓形虫在犬及其他动物体内只进行无性繁殖，因此这些宿主是中间宿主。当犬等中间宿主食入孢子化的卵囊或另一动物的肉、奶或蛋中的包囊、滋养体时，在肠内逸出的子孢子或滋养体随血液到机体各部位，侵入细胞内迅速分裂增殖。细胞破裂后，逸出的滋养体又随血液或淋巴液侵入其他组织细胞，反复增殖。如果机体具有一定的抵抗力，虫体繁殖减慢，并在外围形成囊壁，发育包囊。

弓形虫病多发于幼犬，临床上类似犬瘟热和犬传染性肝炎的症状。主要表现为发热、咳嗽、厌食、精神萎靡，严重时出现出血性腹泻、呕吐，眼和鼻有分泌物，呼吸困难。妊娠母犬发生早产或流产，成年犬呈隐性感染。

9. 体外寄生虫   实验动物的体外寄生虫主要是螨类，常见的为鼠癣螨、鼠肉螨、剑野雷螨、拟拉德佛螨、兔痒螨及犬耳痒螨等（图3-1至图3-4）。螨类虫体呈圆形或卵圆形，大小因种而异，体部无明显横缝，由假头和躯体组成，假头的前部为口器。生活史包括卵、幼虫、若虫和成虫四个阶段。幼虫有3对足，成虫有4对足。常寄生在动物体表或表皮内，引起慢性皮肤病。

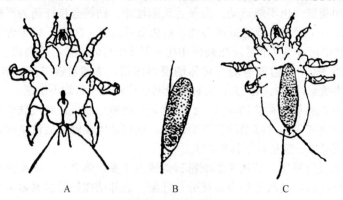

A   B   C

图3-1   鼠癣螨

A. 雄虫腹面观；B. 虫卵；C. 雌虫腹面观

（1）鼠癣螨（*Myocoptes rnusculinus*）：虫体呈白色，雄虫大小为0.2mm×0.14mm，呈菱形，雌虫大小为0.3mm×0.13mm，呈卵圆形。螯肢大，生殖孔呈三角形。雄虫第四对足较雌虫粗壮。卵为长椭圆形，大小为0.2mm×0.05mm，常附在被毛中段，常寄生在大鼠、小鼠的颈部、肩部、臀部甚至全身。

（2）鼠肉螨（*Myobia musculi*）：虫体呈椭圆形，雄虫长0.3mm，雌虫长0.4～0.5mm，宽为长的1/2。螯肢呈匕首状。第二对足末端无爪，只有一个爪样结构。两条足间的体侧形成叶状突起。卵呈椭圆形，长约0.2mm，常附在毛干基部，寄生在大鼠、小鼠的颈部、肩部、臀部甚至全身。

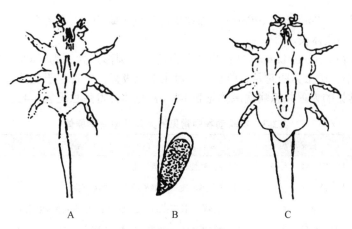

图3-2　鼠肉螨

A.雄虫腹面观；B.虫卵；C.雌虫腹面观

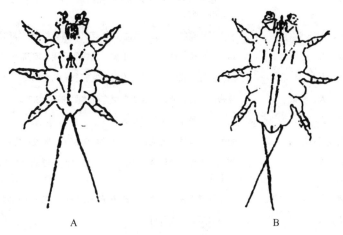

图3-3　拟拉德佛螨

A.雄虫腹面观；B.雌虫腹面观

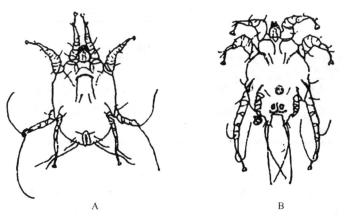

图3-4　兔痒螨

A.雌虫腹面观；B.雄虫腹面观

（3）剑野雷螨（*Radfordia ensifera*）：虫体呈椭圆形。雄虫长0.37～0.55mm，雌虫长0.4～0.75mm，等长的爪，常寄生于大鼠体表。

（4）拟拉德佛螨（*Radfordia affinis*）：虫体形态与鼠肉螨相似，但在第二对足末端有2个不等长的爪，常寄生于小鼠体表。

（5）兔痒螨（*Psarcoptes cuniculi*）：虫体呈白色，长圆形，大小为（400～750）μm×（325～500）μm。螯肢细小。雄虫第四对足、雌虫第三对足上无吸盘，常寄生于兔外耳道。

实验动物中常见的人兽共患病病原体见表3-3，常见体外寄生虫见表3-4。

表3-3　实验动物中常见的人兽共患病病原体

病原体	易感动物	传播及危害
狂犬病毒	犬、猫、猴、人等	急性接触性传染，散发出现
伪狂犬病毒	犬、猫、人	皮肤剧痒、发热，脑神经炎、神经节炎
出血热病毒	人、大鼠、小鼠	隐性感染，长期排毒；急性感染，造成人和动物死亡
LCMV	小鼠、豚鼠、仓鼠、人	人兽共患，垂直传播，人感染表现流感症状和脑膜炎 普通小鼠群抗体阳性率为3%
猴B病毒	猴、人	上呼吸道疾病，可在猴体内长期潜伏，死亡率高，我国猴群中抗体阳性率为20%～50%
麻疹病毒	猴、人	与人麻疹相同，并发巨细胞性肺炎，我国猴群中抗体阳性率为46%
马尔堡病毒	猴、人	急性烈性传染病，发热、出血，发病急，死亡率高
埃博拉病毒	猴、人	急性烈性传染病，发热、出血，发病急，死亡率高
猴痘病毒	猴、人、松鼠	皮疹，严重者死亡。我国猴群中抗体阳性率为3.7%
猴雅巴痘病毒	猴、人	局部皮下肿瘤，可传染给人
沙门菌	人及所有动物	急性暴发者发病急死亡快；亚急性者腹泻、肠炎；慢性者隐性感染，长期带菌
志贺菌	猴、人	消化道感染，急性者高热、呕吐、脓血便，慢性者痢疾，间歇发作，部分长期带菌
布氏杆菌	猪、犬、人、羊等	生殖道感染为主，流产，阴道排泄污秽物，丧失生育力
丹毒杆菌	猪、人、小鼠	人感染后称"类丹毒"
表皮真菌	人及所有动物	侵害毛发、皮肤、指（趾）甲等浅表部位
深部真菌	人及所有动物	侵入内脏器官及深部组织
条件致病真菌	人及所有动物	在机体免疫功能损伤，内环境出现紊乱时致病

表3-4　实验动物常见体外寄生虫

寄生虫	宿主寄生部位	感染途径	对宿主的影响	诊断
螨	皮肤、被毛	接触	瘙痒、脱毛、红斑、皮炎	皮屑、毛发镜检
蚤	皮肤、被毛	接触	瘙痒、脱毛、红斑、皮炎	皮屑、毛发镜检
虱	皮肤、被毛	接触	瘙痒、脱毛	皮屑、毛发镜检

三、动物间烈性传染病

1. 鼠痘（mouse pox）　又称脱脚病（ectromelia），是由鼠痘病毒感染引起的小鼠急性烈性传染病。其典型特征为慢性发病，小鼠脚、尾和鼻部出现皮疹和溃疡，严重者可见脚、尾坏死脱落，故称为脱脚病。本病全身感染，传播快，死亡率高，是危害实验小鼠最为严重的病毒之一。感染鼠痘病毒的急性发病小鼠可突然死亡，实验中断，造成人力、物力和财力的极大浪费；慢性发病小鼠则出现全身性症状，使实验结果混乱，病毒广泛传播，严重影响研究工作的进行；隐性感染的实验小鼠无临床症状，但在许多因素作用时，如运输、X线照射、人工感染结核菌、组织移植等，都可激活鼠痘病毒而使鼠痘流行。大剂量的内毒素或切除脾脏，可改变吞噬细胞的功能，从而增加小鼠机体对鼠痘病毒的易感性。

病鼠及无症状带毒鼠为主要传染源，病毒一般通过皮肤伤口和呼吸道传播，消化道亦能传播此病。节肢动物也是该病传播媒介之一。鼠痘主要在实验小鼠中流行，不同品系小鼠对鼠痘的易感性不同，A、DBA、CBA、KM等品系小鼠易感，C57BL/6品系小鼠对该病毒抵抗力较强。我国曾多次发生鼠痘病毒感染对实验研究产生干扰的事件。近年来，随着实验动物等级标准的提高，鼠痘在全国范围内得到控制，但在个别单位仍有散发性流行和隐性感染。

2. 兔病毒性出血症　兔病毒性出血症（rabbit viral hemorrhagic disease）俗称兔瘟，是家兔的一种急性烈性传染病。具有传播快、病程短，发病率和死亡率高的特点。根据病程本病分为急性和慢性，但多呈急性发病。急性发病开始时多无症状，常突然倒地、抽搐、尖叫后死亡；病程稍慢的，体温可升高到41℃以上，精神委顿、食少，消瘦明显，死亡前常呈兴奋状，鸣叫、肌肉震颤、呼吸急促、挣扎、狂奔等现象，有些病例有鼻孔出血。发病动物多在出现症状6～30小时死亡。慢性发病时，动物体温升高、精神委顿、被毛粗乱、明显消瘦，最终衰竭死亡，部分可恢复。病兔死亡后解剖可见全身器官广泛充血、出血、水肿。

该病主要感染青壮年兔，且病情严重，多呈急性经过。三月龄以内的幼兔较少患病，发病多呈慢性经过。乳兔不发病。病兔是主要传染源，经消化道和呼吸道传播，春秋季发病较多。控制此病要严格注意隔离病兔，不从疫区购入家兔做实验，在日常饲养管理时要注意饲养室、笼器具和用具的消毒，防止或减少病毒的传播。控制本病还可接种脏器灭活疫苗，取人工或自然感染的兔内脏制成悬液，灭活处理后兔肌内注射，3～4天后即可产生较强的免疫力，免疫效果可持续6个月以上，可在实验开始前给实验兔进行预防接种，以防止实验中发生兔瘟。

四、普通动物的管理与用途

1. 普通动物的饲养管理　普通动物饲养在普通环境中，生产成本相对最低。微生物与环境条件容易控制，但并不是不控制。为了达到国家普通动物微生物控制标准，其饲养管理也应采取一定的防护措施，并制订执行严格的卫生防疫制度。例如，动物饲养室及其他用品仓库要有纱门、纱窗，防止野生动物（鼠、猫、蛇等）、蝇蚊等昆虫进入的设施；饮水要符合城市饮水卫生标准；青饲料要清洗干净晾干后饲喂；要坚持经常性地对环境卫生及笼器具进行消毒；限制人员进入动物饲养室；不健康动物要及时淘汰处死，动物尸体要在固定场所深埋或焚烧处理；外来的动物必须进行严格隔离检疫。普通动物饲养环境条件要求相对较低，保持室内环境因素达到国家标准的要求。

2. 普通动物的用途　使用普通动物进行动物实验，由于动物体内微生物和寄生虫携带情况复杂，在实验给样或其他刺激因素作用下容易诱发动物隐性或显性感染，从而出现动物相应组织结构、生理、生化及免疫学指标的改变，从而影响实验结果，特别在慢性实验过程中，会因动物死亡率高而导致结果无法分析，实验失败。因此，普通动物仅可用于教学或科研预实验。

其他大型实验动物（地鼠、豚鼠、兔子、犬、猴）目前仍广泛应用于各种科学实验、生产和检验。

第三节　无特定病原体动物

一、基本概念

1. SPF动物　饲养于屏障环境内，是指机体内外不带特定微生物和寄生虫，但可能带非特定微生物和寄生虫的动物。按照我国的实验动物微生物分类标准，SPF动物除清洁动物应排除的微生物和寄生虫外，还应排除主要潜在感染或条件致病和对科学实验干扰大的微生物及寄生虫。目前国际上还没有统一SPF动物的微生物控制标准，我国以排除对人及动物有危害的病原体及对科学研究有干扰的微生物和寄生虫为原则制订SPF动物标准，是从国情出发、科学合理的。

SPF动物原始种群来源于无菌动物（悉生动物），由于后者饲养管理成本大、代价高，不宜大量饲养与繁殖生产。因此将剖宫产所得到的无菌动物放在与外界隔离的屏障环境或超净生物层流架内饲养繁殖，并实行严格的微生物学控制，允许其自然感染环境中除特定病原体以外的非病原微生物，故又称为屏障环境动物和无病动物。

屏障环境和隔离环境除能够控制人兽共患病和动物烈性传染病病原体外，还可根据清洁动物、SPF动物和无菌动物的质量标准，控制干扰实验的微生物，保证不同等级的实验动物质量。多数微生物感染动物不显现临床症状，但这种隐性感染可导致动物生物学参数发生改变，影响实验结果的准确性、规律性及重复性，在实验或其他因素的刺激下，这种隐性感染就会显性化，使动物发生疾病和死亡，实验被迫中止。例如，乳酸脱氢酶病毒感染小鼠后，可干扰其免疫功能、导致血清中乳酸脱氢酶水平比正常小鼠高出5～10倍，仙台病毒的感染可导致动物的移植肿瘤抗原性质改变，致癌性降低而难以连续传代，隐性感染绿脓杆菌的动物在进行放射性照射实验时，常发生致死性败血症。此外，不少微生物还可污染细胞系、肿瘤株等生物学材料。微生物对实验动物的危害和影响以人兽共患病为主，实验动物传染病次之，隐性影响和干扰为末。但是，隐性影响和干扰的危害是最深最长远的，因其不易发现而贻害无穷。因此，发展SPF动物和无菌动物是提高实验动物质量的主要目标，严格控制各种微生物的污染是提高实验动物微生物学质量的唯一办法。

2. 病毒抗体阴性（virus antibody free，VAF）动物　在大、小鼠国外引种过程中，往往出现此级别动物，VAF来源于美国标准。与我国SPF标准相比，VAF标准更注重对病毒抗体的检测，额外增加了7种对生物制药行业影响严重的大、小鼠病毒，如微小病毒、K病毒、轮状病毒及乳酸脱氢酶病毒等。针对病原微生物的检测要求，根据动物生产设施的不同，VAF检测标准又可分为VAF/Plus和VAF/Elite两个级别。对于屏障设施生产的免疫功能正常的动物，微生物控制要求符合VAF/Plus标准，该标准中不要求对金黄色葡萄球菌、绿脓杆菌、嗜肺巴斯德杆菌等环境常在菌进行检测；而对于隔离器内生产的免疫缺陷动物，微生物控制要求符合VAF/Elite标准，该标准要求严格，除不携带VAF/Plus病原微生物外，同时要求排除乙型溶血性链球菌、产酸克雷伯菌、肺炎克雷伯菌、嗜肺巴斯德杆菌、金黄色葡萄球菌、绿脓杆菌、牛棒状杆菌、螨、蛲虫、卡氏肺孢菌等细菌和寄生虫。

二、潜在感染的病毒

啮齿动物的病毒对生物材料、细胞系及可移植的肿瘤的污染，已是一个不容忽视的问题。美国国立癌症研究所报道，该所保存的细胞系中有353株白血病病毒已被污染，其中192株被乳酸脱氢酶病毒（LDHV）污染，124株被小鼠细小病毒污染。同时又有67株可移植的肿瘤也被病毒污染，其中被腺病毒污染者占32/67，多瘤病毒（PyV）污染者占7/67，LCMV污染者占4/67，呼肠孤病毒3型（Reovirus type 3，Reo-3）污染者占3/67。总的污染率占所保存总数的69%，损失惨重。

（一）DNA病毒

1. 小鼠腺病毒（mouse adenovirus，MAdV）　MAdV属腺病毒科（*Adenoviridae*），为无衣壳的双链DNA病毒。MAdV有两个血清型，分别为MAdV-1和MAdV-2，以FL株和K87株为代表。FL株为1961年哈特尔（Hartley）等在细胞培养传代小鼠白血病病毒时分离得到，K87株为1966年桥本（Haslimoto）等从外观健康的DK1杂交小鼠粪便中分离得到。通过血清学和组织病理学可以对MAdV-1和MAdV-2进行区分。同时，在DNA水平亦存在明显差异，MAdV-2基因组明显大于MAdV-1。MAdV在小鼠群体中多呈隐性感染，小鼠抵抗力减弱时，也可引起致死性疾病。本病毒带毒期和排毒期较长，严重影响小鼠健康。

目前，暂时没有小鼠因自然感染或损伤感染MAdV-1的相关报道，但将MAdV-1腹腔接种新生乳鼠和免疫缺陷小鼠，10天内会因多系统感染和病毒血症死亡。MAdV-1主要感染单核巨噬细胞、微血管内皮细胞、肾上腺皮质细胞、肾小管上皮细胞。刚断乳小鼠和成年小鼠实验接种MAdV-1后，多表现为多系统感染的病毒血症，通过尿液中长期排毒。不同品系小鼠对此病毒易感性存在差异，出生3周内的小鼠普遍易感。成年C57BL/6、DBA/2、SJL、SWR和CD1品系小鼠实验感染后易致死，而BALB/c、C3H/HeJ及大多数近交系小鼠对该病毒具有抵抗力。免疫缺陷小鼠是否易感则取决于品系背景，B细胞在限制病毒感染过程中起关键作用而T细胞在机体感染后的恢复及病理过程中起到主要作用。

MAdV-2最初分离于健康小鼠粪便中，与MAdV-1相比，MAdV-2对接种小鼠主要呈现肠道感染，与接种途径、小鼠品系和是否存在免疫缺陷无关。口服感染4周内小鼠，排毒期可长达3周以上，并且在1~2周出现排毒峰值。自然或者实验感染MAdV-2的小鼠往往无临床症状，但有报道MAdV-2可使自然感染的乳鼠发育不全。

免疫系统正常的成年小鼠自然感染MAdV-1后大部分均表现为亚临床症状，为获得确切临床病理变化，往往通过将病毒接种免疫缺陷动物的方法获得。小鼠接种MAdV-1后表现为发育迟缓、脱水、胸腺退化，在肝脏、脾脏及其他器官可见明显坏死病灶。在褐色脂肪、心肌、心脏瓣膜、肾上腺、脾脏、脑、胰腺、肝脏、肠、唾液腺及肾小管上皮细胞内可见核内包涵体（图3-5）。出血灶可能发生在整个中枢神经系统，特别在易感小鼠的脑白质中，病灶主要表现为内皮细胞坏死（浦肯野细胞除外）。除此之外，感染动物也可出现共济失调、膀胱扩张等症状。

MAdV-2感染小鼠后病变不明显，自然感染小鼠在小肠黏膜上皮细胞可见核内包涵体。通常情况下，包涵体核心位于细胞边缘（图3-6）。

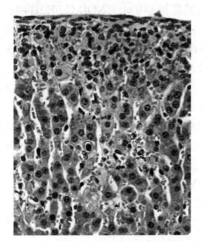 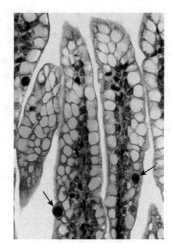

图3-5 实验感染MAdV-1小鼠肾上腺切片　　　图3-6 感染MAdV-2后小鼠的小肠切片

可见肾上腺浅表皮质单核细胞浸润坏死，肠上皮绒毛细胞内
可见明显的皮质上皮细胞存在核内包涵体（箭头所指）

MAdV的诊断，可采用分离病毒方法，采集疑似病鼠的肾、脾、胸腺和淋巴结等组织，经适当处理接种敏感的鼠原代肾细胞，一般5~10天产生细胞病变。检验MAdV的血清学方法有补体结合试验、中和试验、玻片免疫酶法、免疫荧光试验、酶联免疫吸附试验等。加强饲养环境的卫生消毒及定期对实验动物进行检疫和检测有助于建立无病毒感染的健康鼠群。

2. 啮齿类动物细小病毒 包括小鼠细小病毒（minute virus of mice，MVM）和大鼠细小病毒（rat parvovirus），是DNA病毒中最小的病毒，直径为18~26nm，无包膜，核酸为单链线状DNA，分子质量为 $(1.5~1.7)×10^6$ Da。

　　本病毒稳定性强，对外界抵抗力强为其特点，在室温下可保存数年。大鼠细小病毒的培养液在80℃2小时处理后仍有传染性。本病毒不含脂质和糖类（或只少量），故能耐乙醚和三氯甲烷等脂溶剂，耐酸、耐甲醛等消毒剂，对紫外线敏感。一些氧化剂能灭活病毒。

　　细小病毒属能自行复制，最适于在具有旺盛增殖能力并处在有丝分裂过程中的细胞内增殖，并在细胞核内复制。实验研究证明子代病毒是在感染细胞染色体组DNA开始复制以后才在细胞核内合成的，这表明病毒编码能力有缺陷。

　　细小病毒能在多种细胞培养物中增殖，尤其能在宿主来源为胚胎成纤维细胞和肾培养细胞内增殖，可出现致细胞病变效应（CPE）。细小病毒能潜在于机体多种组织内和通过胎盘垂直感染胚胎，因此，用动物体内的组织（如肾）或胚胎组织细胞在体外培养或连续传代时易激活潜在感染的细小病毒而分离出毒株。细小病毒感染后在机体的组织内或排泄物中存在大量病毒。本病毒对鸡胚不敏感。

　　MVM主要通过口鼻接触到带毒排泄物缓慢传播。小鼠口服感染后，病毒在上皮内淋巴细胞、固有层及小肠上皮细胞内进行复制，然后分散到肾脏、肠道、淋巴组织等多处，最终导致病毒血症。MVM可感染各个年龄段的小鼠，但幼鼠更容易传播该病毒，新生小鼠由于体内存在母源抗体而不被感染。

　　自然感染MVM的小鼠并不表现临床症状，并且这种情况与小鼠的品系和周龄无关。因此，血清学诊断成为确定动物感染该病毒的主要手段。将MVM实验感染新生BALB/c、SWR、SJL、CBA和C3H品系小鼠，并观察组织病变情况，发现死因主要是由出血、造血功能退化和肾乳头梗死造成。DBA/2幼鼠感染MVM后导致肠道出血及更加迅速的肝脏造血功能退化，而C57BL/6品系小鼠对MVM具有一定抵抗力。

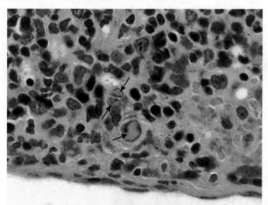

图3-7　免疫缺陷小鼠感染MVM后在脾脏单核细胞内可见核内包涵体（箭头所指）

　　自然感染MVM的NOD.Cg-H2H4-Igh-6品系裸鼠，白细胞减少并伴有贫血症。在其脾脏和骨髓单核细胞内可观察到核内包涵体（图3-7）。乳鼠感染MVM后，病毒都会在幼鼠的室管膜下层细胞、室管膜下层嗅球细胞及海马体齿状回细胞内复制，以上三个区域会影响乳鼠后期的神经发育。而对孕鼠的感染实验中发现，MVM广泛存在于孕鼠的各个组织中，包括胎盘及胎儿，但并不导致组织病变。

　　MVM是迄今所知的唯一抗癌谱广、具有高度抗癌特异性的微生物，对肝癌、胃癌、肉瘤等多种肿瘤均有明显杀伤作用，故其感染将会给肿瘤的研究造成严重的干扰。

　　3. 小鼠巨细胞病毒（mouse cytomegalovirus，MCMV）　MCMV属疱疹病毒科（*Herpesviridae*）。由线状双链DNA与蛋白质缠绕而成。囊膜主要成分为脂质，对脂溶剂很敏感，如乙醚、三氯甲烷、丙酮等；囊膜受损，感染力降低。对某些酶类也敏感，如蛋白酶、酸性和碱性磷酸酶。对热不稳定，50℃经30分钟可灭活，较长时间需保存在-70℃，加入保护剂如甘油、脱脂奶或血清效果更佳。如在-20℃保存，滴度易下降，因此4℃保存更合适。紫外光、X线和γ射线易灭活病毒。

　　MCMV是一种特异性感染小鼠的病毒，由史密斯（Smith）在实验室自然感染小鼠的唾液腺中首次分离。疱疹病毒在感染的培养细胞上形成特征性的细胞病变，细胞变圆，成团，折光性增强。巨细胞病毒则形成巨大融合细胞。体内外的感染细胞（特别是唾液腺细胞）均可见到核内和胞质内包涵体，具特征性。病理组织学切片中存在特征性包涵体时可诊断。用病理材料接种敏感细胞除少数外，可分离出病毒。由于巨细胞病毒存在种属特异性，无法建立稳定的人巨细胞病毒

（HCMV）动物感染模型，而MCMV感染引起的临床表现及致病机制都与HCMV感染极为相似。因此，研究HCMV在整体水平的致病机制时通常使用MCMV感染小鼠模型来模拟。

MCMV主要通过动物间直接接触传播，此外，健康动物接触到患病动物的排泄物、唾液、泪液及精子也会被传染。新生乳鼠对病毒易感，致死率高，随年龄增长，8周以上动物对病毒具有抵抗力。不同品系动物对病毒易感程度不同，C57BL/6、CBA、C3H品系小鼠对病毒不易感，而BALB/c品系小鼠对病毒易感。将MCMV接种到BALB/c幼鼠，幼鼠在1周内出现病毒血症及多器官衰竭，病毒感染包括肺、心、肝、脾、唾液腺、生殖腺等多种组织。病毒主要侵染巨噬细胞，感染后动物机体的自然杀伤细胞（NK细胞）会将病毒清除，但唾液腺内的病毒很难清除。CD4$^+$和CD8$^+$T细胞在机体对病毒的清除过程也起到十分重要的作用。无胸腺小鼠及SCID小鼠感染病毒后难以恢复，但B细胞缺失动物可从急性感染中恢复。

自然感染MCMV的小鼠多不表现明显临床症状，出现症状的小鼠多见颌下腺及唾液腺损伤，少数可见腮腺损伤。将病毒实验接种幼鼠或T细胞缺陷小鼠，在唾液腺、泪腺、脑、肝、脾、胸腺、淋巴结、腹膜、肺、肾、肠、胰腺等组织可见坏死灶，细胞巨大融合并可见包涵体（图3-8）。BALB/c小鼠感染病毒后出现免疫抑制现象，无胸腺小鼠感染病毒后可在肺部发现渐进性结核样病灶。

MCMV为隐性感染病原，一旦感染易成为持续性感染。有些病毒整合于宿主细胞核酸，而遇机体受应激刺激或免疫功能低下时病毒重新激活而排毒。该病毒感染可抑制动物抗体形成，抑制同种异体的移植排斥反应，抑制干扰素的产生，抑制杀伤性T细胞的功能。对于病毒的检测，可通过酶联免疫吸附试验（ELISA）及PCR方法进行。

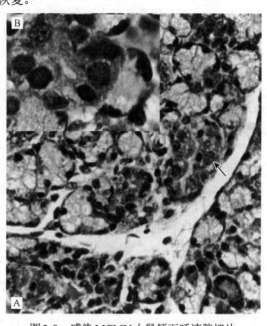

图3-8　感染MCMV小鼠颌下唾液腺切片

低倍镜（A）和高倍镜（B）观察下导管上皮细胞内可见核内包涵体（箭头所指）

4. 多瘤病毒（polyo virus，PyV）　PyV属于多瘤病毒科（*Polyomaviridae*）多瘤病毒属，为双链DNA病毒，病毒粒子呈圆形，无囊膜，可存在于实验鼠群和野生鼠群中。新生的小鼠、大鼠、豚鼠、家兔等对PyV非常敏感，感染后可诱发多个组织器官发生肉瘤或癌症，故称多瘤病毒。

PyV最初是由路德维格·克罗斯（Ludwing Gross）在将感染白血病病毒小鼠组织滤液接种至新生小鼠的过程中意外发现，接种后的新生小鼠患唾液腺瘤。感染PyV的动物尿液中含有大量病毒，健康动物接触到带毒尿液而被传染，除此之外，在感染动物的唾液中也可检测到PyV。新生小鼠鼻内接种病毒后，病毒会在鼻黏膜、颌下唾液腺和肺部进行复制，感染病毒12天后，体内的大部分病毒可被免疫细胞清除，但存在于肺和肾脏的病毒则需要数月才能被清除。PyV感染老年鼠后可被迅速清除，排毒期短且排出的病毒无感染性。自然情况下，PyV并不垂直传播，但在幼龄期感染病毒的孕鼠肾脏中，病毒可活化。

对40多个品系的近交系和F_1代小鼠接种PyV后的易感性进行统计，结果发现易感率存在很大差异，小鼠对PyV的抵抗力也是由免疫学和非免疫学因素共同决定的。例如，C57BL、DBA/2、BABL/c等品系小鼠对PyV不易感，C57BR品系小鼠感染病毒后并不发生肿瘤，而C3H/BiDa品系极度易感。

自然条件下，除免疫缺陷动物外，病毒感染后的病变不易被发现。裸鼠感染病毒后，在很多组织可发现肿瘤的形成及炎性坏死灶。PyV可在40多种细胞内进行复制，细胞溶解灶可发现核内包涵体。细胞病变在肾盂及输尿管上皮细胞尤为明显，实验感染小鼠也可表现为发育不全综合征、多动脉炎及自身免疫增强等疾病。

对于免疫正常的种群，可用血清学方法进行检测，而对于组织样本和生物制品，则需要利用PCR方法进行检测。观察核内包涵体时，应注意同K病毒、腺病毒及巨细胞病毒的区别。

（二）RNA病毒

1. 鼠肝炎病毒（mouse hepatitis virus，MHV）　MHV属冠状病毒科（*Coronaviridae*），核酸为不分段的单链RNA，分子质量为（6～8）×10^{6}Da。对理化因子的抵抗力较弱，对乙醚、三氯甲烷、去氧胆酸钠、十二烷基硫酸钠、丙内酯、吐温等敏感。紫外线及56℃加热都能使病毒感染性丧失，有些理化因子还可使其抗原性明显降低。

冠状病毒在机体内视毒株的嗜组织性不同而在体内某种组织内增殖，如在呼吸道、肝脏、肠道等组织内增殖，在胞质内复制。MHV在星形胶质瘤（DBT）细胞内增殖，形成特征性的细胞融合病变。

正常情况下这些病毒为非致病性，呈隐性感染，但在应激条件下或其他原因致机体抵抗力下降时，可引起急性发病或死亡。病鼠和无症状带毒鼠是本病的传染源，自然感染途径为消化道和呼吸道，还可垂直传播给胎儿。MHV只感染小鼠，人不感染。

正常小鼠感染MHV后，可引起小鼠致死性肝炎、脑炎和肠炎。在肝脏表面，可见明显白色点状病灶。免疫缺陷小鼠感染MHV后肝脏表面也可见出血性病灶（图3-9、图3-10），免疫缺陷小鼠感染MHV弱毒株后可长时间存活，发展为肝小结实质塌陷及纤维化，脾大、坏死。神经症状在免疫功能正常小鼠比较少见，主要表现为前庭症状及后肢麻痹。显微镜下观察病变组织以急性局灶性坏死及实质细胞和血管上皮细胞合胞体为特点，病变主要发生在肝脏、脾红髓、白髓、淋巴结、肠相关淋巴组织、胸腺及骨髓，腹膜也可出现以上病变。合胞体在免疫功能正常小鼠病变组织不易观察，可见凋亡的嗜碱性粒细胞细胞核。脑炎和肠炎在自然感染MHV小鼠中比较少见，但在鼻内感染病毒时可发生。MHV改变小鼠机体的各种免疫应答参数，如急性感染时，可增加或抑制小鼠的抗体应答反应；慢性感染时，可显著降低小鼠免疫球蛋白水平；影响巨噬细胞的数目、吞噬活性和杀伤肿瘤细胞活性；诱生干扰素；增强自然杀伤T细胞活性；使许多酶系统发生改变，增高和降低一些肝酶活性。MHV感染的裸鼠常呈暴发性发病，迅速消瘦，出现进行性消耗综合征，肝脏常呈大面积进行性坏死，甚至破坏整个肝脏，严重影响肿瘤免疫学的研究。

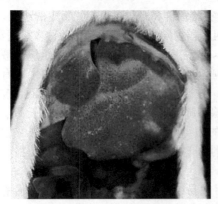
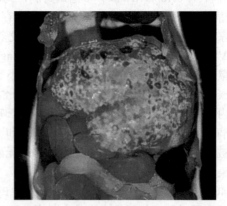

图3-9　BALB/c小鼠感染MHV（JMH株）　　　　图3-10　SCID小鼠感染MHV后肝脏呈多
　　　　后肝脏呈多灶性炎症病变　　　　　　　　　　　　　　灶性坏死病变

2. 仙台病毒（Sendai virus，SeV）　仙台病毒属副黏病毒科（*Paramyxoviridae*）。副黏病毒基

因组为单链RNA，因它本身不能作为mRNA，不带译制病毒蛋白质的信息，因此必须通过病毒自己的RNA聚合酶转录一股互补链作为mRNA。此互补链带有病毒译制信息称"正链"，副黏病毒原来的RNA就是"负链"，故称为负链RNA病毒。一般对热不稳定，在酸或碱性溶液中易破坏，在中性溶液中较稳定，对脂溶剂敏感。在鸡胚羊水或尿囊腔中增殖良好，抗原性和免疫原性强，病后有持久的免疫力。

仙台病毒是大、小鼠群中常感染的病毒之一，传染性强，主要通过气溶胶传播。不同品系动物对病毒易感性存在差异，129、DBA、C3H品系小鼠对病毒高度易感并导致致死性疾病，而C57BL、AKR、SJL及Swiss品系动物对病毒具有抵抗力，不易感染。仙台病毒主要感染动物呼吸系统，鼻内接种病毒后，6～8天肺内病毒滴度达到峰值，引起瞬时病毒血症，随后由于机体免疫反应，病毒滴度迅速下降，病情随之好转。感染严重动物表现为呼吸困难，肺部可见边缘清晰的紫红色病灶（图3-11），存活小鼠病灶也可转变为灰色。急性感染多见于断乳小鼠，多数情况下呈隐性感染，在饲养条件恶化、气温骤变或并发呼吸道细菌感染时，常见急性爆发，造成呼吸道疾病的流行。偶尔可引起人的呼吸道感染。仙台病毒隐性感染会给实验研究带来严重干扰。

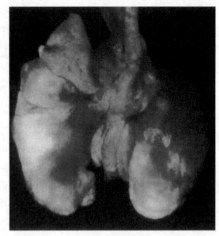

图3-11　DBA小鼠感染仙台病毒后的肺脏
两肺门区阴影部分为肺充血及早期结节病变

1）对免疫系统的干扰：可严重影响动物体液和细胞介导的免疫应答，如抑制大鼠淋巴细胞对绵羊红细胞的抗体应答；减弱淋巴细胞对植物血凝素和刀豆素的促有丝分裂应答；对小鼠免疫系统可产生长期的影响，包括自发性自体免疫疾病的发病率明显升高；抑制吞噬细胞的吞噬能力及在细胞内杀灭、降解被吞噬细菌的能力；对移植免疫学产生影响，可加速同种异系，甚至同系小鼠之间皮肤移植的排斥。

2）对致瘤作用研究的干扰：仙台病毒感染动物后遗留的组织学改变酷似浸润性肺癌，易误诊；对实验性化学致癌作用具有较强的影响，能抑制氨基甲酸乙酯诱发肺腺癌；感染仙台病毒的DBA/2系小鼠，白血病不能在其脾内复制，故不能复制出白血病。

3）对小鼠生殖系统的影响：妊娠母鼠感染仙台病毒会严重影响胎儿的发育，使新生乳鼠死亡率增高；妊娠4～5天的大鼠感染仙台病毒会造成胚胎的吸收；妊娠11～12天的大鼠感染后，会造成妊娠延期，并使产后24天内乳鼠死亡率增高。对着床前的受精卵及早期的胚胎具有亲嗜性，可造成胚胎的死亡。

由于仙台病毒的传染性，且可经空气传播不易控制，需从多个角度采取综合性措施，特别要注意在动物饲养观察期间的管理，以防止其对实验动物的感染。

3. 呼肠孤病毒Ⅲ型（Reo-3）　Reo-3属呼肠孤病毒科（*Reoviridae*）。RNA为双螺旋结构，有10～12个节段，分子质量范围在2×10^5～2.2×10^6Da。外衣壳比较脆弱，易被热和胰凝乳蛋白酶破坏，但内衣壳很稳定。呼肠孤病毒无囊膜，对热和一般消毒剂的抵抗力很强，能耐乙醚、三氯甲烷和去氧胆酸盐。呼肠孤病毒能耐56℃2小时或70℃30分钟。在37℃的条件下，能存活数天，在−20℃或−70℃条件下能保存数月或1年。在20%甲酚皂溶液、3%甲醛溶液、1%酚溶液和1%过氧化物等常用的消毒剂中，在室温条件下至少可存活1小时。粪便中的病毒在18～20℃室温中，经7个月仍有感染性。

呼肠孤病毒的宿主较多，主要包括哺乳类、鸟类、爬行类及昆虫类。感染哺乳类动物的呼肠孤病毒根据红细胞凝集反应和中和实验可以分为3个血清型，分别为呼肠孤病毒1型（Reo-1）、2

型（Reo-2）和3型（Reo-3）。由于Reo-3可感染小鼠，因此在实验动物行业最为重视。呼肠孤病毒主要通过粪口途径传播，直接接触传播可发生在年轻鼠群，成年鼠群不通过接触传播。口服感染新出生小鼠，病毒通过感染派尔集合淋巴结（又称肠道集合淋巴结）微褶皱细胞（M细胞）而扩散至血液、淋巴及神经组织。Reo-3感染新出生小鼠初期并不表现临床症状，感染10～12天后动物发病，全身多组织可见病灶，随后在机体免疫系统作用下，小鼠康复。Reo-3自然感染仅见于未被感染过的未成年鼠群，2周左右小鼠感染病毒后表现为发育不全、黄疸、运动不协调、被毛凌乱和脂肪性下痢，存活的小鼠可出现短暂的背部脱毛。急性弥漫性脑炎是Reo-3感染最为主要的微观病变，也可发展为局灶性坏死性心肌炎、淋巴组织坏死、局灶性坏死性肝炎、胰腺炎及涎泪腺炎，造成人力、物力的极大浪费。

呼肠孤病毒可从动物感染组织中分离，并可以在多种机体和培养细胞内增殖，借细胞吞噬作用侵入细胞，外衣壳被除去，在细胞质内进行复制和装配。病毒的检测主要通过血清学或免疫组化方法，但需要与小鼠MHV、乳鼠流行性腹泻感染和沙门菌感染区别诊断。

4. 乳酸脱氢酶病毒（lactate dehydrogenase elevating virus，LDHV） 乳酸脱氢酶病毒属披膜病毒科（*Togaviridae*），为RNA病毒。该病毒感染小鼠后，可污染生物材料和移植肿瘤，是可移植的小鼠肿瘤及其他生物材料中的常见污染物。乳酸脱氢酶病毒主要感染小鼠的巨噬细胞，偶尔感染神经细胞，病毒主要通过小鼠打架所致外伤传播，也有通过性传播的报道。接触到带有病毒的粪便、尿液、乳汁、唾液及精液被传染的概率较低。

小鼠自然感染本病毒后，不表现明显临床症状，将病毒接种至免疫缺陷动物，其临床症状也非常轻微，不易察觉。本病毒会引起乳酸脱氢酶、异柠檬酸脱氢酶等血浆酶的升高，导致血清中乳酸脱氢酶水平高出正常5～10倍，对研究结果产生干扰。又会干扰免疫系统功能，抑制细胞免疫应答，增强抗体应答，刺激干扰素的产生及自然杀伤细胞的活性，延缓同种异体移植的排斥，抑制移植物对宿主的反应等。在感染乳酸脱氢酶病毒的动物体内，病毒-抗体循环免疫复合物在肾脏中沉积，可引起免疫复合物性肾小球肾炎。

血清学方法检测乳酸脱氢酶病毒存在一定难度，一般不被使用。通过以纯化病毒或被感染细胞为抗原检测体内抗体的方法可以检测乳酸脱氢酶病毒，同时，PCR方法对于病毒的检测也非常有效。

小鼠主要病毒见表3-5，大鼠主要病毒见表3-6，豚鼠主要病毒见表3-7，兔主要病毒见表3-8。

表3-5　小鼠主要病毒

病毒名称	疾病表现	病毒科	核酸
多瘤病毒（Polyoma） polyoma virus	隐性感染，新生鼠可引起肿瘤	乳多空病毒科 *Papovaviridae*	DNA
小鼠K病毒（KV） mouse K virus	隐性感染，新生鼠肺炎，流行低		
鼠痘病毒（MPV） mouse pox virus	全身感染，死亡率高，传播快	痘病毒科 *Poxviridae*	DNA
小鼠细小病毒（MVM） minute virus of mice	隐性感染，高感染性和高流行，可垂直传播	细小病毒科 *Parvoviridae*	DNA
小鼠胸腺病毒（MTV） mouse thymic virus	隐性感染，胸腺坏死	疱疹病毒科 *Herpesviridae*	DNA
小鼠巨细胞病毒（MCMV） mouse cytomegalovirus	隐性感染		
小鼠腺病毒（MAdV）（FL和K_{87}株） mouse adenovirus	FL株为隐性感染，裸鼠敏感致病，K_{87}株肠道感染	腺病毒科 *Adenoviridae*	DNA

续表

病毒名称	疾病表现	病毒科	核酸
小鼠肝炎病毒（MHV） mouse hepatitis virus	显性感染或隐性感染，视毒株不同出现脑症状，肝炎或新生鼠腹泻	冠状病毒科 *Coronaviridae*	RNA
呼肠孤病毒Ⅲ型（Reo-3） reovieus type 3	隐性感染，幼鼠脂肪性下痢	呼肠孤病毒科	RNA
小鼠轮状病毒 mouse rotavirus	乳鼠腹泻，流行广，影响发育	*Reoviridae*	
仙台病毒（Sendai） sendal virus	主要引起小鼠肺炎，影响繁殖率，其他宿主为隐性感染	副黏病毒科 *Paramyxoviridae*	RNA
小鼠肺炎病毒（PVM） pneumonia virus of mice	隐性感染，遇应激或合并其他病原激发疾病，引起肺炎		
淋巴细胞脉络丛脑膜炎病毒（LCMV） lymphocytic choriomeningitis virus	隐性或显性感染，可垂直传播，人兽共患，严重致脑膜炎，感染胎儿，致流产或引起缺陷	砂粒病毒科 *Arenaviridae*	RNA
乳酸脱氢酶病毒（LDHV） lactate dehydrogenase elevating virus	隐性感染，血中乳酸脱氢酶	披膜病毒科 *Togaviridae*	RNA
小鼠脑脊髓炎病毒（MEV） mouse encephalomyelitis virus	隐性或显性感染，可引起神经症状，肢体麻痹、瘫痪	小RNA病毒科 *Pieonaviridae*	RNA
小鼠白血病病毒（MLV） murine leukemia virus	在敏感小鼠，视毒株引起各种类型白血病	反录病毒科 *Retroviridae*	RNA
小鼠肉瘤病毒（MSV） murine sarcoma virus	实验感染部位可发生肿瘤MSV为缺损病毒，需MLV辅助		
小鼠乳腺瘤病毒（MMTV） murine mammary tumor virus	引发小鼠乳腺肿瘤		

表3-6　大鼠主要病毒

病毒名称	疾病表现	病毒科	核酸
大鼠细小病毒（RV，H-1） rat parvovirus	隐性感染，影响繁殖率，流行广，可垂直传播	细小病毒科 *Parvoviridae*	DNA
大鼠冠状病毒/涎泪腺炎病毒（RCV/SDAV） rat coronavirus/Sialoda-cryoadenitis virus	隐性或显性感染（肺炎，涎泪腺炎），流行广	冠状病毒科 *Coronaviridae*	RNA
大鼠轮状病毒（RRV） rat rotavirus	乳鼠腹泻，流行广，影响发育	呼肠孤病毒科 *Reoviridae*	RNA
仙台病毒（Sendai） Sendal virus	主要引起小鼠肺炎，影响繁殖率，其他宿主为隐性感染	副黏病毒科 *Paramyxoviridae*	RNA
小鼠肺炎病毒（PVM） pneumonia virus of mice	隐性感染，遇应激或合并其他病原激发疾病，引起肺炎		
流行性出血热病毒（EHFV） epidemic haemorrhagic fever virus	隐性感染，带毒或排毒终身，感染人严重者致死	布尼病毒科 *Bunyaviridae*	RNA

表3-7　豚鼠主要病毒

病毒名称	疾病表现	病毒科	核酸
仙台病毒（Sendai） Sendal virus	主要引起小鼠肺炎，影响繁殖率，其他宿主为隐性感染	副黏病毒科 *Paramyxoviridae*	RNA
小鼠肺炎病毒（PVM） pneumonia virus of mice	隐性感染，遇应激或合并其他病原激发疾病，引起肺炎		

续表

病毒名称	疾病表现	病毒科	核酸
淋巴细胞性脉络丛脑膜炎病毒（LCMV） lymphocytic chorio-meningitis virus	隐性或显性感染，可垂直传播，人兽共患，严重致脑膜 炎，感染胎儿，致流产或引起缺陷	砂粒病毒科 *Arenaviridae*	RNA
猴病毒5型（SV5） simian virus type 5	隐性感染	丝状病毒科 *Filoviridae*	RNA
豚鼠白血病病毒（GpLV） guinea pig leukemia virus	症状严重，淋巴结肿大，白细胞极度升高	反录病毒科 *Retroviridae*	RNA

表3-8　兔主要病毒

病毒名称	疾病表现	病毒科	核酸
兔痘病毒（RbPV） rabbit pox virus	全身感染，死亡率高，传播快	痘病毒科 *Poxviridae*	DNA
兔黏液瘤病毒（Rb myxoma） rabbit myxoma virus	全身感染，传播快，死亡率高，我国未见报道		
兔出血症病毒（RHDV） rabbit hemorrhagic disease virus	急性烈性传染病，青年兔极易感，死亡率高，脏器广泛出血	细小病毒科 *Parvoviridae*	DNA
兔冠状病毒（RbCV） rabbit coronavirus	胸膜渗出液病，侵犯心、肺、淋巴结，死亡率高，肠炎	冠状病毒科 *Coronaviridae*	RNA
仙台病毒（Sendai） Sendal virus	主要引起小鼠肺炎，影响繁殖率，其他宿主为隐性感染	副黏病毒科 *Paramyxoviridae*	RNA

三、条件致病菌

1. 支气管败血性波氏杆菌（*Brodetella brochiseptica*）　本菌属包特菌属（*Bordetella*），为革兰氏阴性短杆菌，周身鞭毛。其显著特点是不能分解碳水化合物，在多种培养基上生长良好。本菌偏性需氧生长，仅在培养基和空气接触面上发育。

本菌的宿主范围非常广泛，主要有大鼠、豚鼠、家兔、猫、犬等。其中豚鼠和家兔尤为敏感，主要受侵害部位是呼吸器官，引起鼻腔炎、支气管肺炎，幼龄动物有致死的报道。发病动物可出现卡他症状，动物咳嗽、消瘦、鼻孔周围污秽不洁。本菌对环境抵抗力较强，可在异种动物间互相传染，传播性强。本菌在家兔和其他动物中可形成隐性感染，在过密饲养、营养不良、低温等情况下可使动物发病。

本菌的检验可通过从呼吸器官分离并鉴定细菌，可利用特异性抗体对可疑培养物进行玻片凝集，也可利用标准抗原检测血清中的特异性抗体。

2. 巴斯德菌（*Pasteurella*）　巴斯德菌为革兰氏阴性短杆菌，无芽孢，无运动性，初分离的菌株有两端浓染的特点。在普通琼脂上难以发育，可在含血的培养基上较好地生长，形成不溶血的菌落。对实验动物有致病作用的主要是多杀巴斯德菌（*P. multocida*）和嗜肺巴斯德菌（*P. pneumotropica*）两种，属条件致病菌。

多杀巴斯德菌对兔和小鼠有较强的致病作用，主要侵袭部位是鼻黏膜，可引起家兔严重的鼻腔炎，造成鼻塞。继而引起动物肺炎、中耳炎，甚至发生出血性败血症而死亡。

嗜肺巴斯德菌在动物的呼吸道、生殖道带菌率较高，但致病性不强，常与肺支原体、仙台病毒等混合感染或继发感染，引起小鼠、大鼠的肺炎、中耳炎、结膜炎、淋巴结炎、乳腺炎、子宫炎、皮肤溃疡，并可引起小鼠包皮腺、尿道球腺及肌组织化脓性损伤和脓肿。某些免疫功能缺陷动物和基因工程动物对巴斯德菌尤为易感。巴斯德菌与肺孢子虫共同感染B细胞缺陷动物，可引起动物严重的化脓性支气管肺炎，与仙台病毒和支原体共同感染正常小鼠，也会引起呼吸系统疾病。

本菌的检验依靠细菌培养法，从小动物的气管分泌物、大动物的鼻咽拭子或从病灶部位分离培养细菌，PCR方法也是鉴定该菌的方法之一

3. 支原体（*Mycoplasma*）　支原体是能够独立生活的最小的微生物。无细胞壁，呈高度多形性，可通过细菌滤器。支原体可在含有动物血清及酵母浸出液的特殊培养基上生长，营养要求高，生长速度慢。

危害实验动物的支原体主要有肺支原体（*M. pulmonis*）、溶神经支原体（*M. neurolyticum*）和关节炎支原体（*M. arthrilidis*）。易感动物为大鼠和小鼠。其中肺支原体对大、小鼠危害最大，可引起鼠呼吸道支原体病和鼠生殖器支原体病，严重干扰呼吸系统和生殖系统的实验研究，常定居于动物呼吸道和生殖道黏膜，对动物致病力不强。在某些诱因作用下，尤其是环境中氨浓度过高时，肺支原体引起动物呼吸道感染，引起鼻炎、支气管肺炎。但临床上多以慢性经过出现或同其他病原微生物引起复合感染。大鼠较小鼠症状明显，有时并发中耳炎、内耳炎，形成动物"歪头病"。

肺支原体感染动物生殖道，主要表现为雌性动物繁殖力下降及死胎发生。溶神经支原体主要侵袭小鼠脑神经和中枢神经，形成小鼠旋回病，但发病率很低。关节炎支原体主要侵袭大鼠，引起多发性关节炎，可造成四肢关节肿胀，后肢麻痹。

可从病灶及呼吸道标本中分离培养支原体，但需要较长的时间。血清学方法目前已被广泛采用，如酶联免疫吸附试验、斑点免疫渗透实验（IFA）等，分子生物学方法也开始应用于支原体的鉴定。

4. 鼠棒状杆菌（*Corynebacterium kutscheri*）　鼠棒状杆菌属棒状杆菌属（*Corynebacterium*），为革兰氏阳性杆菌，呈小棒槌状，直或稍弯曲，镜下排列多呈"V"形或八字形。不形成芽孢，无荚膜。在普通培养基上生长不良，在含血的培养基上形成细小突起的菌落，不溶血。

本菌一般只对小鼠和大鼠致病，对正常动物的致病力不强，多以隐性感染的形式存在于动物群中，可正常寄居在动物呼吸道和肠道。但在某些诱因作用下，如动物接受免疫抑制剂、射线照射和食物中泛酸盐缺乏时，可使其感染显性化，引起宫颈淋巴结增大。在肝脏、肾脏、肺脏和皮下组织可见直径1cm的灰白色结节，在腕掌关节和跗跖关节发生以关节肿胀和皮肤红斑为特点的化脓性关节炎；结膜炎也是细菌感染的特征病变。镜下观察可见病变部位呈干酪样坏死，外围可见大量中性粒细胞；肺部、肠系膜及门静脉可发生化脓性栓塞。动物易感性与免疫反应过程中机体单核巨噬细胞效力有关。BALB/c-nude、A/J、CBA/N、MPS及BALB/cCr品系小鼠最为易感，C3H/He品系中度易感，而C57BL/6Cr、DDY及ICR品系不易感，群体中雄性动物细菌携带率高于雌性动物。

诊断多采用分离培养法。一般认为从动物肠道的分离率高于从呼吸道的分离率，所以多从肠道分离病原菌。本菌的感染可采用血清学方法诊断。对于隐性感染的动物，注射可的松进行诱发，可使隐性感染显性化，利于诊断。

5. 泰泽菌（*Tyzzer's organism*）　泰泽菌又称毛发状芽孢杆菌（*Bacillus piliformis*），为革兰氏阴性多形态杆菌。菌体细长，似毛发状，在感染细胞内可形成内生芽孢。本菌在人工培养基中不能增殖，因而其生物学特性不很清楚，在分类学上也没有明确的分类地位。本菌对温度极其敏感，在活体外极不稳定，即使保存在4℃，也会在数小时内发生菌体自溶，病原致病性消失。

本菌的宿主范围非常广泛，对多种动物均有致病性，以沙鼠和地鼠易感性最高，小鼠易感性与品系、年龄、免疫状态等因素有关，DBA/2品系小鼠对本菌易感而BALB/c品系小鼠具有一定抵抗力。受感染动物多数以隐性感染状态存在，在进行运输、过密饲养、肿瘤接种、免疫抑制剂的使用或其他实验处理时，可引起动物发病。本菌的靶细胞主要是回肠、盲肠、近端结肠黏膜的上皮细胞，黏膜下平滑肌细胞、肝细胞、心肌细胞。其致病作用是依靠病原体在上述靶细胞内繁殖，损害宿主细胞，造成组织功能失调进而导致动物死亡。本菌感染主要病理表现为回肠和盲肠

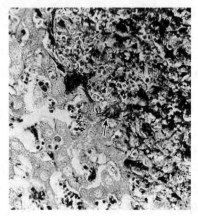

图3-12　沃森-斯塔里银染法处理泰泽病原
体自发感染的小鼠肝脏病灶组织
病灶周边的细胞浆内可见菌体（箭头所指）

黏膜损伤，病灶呈红色。显微镜观察病变部位可见肠黏膜和肌层出现变性、发炎、水肿和坏死症状，肝脏实质常可见直径约为5mm的粟粒状灰白色病灶，病灶以干酪样坏死伴随中性粒细胞浸润为特征。灰色病灶也可出现在心肌组织，导致心肌细胞变性，心肌炎及细胞内带菌。将病变组织切片，使用沃森-斯塔里（Warthin-Starry）银染色、吉姆萨染色或过碘酸希夫（PAS）染色法进行染色后，在细胞质内可见典型的细菌（图3-12）。

本菌主要通过对病变组织进行切片，配合适当染色方法，对细菌进行观察检测，也可取病变肝脏组织涂片，古姆萨染色后观察检测。血清学检测可使用全菌裂解液作为抗原检测抗体。对隐性感染的动物，注射免疫抑制剂进行诱发是切实可行的检查方法。近年来，使用PCR方法检测液逐渐成为一种常规的手段。

6. 绿脓杆菌（*Pseudomonas aeruginosa*） 绿脓杆菌属假单孢菌属（*Pseudomonas*）。本菌为革兰氏阴性小杆菌，端生单鞭毛，运动活泼，偏嗜氧菌。很多菌株能产生黄绿色荧光色素，因而称为绿脓杆菌。本菌在自然界广泛存在，并可正常寄居在动物皮肤、口腔、鼻腔及胃肠道。

绿脓杆菌可感染各种动物，但其致病性非常弱。受绿脓杆菌感染的动物自然发病的很少，有时以继发感染或混合感染的形式引起慢性炎症，如中耳炎、内耳炎，临床表现为动物斜颈或转圈。绿脓杆菌感染皮肤，可引起动物局部皮肤脱毛、溃疡，脱毛部位周围被毛被染成绿色。如对带菌动物进行射线照射、实验烧伤、外科处理、使用免疫抑制剂时，可诱发动物致命的绿脓杆菌菌血症，引起内脏器官广泛的灶性坏死，尤以肝脏为甚。不同品系小鼠对绿脓杆菌易感性存在差异，C57BL/6、DBA/2品系对该菌高度易感，而BALB/c品系小鼠对该菌则具有一定抗性。易感性不同与中性粒细胞和α肿瘤坏死因子（TNF-α）生成能力有关。绿脓杆菌为环境常在菌，屏障环境动物可通过饮用酸化或氯化水控制感染。

可依靠细菌分离培养法，从病灶部位或肠道标本中培养鉴定病原菌。

7. 链球菌（*Streptococcus*） 本属细菌为革兰氏阳性链锁状排列的球菌，无运动性也不形成芽孢。其中肺炎球菌是具有荚膜的椭圆形球菌，很多情况下是每两个配对排列，所以也称肺炎双球菌，有时也呈短链状排列。具有致病性的链球菌，多数都可在含血的琼脂上形成α或β溶血环，在活体内及刚分离出来的培养菌中可见到荚膜。

本属中具有致病作用的菌很多，已知的有化脓性链球菌（*S. pyogenes*）、兽疫链球菌（*S. zooepidemicus*）及肺炎球菌（*S. pneumoniae*）等，其中后两者较为常见。兽疫链球菌主要宿主是豚鼠，多数情况下引起豚鼠慢性化脓性疾病，特别容易侵害颈部及颌下腺淋巴结，形成脓肿，并向体外排出脓液。结膜炎也常见，急性病症者可死于败血症。

肺炎球菌主要引起豚鼠和大鼠肺炎、胸膜炎、腹膜炎、髓膜炎等。猴类的易感性也很强，可引起大叶肺炎。然而本菌多数情况下造成隐性感染，在动物妊娠、运输、营养缺乏或有其他病原体混合感染时，可造成动物发病。

可通过从病灶或鼻腔、上部气管做细菌分离来检验本菌，根据其培养特性，菌体形态特点及生化反应特性可进行细菌鉴定。

8. 克雷伯菌（*Klebsiella*） 为革兰氏阴性杆菌。主要有肺炎克雷伯菌（*K. peneumoniae*）、产酸克雷伯菌（*K. oxytoca*）、臭鼻克雷伯菌（*K. ozaenae*）和鼻硬结克雷伯菌（*K. rhinoscleromatis*）。其中肺炎克雷伯菌和产酸克雷伯菌对实验动物致病性较强，是重要的条件致病菌之一，无芽孢，无鞭毛，有较厚的荚膜，多数有菌毛。

克雷伯菌属肠道菌，多寄生于动物肠道，其中感染小鼠的主要有产酸克雷伯菌和肺炎克雷伯菌。产酸克雷伯菌可引起成年雌鼠化脓性生殖道炎症，如化脓性子宫内膜炎常伴随子宫内膜增生、输卵管炎、卵巢周炎或腹膜炎而导致组织脓肿或粘连（图3-13）。近年来，产酸克雷伯菌在商品化实验小鼠供应中往往作为机会致病菌与其他多种细菌共同感染各品系实验动物，引起肛周皮炎、包皮脓肿、中耳炎和菌血症。肺炎克雷伯菌感染小鼠往往导致菌血症伴随宫颈淋巴结肿大，肝、肾脓肿，肺炎，心肌炎等症。

对该菌的诊断可采用取病灶组织或回盲内容物进行细菌分离培养，结合生化鉴定做出判断。

引起小鼠疾病的主要致病菌见表3-9，引起大鼠疾病的主要致病菌见表3-10，引起豚鼠疾病的主要致病菌见表3-11，引起兔疾病的主要致病菌见表3-12。

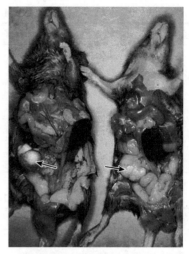

图3-13　小鼠感染产酸克雷伯菌后，腹腔脏器出现脓肿（箭头所指）

表3-9　引起小鼠疾病的主要致病菌

致病菌	症状、病变
沙门菌	腹泻、茸毛、淋巴结炎、败血症、肝脾大、肠炎、肝脾灶性坏死
巴斯德菌	皮下脓肿、结膜炎、肺炎
鼠棒状杆菌	肝、肾、肺脓肿、多发性溃疡
泰泽菌	腹泻、肝、心灶性坏死、肠壁充血
大肠杆菌0115a，c: K（B）	腹泻、脱肛、肠黏膜增厚
肺炎克雷伯菌	弓背、厌食、肺炎、脓肿
绿脓杆菌	中耳炎、皮炎、旋回症、肝脓肿
金黄色葡萄球菌	皮炎、趾跟炎、结膜炎、脓肿
弗氏柠檬酸杆菌	软便、脱肛、结肠黏膜增生
肺支原体	支气管肺炎、呼吸困难、中耳炎、肺的肝样变

表3-10　引起大鼠疾病的主要致病菌

致病菌	症状、病变
沙门菌	同小鼠
肺炎球菌	肺炎、心外膜炎、胸膜炎
支气管败血性波氏杆菌	鼻炎、支气管肺炎
鼠棒状杆菌	鼻涕、眼睑、肺、肝脓肿
泰泽菌	腹膜炎
肺支原体	体重减少、腹泻、肝灶性坏死、心肌坏死
关节炎支原体	咳嗽，消瘦、支气管肺炎、中耳炎、旋回症

表 3-11　引起豚鼠疾病的主要致病菌

致病菌	症状、病变
沙门菌	结膜炎、腹泻、败血症、肝脾大
兽疫链球菌	结膜炎、颈部淋巴结脓肿、败血症
肺炎球菌	消瘦、胸膜炎、腹膜炎
假结核耶氏菌	腹泻，肝、脾、肠壁结节样脓肿
支气管败血性波氏杆菌	流鼻汁、呼吸困难、鼻炎、支气管
泰泽菌	同小鼠

表 3-12　引起兔疾病的主要致病菌

致病菌	症状、病变
多杀巴斯德菌	鼻塞、斜颈、鼻炎、中耳炎、结膜炎、肺脓肿、败血症
支气管败血性波氏杆菌	鼻音、水样鼻汁、气管出血、肺的肝样变
泰泽菌	腹泻、急性死亡、肝灶性坏死、心肌坏死
绿脓杆菌	脱毛，皮肤溃疡、皮肤湿疹

四、对实验干扰大的寄生虫

1. 兔脑炎原虫（*Encephalitozoon cuniculi*） 兔脑炎原虫是一种微孢子虫，常寄生于大小鼠、豚鼠、地鼠、兔、犬脑，偶见于人的肾、脑和其他组织中，引起兔脑炎原虫病。该病为隐性感染，但其病变对中枢神经系统或泌尿系统的实验研究容易引起混淆，影响实验结果的准确性。不同的实验动物脑内病变不同。家兔和犬有典型肉芽肿，大鼠的肉芽肿很少发生坏死；小鼠主要在海马角部位见弥漫性脑膜炎，其中以胶质细胞结节和血管袖套状淋巴细胞浸润为常见。

兔脑炎原虫病一般为隐性感染，不易发现，但应注意严格预防措施，注意加强日常消毒和卫生管理。

2. 艾美尔球虫（*Eimaria* sp.） 引起实验动物球虫病的艾美尔球虫寄生于动物的小肠和盲肠内，可感染猫、犬、家兔、鸡和鼠类，其中对家兔和鸡的危害最严重，主要侵害 1.5～4 月龄的家兔，死亡率高，成年家兔常为带虫者。家兔球虫病可分为肠型、肝型和混合型三种。混合型在临床最为常见，常表现为食欲减退，精神沉郁，伏卧不动，生长发育停滞，眼、鼻分泌物增多，体温略高，贫血、下痢，尿频，腹围增大。有的兔可突然侧身倒下，头向后仰，四肢抽搐甚至死亡。肠型表现为顽固性下痢，甚至拉血痢，或便秘与腹泻交替发生。肝型表现为肝大，肝区触诊疼痛，黏膜黄染。家兔球虫病的后期往往出现神经症状，四肢痉挛、麻痹，因极度衰竭而死亡。肠型死亡快，肝型较慢。

家兔球虫病的诊断可根据根据临床症状、剖检及粪便虫卵检查结果进行。其防治平时要注意保持饲料、饮水、笼具和环境卫生，定期消毒。对感染动物要及时隔离处理，定期抽样检查。

3. 短膜壳绦虫（*Hymenolepis nana*） 短膜壳绦虫常寄生于大小鼠、仓鼠和猴的小肠内，不感染豚鼠，可感染人，且致病性较强。短膜壳绦虫不需要中间宿主，孕节脱落后随粪便排出，虫卵由破裂的孕节中散出，污染食物和环境，经消化道感染实验动物和人，进入新宿主后，虫卵就可在小肠内孵出六钩蚴，然后经过囊尾蚴、似囊尾蚴的发育，最后固定于肠壁上，发育为成虫。感染短膜壳绦虫的实验动物，一般并不表现出特殊的临床症状，除非动物感染的虫体数量很多，造成肠壁机械性损伤和产生毒素，才可引起动物生长障碍、消瘦、体重减轻、发育迟缓等症状。仓鼠常见肠阻塞而死亡。病理变化有时出现卡他性肠炎、肠系膜淋巴结慢性炎症和结肠淋巴滤泡增生。

根据常规的粪便漂浮检出虫卵及肠道内检查出虫体而确诊。控制短膜壳绦虫感染要注意环境卫生，经常清洁消毒笼具，防止饲料和饮水被虫卵污染。已感染的动物应淘汰。

五、应　　用

由于SPF动物排除了对实验研究有干扰的一些特定病原体，因此用于科学研究可以保证实验结果的准确性、重复性与可靠性，并可减少动物使用量。饲养管理成本较高但能够承受，可以大量生产供应。SPF动物已普遍成为标准的常用实验动物，其生产使用量逐年大幅度增加，甚至已经超过了普通动物的用量，广泛应用于生命科学研究等各个领域。

SPF动物在放射、烧伤等研究中比普通动物更有特殊的应用价值。例如，绿脓杆菌在自然界中广泛存在，一般对动物不致病，也不影响动物的繁殖，但用携带绿脓杆菌的动物进行放射性照射实验时，则能诱发动物致死性败血症；另外，携带大肠杆菌或变形杆菌或葡萄球菌等极普通细菌的动物，经照射或实验性烧伤或可的松处理，也能出现致死性败血症现象；普通动物消化道内常有寄生虫存在，一般情况下对动物无影响（除大量寄生外），但在放射性照射试验中，常因寄生虫所致的损伤部位发生弥漫性出血感染而致动物死亡。但使用SPF动物将不会出现上述现象。

SPF动物用于长期慢性实验比普通动物更理想。普通动物带有很多隐性感染的条件致病病原体，在一般环境条件下，微生物与动物之间能够保持相对平衡，没有显性症状。一旦条件变化或受实验处理的影响，动物机体抵抗力下降，这种平衡遭到破坏，隐性感染被激发，动物发病并出现各种疾病症状。这将严重影响和干扰实验的结果，尤其是在长期慢性实验中动物无规则地不断死亡，导致实验数据欠缺、不完整，实验结果不准确，实验失败，造成巨大损失与浪费，使用SPF动物会避免出现此种现象。

SPF动物广泛应用于各个领域：①在药理学、毒理学、肿瘤免疫学及传染病学等学科的研究中，SPF动物为首选动物；②各种疫苗生产，细菌、病毒诊断血清的制造需要无病动物的组织、脏器和鸡胚等，需要SPF动物做生产原料；③用于各种生物制品的生物学鉴定。

第四节　无菌动物

一、概　　念

无菌动物指生活在无菌环境中，所用物品均经消毒灭菌（包括饲料、垫料、饮水等），用现有的科学技术方法在动物体内外检不出任何微生物和寄生虫的动物。无菌动物在无菌条件下剖腹取胎，饲育在无菌隔离器中，经定期检查，证明动物体内外均无微生物和寄生虫。实际所谓"无菌"只是一个相对的概念，根据现有的科学知识和检测方法在一定时期内不能检出微生物及寄生虫，随着科学技术的发展，现在认为是无菌的动物或许将来可以检出微生物和寄生虫，而不是无菌动物。因此，这个"无"是相对而言的。另外，用大量抗生素也可使普通动物暂时无菌，但是这种动物不是无菌动物，因为这种无菌状态往往是一时性的，某些残存的细菌芽孢在适宜的条件下又会在体内增殖。即使能把体内的细菌全部杀死，它们给动物造成的影响却是无法消除的，如特异性抗体的存在、网状内皮系统的活化、某些组织或器官的病理变化等。因此，无菌动物必须是生来就是无菌的动物。

二、发展过程

无菌动物的产生和发展，追溯历史已有一百多年。19世纪后期，科学家们确定了动物体内没有微生物存在也能生存的概念。1895年，纳托尔（Nuttall）和蒂尔费尔德（Thierfelder）将采用剖宫产手术获得的豚鼠饲养于玻璃罩内，每小时人工哺以灭菌牛奶和纯动物性饲料一次，共计8天，动物外观健康，将此动物于第8天处死，其肠内容物没有检出细菌。1928年，格利姆斯特（Glimstedt）继续开展无菌豚鼠的研究，终于在1932年把无菌豚鼠养活2个月，取得了初步进展，至1959年蒂阿（Teah）在圣母大学（University of Notre Dame）已能使无菌豚鼠繁殖。1908年科昂迪（Cohendy）育成无菌鸡，且生长情况良好，1948年美国洛本（Lobund）小组饲养的无菌鸡，成长后第一次产蛋，并孵化出新的一代，从此饲养无菌鸡获得完全的成功。1951年，美国Lobund小组建立了第一个无菌大鼠群。

随着对无菌动物研究的不断开展，动物的饲养设备水平也不断提高。1928年，雷尼耶（Reyniers）首次设计并建造了不锈钢无菌大型隔离器，使无菌动物实验可以系统地开展。1959年，宫川设计并制造了带有玻璃观察窗和机械手的不锈钢隔离器，使动物的观察和实验的操作更加便捷。但不锈钢隔离器不易移动且造价昂贵，并不是所有实验室都能够使用，1957年，克雷特斯勒（Trexler）创造了塑料膜隔离器，隔离器主体部分由无毒的聚氯乙烯代替不锈钢，塑料膜隔离器与传统不锈钢隔离器相比既轻便易移动，又大大降低了建造成本，配合过氧乙酸灭菌方法，人人促进了无菌动物的饲养与研究。

开展无菌动物研究最初目的是探索高等动物与其体内微生物之间的关系，随着对无菌动物研究的不断深入，无菌动物自身所具有的独特优越性使之成为一种新型的实验动物。目前已经培育出来的无菌动物品种不仅有小鼠、大鼠、豚鼠及家兔等常规的实验动物，鸡、猫、犬、猴、猪、山羊、绵羊、牛等大中型动物也已经培育出了无菌动物。

三、特　征

无菌动物从外观看和普通动物相同，但是其功能、形态结构与普通动物有很大不同。无菌动物除查不到微生物以外，还有许多特征区别于其他动物，如该动物盲肠体积非常大，寿命长，产生免疫球蛋白少，粪便中的氨少，经X线照射的生存率高等。

1. 形态学改变

（1）消化系统：主要是肠道变化。无菌动物肠壁薄，因肌张力低而增大，尤其是盲肠特别肥大，比普通动物大5～6倍，无菌家兔和无菌豚鼠的盲肠及其内容物的重量可达体重的1/4。由于盲肠膨大肠壁菲薄，常易发生盲肠扭转导致肠壁破裂而死亡。肠黏膜绒毛增多，肝脏重量下降。

（2）血液循环系统：心脏相对变小，白细胞数减少，且数量波动范围小，与无病原体侵入有关。

（3）免疫系统：由于无菌动物几乎没有受过抗原刺激，其免疫功能基本上是处于原始状态。胸腺中网状上皮细胞体积较大，其胞质内泡状结构和溶酶体少。无菌兔胸腺中以T细胞为主，其中的张力微丝含量较普通动物明显减少，胸腺和淋巴结处于功能较不活跃状态，脾脏缩小，无二级滤泡，网状内皮细胞功能下降。

2. 生理学变化

（1）免疫功能：由于网状内皮系统、淋巴组织发育不良，淋巴小结内缺乏生发中心，产生丙种球蛋白的能力很弱，血清中IgG、IgM水平低下，应答速度慢，过敏反应、对异体移植物的排斥反应及自身免疫现象消失或减弱。因没有接受过抗原的刺激，血液中无抗体，血清杀菌力低，吞噬细胞噬菌力低，因此对微生物感染非常敏感。

（2）生长率：无菌条件下对不同种属动物影响不同。无菌鸟类生长率高于同种的普通鸟类；无菌大小鼠与普通大、小鼠无明显差异；无菌豚鼠、无菌兔比普通者繁殖率低，可能因肠内无菌，不能帮助消化纤维素以提供机体所需要的营养所致。

（3）生殖：无菌条件对动物生殖影响不大。无菌大、小鼠因出生无感染，身体健康状况好，其繁殖率高于普通大、小鼠；无菌豚鼠和无菌兔比普通者繁殖力低，可能因盲肠膨大之故。切除无菌豚鼠和无菌兔的盲肠后，其生殖率增加。

（4）代谢：无菌动物血液中含氮量少，肠管对水的吸收率低，代谢周期比普通动物长。

（5）营养：无菌动物肠上皮更新率比一般动物低，肠壁的物质交换也较慢。无菌豚鼠和无菌兔的盲肠较长，盲肠又特别肥大，故有一定影响。关于盲肠膨大的原因，尚无明确结论。推测可能是因为饲料中的有毒物质刺激盲肠，使其肠壁变薄，肠管增粗加长，弹性降低。正常情况下饲料中的毒性物质可被肠道菌分解。无菌条件下对兔及豚鼠的盲肠影响最大。据报道，无菌动物的盲肠（包括内容物）重量可达体重的1/4，多数情况下其盲肠的总重量是普通动物的5～10倍。如切除无菌动物的盲肠，则无菌动物与普通动物的差异缩小。无菌条件下的各种动物通过胆汁排泄代谢产物的速率均减慢，无菌动物体内不能合成B族维生素和维生素K，故易产生这两种维生素的缺乏症。

（6）寿命：无菌动物的寿命比普通动物的寿命长。

四、无菌动物的培育

无菌动物在自然界并不存在，必须用人为的方法培育而成。其培育原理：主要是利用胎盘的屏障作用，一般不会将母体的细菌、病毒等致病微生物传给胎儿，故采用剖腹取胎法获得幼子，使其生来无菌，饲养在无菌隔离器中。一般将临产前的健康动物麻醉或颈椎脱臼处死后，在无菌条件下，大动物行子宫切开术（hysterotomy），小动物做子宫切除术（hysterectomy），取出胎儿则可获得无菌动物。无菌动物多采用人工哺乳或哺乳母体代乳（大、小鼠主要靠代乳，因人工喂乳非常麻烦）。豚鼠因在一定程度上能自主饮乳，故人工哺乳较容易。

1. 哺乳类无菌动物培育

（1）预产期的判断：剖宫产成功与否，预产期的判断起着相当重要的作用。手术过早可能有部分胎仔尚未成熟，影响胎仔的苏醒和育成；手术过晚，可能部分雌性动物在手术前已经分娩，即使没有分娩，子宫颈开放，胎膜破裂，易造成产道菌感染胎儿。最适时间应掌握在自然分娩前2～6小时。因此剖宫产必须准确掌握妊娠期和预产期。小鼠的妊娠期为20～21天，在接近出生前的24小时内生长发育最旺盛，子鼠出生时的20%体重都是在最后24小时内生长的。因而不能取平均时间20天或21天进行剖腹取胎，要考虑到孕鼠的妊娠期还有波动范围。一般以雌雄鼠同居后出现阴道栓的日子为妊娠0.5天计算，在妊娠的19.5天进行手术，即使在预产期的当天还要考虑在哪个时段进行剖腹取胎为宜。小鼠一般都在午夜前后分娩，因而晚上10点左右是剖腹取胎的最佳时间。

（2）剖宫产术：要求时间短，技术熟练，无菌操作严谨，在短时间内完成剖腹取胎术。通常要求大、小鼠最迟不应超过10分钟，豚鼠因耐缺氧能力差，不应超过5分钟，时间过长胎儿容易窒息死亡。技术熟练者，大、小鼠在2～3分钟内可完成手术。手术经过：将母鼠麻醉或颈椎脱臼处死后，立即进行消毒剖腹，一般小鼠采用颈椎脱臼法处死孕鼠后，迅速将其浸入37℃消毒液中5秒钟，移至手术台上，固定四肢，切开腹部，暴露子宫，用止血钳分别夹住两侧输卵管和子宫颈，用剪刀剪下，然后将子宫连同止血钳放入灭菌液中浸泡5秒钟，再转入隔离器中，洗去消毒液后切开子宫取出胎仔。

（3）哺乳：有两种方法即人工哺乳和哺乳母体代乳。

1）人工哺乳：在没有代乳鼠的情况下，采用人工喂乳是唯一的方法。首先用人工或机械获取动物乳，冷冻干燥，经γ射线消毒灭菌后，保存于塑料袋中，储放在隔离器内，需要时将奶粉加水恢复到干燥前的浓度，不需要再加其他成分。由于新生仔鼠太小，人工哺乳比较困难，注意人工喂养经常出现因灌喂入肺而致动物死。人工喂乳最初7天每天喂6次，每次间隔4小时，8天龄后每天喂5次。小鼠的喂乳量既不能过多，也不能过少，小鼠每天授乳量Y（ml）与其体重X（g）列成一次方程$Y=0.361X-0.167$。例如，体重为2g的小鼠每天的授乳总量是0.56ml，每次（一天6次）为0.09ml。其系数因小鼠的品系、健康状况或饲喂次数、人工乳的组成成分等的不同而稍有变化。家兔最初每天喂1次，随兔龄增长，体重增加，每天可喂3～5次，第三周时即可吃饲料。家兔每天授乳量以此式计算：$Y=2.3b+a$（$1 \leq b \leq 14$），其每天授乳量Y（ml）是用兔日龄b和零日龄哺乳量a规定的（表3-13）。

表3-13　家兔的授乳量

日龄	每日授乳量（ml）
1	10
5	20
10	32
15	40
20	40
25	40
30	28

2）哺乳母体代乳：自广泛使用隔离器以来，小鼠一般不用人工喂养，都靠代乳鼠喂养。C3H和C57BL品系为常用的代乳鼠。代乳即由无菌子宫摘除术获得胎仔，由哺乳中的无菌小鼠给予代乳哺育，则能使别的品系的普通小鼠无菌化。代乳母鼠的分娩时间应控制在剖宫产的前1～2天，将代乳母鼠的幼仔部分或全部取出，换入新生仔鼠，将代乳母鼠笼中的铺垫物充分分散到被代乳仔鼠身上，并将仔鼠轻放于代乳母鼠腋下，仔细观察，确认被代乳仔鼠吮吸代乳母鼠的乳汁则视为代乳成功。代乳时间：一般四周龄则可断乳。

2. 鸟、禽类无菌动物培育　鸡、鸽、鹌鹑等也是常用的实验动物。培育该类无菌动物相对来说较无菌鼠、兔容易。因为这些动物出壳后即可啄食，不需人工喂养。无菌化的关键在于卵壳，因为卵壳不光滑不易消毒灭菌，因而在选择蛋类时应选择新鲜外壳光滑的受精卵按如下程序无菌化。①将受精卵放到预先加温至38℃的湿润剂中。②再放入2%升汞液中浸泡12分钟，上面加无菌纱布覆盖。③将浸泡过的受精卵放入隔离器中孵育。

五、无菌动物的饲养管理

1. 无菌动物的饲料、垫料　无菌动物获得后必须一直在隔离器中饲养繁殖，完全遵循无菌操作要求，所进入的饲料、垫料、饮水及其他用品均须事先消毒灭菌。要注意补充经高压灭菌而破坏的饲料营养成分，如维生素B_1、维生素C、泛酸等。饲料的组成、形态和气味等应尽可能适合动物的习性。垫料每周更换两次。

2. 无菌动物的检测　为了确保无菌动物的无菌状态，及时发现污染，必须定期进行检查，检查的材料以粪便为主，亦可检查饲料、垫料、饮水等。或者用消毒棉擦拭隔离器内壁或动物的饮水器皿表面进行培养，培养基可用牛肉浸液、硫乙醇酸盐培养基、血液琼脂等，分别在20℃、37℃、55℃作厌氧和需氧培养。同时还要进行寄生虫及病毒检查。一般通过临床观察、细菌培养或病理组织学检查来判定无菌动物有无污染。

六、应　　用

无菌动物经人工培育生来无菌，已适应了无菌生活，所以其形态、生理、代谢及机体防御功能等方面都具有一定的特点。由于这种动物的机体里排除了各种微生物的干扰，用于科学实验研究能够得出较明确的结果。例如，将某种已知微生物接种到无菌动物体内，就可以研究机体和这一微生物的相互关系，可以成为良好的动物模型。

1. 微生物学研究

（1）致病病原体：无菌动物可以提供组织培养的无菌组织；可提供具有某一种菌的悉生动物；若向无菌动物体内接入某种致病菌可以研究该病原体的致病作用与机体本身内在的关系。

（2）微生物间拮抗作用：生物屏障原理为生物拮抗作用，菌群之间的拮抗作用是生物屏障的一种。生物屏障可能比物理屏障更有效。当向无菌动物接种两种或两种以上的细菌时，可以研究它们对动物的协同作用，以及不同微生物之间的相互关系，如依存、拮抗等。还可观察某种致病菌的直接致病作用。如将福氏痢疾杆菌经口感染无菌豚鼠时，可引起豚鼠死亡；在感染之前先经口接种活的大肠杆菌，就可以保护豚鼠不致死亡，且在其肠道里只能检出大肠杆菌，而没有痢疾杆菌，说明大肠杆菌对痢疾杆菌有拮抗作用。

（3）病毒病研究：无菌动物是研究病毒病、病毒性质、纯病毒、安全疫苗和单一特异性抗血清的有用工具。

（4）真菌感染：临床上较长时间应用某种抗生素，易发生条件性真菌感染的现象，利用无菌动物进行研究得到了一定的阐明。将白念珠菌经口感染无菌雏鸡时，产生较多菌丝体，并侵入肠道黏膜，但接种普通雏鸡时，只观察到酵母菌体，很少发病。将大肠杆菌接种到无菌雏鸡后，就能完全保护雏鸡不受侵犯。

2. 老年病研究　无菌动物的寿命比同种普通动物的寿命长，对2～3年龄无菌大鼠的研究证明，其心、肾、肺、脑等部位没有检出与年龄相关的病变，而作为对照组的普通大鼠则有这种变化。实验表明，微生物因素与机体衰老有关，而过去一般认为衰老与内因或饮食有关。使用无菌动物进行衰老原因的研究，将会对合理控制衰老有一定裨益。

3. 药物和毒理研究　药物的毒理作用常与肠道细菌的代谢产物有关。用无菌动物进行研究，可以准确地分析药物的毒理作用和药物的合理使用。例如，正常豚鼠对青霉素敏感，而无菌豚鼠则无此反应。另外，用大豆喂养普通动物，发现有中毒现象，但喂无菌动物则无此影响；将无菌动物感染大肠杆菌后，再喂豆类可引起中毒。由此可知，药物的过敏反应和毒理作用与肠道微生物代谢有关。

4. 免疫学研究　无菌动物血液中无特异性抗体，很适合做各种免疫现象的研究，如研究免疫系统功能和机体受感染后感受性改变的关系。由于无菌动物机体内没有活的微生物，使无菌动物大大增加了对感染的感受性。例如，将无菌豚鼠从无菌环境中移到普通动物饲养区，无菌豚鼠常在几天内死亡，病因常是细菌（梭状芽孢杆菌）的感染。

无菌动物的免疫系统在下列几个方面都明显降低：①特异性抗细菌抗体；②肺泡巨噬细胞的活动力；③唾液中的溶菌酶和白细胞；④对内毒素的全身反应等。

普通动物使用免疫抑制剂后，抵抗力下降，很易继发感染而死亡，因此常用无菌动物进行免疫抑制剂试验研究。

5. 营养代谢研究　机体必需的某些营养成分是肠道正常菌群生命活动中降解产生的。用无菌动物可以研究哪些细菌可以合成哪些营养物质，还可用无菌动物来研究限制饮食对寿命、免疫力的影响等。普通动物的肠道可以合成B族维生素和维生素K，应用无菌动物可以研究哪些细菌能够合成B族维生素和维生素K。

6. 心血管疾病研究　现代医学研究证明，许多心血管疾病与机体内胆固醇代谢有关，而肠道微生物直接影响胆固醇代谢。悉生动物研究证明，肠道微生物能使胆汁酸发生化学变化，使胆汁酸在肠道中吸收减少，排泄增加，从而减少胆固醇的形成，通过研究胆固醇代谢和肠道微生物的关系，达到控制血清胆固醇含量和心血管疾病的目的，为研究心血管疾病开辟了新的方向。

7. 放射医学研究　用无菌动物研究放射的生物学效应，可以将由放射所引起的症状和感染而发生的症状区分开来。用大剂量X线照射普通动物时，除照射本身的影响外，还受肠道微生物的影响。而照射对无菌动物则主要为照射本身引起的后果。例如，以大于1000rad的X线照射无菌动物和普通动物，无菌动物只有肠黏膜损伤，黏膜上皮细胞再生停止，而普通动物肠黏膜损伤较无菌动物大，且可致肠黏膜上皮细胞脱落。这说明普通动物除受照射影响还受微生物的影响。

8. 肿瘤研究　小鼠肿瘤常由病毒引起，有些病毒还可以通过胎盘传播，因此无菌小鼠具有研究肿瘤的价值。另外，无菌动物可用于致癌物的致癌作用与微生物的关系研究。例如，苏铁素给无菌大鼠口服时，没有致癌性，但给非菌大鼠口服时，却有致癌性。这是因为常规动物体内带有细菌，可以降解苏铁素，而其降解物具有致癌性。悉生生物学研究发现，某些微生物有直接或间接的致癌作用，这些发现为进一步研究肿瘤的预防和治疗提供了手段。

9. 寄生虫学研究　用无菌动物研究肠道寄生虫与宿主和肠道微生物的关系。长膜壳绦虫为大鼠的寄生虫，给无菌大鼠人工感染这种寄生虫时则不能寄生。溶组织性阿米巴原虫接种于无菌豚鼠不引起感染也不出现肠黏膜的损伤，而普通豚鼠则出现肠黏膜病变，这说明寄生虫引起宿主肠黏膜的损伤与肠道某种微生物有关。

10. 口腔医学研究　医学工作者很早就意识到龋齿的形成和微生物有关，其中乳酸杆菌在此病中起主要作用，但一直未得到实验验证。无菌动物的诞生，为龋齿的病因研究提供了有利的工具。研究发现无菌大鼠不发生龋齿。从普通大鼠的肠道里分离出一种链球菌，接种于无菌大鼠，证明其有致龋齿作用。从人龋齿中分离出三株厌氧性链球菌，分别经口接种于大鼠和小鼠，证明其有高度的致龋作用。

11. 无菌技术应用　无菌动物研究的原理和技术已逐渐应用于临床的预防与治疗上，它们主要用于：免疫缺陷婴儿在无菌隔离室内进行剖宫产和养育；肿瘤化疗患者在治疗中防止感染；器官移植患者在手术中防止感染；烧伤患者的感染预防；传染病患者的隔离。

人体无菌隔离室采用金属支架和塑料膜制成，有严密的通过间，有良好的空气进出过滤系统，在紫外线灭菌装置中间放置病床和患者的生活用品及设备。

12. 在宇宙航行研究中的应用　保护地球免除地球外微生物的侵入。将无菌动物携带到太空或其他星球，再带回地球，可以了解太空中微生物的存在情况，便于对返回地球的宇航员和物品进行检疫。研究宇航环境中可能出现的菌群失调现象，以避免菌群失调发生的有害变化（某些变化可导致宇航员腹泻和胃肠胀气等），保护宇航员的健康。

目前对无菌动物的研究有了更多的成果和进展，它的出现有力地促进了生命科学，特别是医学的发展，其应用日益增多，用途日益广泛，正在渗透到更多的生命科学领域。

第五节　悉生动物

一、概念

悉生动物也称已知菌动物或已知菌丛动物（animal with known bacterialuflora），从广义上讲，国际上常把无菌动物、已知菌丛动物、SPF动物统称为悉生动物，狭义的悉生动物指的是已知菌丛动物。SPF动物是明确知道不携带的特定病原的动物，悉生动物与此相反，是明确知道所固定携带的（非病原）微生物。

人为地向无菌动物的肠道内输入一种或几种正常细菌（非致病菌）的动物称为悉生动物。输入1种细菌称单菌动物（monoxenie），输入2种、3种或多种的称为双菌（dixenie）、三菌（trixenie）或多菌（polyxenie）动物。由于此种动物和无菌动物一样是放在隔离环境内饲养，可以排除动物体内带有的各种不明确的微生物对实验结果的干扰，更不会带有传染性疾病，故常用于研究微生物和宿主之间的关系，并可根据研究目的与需要选择动物携带的微生物。

二、特性和应用

悉生动物来自无菌动物，它弥补了无菌动物的某些缺点。无菌动物抵抗力很弱，饲养管理难度大。悉生动物体内带有某种细菌后，其抵抗力明显增强，且较无菌动物生命力旺盛，并可代替无菌动物使用。由于排除了动物体内带有的各种不明确的微生物对实验结果的干扰，因而是研究微生物与宿主、微生物与微生物之间相互作用的良好动物模型。

1. 微生物与免疫学研究　悉生动物应用于微生物学研究是一个突出的例子。科研工作者可以根据实验研究的需要，有目的地喂给单一的或多种细菌，来观察这些细菌对机体的作用，亦可观察微生物与微生物之间及微生物与机体之间的相互关系及菌群失调现象等。当向悉生动物施以物理、化学等其他致病因子时，则可观察机体、微生物、致病因子三方面的相互作用关系。

悉生动物与无菌动物相比其抵抗力明显增强，感染何种微生物和寄生虫可根据实验目的而定。因此适宜做某些特定的实验，如在免疫学实验中，无菌动物不能发生迟发性过敏反应，而感染一种大肠菌的悉生动物就可以发生。研究表明，普通动物消化道内有100～200种细菌，取1g肠内容物有10^6～10^{12}个细菌，一种细菌就是一种抗原，因此用普通动物很难制备较纯的抗体。无菌动物缺乏抗原刺激，免疫系统处于休眠状态，对外来刺激非常敏感，具有对某种抗原迅速反应的特性。如果将单一菌株植入无菌动物，那么就可以制备抗该种菌的纯度高、效价高且不会污染有其他微生物的抗体。

2. 其他 关于克山病的病因有两种学说，一种认为克山病是因为体内缺乏硒引起；另一种认为镰刀状黄曲霉菌是引起克山病的元凶。中国农业大学用植入黄曲霉菌动物的实验研究证明，动物的症状与克山病患者的症状相似，硒不足只能加重病情，而不会诱发克山病。

悉生动物现在已成为医学生物学发展的基础，已广泛应用于医学各个领域，如人和动物的骨髓移植；人类和实验动物肿瘤及其治疗；病毒学和肿瘤疾病；免疫学；营养代谢和生理学；菌丛和宿主抗力；外科患者感染控制等。

三、饲养管理

悉生动物由无菌动物获得，其饲养管理方法与无菌动物相同。无菌动物由于肠道里没有细菌，所以肠内不能合成机体所需要的某些维生素和氨基酸。把对机体有益的若干种肠道细菌喂给无菌动物，使之在肠道内定居，这就成为悉生动物。

人工感染的肠道细菌各国不尽一致，如日本使用大肠杆菌、表皮葡萄球菌、粪链球菌、脆弱拟杆菌和乳酸菌五种；法国使用大肠杆菌（两型）、白色葡萄球菌、粪链球菌和乳酸菌五种；美国国立卫生研究院则用粪链球菌、两种乳酸杆菌和脆弱拟杆菌四种。悉生动物接种特定细菌后，应定期作微生物检查，一方面检查是否被污染；另一方面检查接种的微生物是否已定居，对未能定居的菌株还应补充接种。

第六节 实验动物微生物和寄生虫监测

一、监测的意义

实验动物的微生物和寄生虫监测是保证实验动物标准及质量的必要手段。通过监测可以掌握实验动物群体中病毒、细菌和寄生虫的感染状况，及时发现并控制其传播，保证实验动物的健康，保证动物实验工作的顺利进行。

二、检测方法

常用的方法与一般微生物检查方法相同。细菌学检查方法有分离培养、生化反应和血清学鉴定等。病毒学检查方法主要有酶联免疫吸附试验、血凝抑制试验（HI）、补体结合试验（CF）等，特殊情况下还可作病毒分离和病毒抗原的检测。寄生虫检查一般以涂片镜检寻找虫卵或成虫，也可利用免疫学方法检测。

1. 监测结果判定 在检测的各等级动物中，如有一只动物的一项指标不符合该等级标准指标要求，则判为不符合该等级标准。

2. 检测频率 普通动物、SPF动物，每三个月至少检测动物一次；无菌动物，每年检测动物一次，每2～4周检查一次动物的生活环境标本和粪便标本。

3. 取样要求 选择成年动物用于检测，应在每一生产繁殖单元的不同方位（如四角和中央）选取动物。动物送检容器应按动物级别要求编号和标志，包装好，安全送达实验室，并附送检单，写明动物品种品系、级别、数量和检测项目。无特殊要求时，兔、犬和猴的活体取样，可在生产繁殖单元进行。每个生产繁殖单元，根据动物多少，取样数量见表3-14。

表3-14　实验动物不同生产繁殖单元取样数量

群体大小（只）	取样数量
＜100	不少于5只
100～500	不少于10只
＞500	不少于20只

注：每个隔离器检测2只

4.检测项目分类

（1）必须检测项目：指在进行实验动物质量评价时必须检测的项目。

（2）必要检测项目：指从国外引进实验动物时；怀疑有本病流行时；申请实验动物生产许可证时须检测的项目。

实验动物病原菌检测指标见表3-15，实验动物病毒检测指标见表3-16。

表3-15　实验动物病原菌检测指标

	细菌	动物种类	检测方法
1	沙门菌	小鼠、大鼠、豚鼠、地鼠、兔、犬和猴	细菌学检测
2	耶尔森菌	小鼠、大鼠、豚鼠、地鼠、兔、犬和猴	细菌学检测
3	皮肤病原真菌	小鼠、大鼠、豚鼠、地鼠、兔、犬和猴	细菌学检测
4	多杀巴斯德杆菌	豚鼠、地鼠和兔	细菌学检测
5	支气管鲍特杆菌	大鼠、豚鼠和兔	细菌学检测
6	支原体	小鼠、大鼠	细菌学检测，酶联免疫吸附试验
7	鼠棒状杆菌	小鼠和大鼠	细菌学检测
8	泰泽病原体	小鼠、大鼠、豚鼠、地鼠和兔	酶联免疫吸附试验，免疫荧光试验
9	大肠杆菌0115a，c：K（B）	小鼠	细菌学检测
10	嗜肺巴斯德杆菌	小鼠、大鼠、豚鼠、地鼠和兔	细菌学检测
11	肺炎克雷伯菌	小鼠、大鼠、豚鼠、地鼠、兔	细菌学检测
12	金黄色葡萄球菌	小鼠、大鼠、豚鼠、地鼠和兔	细菌学检测
13	肺炎链球菌	小鼠、大鼠、豚鼠、地鼠和兔	细菌学检测
14	乙型溶血性链球菌	小鼠、大鼠、豚鼠、地鼠和兔	细菌学检测
15	绿脓杆菌检	小鼠、大鼠、豚鼠、地鼠、兔	细菌学检测
16	念珠状链杆菌	小鼠、大鼠、豚鼠和地鼠	细菌学检测
17	布鲁杆菌	犬	细菌学检测
18	钩端螺旋体	犬	细菌学检测，酶联免疫吸附试验
19	志贺菌	猴	细菌学检测
20	结核分枝杆菌	猴	细菌学检测，酶联免疫吸附试验
21	空肠弯曲杆菌	猴	细菌学检测

表3-16　实验动物病毒检测指标

	病毒	动物种类	检测方法
1	LCMV	小鼠、豚鼠、地鼠	酶联免疫吸附试验，免疫荧光试验，免疫酶试验
2	汉坦病毒	小鼠、大鼠	酶联免疫吸附试验，免疫荧光试验
3	鼠痘病毒	小鼠	酶联免疫吸附试验，免疫荧光试验，免疫酶试验，免疫酶组织化学法
4	兔出血症病毒	兔	血凝试验，血凝抑制试验，核酸检测
5	小鼠肝炎病毒	小鼠	酶联免疫吸附试验，免疫荧光试验，免疫酶试验
6	仙台病毒	小鼠、大鼠、豚鼠、地鼠、兔	酶联免疫吸附试验，免疫荧光试验，免疫酶试验，血凝抑制试验
7	小鼠肺炎病毒	小鼠、大鼠、地鼠、豚鼠	酶联免疫吸附试验，免疫荧光试验，免疫酶试验
8	Reo-3	小鼠、大鼠、地鼠、豚鼠	酶联免疫吸附试验，免疫荧光试验，免疫酶试验
9	小鼠脑脊髓炎病毒	小鼠	酶联免疫吸附试验，免疫荧光试验，免疫酶试验，血凝抑制试验
10	小鼠腺病毒	小鼠	酶联免疫吸附试验，免疫荧光试验，免疫酶试验
11	小鼠细小病毒	小鼠	酶联免疫吸附试验，免疫荧光试验，免疫酶试验
12	多瘤病毒	小鼠	酶联免疫吸附试验，免疫荧光试验，免疫酶试验
13	兔轮状病毒	兔	酶联免疫吸附试验，免疫荧光试验，免疫酶试验
14	大鼠细小病毒（KRV和H-1株）	大鼠	酶联免疫吸附试验，免疫荧光试验，免疫酶试验，血凝抑制试验
15	大鼠冠状病毒/大鼠延泪腺炎病毒	大鼠	酶联免疫吸附试验，免疫荧光试验，免疫酶试验
16	狂犬病毒	犬	酶联免疫吸附试验
17	犬细小病毒	犬	酶联免疫吸附试验，血凝抑制试验
18	传染性犬肝炎病毒	犬	酶联免疫吸附试验，血凝抑制试验
19	犬瘟热病毒	犬	酶联免疫吸附试验，免疫酶试验
20	猕猴疱疹病毒Ⅰ型（B病毒）	猴	酶联免疫吸附试验，免疫酶试验
21	猴逆转D型病毒	猴	酶联免疫吸附试验、免疫荧光试验
22	猴免疫缺陷病毒	猴	酶联免疫吸附试验、免疫荧光试验
23	猴T淋巴细胞趋向性病毒Ⅰ型	猴	免疫荧光试验
24	猴痘病毒	猴	酶联免疫吸附试验，免疫酶试验

（庄　柯　董惠芬）

第四章　实验动物营养管理

营养是对一定最优数量的原料的基本需要，以满足任何生物产品的潜在生产及所有生理过程的生物合成。显然，营养对实验动物生产和维持良好的健康状况至关重要，最佳原料数量的偏差会引起实验动物的病理问题，因此有必要对实验动物进行营养管理。实验动物营养管理（nutritional management of laboratory animal）是实验动物科学的重要组成部分，其目的是通过实验动物营养与饲料的标准化及科学饲养，来为实现标准化的实验动物创造条件。除此之外，也通过实验时的日粮组成及营养水平的合理搭配，与控制为动物实验的科学性和重复性提供必要保证。本章从实验动物的营养需要、实验动物饲料营养特性、饲料的配制、饲料的质量控制等方面加以介绍。

第一节　实验动物的营养需要

一、营养概述

实验动物的营养需要（nutrient need）是指为满足实验动物维持正常的生长和繁殖对各种营养成分的基本需要。具体地说，就是指每天每只动物对碳水化合物（carbohydrates）、蛋白质（proteins）、脂类（lipids）、矿物质（minerals）和维生素（vitamins）等营养物质（nutrients）的需要量。

实验动物的营养需要，因动物种类、品种、年龄、性别及生长发育、妊娠、泌乳等生理状态的不同而有较大差别。在饲养过程中，应该根据动物生长繁殖的特点，合理配制日粮，进行科学饲养，以满足动物在不同生理时期对营养物质的需要。

实验动物的营养需要由两部分组成。一部分是维持动物的正常体温、呼吸、心搏、基础代谢等各项基本生命活动及满足动物随意活动的需要，即维持需要（basic needs）；另一部分是用作动物的生长、妊娠、泌乳、产肉、产蛋等活动的需要，即生产需要（production needs）。然而，在实践中，用于维持和用于生产的营养需要很难截然分开，二者在营养代谢过程和营养需要方面是彼此联系、相互影响的。因此，测定动物对各种营养物质的需要量相当复杂。为便于研究，实际工作中通常采用综合法和析因法测定各类动物的营养需要。综合法是通过动物饲养试验、物质代谢试验和氮碳平衡试验等，笼统地测定动物对各种营养物质的需要量；而析因法则是将动物对各营养需要的功能组分进行剖分，以便准确了解用于动物各种功能活动的营养需要，其总和即为动物总营养需要量。

二、各种实验动物的营养需要

实验动物的种类繁多，食性较杂，对各种营养物质的需要也存在较大差异。营养缺乏或营养过剩对实验动物均不利。因此，应根据动物的不同种类、品种品系及不同生理时期（生长、维持、妊娠、泌乳等）的营养需要，制订出科学的营养标准。

1. 小鼠的营养需要　小鼠体型小，性成熟早，对蛋白质的要求相对较高。研究发现，小鼠的日增重和断乳存活率随日粮蛋白质含量水平的提高而提高。14%的蛋白质显著降低小鼠的日增重和断乳存活率，18%的蛋白质即可满足昆明小鼠妊娠和哺乳阶段的蛋白质需要。克纳普克（Knapka）报道，当饲料中含有18%粗蛋白、4%～8%粗脂肪时，BALB/c、C57BL/6、DBA/2等品系小鼠均可获得满意的繁殖效果，并且与含24%粗蛋白的饲料相同。格尔奇（Goeltsch）用纯日粮进行的试验研究发现，13.6%的酪蛋白即可满足瑞士STM小鼠的生长、繁殖和泌乳的最低蛋白质需要，日粮中添加0.47%的含硫氨基酸可提高小鼠的生长发育和繁殖性能。

小鼠喜食碳水化合物含量高的饲料，特别需要日粮来源的亚油酸。妊娠鼠还喜食含脂类高的饲料。每天每只小鼠给予60.6kJ代谢能（metabolizable energy）即可满足生长需要，75.2kJ代谢能则可满足快速生长和繁殖需要。

小鼠的粗纤维需要量受饲料纤维含量所支配，并受动物的适口性、消化、泌乳、肠内微生物的合成、其他营养成分的吸收等因素的影响，一般以5%粗纤维为宜。

维生素和矿物元素对动物的生理功能起重要的调节作用，维生素不仅可以提高仔鼠的存活率和断乳鼠重，并且有提高受胎率和延长繁殖期的效果。每天每千克鼠重给予50mg维生素E，可使小鼠的受孕率、产仔率明显提高，其效果优于充分供应麦芽。小鼠的维生素A和维生素D需要量较高，应注意补充。但是，小鼠对维生素A过量很敏感，尤其是妊娠小鼠，过量维生素A可引起繁殖紊乱和胚胎畸形。

矿物质可维持动物机体内电解质平衡，小鼠对钙的需要范围较宽。0.8%～1.8%的钙和0.6%～1.2%的磷可满足需要，钙磷比以2∶1为宜。微量元素特别是锌、铁、铜、锰的缺乏可导致小鼠生长发育受阻、被毛粗糙、贫血及繁殖率下降。

小鼠品系的差异影响生长速度及生长、繁殖和维持的营养需要，也可能影响对营养缺乏的反应程度，在配方设计时应注意。例如，C57BL品系小鼠需要高蛋白质、高脂肪饲料，DBA品系小鼠则需要高蛋白质、低脂肪饲料，C3H品系小鼠要求低蛋白质饲料。

2. 大鼠的营养需要 据报道，18%～20%的蛋白质即可满足大鼠生长、妊娠和泌乳的需要。生长期（16周龄）以后，大鼠的蛋白质需要量锐减。7%～10%的蛋白质可满足成年大鼠的维持需要。蛋白质的来源不同对动物的生长作用和蛋白质的利用效率也产生一定影响，要使大鼠获得最快的生长速度，大豆蛋白需24%，酪蛋白需16%，而面筋蛋白则低于16%。日粮中添加0.36%的蛋氨酸或0.5%的赖氨酸，可使大鼠获得最快的生长速度。

对于生长期的大鼠来说，特别易发生脂肪酸缺乏，饲料中必需脂肪酸的需要量应占能量的1.3%。大鼠消化能的需要量约为15.9MJ/kg饲料。

微量元素（microelements）和维生素对大鼠生长与繁殖系统具有重要影响，饲料含锌量为3.55mg/kg时，雄鼠的生殖功能下降，含铁量为60.95mg/kg时，大鼠呈缺铁性贫血，如果锌和锰的含量同时降低，大鼠的肾上腺将发育迟缓。大鼠对钙、磷缺乏有较大的抵抗力，但对镁的需要量较高，尤其是妊娠、泌乳时需要量还要增加。

核黄素缺乏显著影响大鼠的生长速度，使肝/体值升高，血红蛋白含量有下降趋势。维生素E缺乏可导致雄鼠睾丸变形及雌鼠的胎儿吸收，因此，日粮中应合理补充。正常情况下，饲料中不需要补充维生素K，但应注意补充维生素A。若要提高繁殖率，每公斤饲料应含60ppm（1ppm=10^{-6}）维生素E。

3. 豚鼠的营养需要 日粮中蛋白质和能量的水平与豚鼠的生长状况有很大关系，16%的粗蛋白和12MJ/kg的能量使豚鼠增重最快。当粗蛋白质水平从16%提高至18%时，豚鼠的繁殖能力呈上升趋势，再继续提高至20%时，各项繁殖指标趋于稳定。豚鼠的某些必需氨基酸特别是精氨酸的需要量较高，如果采用酪蛋白作为单一的蛋白质来源，而不补充这几种氨基酸，则日粮蛋白质要高达35%时才能保证豚鼠生长最快。植物性蛋白质饲料，只要18%的蛋白质水平就能较好地满足豚鼠生长，提纯的大豆蛋白被广泛应用于豚鼠的实验日粮。如果日粮蛋白质水平低于30%，蛋氨酸成为限制性氨基酸，需要额外补充。

豚鼠属草食性动物，盲肠特别发达，对粗纤维的消化能力较强，消化率为38%，日粮中要求含12%～14%的粗纤维，如粗纤维不足，排粪较黏和易发生脱毛现象。豚鼠如长期缺乏干草或日粮中粗纤维含量不足，可发生严重的脱毛和互相吃毛现象。因此，粗纤维是豚鼠营养中必不可少的营养素。日粮中粗纤维水平对豚鼠生产能力也有很大影响。当日粮粗纤维含量为11.0%时，豚鼠的生产能力偏低，当上升至12.4%时，豚鼠的生产能力提高，再继续增加至13.7%时，豚鼠的生产力不再提高，而是基本趋于稳定。

另外，豚鼠体内不能合成维生素C，对维生素C特别敏感，缺乏可引起坏血病，生殖功能下降，生长发育不良，抗病力降低，最后导致死亡，饲料或饮水中应予以添加，以满足其需要。每100g体重每日0.5～1.0mg维生素C可满足豚鼠的生长发育需要，而1.5～2.0mg维生素C可使繁殖豚鼠获得最高的受孕率、产仔数、初生重和断乳存活率。维生素C易受热或氧化破坏，在饲料中添加时应给予10%的安全系数，也可以加到饮水中。如果钙磷比及含量合适，可以不必另外补充维生素D。妊娠期应供给维生素E和维生素K。

4. 家兔的营养需要　家兔属草食性动物，具有发达的盲肠，对粗纤维的消化能力较强。日粮中粗纤维含量不足，可引起消化性腹泻，一般以10%～15%为宜。应注意饲料中粗饲料（粗纤维的主要来源）的粉碎粒度，适当粒度的未消化纤维素对保证盲结肠的正常消化功能是必要的。如果饲料磨得太细就会引起家兔腹泻。例如，有人发现当苜蓿粉碎到有90%可通过1.0mm筛孔时，有增加家兔腹泻的趋势。无菌兔饲料中的粗纤维水平应有所降低。

国内外有关家兔蛋白质营养需要量研究的报道很多。美国国家科学研究委员会（NRC）推荐生长兔蛋白质水平为16%，但更多文献则趋向于17%～21%。窦如海等对繁殖母兔适宜营养水平的研究表明，妊娠母兔的适宜营养水平：消化能10.46MJ/kg、粗蛋白质17%、粗纤维12%～14%、粗脂肪2.5%、钙0.7%～0.8%、磷0.4%～0.5%；哺乳母兔适宜的营养水平：消化能11.72MJ/kg、粗蛋白质18%～20%、粗纤维10%～12%、粗脂肪2.5%、钙1.0%、磷0.5%～0.7%。赖氨酸和含硫氨基酸（蛋氨酸和半胱氨酸）是最需要的氨基酸。赖氨酸的需要量约为日粮的0.9%，含硫氨基酸则为0.65%，其中半胱氨酸应占含硫氨基酸的65%。在必需氨基酸中精氨酸对家兔特别重要，是第一限制性氨基酸。

家兔可以耐受高日粮水平的钙；在初生时有很大的铁储备，因而不易发生贫血。家兔肠道微生物可以合成维生素K和大部分B族维生素，并通过食粪循环而为动物所利用，但繁殖时仍需补充维生素K。

5. 犬的营养需要　犬属于肉食性动物，偏爱动物性食物，饲料中动物性蛋白质至少要占全部蛋白质含量的1/3。幼犬每天每千克体重应供给动物性蛋白质4.7g，成年犬每天每千克体重需可消化粗蛋白4g。另外，犬在幼年生长期、成年维持期、妊娠期和泌乳期每天每千克代谢体重（代谢体重为正常体重的0.75次方，即$W^{0.75}$）需要代谢能和蛋白质分别为1128.6kJ、6～8g；543.4kJ、1.5～2g；785.8kJ、6g；1964.6kJ、12g。犬饲料中含代谢能14.6～16.7MJ/kg，粗蛋白22%，可满足犬生长和繁殖的营养需要。

对犬来说，供给脂肪和蛋白质时除了考虑满足能量之外，还应考虑改善日粮的适口性。犬能够耐受高日粮水平的脂肪，并要求日粮中有一定水平的不饱和脂肪酸。

犬的维生素A需要量较大；尽管其肠道微生物能合成维生素B_{12}，但仍需要在饲料中补充。

6. 猫的营养需要　猫也属肉食性动物，对蛋白质需求较高，尤其是生长期猫对蛋白质数量和质量需求较高。成年猫每天每千克体重需2～3g蛋白质，饲料中蛋白质不应低于21%，幼猫需要量更高，不应低于33%。经常更新蛋白质食物种类，以免产生厌食。

猫对代谢能的需要量随年龄增长下降，一般5周龄时，每天每千克代谢体重（$W^{0.75}$）需要1045kJ，30周龄时需418kJ，50周龄时需292.6kJ。猫日粮的脂肪需要量较高，特别是初生小猫，需要一定数量的牛磺酸，亚油酸的水平不能低于1%。

在维生素方面，猫对维生素A、维生素E的需求较高；另外，也应注意供给维生素B_1、维生素B_6、烟酸、叶酸及泛酸等。

7. 猴的营养需要 猴属于灵长类动物，其属性和人相似。16%～25%的蛋白质可满足猴的生长和繁殖需要。脂肪量以3%～6%为宜。另外，猴和豚鼠一样，体内不能合成维生素C，在饲料中应予以补充，经常喂些苹果、香蕉、蔬菜等。

8. 沙鼠的营养需要 沙鼠是一种小型草原动物，属于啮齿目。尽管有许多研究人员认为沙鼠作为有关人类健康试验的模型比大鼠更为优越，但关于沙鼠的营养方面的研究较少。

沙鼠每日平均采食量为5～6g，平均每100g体重每天进食36～40kcal（1cal=4.18J）总能量，饮水4～10ml。一般含18%～25%蛋白质的日粮，可使沙鼠获得最快生长速度，生长期沙鼠的蛋白质需要不应低于16%。饲喂含低脂肪日粮时，雌沙鼠需要肌醇（20mg/kg日粮），而雄沙鼠不需要。当日粮含有20%不饱和脂肪酸时，雌沙鼠需要量增加到70mg/kg日粮，雄沙鼠也需要肌醇。

镁对沙鼠有特别的作用——具有抗癫痫作用。当改变环境等应激时，应增加日粮的镁含量。缺镁时会使沙鼠发生某种程度的脱毛，缺乏程度越严重脱毛就越明显，严重时甚至可致死亡，因此，日粮镁水平应不低于0.1%。如果日粮不供给氯化钠，沙鼠也易脱毛。沙鼠的镁、维生素B_2、肌醇的需要量分别为200mg/kg、3.5mg/kg、20mg/kg。

用大鼠、小鼠或豚鼠的颗粒日粮饲喂沙鼠也可以获得令人满意的生长和繁殖效果。

9. 地鼠的营养需要 地鼠成为实验动物较晚，亦属于啮齿类动物。

含18%～24%蛋白质的日粮可满足地鼠的需要。饲料粗脂肪、粗纤维、钙、磷的含量分别以3.5%、5%、1.06%、0.36%为宜。地鼠可像反刍动物一样利用非蛋白氮，可存积日粮中71%的尿素氮，胆固醇代谢特殊。充分满足蛋白质的需要对地鼠特别重要，如果蛋白质不能满足要求，将会引起成年动物性功能减退，幼鼠则生长发育缓慢。

地鼠对水的需要量并不大，如果饲喂部分青饲料，甚至可以不用喂水。

10. 其他实验动物的营养需要 其他实验动物主要指近几年新开发的动物，如鼠兔、树鼩、小型猪、矮马等。对这些动物的营养需要研究较少，资料不全，可参照相似动物的营养需要进行饲养。例如，鼠兔可参照家兔的营养需要，树鼩可参照猴的营养需要，小型猪和矮马可分别参照猪和马的营养需要。

我国在实验动物营养需要研究方面起步较晚，但可喜的是，这种状况已引起国家广泛的重视，在参考国外有关资料的基础上，结合我国实际及近年的研究成果，1994年国家技术监督局首次颁布了我国第一部《实验动物全价营养饲料》国家标准，规定了不同实验动物对各种营养物质的需要量，我国实验动物的标准化迈出了第一步。

第二节 实验动物饲料营养特性

饲料是实验动物饲养的物质基础，占整个生产费用的70%左右。因此，了解饲料的类型和营养特点，合理利用饲料资源，对实验动物的饲养具有重要意义。

饲料的种类很多，本文仅简要介绍与实验动物关系密切的几种饲料的营养特性。

1. 干草的营养特性 干草的营养价值与植物的种类、生长阶段及调制后的色泽、气味、茎叶多少、杂质含量等密切相关。一般豆科干草的营养高于其他干草。干草在调制过程中采用的干燥方法、时间长短对营养物质的损失存在一定差异。一般来说，人工干燥法调制时间短，营养损失较少；自然干燥法调制的时间长，营养损失较多。适用于实验动物且最常用的干草主要是苜蓿草粉和脱水蔬菜，是分别用两种不同方法调制而成的干草。

（1）苜蓿干草：多采用自然干燥法，是目前我国大量调制干草所采用的方法。在调制过程中其蛋白质的损失为10%～50%。这些损失主要由机械作用使叶片脱落、日光氧化和细胞饥饿代谢而造成的。优质苜蓿干草是实验动物的优良饲料，其粗蛋白质含量为10%～20%，粗纤维含量为20%～30%，含有较多的钙和胡萝卜素（26mg/kg）。晒干的干草含有较多的维生素D_2（2000IU/kg）。苜蓿干草粉在豚鼠、家兔日粮中可占25%～50%，在大、小鼠的日粮中加入5%为宜。

（2）脱水蔬菜：脱水蔬菜是经人工甩干脱水或高温快速脱水（500～1000℃，5～10秒）干燥而成，其养分损失甚微，基本上保留和浓缩了原有成分。唯一缺点是缺乏维生素D_2。脱水蔬菜在豚鼠和家兔日粮中可占20%～30%。

人工脱水调制干草，目前在国内虽有设备与技术，但因成本较高，还不能普遍采用。

2. 青绿饲料的营养特性

（1）蛋白质含量丰富、消化率高、品质优良。一般青绿饲料中粗蛋白含量按干物质计算为10%～20%，比禾本科籽实中蛋白质数量还多。青绿饲料中蛋白质的品质好，所含必需氨基酸较全面，赖氨酸、色氨酸、组氨酸的含量较高，其蛋白质的营养价值接近于纯蛋白质。

（2）维生素含量丰富。青绿饲料中含有丰富的胡萝卜素，每千克含50～80mg，高于其他任何天然饲料。此外还含有丰富的维生素B_1、维生素B_2、烟酸等B族维生素，以及较多的维生素C、维生素E、维生素K等。

（3）钙磷比适宜。青绿饲料按干物质计，钙占0.4%～0.8%，磷占0.2%～0.35%。

（4）适口性好。青绿饲料幼嫩多汁，纤维素少，适口性好，消化率高，营养相对均衡。

（5）含有雌性激素，与营养物质的代谢有密切关系，能促进发情。

（6）含水分高（70%～90%），有季节性差异，且往往带有寄生虫及虫卵，不便消毒和储存，对实验动物饲喂有许多不便，近年在实验动物饲养中已逐渐停止饲喂青绿饲料，主要通过加工用草粉或脱水蔬菜代替青绿饲料，从而从根本上解决实验动物的"甩青"问题。

3. 禾本科籽实类饲料的营养特性　禾本科籽实类饲料是各种实验动物的基础饲料，主要有小麦、大麦、燕麦、荞麦、玉米、高粱、稻谷、糜谷等，一般可占日粮的40%～60%，其营养特性如下。

（1）无氮浸出物含量高，粗纤维含量低。禾本科籽实富含无氮浸出物（主要是淀粉），占70%～80%，粗纤维含量一般在6%以下，每千克消化能的含量在12 540kJ以上，被称为高能饲料。

（2）粗蛋白中必需氨基酸含量不足。粗蛋白含量在10%左右，氨基酸的组成不平衡，色氨酸、赖氨酸含量少，不能满足各种动物的需要，若日粮中使用这种粗蛋白过多，可影响其他必需氨基酸的利用。氨基酸主要集中于胚和种皮中，蛋白质生物学价值一般在50%～70%。

（3）脂肪含量少。一般占干物质的2%～5%。绝大部分存在于胚中，以不饱和脂肪酸为主。

（4）钙磷比不平衡。钙的含量在0.1%以下，而磷的含量较多，占0.3%～0.45%，且多以肌醇六磷酸盐的形式存在，不易被消化吸收。

（5）维生素含量不均匀。含有较丰富的维生素B_1和维生素E，黄玉米中含玉米黄素，具有胡萝卜素的功能，大麦中含有较多的尼克酸。籽实中多缺乏维生素D，除黄玉米外，也缺乏胡萝卜素。

（6）适口性好，易消化。

4. 豆科籽实类饲料的营养特性　用作饲料的豆科籽实主要有大豆、豌豆、蚕豆和箭舌豌豆等。其营养特性如下。

（1）蛋白质含量高。豆科籽实粗蛋白含量一般在20%～40%，为禾本科籽实的1～3倍，且品质较好，精氨酸、赖氨酸、苯丙氨酸、亮氨酸、蛋氨酸等含量均多于禾本科籽实。

（2）粗脂肪含量高。大豆约含16%，其余豆类含脂肪均在2%左右。

（3）矿物质、维生素含量与禾本科籽实相似。

（4）含有一些不良物质，如抗胰蛋白酶、产生甲状腺肿的物质、皂素和血凝集素等。这些物质影响豆类饲料的适口性、消化性及动物的一些生理过程。所幸这些物质经适当的热处理（110℃，3分钟）后就会失去作用。

5. 饼粕类饲料的营养特性　蛋白质丰富，应合理利用，以解决蛋白质饲料资源不足。

（1）可消化粗蛋白的含量高。油饼、油粕中可消化粗蛋白含量可达30%～45%，氨基酸的组成较齐全，尤其是禾本科籽实中缺乏的赖氨酸、色氨酸等在饼粕类中含量丰富，苯丙氨酸、苏氨酸、组氨酸等含量也不少。粗蛋白的消化率、利用率均较高。

（2）粗脂肪含量变动较大。饼粕类饲料的脂肪含量随加工方法的不同变动较大，一般压榨法所得油饼含脂肪在5%左右，浸提法所得油粕，含脂肪在1%左右。

（3）无氮浸出物占干物质的1/3左右（22.9%～34.2%）。

（4）粗纤维含量视加工时带壳与否而异。一般去壳者粗纤维含量为6%～7%，消化率高。

（5）在矿物质方面，磷比钙多。

（6）B族维生素含量丰富，有少量胡萝卜素。

（7）生豆饼饲喂前应加热处理，以破坏抗胰蛋白酶。棉籽饼含有棉酚，菜籽饼含有芥子素，亚麻籽饼含有亚麻配糖体和亚麻酶，在水中浸泡会形成氢氰酸等，具有一定毒性，饲喂前应经脱毒处理。

6. 动物性饲料的营养特性　此类饲料主要包括水产副产品和畜禽副产品，如鱼粉、肉骨粉、血粉、奶粉、蚕蛹、羽毛粉等。其主要营养特性如下。

（1）蛋白质含量高、品质好。动物性饲料中粗蛋白含量高，一般都在40%～80%，各种必需氨基酸齐全，配比得当，是优良的蛋白质饲料。

（2）碳水化合物含量低。除乳之外各种动物性饲料中碳水化合物含量极少，而且无粗纤维，消化率高，适于饲喂各种动物。

（3）含有较多的矿物质，比例适当。动物性饲料中含有较多的矿物质，钙磷比适当，能被动物充分吸收利用。鱼粉中还含有食盐和丰富的微量元素。鱼粉中的含盐量与其品质有关，配制日粮时，必须事先了解其食盐含量，以免造成动物食盐中毒。

（4）富含B族维生素，特别是维生素B_{12}，鱼粉中还含有维生素D_3和维生素A。

一般在日粮中加入5%～10%的动物性饲料，可使蛋白质的生物学价值大为提高，从而提高饲料报酬，降低成本。在使用动物性饲料时，应特别注意其品质，以防腐败、霉变和细菌污染而引起动物中毒。有的鱼粉中含砂量较高，甚至掺杂使假，应注意检测，严格把好质量关。

7. 糠麸类饲料的营养特性　主要有米糠、麸皮，是粮食加工的副产品，由谷皮、大部分胚和小部分胚乳组成。其营养特性如下。

（1）无氮浸出物比谷实类少，占40%～50%。

（2）粗蛋白的数量和质量约在豆料与禾本科籽实之间，为14%左右。

（3）粗纤维约占10%，比籽实饲料高。

（4）米糠中有较多的脂肪，为12%～13%，不易储存，适口性差。

（5）磷的含量较高，约占1%以上，但70%以植酸盐的形式存在，不易被动物吸收。钙的含量低（0.1%以下），钙、磷比例不平衡（1∶8），麸皮中还含有较多的镁盐，有轻泻作用。

（6）含有丰富的B族维生素，其他维生素含量较低。这类饲料中，麸皮的质地疏松，在消化道中可改善日粮的物理性状，日粮中可占10%～20%。

8. 矿物质饲料　动物在生长发育、繁殖过程中，需要20种以上的矿物质元素。这些元素虽然在天然饲料中都有不同的含量，但不全面。由于实验动物在人工小环境下饲养，应对矿物质进行适当的补充与调整。矿物质饲料大多含元素较单纯，便于单项补充与调整。常用的矿物质饲料主要如下。

（1）食盐：为了满足动物生理上对矿物质平衡的要求，对以植物性饲料为主的动物要补充食盐，草食性动物尤为重要。食盐除了对动物补充钠和氯外，还可提高饲料的适口性，增加采食量。

（2）含钙的矿物质饲料：常用的有贝壳粉、蛋壳粉、石灰石粉及碳酸钙等，它们的主要成分为碳酸钙。动物对这种钙的利用率不高，但来源广，价格低廉，是补充钙的重要来源。骨粉、磷粉钙、磷酸氢钙等饲料中既含钙，又含磷，动物对这类矿物质饲料的利用率较单独含钙的矿物质饲料高。

（3）微量元素添加剂：根据各种动物的需要，选用各种无机盐，按一定比例配制微量元素添加剂，如铁、铜、钴、锌、锰、碘、硒等。

9. 其他饲料 主要由人工合成、工厂生产的各种饲料添加剂，对动物营养有着重要意义。大致有以下两类：营养性添加剂如氨基酸、维生素制剂、微量元素添加剂等，非营养性添加剂如抗氧化剂、驱虫剂、生长促进剂、酶制剂、着色剂、防腐剂等。

这些添加剂的主要作用是为了完善日粮的全价性，提高饲料利用率，促进动物生长和防治疾病，减少饲料在储存期间营养物质的损失，促进产品品质的改善等。

为保证实验动物的标准化及动物实验结果的准确性和可靠性，《实验动物配合饲料通用质量标准》（GB 14924.1—2010）中规定，实验动物饲料中不得掺入非营养性添加剂中包含的任何一种物质。因此，在饲养管理过程当中应予以注意。

第三节 饲料的配制

根据不同品种、性别、年龄、体重及生长发育阶段的动物对营养物质的需要，科学地规定每头（只）动物每天的需要量，从而制订出营养价值全面的饲料配方。根据配方将各种饲料原料按一定比例均匀混合的饲料产品称作配合饲料。配合饲料在增进饲料利用效率，降低饲料成本，增加经济效益，以及提高动物质量等方面都起到重要的作用。

一、配合饲料的分类

（一）按营养成分分类

1. 全价配合饲料 又称全日粮配合饲料。该饲料含有的各种营养物质和能量均衡全面，能够满足动物的各种营养需要，不需添加任何成分就可以直接饲喂，并能获得最大的经济效益。

2. 混合饲料 又称基础日粮或初级配合饲料，是由能量饲料、蛋白质饲料、矿物质饲料按一定比例组成的。它基本上能满足动物的营养需要，但营养不够全面，还需搭配一定的青粗饲料。

3. 浓缩饲料 或称平衡用混合饲料，是指以蛋白质饲料为主，加上矿物质饲料和添加剂预混合饲料配制而成的混合饲料。不能直接饲喂，需按各种浓缩饲料的说明添加能量饲料或粗饲料才能配制成全价配合饲料。

4. 添加剂预混料 是由营养物质添加剂和非营养物质添加剂按照各种饲料配方的需要加上必需的载体而配制成的各种添加剂预混料，分别包装，在配料时再按配方需要分别加入。

5. 代乳饲料 也称人工乳，是专门为各种哺乳期动物配制的，以代替自然乳的全价配合饲料，一些剖宫产的哺乳动物用此料可代替代乳动物。

（二）按饲料的物理性状分类

1. 粉状饲料 是把所用原料按需要粉碎成大小均匀的颗粒，再按比例混合好的一种料型。这种饲料加工简单、成本低，便于实验时随时加入一些药品。但容易引起动物挑食，造成浪费，密度不同的原料在运输中容易分离。

2. 颗粒饲料 是以粉料为基础经过蒸汽加压处理而制成的块状饲料，其密度大、体积小，可改善动物的适口性，因而增加动物的采食量，避免挑食，保证了饲料的全价性，并且压制过程中能破坏部分有毒成分，起到一定的杀虫灭菌作用。但成本较高，一部分维生素和酶等的活性也会受到破坏。

3. 碎粒饲料 是将加工的颗粒再经破碎加工提供的一种小颗粒饲料，多用于鱼料或雏鸡料。

4. 膨化饲料 是在高温、高压下强迫湿粉通过模孔而形成，这种饲料对鱼类、非人灵长类、犬、猫的适口性很好。其他动物不宜使用。

5. 烘烤饲料 烘烤的成本较高，但可起到一定杀灭微生物的作用。

6. 半湿或胶状饲料 这类饲料是在粉料中加入水和琼脂、明胶或其他凝胶剂。当实验中不易加入有毒化合物或粉尘，可采用这类日粮，其适口性比干日粮好，而且便于测量动物的采食量。但易受微生物生长的影响，必须冷藏。

7. 液体饲料 是为适应实验动物特定需要而加工配制的，如过滤灭菌和剖宫产幼仔及非人灵长类新生儿等。

8. 罐装饲料 这类饲料含水量较高（通常72%～78%），这些饲料的营养一般是调配完全的，或者是充作调味但营养并不完全的"补充剂"，多用于猫、犬的饲料。

二、饲料配方的设计

饲料配方是根据动物的营养需要、饲料的营养价值、原料的状况及价格等条件，合理地确定各种饲料及其成分的配合比例。

1. 配方设计的原则 进行饲料配方设计，必须选用合适的动物饲养标准，掌握饲料成分及营养价值表和饲料的种类、来源及价格。选用适宜的饲料（包括品质、体积的适口性），充分利用当地的饲料资源，做到因地制宜和因时制宜，尽量选用营养价值较高而价格低廉的饲料。并注意原料的搭配，使各种饲料之间的营养物质互相补充，以提高饲料的利用效果。

2. 配方的计算方法 饲料配方计算技术是近代应用数学和动物营养学相结合的产物。它是实现饲料合理搭配，获得高效益、低成本饲料配方的根本手段；是生产全价配合饲料，实现实验动物标准化饲养的一项重要的基础工作。

饲料配方的常规计算方法有交叉法、联立方程法、试差法。目前用电子计算机优选饲料主要配方已很普遍，有线性规划法和多目标选择法。

3. 常用实验动物饲料配方示例 合理的饲料配方不仅可以使动物发挥最大的生产性能，提高动物的质量，而且可以降低饲料成本，提高经济效益。

根据我国目前实验动物饲养应用的具体情况，部分经典饲料配方，供不同动物、不同实验要求选用，分别见表4-1～表4-5。

表4-1 大鼠和小鼠无菌饲料的配合设计（%）

原料	1号 大鼠用 高压灭菌	2号 小鼠用 高压灭菌	3号 放射灭菌 （2.5～10⁴Gy）	原料	4号 小鼠用	原料	5号 大鼠用
玉米	10.0	21.0	10.0	玉米	58.965	乳白蛋白	20.0
小麦	18.0	35.5	40.0	大豆油粕	30.0	葡萄糖	35.05
大麦	8.0	10.0	5.1	苜蓿粉	4.5	玉米淀粉	5.0
燕麦	18	10.0	18.1	食用油	1.0	玉米油	35.05
脱脂乳粉	5.0	—	7.5	磷酸氢钙	0.5	蛋氨酸	0.3
鱼粉	8.0	9.0	5.0	L-赖氨酸	0.5	氯化胆碱	0.2
大豆油粕	—	5.0	10.0	DL-蛋氨酸	0.5	维生素	0.4
苜蓿粉	3.0	2.0	—	2,6-二叔丁甲酚	0.0125	矿物质	0.4
玉米蛋白粉	3.0	2.0	—	维生素	1.0		
酵母（麸皮）	(23.0)	1.0	2.5	矿物质	0.025		
糖蜜	1.0	—	—	水	3.5	水	3.6

续表

原料	1号	2号	3号	原料	4号	原料	5号
	大鼠用 高压灭菌	小鼠用 高压灭菌	放射灭菌 (2.5～10⁴Gy)		小鼠用		大鼠用
大豆油 (其他)	(2.2)	1.5	—				
维生素，矿 物质	0.8	3.0	1.8				

说明：4号和5号为灭菌液体饲料

表4-2　豚鼠饲料的配合设计（%）

原料	1号	2号	3号
燕麦	17.7	40.0	15.0
小麦	28.9	—	5.0
苜蓿粉	38.0	8.0	27.0
大豆油粕	13.25	—	13.6
麸皮	—	15.0	20.0
玉米	—	—	3.0
脱脂乳粉	—	20.0	0.6
棉籽油	—	5.0	—
酪蛋白	—	10.0	—
鱼粉	—	—	8.3
糖蜜	—	—	3.0
维生素	—	—	1.0
矿物质	2.15	2.0	1.5
其他	—	—	2.0

表4-3　家兔饲料的配合设计（美国NRC）（%）

原料	1	2	3	4	5
	育成用	肥育用	维持生长用	妊娠期用	哺乳期用
苜蓿	60	40	70	50	40
燕麦	—	18	20	44	—
大麦	15	32	—	—	—
小麦	—	—	10	—	25
玉米	22	—	—	—	—
大豆油粕	3	5	—	6	10
高粱	—	5	—	—	—
麸皮	—	—	—	—	25

表 4-4　干性狗饲料的配合设计（%）

原料	1	2	3	原料	4	5
玉米	—	54.62	26.92	酪蛋白	24.0	8.0
肉粉	8.0	15.0	15.0	砂糖	66.1	15.0
鱼粉	5.0	3.0	4.0	葡萄糖	—	23.0
大豆油粕	16.0	19.0	19.0	明胶	—	15.0
小麦胚芽	8.0	5.0	5.0	糊精	—	24.8
小麦	51.23	—	26.7	白色油脂	8.0	—
脱脂乳粉	4.0	2.5	2.5	植物抽	—	10.0
动物性脂肪	2.0	—	—	纤维素	—	2.7
酵母	2.0	0.5	0.5	肝油	—	1.0
骨粉	2.0	—	—	DL-蛋氨酸	—	0.3
肝粉	1.0	—	—	DL-色氨酸	—	0.2
食盐	0.5	0.25	0.25	食盐	1.0	—
维生素、矿物质	0.27	0.13	0.13	维生素	0.1	—
				矿物质	0.8	—

说明：4、5号为精制犬饲料

表 4-5　啮齿类实验动物及家兔饲料参考配方（%）

饲料名称	大鼠	小鼠	地鼠		豚鼠		家兔	
	1	2	3	4	5	6	7	8
大麦（黄豆）粉	—	—	（12）	—		—	12	—
小麦粉	18.9	20	21	15	28	—	—	—
玉米粉	39	30	15	32	15	20	10	17
高粱粉	—	7	—	10	—	—	—	7
豆饼粉	20	25	13	25	15	25	12	18
麸皮	10	5	8	—	—	12	14	10
苜蓿草粉	—	—	—	5	20	35	30	40
脱水菜粉	—	—	—	—	10	—	16	—
鱼粉（进口）	5	6	8	6	8	2	4.5	2
酵母粉	1	3	5	3	—	2	—	2
骨粉	1	2	5	2	3	2.5	1	2.5
食盐	1	1	1	1	1	0.5	0.5	0.5
鱼肝油	1	—	1	—	—	—	—	—
植物油（鸡蛋）	2	—	（11）	—	—	—	—	—
矿物质添加剂	1	0.8	—	0.8	—	0.8	—	0.8
维生素添加剂	0.1	0.2	—	0.2	—	0.2	—	0.2

第四节　饲料的质量控制

一、饲料的加工调制

饲料的营养价值不仅取决于饲料本身的成分，而且也受加工调制的影响。饲料经过加工调制，能改变饲料原来的理化性状，增加适口性；消除饲料中有害有毒的因素，提高饲料的消化率；同时便于饲喂和储存。因此，饲料的加工调制是充分利用各种饲料、科学饲养实验动物的有效途径。

饲料加工调制的方法很多，因加工调制的目的不同，方法也各异。这里仅就与实验动物饲料调制有关的方法简述于后。

1. 粉碎、切碎　各种饲料原料都需进行粉碎，其目的首先在于配制饲料时，使各种原料能充分混合均匀、便于动物采食，减少浪费。

2. 蒸煮、焙炒或烘烤　豆科籽实中含有一种抗胰蛋白酶素，经蒸煮处理可使其破坏，从而提高蛋白质的消化率。禾本科籽实经 $130\sim150℃$ 焙炒后，其中一部分淀粉变为糊精，产生一种香味，可刺激食欲，增加适口性，对消化率也有提高，也可杀灭一部分病原微生物。

犬和猫的饲料，一般经过蒸煮可增加采食量，但饲料在加热过程中，会使饲料中原有的胡萝卜素等多种维生素遭到破坏，而且长时间高温会使蛋白质凝固，降低利用率。因此，加工温度不宜过高。对长期饲喂蒸煮后饲料的动物，应注意维生素的添加。

3. 颗粒饲料的调制　颗粒饲料是根据动物营养需要配制的混合粉料，经颗粒饲料机或膨化颗粒饲料机压制成颗粒形状的饲料。根据不同动物的采食特点，制成具有不同大小的颗粒和适当的硬度。一般来说，小鼠、大鼠、仓鼠的颗粒饲料直径以 $8\sim12mm$ 为宜。豚鼠、家兔的颗粒饲料直径以 $3\sim5mm$ 为宜。颗粒饲料能使饲料充分混匀，防止动物挑食，适口性良好，便于饲喂和储存等。

二、饲料的灭菌

饲料来源比较复杂，在收获、打碾、运输、储存及饲喂前的加工调制等各个环节，都有可能被病原微生物污染，应通过灭菌使饲料合乎卫生标准。一级动物所用饲料都应经过灭菌，以杀灭病原微生物；二级以上动物的饲料则必须彻底灭菌。

1. 饲料的灭菌方法

（1）干热灭菌法：加工成形的颗粒料，置烤箱内在 $70\sim80℃$ 烘烤6小时，细菌总数可控制在 $4.27\times10^3\sim4.23\times10^4/kg$ 内，并能完全杀灭大肠杆菌和霉菌。如温度过高、时间过长时，不仅养分损失较多，多种维生素大部分遭到破坏，且料块变得过分坚实，适口性降低。

（2）高温高压灭菌法：为将细菌全部杀死，要在 $121℃$、$1.0kg/cm^2$ 的高压蒸汽灭菌器内加热15分钟以上。为使蒸汽渗透饲料内部，操作时需预先将锅内减压至 $-80kPa$ 以下。维生素C、维生素 B_1、维生素 B_6 和维生素A等，遇热会受到破坏，而纯化学性饲料比天然饲料更不稳定。

（3）药物熏蒸灭菌法：熏蒸是利用化学药品的气雾剂对饲料进行消毒，如用氧化乙烯进行灭菌，熏蒸后必须在低于20℃的自然空气中将残余气体挥发。实验证明，即使这样处理，最后在饲料中还残存一些对动物代谢有害的化合物。

（4）射线照射灭菌法：通常在对谷物类饲料灭菌时，采用 5×10^4Gy 剂量 ^{60}Co 照射对营养成分损失甚小，γ 射线对维生素 B_1 和维生素 B_6 仅有微小破坏；而在纯化学饲料中对这些成分破坏则较大，通常采用的剂量为 $(3\sim5)\times10^4Gy$。此法在灭菌效果和对营养素的破坏程度方面都优于其他方法，但受条件所限，不便推广；有条件的单位应首选该法。根据实践经验，以高温高压灭菌法和射线照射灭菌法最为常用，且效果最为可靠。

2. 常用饲料灭菌方法对饲料中营养成分的影响

（1）对常规养分的影响：除高温高压法（121℃、20分钟）可引起粗蛋白损失4.2%～4.3%外，其他方法对饲料中常规养分（水分、粗蛋白、粗脂肪、无氮浸出物、粗纤维、粗灰分）均无明显影响（表4-6）。

表4-6　灭菌后饲料中常规养分百分含量的变化（%）

组别	灭菌后时间（天）	水分	粗蛋白质	粗脂肪	无氮浸出物	粗纤维	粗灰分
对照组	7	10.08±0.09	20.44±0.17	4.25±0.14	55.29±1.07	3.66±0.10	6.28±0.29
	30	10.01±0.08	20.59±0.20	4.47±0.21	54.70±0.98	3.74±0.17	6.49±0.25
	90	10.04±0.10	20.61±0.26	4.38±0.20	54.8±1.26	3.69±0.15	6.48±0.19
高温高压组	7	9.97±0.11	19.56±0.47	4.34±0.21	56.18±1.37	3.7±0.18	6.24±0.13
	30	9.79±0.08	19.81±0.55	4.51±0.29	55.90±1.02	3.68±0.12	6.31±0.19
	90	9.98±0.08	19.75±0.51	4.2±0.18	56.12±0.75	3.45±0.24	6.41±0.23
射线照射组 2.5×10⁴Gy	7	10.01±0.06	20.29±0.26	4.04±0.29	56.18±0.86	3.16±0.31	6.32±0.30
	30	9.90±0.12	20.50±0.29	4.36±0.31	55.16±0.79	3.52±0.23	6.56±0.27
	90	9.94±0.09	20.58±0.33	4.39±0.35	54.81±0.59	3.70±0.19	6.58±0.18
射线照射组 3.0×10⁴Gy	7	10.04±0.11	20.46±0.31	4.29±0.27	55.43±1.41	3.56±0.18	6.22±0.39
	30	9.93±0.1.0	20.61±0.37	4.43±0.30	54.78±0.56	3.70±0.21	6. 55±0.26
	90	10.02±0.09	20.29±0.26	4.33±0.29	54.34±0.89	3.49±0.22	6.35±0.28

与对照组比较，$P < 0.05$

（2）对维生素的影响（表4-7）：高温高压法灭菌的饲料除维生素E含量比较稳定外，其他维生素均有不同程度的损失，其中，维生素A损失10.2%～13.3%，维生素B_1损失47.0%～56.7%，维生素B_2损失15.7%～23.6%，维生素PP损失13.7%～26.2%。^{60}Co照射仅使维生素B_1损失20.0%～22.9%，对其他维生素的含量无显著影响。也有报道，经$3×10^4$Gy ^{60}Co辐射后，维生素A损失67%，维生素E（α）损失43%，维生素B_1损失19%，维生素B_2损失8%。经高温高压灭菌后，维生素B_1损失84%，维生素A损失69%，维生素E（α，β）损失18%。

表4-7　灭菌后饲料中维生素成分的变化（mg/kg）

组别	灭菌后时间（d）	维生素A（10³IU/kg）	维生素E	维生素B_1	维生素B_2	维生素PP
对照组	7	13.28±0.49	18.7±1.1	5.5±0.3	9.3±0.6	21.1±3.1
	30	12.66±0.49	18.5±1.3	5.1±0.4	8.3±0.7	25.6±2.9
	90	12.48±0.55	18.3±1.0	4.8±0.6	9.4±0.3	22.0±3.5
高温高压组	7	11.87±0.54	18.2±0.9	2.9±0.5***	7.1±0.8	18.2±2.1*
	30	10.98±0.62	17.9±1.3	2.7±1.1***	7.0±1.2	18.9±1.9**
	90	11.21±0.58	18.2±1.2	2.1±0.9***	7.5±1.1	17.3±2.8
射线照射组 2.5×10⁴Gy	7	12.27±0.48	18.6±1.5	4.3±0.7**	8.9±0.6	19.8±2.5
	30	11.80±0.56	18.3±1.1	4.1±0.8*	8.3±0.8	22.1±2.4
	90	11.75±0.59	18.4±1.3	3.9±1.1	8.9±0.6	20.9±1.9
射线照射组 3.0×10⁴Gy	7	12.41±0.6l	18.7±1.0	4.7±1.0	9.0±1.0	20.6±1.7
	30	11.47±0.56	18.3±1.1	4.6±1.1	7.9±0.8	20.0±1.3
	90	11.81±0.50	18.4±1.3	3.7±0.9**	9.1±1.1	19.8±1.8

* 与对照组比较，$P < 0.05$

** 与对照组比较，$P < 0.01$

*** 与对照组比较，$P < 0.001$

（3）对氨基酸的影响（表4-8）：高温高压法，可使饲料中半胱氨酸减少22.2%，赖氨酸减少22.7%，精氨酸减少15.8%，^{60}Co辐射法对饲料中氨基酸含量无显著影响。

表4-8　不同方法灭菌后90天饲料中的氨基酸含量（g/kg）

氨基酸	对照组	高温高压组	^{60}Co辐射组	
			2.5×10^4Gy	3.0×10^4Gy
天门冬氨酸	12.33±1.32	11.92±1.02	12.08±0.94	12.36±1.42
苏氨酸	5.95±0.34	5.67±0.41	6.35±0.72	5.83±0.55
丝氨酸	7.16±0.21	6.82±0.44	7.34±0.56	7.19±0.46
谷氨酸	27.03±0.85	26.86±0.75	27.42±0.63	26.91±0.78
脯氨酸	17.51±0.26	16.58±1.32	18.47±1.34	17.31±0.91
甘氨酸	7.04±0.23	6.82±0.41	7.51±0.52	7.36±0.34
丙氨酸	7.05±0.44	6.64±0.34	7.47±0.71	7.15±0.35
半胱氨酸	2.21±0.47	1.72±0.87*	2.46±0.67	2.24±0.48
缬氨酸	7.43±0.31	7.41±0.42	7.51±0.23	7.70±0.26
蛋氨酸	2.12±0.23	2.25±0.15	2.46±0.12	2.05±0.37
异亮氨酸	7.41±0.42	6.96±0.36	7.60±0.66	7.64±0.74
亮氨酸	10.33±0.67	9.83±0.43	10.16±0.45	10.42±0.82
酪氨酸	4.51±0.35	4.48±0.34	4.92±0.17	4.75±0.26
苯丙氨酸	8.73±0.52	8.91±0.42	9.45±0.46	9.04±0.38
组氨酸	5.03±0.46	4.76±0.23	4.91±0.43	5.04±0.14
赖氨酸	7.45±0.55	5.76±0.86**	7.91±0.31	7.60±0.58
精氨酸	9.62±0.53	8.10±0.74*	10.31±1.07	9.92±0.82

* 与对照组比较，$P < 0.05$

** 与对照组比较，$P < 0.01$

（4）对矿物质的影响：矿物质的含量相对稳定，高温高压法和^{60}Co辐照法对饲料中钙、磷、铜、铁、锰、钴、镁、碘、镉等矿物质的含量均无显著影响。

3. 常用饲料灭菌方法对饲料表观消化率的影响　^{60}Co-γ射线照射法对饲料中营养物质表观消化率（apparent digestibility）影响较小。高压蒸汽灭菌使饲料中干物质、粗蛋白的表现消化率有较大幅度的降低。三种不同高压蒸汽灭菌方法中，抽真空126℃、10分钟灭菌饲料的粗蛋白的表观消化率显著高于抽真空121℃、30分钟灭菌的饲料（表4-9）。

表4-9　灭菌方法对饲料养分表观消化率的影响（%）

组别	组号	干物质	粗蛋白	粗纤维	粗脂肪
对照组	A	76.7±4.6	75.2±4.0	34.0±10.6	87.7±2.3
实验组	B	72.3±3.8*	66.0±5.4**	35.3±7.9	84.3±4.5
	C	74.9±3.8	68.8±5.8**	36.3±10.3	88.0±2.9
	D	73.0±5.2*	62.7±7.5**	43.0±11.5	87.8±4.0
	E	76.2±2.9	75.8±3.3	39.5±6.9	91.5±3.6

* 与对照组比较，$P < 0.05$

** 与对照组比较，$P < 0.01$

注：A.不灭菌；B.预真空高压蒸汽灭菌（预真空3次，132℃，5分钟）；C.预真空高压蒸汽灭菌（预真空3次，126℃，10分钟）；D.普通高压蒸汽灭菌（121℃，30分钟）；E.^{60}Co-γ射线灭菌（2.5×10^{4}Gy）

4. 灭菌饲料对动物生长、繁殖的影响 由于灭菌后的饲料中某些营养成分受到破坏，营养水平低因而使动物的生长速度减慢（表4-10），繁殖性能下降。一般来说，对饲料中营养成分损失较小的灭菌方法，对动物生长和繁殖的影响也较小（表4-11）。

表4-10 不同方法灭菌的饲料饲喂裸小鼠的增重效果比较

组别	动物数	性别	断乳体重	周龄				
				4	5	6	7	8
高温高压组	28	♀	13.9±0.4	16.1±0.4	18.5±0.8	20.3±1.2	22.3±1.6	24.4±1.4
	24	♂	14.1±0.4	16.9±0.7	19.4±1.1	21.7±1.4	24.0±1.8	26.2±1.6
射线照射组 2.5×10⁴Gy	29	♀	13.4±0.5	15.9±0.7	19.1±1.0*	21.2±1.4*	23.2±1.6*	25.6±1.7**
	19	♂	14.1±0.3	17.1±0.9	20.1±1.3*	22.7±1.7*	25.3±1.9**	27.9±1.7**

* 与同性别高热组比较，$P < 0.05$

** 与同性别高热组比较，$P < 0.01$

表4-11 灭菌饲料对BALB/c小鼠繁殖情况的影响

组别	对数	受胎率（%）	初生窝重（g）	产仔数（只）	断乳数（只）	断乳窝重（g）	存活率（%）
试Ⅰ组	35	82.9	7.69±1.94**	5.26±1.70*	4.93±1.36**	45.34±8.53**	94
试Ⅱ组	35	85.7	8.92±2.69	6.00±1.85	5.83±1.86	52.37±11.37	95
试Ⅲ组	35	62.9*	7.31±2.48**	5.00±1.92*	4.63±1.50**	39.18±9.11**	93
对照组	35	91.4	9.45±2.64	6.39±1.77	6.11±1.66	60.14±13.29	96

* 与对照组比较，$P < 0.05$

** 与对照组比较，$P < 0.01$

注：试Ⅰ组.预真空高压蒸汽灭菌（130℃、4分钟）；试Ⅱ组.消毒方法同Ⅰ组，另在饮水中加入除菌过滤后的氨基酸和维生素添加剂；试Ⅲ组.普通高压蒸汽灭菌（120℃、20分钟）

5. 饮用水的灭菌 一级动物：只要符合国家饮用水卫生标准的自来水即可满足动物的需求。二级以上动物的饮用水必须经过灭菌才能饮用。通常同饲料一样，常采用高温高压蒸汽灭菌，也可先加盐酸制备pH 2.5～3.0的酸化水，杀死一切肠道病原菌后，再进行蒸汽灭菌，效果更佳。

三、饲料的储存

饲料库房应具备干燥、凉爽、通风良好的环境，并具有防鼠、防昆虫的设备，严禁与有毒有害物品同存。各种饲料应分批、分类堆放整齐，建立清楚的卡片、账目。进库前应检查各种饲料的含水量，各种原料的含水量在12%以下为安全。如水分含量高时，应经翻晒后再入库。在阴雨或气温过高时应随时检查，防止霉变、虫蛀。

饲料存放量不要过多，储存时间不宜过长，原料储存3～6个月，面粉及粉碎过的饲料储存1～2个月，鱼粉类饲料储存1～3个月，颗粒料储存10～20天为宜。

灭菌过的饲料应用无菌纸袋包装，或存放于清洁塑料桶内，储存时间以不超过60天为宜。

四、饲料的污染控制

饲料的污染控制主要包括饲料的生物性污染控制、化学性污染控制及饲料全价营养的质量控制。

1. 生物性污染控制 饲料若受细菌、细菌毒素、霉菌毒素的污染，在微生物作用下，蛋白质分解为氨、硫化氢，硫醇、粪臭素等，脂肪分解产生酸、醛，这些物质对动物机体都是有害的。饲料受霉菌污染后，如黄曲霉菌可产生黄曲霉毒素，赤霉菌污染小麦后产生赤霉病麦毒素。黄曲霉素B₁又是强致癌剂，而赤霉病麦毒素可引起食物中毒。

其他如寄生虫及其虫卵污染：常见的有肝囊虫（又称肝棘球蚴）、犬的旋毛虫等，往往由于饲料污染而引起实验动物的寄生虫病。昆虫如甲虫类、蛾类及蝇、蛆等的生长繁殖而致饲料感官性状恶化、营养质量下降。此外，昆虫携带的虫卵及霉菌可在爬过饲料时污染饲料，使动物食用后患寄生虫病或感染其他疾病。

实验动物的饲料，经灭菌后应采样进行微生物检验，以检查灭菌效果。不同等级实验动物的饲料，其微生物控制标准应与相应等级的实验动物的微生物控制标准相同（表4-12），经微生物检查合格后，再饲喂相应等级的实验动物。

表4-12　饲料中微生物含量指标

项目	动物种类					
	小鼠/大鼠	兔	豚鼠	地鼠	犬	猴
菌落总数（cfu/g）≤	5×10^4	1×10^5	1×10^5	1×10^5	5×10^4	5×10^4
大肠菌数（MPN/100g）≤	30	90	90	90	30	30
霉菌和酵母数（cfu/g）≤	100	100	100	100	100	100
致病菌（沙门菌）	不得检出					

2. 化学性污染控制

（1）农药污染：化学农药主要是有机氯的污染，特别是植物的外皮、外壳和根茎等遗弃部分含量更高。如用这些污染的原料，则饲料中的有机氯含量将会升高。有机氯可致实验动物肝细胞病变、肝脂肪变，并可致大鼠大脑及脑干的脱髓鞘变性，使犬肾上腺萎缩，肾皮质内层细胞退行性变化。有机磷农药污染，量大时可引起急性中毒，表现为血液胆碱酯酶活力下降，引起胆碱能神经功能紊乱。大剂量敌敌畏可致突变，小剂量敌百虫和乐果能引起大鼠多种肿瘤，而马拉硫磷又具有致癌作用，氨基甲酸酯类中的氨基甲酸乙酯可促进大、小鼠肿瘤，西维因可引起小鼠、猪和犬的畸胎等。因此，农药可引起实验动物的致畸及致突变作用。

（2）重金属及其他工业污染：汞、铅、镉可引起动物的急性中毒和慢性中毒，带来一系列不可逆的神经系统中毒与病变。摄入被铅污染的饲料，可引起动物神经系统、造血器官和肾脏等的明显变化，多环芳烃也可污染饲料，主要发生在接触污染区的农作物，如苯并芘（benzopyrene）可致使大鼠、小鼠及地鼠产生肿瘤。石油加工提炼、炼焦、合成橡胶、喷洒沥青等工业烟尘中就含有大量的这类物质。

（3）其他：如亚硝胺类在不新鲜的蔬菜和鱼粉中均可检出，这些物质可致动物肝损害，亚硝胺的致癌性只要一次冲击量或多次少量长期的慢性作用均可产生肿瘤。此外，饲料的包装容器，质量如果不符合卫生要求，如使用聚氯乙烯的塑料桶，则氯乙烯单体有可能转移到饲料中，而氯乙烯单体有使动物致癌的可能。盛装过有毒化学物质如装过化肥、农药的容器绝对不允许用来盛装饲料，以免造成动物中毒。国家对饲料污染各种有害物质已有明确的规格限制。饲料中常见化学性污染的标准参见表4-13。

表4-13　化学污染物指标

项目	指标
砷（As）（mg/kg）	≤0.7
铅（Pb）（mg/kg）	≤1.0
镉（Cd）（mg/kg）	≤0.2
汞（Hg）（mg/kg）	≤0.02
六六六（六氯环己烷）（mg/kg）	≤0.3

续表

项目	指标
滴滴涕（DDT，双对氯苯基三氯乙烷）（mg/kg）	≤0.2
黄曲霉毒素B_1（μg/kg）	≤20.0

3. 饲料全价营养的质量控制

（1）原料的质量控制：主要对原料进行监测，目的在于指导原料和调整配方，保证合格的产品。首先对新购原料进行感观检查，主要包括原料的色泽、气味、杂质含量、发酵、霉变等。其次是水分、营养物质及污染物质含量的检测（参见GB 13078、GB 2715、GB 2761、GB 2762、GB 2763、GB 4810、GB 14935、GB15201中的规定）。如所检原料中的各种营养成分与标准不符，则不能使用。另外，应特别注意鱼粉，尤其是国产鱼粉中的掺杂使假行为。

（2）成品的质量控制：主要对全价配合饲料进行营养成分的检测。经常监测常规养分与混合均匀度，定时监测微量元素、维生素、氨基酸及有毒有害成分。全价配合饲料中不得掺入抗生素、驱虫剂、防腐剂、色素、促生长剂及激素等添加剂。

（刘　镕）

第五章 实验动物的环境与设施

第一节 实验动物环境因素

实验动物环境是指围绕动物引起刺激-反应应答的一切自然因素和动物社会因素的总和。实验动物一般都长时间甚至终身被限制在一个极其有限的环境范围内生活。这种环境也就成了实验动物赖以生存的条件。某些品种品系的实验动物，在自然环境中几乎不可能生存，只能饲养在严格控制的人工环境中。

动物性状的表现取决于多种因素，主要是遗传因素和环境因素。尽管遗传基因是决定生物性状的物质基础，但在个体发育中，基因作用的表现离不开环境的影响。1959年Russell和Bruch提出，动物的基因型（genotype）受发育环境（胚胎期和哺乳期）影响而决定其表现型（phenotype），此表现型又受动物的邻近环境（包括培育环境和实验场所环境）的影响而发生变化出现不同的演出型（dramatype）。

动物实验是对演出型的一种影响处置。为了求得动物对处理结果的可信性和可重复性，就要求演出型的稳定，积极控制影响动物机体的遗传因素和环境因素。动物对实验处理的反应可用以下公式表示：$R=(A+B+C)\times D+E$。式中，R表示实验动物的总反应；A表示动物种的共同反应；B表示品种及品系特有的反应；C表示个体反应（个体差异）；D表示环境影响；E表示实验误差。由公式可以看出，A、B、C属遗传因素，而D是环境因素，与动物的总反应呈正相关。必须尽量减少D的变化，排除实验处理以外的影响。可见，在实验前和实验中控制实验动物的各种环境因素是十分重要的。没有实验动物环境的控制就没有实验动物科学的发展。

一、环境因素的分类

实验动物的环境主要包括外环境和内环境两大部分。外环境主要是实验动物饲育和实验场所外的周围环境。外环境质量的高低可直接影响到内环境，因而应充分重视对外环境的控制。实验动物的内环境主要是指实验动物饲育和实验场所内的环境。如温度、湿度、噪声、气流速度、洁净度、光照及氨等有害气体的浓度。其中环境中微生物控制尤为重要。据此实验动物环境因素可分为以下五个方面。

1. 气候因素 温度、湿度、气流、风速等。

2. 理化因素 氧、二氧化碳、粉尘、臭味、噪声、照度、杀虫剂、消毒剂、有害化学物质等。

3. 居住因素 房屋、饲养笼具、垫料、给食器、供水器等。

4. 营养因素 饲料、水、蛋白质、矿物质、维生素等。

5. 生物因素 动物饲养密度、微生物、与人和其他动物的关系。

环境因素必须具备对实验动物接触机会、接触方式、接触时间、接触强度或浓度等作用条件，才能对实验动物造成影响。有关因素对实验动物造成影响的性质与程度不同，因而重要性也不尽相同。某些环境因素对实验动物的影响不一定很快就能够表现出来，需一定的积累才能够显示其作用。许多化学因素属于这类情况，如氨气对实验动物的影响就表现为累积作用，短时间接触时允许的浓度稍高；长时间接触时允许的浓度就较低。

环境对动物的影响并非仅受上述诸因素中各个单一因素的作用，而是受到多种因素的复合作用。例如，温度与湿度和气流等因素均影响到动物的体温调节；饲养笼内有无铺垫物及笼子的材质、构造均影响到动物的保温效果；动物室的臭味与清洁程度、温湿度、通风换气、饲养密度等有关；照明也与室内的温度等有关。故而在论述实验动物的环境时，有必要经常按复合环境（environmental complex）状态加以考虑。

二、温、湿度

多数的鸟类和哺乳类动物都为恒温动物（homoiothermic animal）。温度变动缓慢，在一定范围内，动物机体可以本能地进行调节与之适应。但变化过大过急时，动物机体不能适应，就会出现生殖、泌乳、机体抵抗力、生长、形态、新陈代谢和实验反应等方面的改变，影响实验结果，甚至造成动物死亡。动物实验时最适宜的环境温度为21～27℃。

1. 体温调节　产热量、基础代谢、体温和环境温度的关系模式如图5-1所示。即将基础代谢最低时期的环境温度称为温度中性区（thermoneutral zone），把动物的体温失去恒常性而开始下降或上升时的环境温度称为临界温度（critical temperature）。动物处在上限临界温度时，必须通过物理调节来保持体温恒定；动物处于下限临界温度时，必须提高代谢率增加热量，通过化学调节来维持体温恒定。表5-1即为不同动物的体温、舒适区温度和临界温度。恒温动物的基础代谢量，与体表面积成正比例的，其代谢量大多数用单位体表面积来表示。

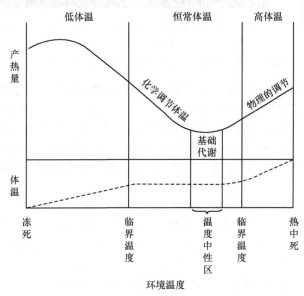

图5-1　产热量、基础代谢、体温和环境温度的关系

表5-1　几种常用实验动物的体温、舒适区温度和临界温度

动物种类	体温（℃）	舒适区温度（℃）	临界温度（℃）	
			下限	上限
小鼠	37.0～39.0	21.0～25.0	10.0	37.0
大鼠	38.5～39.5	21.0～25.0	−10.0	32.0
豚鼠	38.2～38.9	18.0～22.0	−20.0	32.0
家兔	37.0～39.0	16.0～23.0	−29.0	32.0
犬	38.0～39.0	17.0～20.0	−80.0	40.0
猕猴	36.0～39.0	18.0～25.0	−38.0	38.0
猪	38.0～40.0	18.0～25.0	−30.0	30.0

温度应激（stress）引起生物体反应出现的时间与生物体反应量幅度之间的关系，如图5-2所示，即首先出现通过神经性调节的急性反应，接着产生内分泌调节的慢性反应，最后才出现各种脏器的器质性变化。人们把生物这种在不同的气候环境下能够通过生理的、形态的适应而生存下去的现象称为气候驯化（acclimatization）；将若干世代都暴露在自然环境下而引起生物种的生物性、器质性的变化称为适应（adaptation）；将通过人工因素而诱发的适应现象称为气象驯化（acclimation）。

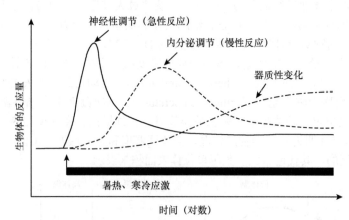

图5-2　温度应激引起的生物体反应（适应性变化）

2. 温度　环境温度可影响动物的生殖功能。当环境温度过低时，常导致哺乳类实验动物性周期推迟，如金黄地鼠，当温度低于18℃时，可发生吃仔现象；13℃时，可引起幼鼠死亡；临近4℃时，经短时间即可进入冬眠。而温度过高（超过30℃）时，雄性动物睾丸萎缩，产生精子能力下降；雌性动物性周期紊乱，泌乳能力下降或拒绝哺乳，妊娠率降低。高温还可使胎儿的初生重下降，增重缓慢，生长发育受阻，断乳率和成活率降低。豚鼠对温度的骤变最为敏感，高温时孕鼠易死亡或流产。

环境温度可影响动物机体的抵抗力，如大鼠在31℃、鸡在35℃的高温应激下出现需氧菌群增加。将BALA/c小鼠从22℃环境移到12℃或32℃，其白细胞数出现变化，B细胞和T细胞数亦出现明显变化，而这些免疫功能异常与疾病的发生存在密切关系。因此，环境温度过高或过低，都能导致机体抵抗力下降，使动物易于患病，影响实验结果的正确性。

环境温度可影响动物的脏器重量。例如，小鼠在低温环境下饲养，其心脏、肝脏和肾脏较大，而在高温环境下则较小。说明环境温度与动物脏器重量有显著的负相关。

环境温度可影响动物的新陈代谢。在低温环境下，许多动物的新陈代谢增加，摄食量也增加。例如，小鼠在低温环境下饲养时，摄食量可增加30%。但两栖类、爬行类和地鼠在低温环境下新陈代谢减慢，进入冬眠状态。

环境温度可影响实验动物的健康。低温是动物冻伤、感冒、支气管炎和肺炎等疾病的直接诱因。高温环境可直接导致动物患痉挛和热射病，同时会使动物摄食量减少，引起营养不良和抗病力下降。在高温且高湿的情况下，病原微生物和寄生虫易生长繁殖，动物被感染及生病的概率大大增加。

环境温度可影响动物的行为和生理功能。温度可使动物的姿势、摄食量、饮水量、母性行为、心搏、呼吸、新陈代谢等出现相应变化。有人观察9～10周龄ICR小鼠在10～30℃环境下的生理反应，发现小鼠的呼吸数、发热量随着气温的升高而直线下降。寒冷环境下，动物出现立毛寒战，蜷缩成团。炎热天，动物饮水量增加；地鼠呈"大"字形睡眠；犬张口伸舌，喘气明显，说明温度可左右生理实验的结果。

不适宜的环境温度可使实验动物处于应激状态，从而出现对化学物质的急性毒性反应改变。例如，由卵白蛋白引起变态反应所致小鼠的过敏性休克的死亡率，随温度升高而增加；又如药物的半数致死量（LD_{50}）随环境温度而变化。异丙肾上腺素的LD_{50}在4℃与24℃下相比，雄性小鼠相差1000倍，雌性小鼠则相差10 000倍，即使在20℃与24℃下相比，也有10倍之差。麻黄碱等三种药物在不同温度条件下测得的LD_{50}有较大差别（表5-2）。在不同温度（12～32℃）条件下，用雌性Wistar大鼠腹腔注射戊巴比妥钠95mg/kg，以测定LD_{50}，结果发现18～30℃时大鼠死亡率较低，差别无统计学意义；而较低或较高温度时，其死亡率都明显升高（表5-3）。麻醉后苏醒的时间虽然与麻醉剂量有关，但不同温度间相比较，则30℃组要比25℃以下各组为短。同时观察麻醉期间的心搏数和呼吸数，其结果发现，无论哪一组均在低温环境下有所减少。另外，在低温条件下体温均明显下降，甚至有的降到30℃以下，说明手术后动物的保温非常必要。致癌、致畸、致突变及免疫实验的结果也受环境温度的影响。

关于温度影响各种动物实验结果的原因虽尚有许多不明之处，但一般认为，高温或低温环境对动物神经系统、内分泌系统及各种酶活性的亢进或抑制等均有影响。

表5-2　两种不同温度对药物LD_{50}的影响（mg/kg）

药物	LD_{50}	
	15.5℃	26.7℃
苯异丙氨（amphetamine）	197.0	90.0
盐酸脱氧麻黄碱（methedrine）	111.0	33.2
麻黄碱（ephedrine）	477.1	56.5

表5-3　不同温度时戊巴比妥钠给药导致大鼠死亡率比较

环境温度（℃）	给药动物只数（只）	死亡动物数（只）	死亡率（%）
12	20	20	100
14	20	20	100
16	20	20	100
18	20	10	50
20	20	10	50
22	20	10	50
24	20	10	50
26	20	7	35
28	20	6	30
30	20	11	55
32	20	16	80

注：腹腔注射，剂量为95mg/kg

3. 湿度　湿度是指大气中的水分含量，包含绝对湿度和相对湿度两个概念。实验动物饲养室常用指标为相对湿度，即指空气中实有的含水量与同温度下饱和含水量的百分比。相对湿度与动物的体温调节有密切关系。当环境温度接近体温时，动物只能通过蒸发作用来散发体内的热量，在高湿度情况下，动物体内蒸发受到抑制，这时感觉闷热，极度难耐，易引起代谢紊乱和抵抗力下降，动物的发病率和死亡率也明显增加。相反，相对湿度低，动物散热量大，产热量增加，从而使摄食量和活动量增加。据报道，大鼠的摄食量在温度21℃、湿度35%的环境下比温度21℃、湿度75%环境下要增加5%左右。另外，小鼠的活动量在低湿度情况下要比高湿度条件下增大。

湿度过高，微生物易于繁殖和传播，垫料、饲料也易发生霉变，影响动物的健康，进而影响动物实验结果的准确性。例如，小鼠的仙台病毒在高湿环境下发病率高，大、小鼠过敏性休克的死亡率随湿度增加而明显增加。梅耶斯（Mayyase）等报告，在温度为21℃，而湿度分别在25%～30%、50%、85%～90%的条件下，对喂养3周的小鼠，检测其鼻腔内的细菌数，结果发现湿度在25%～30%时数量最小，85%～90%时最多。另外，动物室空气中的细菌数与氨气浓度也是在湿度高的情况下增高。这些结果证明高湿环境容易引起病原细菌的增殖。

湿度过低同样易导致一些疾病的发生。例如，在27℃环境温度下湿度达20%时大鼠几乎均可发生环尾病（ring tail）。在27℃条件下环尾病发生率有品系间的差异，Wistar系为78%，Sprug-Dowley系为82%。环尾症的发生原因，目前虽尚不十分清楚，但大致可认为是在低湿度条件下随着尾部水分的散发，尾血管缩小而引起的血流障碍所致。湿度过低，还易致粉尘飞扬，引起动物和人的呼吸道疾病。动物室内空气中变态反应原的含量随湿度的下降而上升。

与温度对动物的影响相同，湿度也有舒适区。各国实验动物室空气相对湿度基准值见表5-4。各地区根据自己的气候条件，制订标准略有不同。一般实验动物，相对湿度在40%～70%是完全可以适应的，相对湿度在50%±5%最好。我国国家标准《实验动物环境及设施》规定的实验动物相对湿度技术标准为40%～70%。新捕获的猴，则要求较高的温度和湿度，南美产的猴尤其如此。猫则较适于较低的湿度。

表5-4　各国实验动物室空气相对湿度基准值（100%）

动物种类	ILAR	MRC	OECD	日本	中国
小鼠	40～70	40～70	30～70	45～55	40～70
大鼠	40～70	40～70	30～70	45～55	40～70
仓鼠	40～70	40～70	40～70		40～70
豚鼠	40～70	40～70	30～70	45～55	40～70
家兔	40～60	40～70	30～70		
猫	30～70	40～70	30～70	45～55	
犬	30～70	40～70		45～55	
猕猴	30～60			55～65	

注：ILAR.实验动物资源协会（美国）；MRC.医学研究理事会（英国）；OECD.经济合作与发展组织

4. 环境温、湿度测定　实验动物设施环境温、湿度测定应在动物设施竣工、空调系统运转48小时后或设施正常运行之中进行测定。一般选择动物笼具放置区域范围，测点应离围护结构0.5m，离地高度0.1～2.0m。测量仪器为精密度为0.1以上的标准水银干湿温度计及热敏电阻式数字型温湿度测定仪。要定期对温、湿度计作标定，以确保数据的正确。

当设施环境温度波动范围大于±2℃，室内相对湿度波动范围＞10%时，温、湿度测定宜连续进行8小时，每次测定间隔为15～30分钟。乱流实验室按洁净面积不大于50m²至少布置测定5个测点，每增加20～50m²增加3～5个测点。

三、气流与风速

1. 气流、风速对实验动物的影响　实验动物环境气流分为半人工气流和全人工气流。半人工气流通常所指自然通风，是通过一定的设施，如墙、门、窗等，初步改变气流的方向和速度，是开放系统常用的通风方式。全人工气流是屏障系统、隔离系统内，完全靠人工送风、排风形成的气流。实验动物单位体重的体表面积一般均比人大，因此气流对实验动物的影响也较大。实验动物大多饲养在窄小的笼具中，其中不仅有动物还有排泄物。气流速度过小，空气流通不良，动物缺氧，室内有害气体浓度升高，散热困难，易造成呼吸道传染病的传播，甚至死亡。而气流速度过大，则使动物体表散热量增加，同样危及动物的健康，影响动物实验结果。实验动物必要的换气量见表5-5。

表5-5　常用实验动物必要的换气量

动物种类	体重（g）	保证良好空气状态（m³/只）	必要的换气量［m³/(只·小时)］
小鼠	21	0.085	0.85
大鼠	200	0.113	1.27
金黄地鼠	400	0.226	2.54
豚鼠	400	0.170	1.70
兔	2 600	0.283	3.20
猫	3 000	1.00	17.00
猴	3 000	1.00	17.00
犬	14 000	4.25	47.2

气流（air current）的方向和风速（air velocity）的大小与体热的扩散有很大关系。温度为15℃、25℃及35℃，湿度均为40%的环境下，给予固定小鼠0.2m/s、1m/s及2m/s的风速，前后的体温，特别在低温环境下，随风速的增加而明显地下降。

风速的大小还会影响动物的摄食量。魏厄（Weihe）研究了在22℃±1℃的温度条件下风速对无毛（hair-less）小鼠摄食量的影响后，指出有铺垫物的塑料笼养组的摄食量在风速为67cm/s的条件下，比无风状态要增加26%，而金属网笼饲养组在风速为67cm/s的条件下增加了36%。这显示了通过对流、辐射或体表蒸发的体热扩散，在风速增大的同时无毛小鼠摄食量也有所增加。动物室内风速一般控制在0.13～0.18m/s。笼具的置放位置应避开风口。

动物室内气流也会影响动物的健康，干扰实验结果，因为病原微生物可随空气流动而四处传播。动物设施内各区域的静压状况（正压、负压）决定了空气流动方向。在双走廊SPF设施中空气流动方向是清洁走廊→饲育观察室→污物走廊→缓冲间→设施外，室内处于正压，确保病原微生物不至于侵入动物室内。而在污染或放射性实验的动物房，为了防止微生物和放射性物质扩散，室内必须处于负压。国际上一般规定实验动物设施内压力梯度为10～50Pa。

实验动物饲养室的空气应尽量采用新风，加强通风换气，根据国家标准《实验动物环境及设施》，普通环境的最小换气次数为8，屏障环境最小换气次数为15，隔离环境的最小换气次数为20。在送风口和出风口处风速较大，附近不宜摆放动物笼架。合理组织气体流向和风速既能调节温度和湿度，又可降低室内粉尘和有害气体污染，甚至可以控制传染病的流行，因而有利于实验动物和工作人员的健康。

需要指出的是气流、风速、温度、湿度均不是各自以单一的因素对动物产生影响，而是在相互关联的状态下影响动物的。例如，在温度、湿度偏高时动物会感到不适，但此时空气流动性较好，有利于动物体温的调节，从而减轻了温度与湿度给动物带来的不适。又如在低温高湿的情况下，动物会感到阴冷潮湿，此时气流不但不能减轻动物的寒冷，而是雪上加霜，使动物更加感到寒冷。

2. 环境气流速度测定　在实验动物设施运转接近设计负荷，连续运行48小时以上进行测定。测量仪器为精密度在0.01以上的热球式风速计或智能化数字显示风速计。校准仪器后进行检测。

检测在洁净实验区或动物饲养区内进行，于地面高度1.0m处进行测定。乱流洁净室按洁净面积50m³至少布置5个测点，每增加20～50m³增加3～5个测点。每个测点的数据在测试仪器稳定运行条件下测定，数字稳定10秒后读数。乱流洁净室内取各测点平均值，并根据各测点各次测定值判定室内气流速度变动范围及稳定状态。

3. 环境换气次数测定　在实验动物设施运转接近设计负荷，连续运行48小时以上进行测定。测量仪器为精密度在0.01m/s以上的热球式风速计或智能化数字显示风速计。校准仪器后进行检测。

通过测定进风口风量（正压）或出风口风量（负压）及室内容积来计算换气次数。风口为圆形时，直径在200mm以下者，在径向上选取2个测点进行测定；直径在200～300mm时，用同心圆做2个等面积环带，在径向上选取4个测点进行测定；直径为300～600mm时做3个同心圆，在径向上选取6个测点进行测定；直径＞600mm时，做5个同心圆测定10个点，求出风速平均值。

风口如为方形或长方形，应将风口断面分成100～150mm以下的若干个等分面积，分别测定各个等份面积中心点的风速，求出平均值，作为平均风速。

按下式求得换气量：

$$Q=3600Sv$$

式中，Q为所求换气量，单位为m³/h；S为有效横截面积，单位为m²；v为平均风速，单位为m/s。

换气量再乘上换气系数即可得到标准状态下的换气量。校正系数进风口为1.0，出风口为0.8，以20℃为标准状态按下式进行换算：

$$Q_0=3600\times[(273+20)/(273+t)]Sv$$

式中，Q_0为标准状态时的换气量，单位为Nm³/h；t为送风温度，单位为℃；v为平均风速，单位为m/s。

换气次数则由下式求得

$$n=Q/V$$

式中，n为换气次数，单位为次/小时；Q为送风量，单位为m³/h；V为室内容积，单位为m³。

四、光　照

1. 光照与视觉　作为环境因素的光照，其照度（illuminance）、光线波长（wave leagh）与光照时间（lighting time）或明暗交替时间等三个次级因素，都对实验动物有影响。高等动物眼的视网膜（retina）的近表层，有感觉明暗的杆体细胞和感光颜色的锥体细胞，杆体细胞及锥体细胞的数量、密度、分布因动物的种别而异。一般鸟类的锥体细胞占优势，即所谓夜盲眼。与此相反，啮齿类是杆体细胞占优势，所以作为夜行性动物，在黑暗的场所也能充分适应，但是容易受强光的损害，对色彩的辨别能力差，特别是对红色无辨别能力。绵羊、猪、犬也与啮齿类一样对颜色无辨别能力。人、猴、猫的锥体细胞与杆体细胞的比值较小，在辨别颜色和区别明暗方面均优于其他动物。

2. 光照对实验动物的影响　光线的刺激通过视网膜和视神经传递到下丘脑，经下丘脑的介导而产生各种神经激素，控制垂体促性腺激素和肾上腺皮质激素的分泌，从而对实验动物的生理和行为活动产生影响。

（1）光照强度：指单位面积上所接受可见光的能量，简称照度，单位勒克斯（Lux或Lx）。动物室以自然采光为主，照度为150～300Lux；小动物适宜照度为15～20Lux；大动物适宜照度为100～200Lux。研究发现，大鼠在20 000Lux连续几个小时照射下，可出现视网膜障碍；若长时间（13周）连续照射，即使照度低至60Lux，也将使大鼠出现视网膜退行性变。小鼠的性周期在20Lux的照明下有规律地呈4天周期，比在5Lux或者200Lux条件下稳定。另外已知，照度与致癌物质引起的小鼠皮肤炎和白血病有关，并能影响小鼠的活动及一般行为。光照过强对动物有害，易引起某些雌性动物的吃仔现象和哺育不良。因此，动物室内安装若干个低瓦数光源，较一个大瓦数光源更为适宜。

（2）光线波长：可影响动物的生殖功能，如蓝光比红光更能促进大鼠的性成熟。小鼠的自发行为在蓝、绿、白天光色下最低，而在红色与黑暗中最大。将ICR小鼠放在各种荧光灯（全波长、冷白色、蓝色、粉红色、紫黑色）下饲养30天，雄鼠体重以蓝色与冷白色光照群的为小，另外，在不同波长下雄鼠的垂体、肾上腺、肾脏、精囊，雌鼠的肾上腺、甲状腺、松果体等的重量有着明显的差异。另外，啮齿类对红灯的感受性，形同黑暗。

（3）光照时间：主要对动物的生殖健康产生影响。持续的黑暗条件可抑制动物的生殖过程，使卵巢减轻；相反，持续光照则过度刺激动物生殖系统，产生持续发情，出现永久性阴道角化，多数卵泡达到排卵前期，而不形成黄体。12小时照明、12小时黑暗大鼠的发情实验可呈现最稳定的4天性周期；以16小时照明，8小时黑暗则呈现5天性周期或更长；若以22小时照明，2小时黑暗，则性周期极不规律，或连续发情或不能繁殖。

3. 环境内照度测定　完全依靠灯光照明的动物室，应按照国家标准中动物室内的照明要求进行操作。为便于操作和对动物的观察，距地面1m处的光照度在150～300Lux较适宜。

在实验动物设施工作光源全部接通，并正常使用状态下进行测定。测定仪器为便携式照度计。在实验动物设施内选定几个具有代表性的点进行测定。一般在距地面0.9m，离开墙面1.0m处选点测定，动物照度可打开动物笼盖在笼网盖的位置进行测定，测量时笼架不同层次和前后都要选点。

五、噪声与振动

噪声是影响实验动物健康的重要环境因素。此外，动物能听到人类所听不到的更高频率的声波，即动物能听到较宽的音域，如小鼠能听到频率为1000～5000Hz的声波，远远大于人类（1000～2000Hz）。所以音响对实验动物的影响不能忽视（图5-3）。

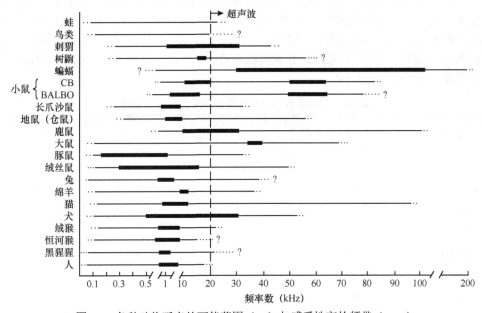

图5-3　各种动物听音的可能范围（…）与感受性高的频带（——）

1. 对实验结果的影响　噪声常引起实验动物烦躁不安、紧张、呼吸和心搏加快、血压升高等一系列的生理变化。动物实验室噪声的来源主要有关门（84～105db），说话、喊叫（83～100db），推车（83db），换笼，通信和广播系统等。此外，还来源于动物自身，如犬吠声、兔子蹬地、灵长类晃动笼具的声音。对音刺激感受性强的小鼠品系（DBA），在音刺激过程中和刺激后6分钟，其心搏数、呼吸数、血压都明显增加。另外，对肾上腺素的感受性在受到10kHz和110dB的纯音刺激后有明显增加。大鼠暴露在95dB环境，中枢神经系统将出现损害，如暴露4

天可致死。即使是短暂的噪声也能引起动物在行为上和生理上的反应。豚鼠特别怕噪声,可出现不安和骚动,可引起孕鼠的流产或母鼠放弃哺育幼仔。高频强烈噪声还可直接导致小动物死亡。可见,声音刺激对交感神经有很大的影响。

另外,噪声还致使猕猴血液升高;大鼠心肌肥大、心率加速、外周血管收缩、呼吸频率加快、肾上腺皮质酮上升;小鼠发生白细胞数的变动,免疫功能变化;也会使兔的肾上腺皮质酮上升等。

过度振动会引起与噪声相类似的反应。在药理学领域中,振荡应激作为疲劳的病态模型而被应用。由振荡应激负荷可引起小鼠的消化吸收障碍,大鼠的摄食及消化器官分泌功能障碍。另外,在剧烈振荡应激负荷之后,可引起肝糖原量及肾上腺抗坏血酸量的增加。

有人对大鼠施加13.5cm的振动幅度,每分钟往返150次,每天3小时,持续2周的振荡应激负荷,结果在最终负荷后18小时内发现,胸腺重量减少,肾上腺重量增加;另外,白细胞数、血糖值及钾离子浓度减少;而非脂化的脂肪酸(NEFA)浓度及钠离子浓度增加,对输精管去甲肾上腺素的反应也有所增大。还有研究表明,振荡应激会引起交感神经-肾上腺髓质系统及下垂体-肾上腺皮质系统的活动亢进。

2. 听源性痉挛 根据纯音引起听源性痉挛(audiogenic seizure)的实验,发现音刺激引起小鼠的反应是在与发音同时进行,小鼠耳朵下垂呈紧张状态;接着出现洗脸样动作,头部出现轻度痉挛,并发生跳跃运动;进而出现强烈反应的小鼠,则出现全身痉挛,在笼子中激烈地来回狂奔,撞笼内壁,或者横滚,历时10～30秒。在感受性强的小鼠中,多数横滚后四肢僵直,伸长而死亡。也有一些小鼠爬起来蹲在笼子的角落里呈极度疲劳状态。

用10kHz:110dB的纯音检查小鼠的听原性痉挛发作的感受性,DBA/2系雌雄性别均显示出很强的感受性,几乎所有的动物都死亡。ICR、ddN小鼠也显示出中等程度的感受性,特别是雄性的感受性要比雌性还要强。与此相反,BALB/c、C3H/HeN、KK品系,对声音仅出现轻度反应,几乎没有出现痉挛现象。另外,经反复进行音刺激后的小鼠可发生习惯改变现象。不同品系小鼠对听源性痉挛发作的感受性见表5-6。

表5-6 不同品系小鼠对听源性痉挛发作的感受性

品系	雄鼠		雌鼠	
	反应数/实验数	百分率	反应数/实验数	百分率
DBA/2	12/12	100%	10/10	100%
J:ICR	60/80	80%	106/155	68%
JC1:ddn	23/23	70%	8/17	47%
DDD	3/15	20%	2/16	13%
C16BL/Db	1/11	9%	0/19	0
BALB/C	0/15	0	0/15	0
C$_3$H/HeN	0/17	0	0/19	0
TVCS	0/14	0	0/13	0
KK	0/15	0	0/12	0
NC	0/16	0	0/17	0

3. 环境噪声检测 在实验动物设施静态或动态环境条件下进行检测。检测仪器为声级计,以声级计A挡为准进行检测。面积小于$10m^2$的房间,于房间中心离地面1.2m高度设1个点;面积大于$10m^2$的房间,在室内离开墙壁反射面1.0m及中心位置,距地面1.2m高度布点检测。国家标准规定,实验动物饲养室的音响应在60dB以下。

六、空气洁净状况

空气洁净度指洁净环境中空气含尘（微粒）量多少的程度。实验动物室是指空气中飘浮的颗粒物、微生物与有害气体，包括动物的毛、皮屑、排泄物，饲料和垫料的碎屑，消毒剂、灭虫剂及一些化学药品等。本章主要讨论颗粒物及有害气体。

1. 粉尘　空气中浮游的微粒总称气溶胶（aerosol），分别按其状态、物理化学生成过程及大小而分为粉尘（dust）、烟尘（fume）、薄雾（mist）、浓雾（fog）、烟（smoke）。空气中生存的细菌、病毒、立克次体等微生物都附着在5μm以上的微粒上飘浮在空气中。空气动力学粒径范围在1.0～10.0μm的气溶胶能够被吸入而对人类呼吸道造成影响，其中粒径为1.0～3.0μm颗粒由于能被吸入肺部的较深区域并引发呼吸道疾病，因此最为危险（图5-4）。

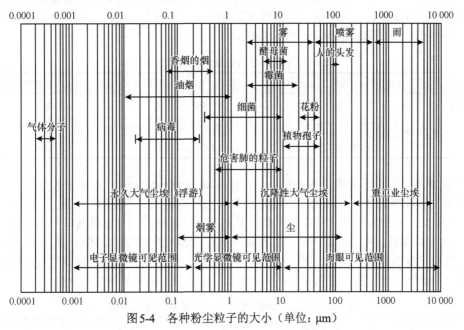

图5-4　各种粉尘粒子的大小（单位：μm）

生物气溶胶的致死性和传播性是一个错综复杂的问题，涉及许多物理和生物化学因素。生物气溶胶的传播主要由空气动力学因素决定，而它们的致死性取决于它们特殊的组成及暴露时的气象学参数。当生物气溶胶颗粒接触到生物体表面时，生物体细胞壁组成所决定的作用将会影响到沉积，然后特定的面-面相互作用决定颗粒的释放。在生物气溶胶形成（或发生）、空气传播和感染过程中，其感染和传播疾病的能力依赖于它们的存活力（复制能力）和保持感染性（引起感染的能力）。大多数空气传播微生物在环境压力（如脱水、温度和氧）下可改变微生物的外表面组成，因此在释放后会立即失活。影响微生物存活力最重要的环境因素是相对湿度（RH）、温度和氧。其他影响因素还包括空气离子、阳光照射和开放环境因素（OAF）等。

在微生物气溶胶稳定性研究中，最大的困难是很少有共性的东西，不管是细菌、病毒、真菌及毒素等，其稳定性各不相同。例如，某些微生物有嵌入机制，可以对气溶胶化和传播阶段所造成的损害产生修复作用。

实验动物饲养室空气中颗粒物的来源主要有两个途径：一为室外空气未经过滤处理直接带入；二为动物体表被毛、皮屑、饲料和垫料等材料的碎屑被气流携带或动物活动扬起在空气中悬浮，形成颗粒物污染。

颗粒物对实验动物和工作人员的健康有极大影响，颗粒物作为过敏原可引起实验动物及人的呼吸系统疾病和过敏性皮炎等；经呼吸道吸入后，颗粒物到达细支气管和肺泡，引起疾病；颗粒物还可成为微生物的载体，把各种微生物粒子包括饲料、垫料中带入的粉螨、霉菌孢子、各种细菌及其芽孢和病毒带入饲养室，而引起多种传染病。变态反应源中，如小鼠、大鼠、豚鼠、家兔的血清、皮毛、浮皮屑及尿均具有抗原性。但大鼠、家兔或者豚鼠的毛之间没有共同抗原。很多对来源于小鼠的变态反应原有反应的人，亦对大鼠、仓鼠、豚鼠、家兔的变态反应原呈阳性。笼底的粉尘和大鼠尿与即时型气喘反应有很大的关系，主要是由大鼠尿中的低分子量的α_2-球蛋白，小鼠尿中的前白蛋白（preal bumin）所致。

另外，饲养室中飘浮的变态反应原的量因动物的饲养数量和饲养状况而异。空中变态反应原的量，在22℃环境下，如果湿度从54%增加到77%时就减少到1/2～1/10。在湿度为54%的条件下，如果换气次数从14.7次减少到7.7次时就增加到2～15倍。

从上述结果来看，今后有必要进一步对动物室的空调模式、饲养方式与粉尘之间的关系，以及对使用口罩、防毒面具、保护罩、防尘器具等的操作加以研究。在国家标准中规定屏障环境达到洁净度7～8级。不同等级洁净度的指标见表5-7。

表5-7　不同等级洁净度的生物监测指标

洁净度	≥0.5μm尘粒数（pc/m³）	≥1μm尘粒数（pc/m³）	≥5μm尘粒数（pc/m³）
5级	352～3 520	83～832	≤29
7级	35 200～352 000	8 320～83 200	293～2 930
8级	352 000～3 520 000	83 200～832 000	2 930～29 300

2. 恶臭物质　所谓恶臭物质（malodor，cacosmia，stink material）是指使人产生不快的气味或可能破坏生活环境的物质。动物室内的主要恶臭物质有氨气、甲基硫醇、硫化氢、硫化甲基、三甲胺、苯乙烯、乙醛和二硫化甲基等八种。某实验室不同动物饲养室排气口中恶臭物质的浓度见表5-8。对不同的恶臭物质加以观察，发现氨在所有动物饲养室的浓度都最高，甲基硫醇（臭葱味）及硫化氢（臭鸡蛋味）在犬、猴、猫室中居2、3位，而小鼠、大鼠、兔室中只发现微量。硫化甲基在各种动物室里均有一定量存在，而乙醛及二硫化甲基则几乎检查不出来。

表5-8　不同动物饲养室排气口中恶臭物质的浓度

动物种类	氨气	甲基硫醇	硫化氢	硫化甲基	三甲胺	苯乙烯	乙醛	二硫化甲基	面积（m²）	收容只数	总排气口
小鼠	19.0	0.1	0.1	0.2	未检出	未检出	未检出	未检出	9.6	340	7
大鼠	1.8	0.1	0.5	0.2	未检出	未检出	未检出	未检出	21.6	280	7
兔	26.7	0.1	0.4	0.6	未检出	未检出	未检出	未检出	86.4	205	7
犬	24.7	2.6	3.7	1.6	未检出	未检出	未检出	0.6	24.6	24	7
猫	15.0	1.7	7.5	0.8	未检出	未检出	未检出	0.4	21.6	19	7
猴	2.5	0.07	0.45	0.06	未检出	未检出	未检出	未检出	14.4	19	7

注：氨气浓度单位为mg/L，其余气体单位为μg/L

各室温度为22℃±2℃，湿度均为50%±10%，换气次数为10次/小时

空气中氨的含量是衡量空气质量的指标，实验动物室空气中氨浓度的限度要求不超过14mg/m³（相当于20ppm）。空气中氨含量增多可刺激动物黏膜而引起流泪、咳嗽等，严重者可引起黏膜发炎、肺水肿和肺炎，甚至死亡。观察表明，大鼠接触氨浓度140mg/m³，4～8天后，其支气管上皮将出现轻度增厚，上皮纤毛脱落并出现广泛褶皱。长期处于高浓度氨的作用下，实验动物上呼吸道黏膜可出现慢性炎症，易合并细菌、支原体感染。这种病理变化也将严重影响呼吸系统的实验研究结果。将大鼠放置在15～1157ppm的各种含氨量环境中，血中的氨含量随环境中氨量的增加而升高。

七、生物因素

1.动物社会因素和收容密度 不同种属的动物，其社会性也是不同的。动物的社会地位大致分直线型与专制型。直线型是以直线表示优劣关系的类型。第1位为首领，可统治第2位以下，第2位统治第3位以下的，第3位统治比它地位还要低的。猴、兔、犬、鸡、猪即属此类型。专制型是首领处于比其他所有动物都优先的地位，一般在首领以下的动物之间不发生什么争斗现象。这种类型存在于小鼠、大鼠、猫之间。在这类社会地位形成的过程中，要发生激烈的争斗，这种现象，在同一笼内饲养数只雄小鼠时，亦经常能看到的。

动物社会结构中也有一种势力范围制。值得注意的是，哪怕是地位低的个体，出于保卫自己势力范围的目的，即使面对最强的个体也有防卫的习性。小鼠亦然，在1只笼子里饲养多数动物时，经常可看到形成上述划分势力范围的现象，也有一种先入为大的现象。先占有某处场所者，不管社会地位如何，总要比后来者要占优势。

动物的争斗和社会地位也影响到内分泌系统的功能。野生的雄小鼠中处于劣势地位的个体的副肾重量要比优势地位的个体要大。另外，在小鼠、大鼠中也有处于劣势地位或者在争斗中受伤的个体的副肾比优势地位者大的现象。其原因可以认为，越是处于劣势地位者，越会受到强烈的物理性及生理性的应激作用。争斗多数在雄性中发生，这从去势后失去争斗性和给予睾酮及雄激素后产生亢进来看，可以说是受雄性激素的影响所致。

将SD大鼠进行每笼25只的过密饲养，与通常每笼3只饲养加以比较。其结果是过密饲养群的体重增加与饲料效率被抑制，肠内菌丛中需氧细菌的葡萄球菌、链球菌、肠杆菌及棒状杆菌中的一或两种菌群有所增加，厌氧细菌的消化球菌类杆菌属亦增加。根据AK小鼠白血病发生率的观察，在单个饲养组与集体饲养组之间没有显著性差异；但生存期方面，单个饲养群组要比集体饲养组短，有显著性差异。其原因可以认为是饲养密度的增加使皮质激素分泌增加。因为皮质激素有抑制白血病的效果，所以群居组生存期长。

饲养密度增大也会导致传染病的发生率增加，皮质激素分泌的增加，使隐性的传染病显性化。各种动物所需居住的最小空间见表5-9。

表5-9 各种动物所需居住的最小空间

项目		底板面积（m²）	笼内高度（m）
小鼠	＜20g单养时	0.0067	0.13
	＞20g单养时	0.0092	0.13
	群养时（窝）	0.042	0.13
大鼠	＜150g单养时	0.04	0.18
	＞150g单养时	0.06	0.18
	群养时（窝）	0.09	0.18
豚鼠	＜350g单养时	0.03	0.18
	＞350g单养时	0.065	0.21
	群养时（窝）	0.76	0.21
地鼠	＜100g单养时	0.01	0.18
	＞100g单养时	0.012	
	群养时（窝）	0.08	
猫	＜2.5kg单养时	0.28	0.76（柄木）
	＞2.5kg单养时	0.37	

续表

项目		底板面积（m²）	笼内高度（m）
猪	＜20kg单养时	0.96	0.6
	＞20kg单养时	1.2	0.8
豚鼠	＜2kg单养时	0.12	0.4
	＞2kg单养时	0.15	0.6
兔	＜2.5kg单养时	0.18	0.35
	＞2.5kg单养时	0.2	0.4
	群养时（窝）	0.42	0.4
犬	＜10kg单养时	0.6	0.8
	10～20kg单养时	1	0.9
	＞20kg单养时	1.5	1.1
豚鼠	＜4kg单养时	0.5	0.8
	4～8kg单养时	0.6	0.85
	＞8kg单养时	0.9	1.1

如上可知，笼内饲养密度不同会引起动物反应的不同。但不能简单下结论说单个饲养或者群体饲养好，要根据各种实验情况而定。因为实验目的不同，可能会有差异。故在写实验报告时，有必要写明饲养只数。在饲养过程中应当注意防止动物间的激烈争斗和咬伤。

2. 微生物　生物因素中，病原性的细菌、真菌、病毒、立克次体、原虫、寄生虫等都会给动物的健康带来很大的影响。在实验动物学中，对这些微生物如何控制是非常重要的课题。除隔离系统外，各级别动物室内都存在着大量的通过动物、人或饲养器具而带进来的细菌、病毒、立克次体等。这些微生物在适当的温、湿度和营养条件下会迅速增殖。细菌数量每20分钟左右就变成2倍，1个细菌1天后将会变成10^{21}个细菌。病原性微生物污染动物室后，会造成动物繁殖效果差和动物实验的混乱乃至动物的死亡。动物室空气中细菌数是表示设施中微生物污染程度的一个指标，空气中细菌数量的增加会使实验动物的生产下降。通常动物要进入动物饲养室需通过检疫，人进入动物饲养室时要洗手、淋浴、更衣，空气要经过滤器过滤，器具要进行灭菌，消毒后才能进入动物实验室使用等，即用各种方法努力防止微生物侵入动物室内。一旦由于某一方面的疏忽而使病原微生物侵入室内，就会在室内大量增殖，感染实验动物，造成疾病流行。

3. 物种间的关系　将小鼠与猫在同一房间内靠近饲养时，就会出现小鼠性周期不规则的现象。另外，支气管败血杆菌会引起豚鼠的支气管肺炎，而兔子虽亦会感染，但若不与其他微生物复合感染的话，就无症状出现，即所谓处于隐性感染状态。如果将新引入的豚鼠放到这种有隐性感染的兔房里，就会受感染而发病。在实验动物中，由于种之间有共患的传染病。因此，从控制微生物的立场出发，应力求避免将异种动物放在同一室饲养。另外，从饲养室的温度条件来说，兔子与小鼠、大鼠相比，以低温为好。如果将它们放在同室饲养，从环境温度的角度来看也是不好的。此外，不同的动物品种、品系、性别引起的不同气味，对精密实验也许会产生影响。从上述结果来看，动物室最好还是按品种、品系分室饲养为好。饲养技术员也应固定为宜。

4. 实验人员　实验动物与实验操作人员的饲养管理操作、实验处理或实验技术与动物实验的结果有很大的关系。在所饲养的动物身上能反映出饲养管理者的性格，认真操作者与粗糙马虎管理者所饲养的动物质量也各不相同。据韦尔特曼（Weltman）等报告，幼龄期与成熟期受到良好饲养的大鼠，在体重的增加和骨骼的发育方面都有好的影响，并可提高应激的抵抗性。对雌性大鼠进行的促性腺激素的检查中，卵巢重量的变移系数因笼箱的大小、饲养只数、动物换笼的次数、实验者出现的次数而变化。

用大鼠做与应激和休克反应有关的25个项目的血液性状、笼箱的移动或乙醚麻醉的影响试验。结果表明，饲养技术人员不移动笼箱而仅仅在室内操作时，对测定值无影响，但将笼箱从饲养架上放到实验台上超过1分钟后采血时，其血糖值、丙酮酸、乳酸都有明显的增加，经乙醚麻醉后采血时所测的上述值增加得更明显。另外，将笼箱从饲养架移动到实验台上采血时，其催乳激素、甲状腺刺激激素，黄体生成素（LH）、促卵泡成熟激素（FSH）、皮质类固醇、三碘甲状腺胺酸、甲状腺素的测定值与进入动物室100秒以内采血的大鼠相比可增加1.5～5倍。此外，心搏、血红蛋白、血浆蛋白的测定情况亦相似，即在移动笼箱2～20分钟后测定的数值比50秒以内测定的要增加10%～20%。根据上述结果认为，如果做与内分泌系统、循环系统或者代谢有关的血液检查时，应当在与笼箱接触后的100秒内进行。

近年来，涉及动物的心理作用、精神作用的行为分析研究很多。在进行这些实验时，成年的动物固不待言，就是幼龄的动物也会给实验带来影响，所以应当慎重地处理好动物。不过，动物与人之间关系的实际研究还很少，有待今后的深入研究。

实验动物的居住因素包括实验动物室的建筑、笼架、笼箱、垫料、饮水器等。居住因素是使实验动物的外环境保持适宜、稳定，以保证动物对各种实验刺激反应稳定可靠不可缺少的重要因素，也是实验动物正常遗传育种和免遭微生物感染的保障。

第二节　实验动物设施

一、概　述

实验动物设施（laboratory animal facility，LAF）是实验动物饲养、保种、生产、实验研究、实验或制造等设施的总称，包括实验动物繁育、生产设施，动物实验设施及实验动物的特殊实验设施。实验动物繁育、生产设施是指用于实验动物繁育、生产的建筑物、设备及运营管理在内的总和。动物实验设施指以研究、实验、教学、生物制品、药品生产为目的进行的实验动物饲育、实验的建筑物、设备及运营管理在内的总和。实验动物的特殊实验设施包括感染动物的实验设施（实验动物生物安全实验室）和应用放射性物质或有害化学物质等进行动物实验的设施。实验动物的繁育、生产设施和动物实验中的饲育动物场所的要求应该是基本一致的。只有实验条件基本一致，实验动物的生活比较稳定，生理与心理不受到较大的波动，实验结果才不至于有大的偏移。

二、实验动物设施分类

实验动物室的设施是保障动物正常繁殖、生长、发育及满足各种动物实验的必要条件。如果没有良好的实验动物设施，很难保证实验动物的质量和动物实验结果的准确性。根据对饲养动物的微生物控制程度和空气净化程度，实验动物设施分为隔离环境、屏障环境和普通环境三类，见表5-10。

表5-10　实验动物环境的分类

环境分类	设施使用功能	适用动物等级
普通环境	实验动物生产、动物实验、检疫	基础动物
屏障环境		
正压	实验动物生产、动物实验、检疫	SPF级动物
负压	动物实验、检疫	SPF级动物
隔离环境		
正压	实验动物生产、动物实验、检疫	SPF级动物、悉生动物、无菌动物
负压	动物实验、检疫	SPF级动物、悉生动物、无菌动物

1. 隔离环境 隔离环境是以隔离器及其他附属装置所组成的饲养系统。该环境设施采用无菌隔离装置以保存无菌或无外来物污染动物。隔离环境内静态时的空气、饲料、水、垫料和设备均保持无菌状态,动物和物料的动态传递须经特殊的传递系统。该系统既能保证与外环境的绝对隔离,又能满足转运动物时保持内环境一致。该环境设施适用于饲养无菌动物、悉生动物及SPF动物。利用隔离器饲养动物时必须配备空调控制系统,以保持隔离器内的温度。隔离器内应为完全无菌(饲养无菌动物时)和已知菌群(饲养悉生动物时)的环境,所以人不能与动物直接接触,工作人员只能通过附着于隔离器上的橡胶手套进行操作,进入隔离器内的空气必须经过高效过滤,隔离器的正压要求达到98.0~147.1Pa。进入的物品必须包装消毒后经灭菌渡舱或传递舱移入。

培育无菌动物的关键在于隔绝微生物,因此实验动物必须生活在与自然界微生物环境完全隔绝的无菌隔离器内。隔离器又称绝对屏障系统。隔离器有如下两种类型。

(1)不锈钢隔离器:早期使用的无菌隔离器,由金属材料制成,内部采用高压蒸汽消毒。由于成本高,笨重不便于运输,隔离器内的情况又不便于观察,操作亦不方便,现已被塑料隔离器逐渐取代。

(2)塑料隔离器:用硬脂酸透明塑料制成,内部用2%过氧乙酸消毒液喷雾消毒,其成本低,透明而易于观察内部物品及动物的情况,操作方便,轻便可折叠,便于存放和运输,目前已被广泛采用。塑料隔离器的产生大大推动了无菌动物的发展。

隔离器的形状大小因应用目的和动物品种数量而异,其结构原理基本相同。隔离器应是一个与微生物隔绝的绝对密闭的容器,其内部空间和内容物能够接受高压蒸汽灭菌或化学药品灭菌处理;有橡胶连接袖手套,内部各种操作都能通过它进行;隔离器内外须装有无菌通道(传递舱),动物或食物及其他物品都可以从外部无污染地输送到隔离器内部,而不破坏内部的无菌环境;隔离器内的一切情况可随时观察。其结构大体可分为收容间、传递舱和空气交换装置三部分。收容间有一个消毒药液的喷雾孔和密封在塑料板上的橡胶手套,内部各种操作都要通过手套进行。传递舱有两个开口和一个喷雾消毒药液的孔,动物、饲料、饮水和各种用具都通过传递舱出入,两个窗口交互打开防止空气污染收容间。空气交换装置由空气过滤器及排气阀组成,内部气压应略高于外部气压,以利于换气并防止空气逆流以防污染。

2. 屏障环境

(1)屏障设施:是一种标准动物饲养室或使用最多的一种环境设施系统,用来饲养SPF动物。屏障系统中的动物来源于无菌、悉生或SPF动物种群。一切进入屏障的人和物品均须经过严格的微生物控制。空气经低、中、高效过滤器进入动物饲养室或实验室,利用空调送风系统形成清洁走廊、动物饲养间、非清洁走廊、室外的静压差梯度,各梯度差不低于10.0Pa。出风口处需加有滤材,避免室外风压大时空气倒流入室内,出口风速不能低于4m/s,以防止空气逆流形成污染。屏障设施内设有供清洁物品和废弃物品流通的清洁走廊。空气、人流、物流均采用单向流通路线(图5-5、图5-6)。

这类设施内的工作人员换上灭菌消毒服才可进入,工作时应戴灭菌手套,以尽量减少与动物的直接接触。实验证明,人员出入动物实验室是引起动物污染的重要原因。因为人皮肤每平方厘米可携带1~10 000个细菌,其中1%是病原菌;故进入人员须换上灭菌消毒过的衣帽、鞋、手套才能进入室内,有急性体表炎症者尤其是脓性感染病灶者,不得进入该系统。呼吸道排出的细菌也是十分重要的污染源,戴上由过滤材料制作的口罩可减少4/5的细菌散发量,有急性上呼吸道感染者暂时不能进入该系统。

(2)独立通风笼盒(individual ventilated cages,IVC):指在密闭独立单元(笼盒或笼具)内,洁净气流高换气率独立通气,废气集中外排,并可在超净工作台内操作和实验的微型SPF级实验动物饲育与动物实验的设备。IVC是始于20世纪70年代末的一种实验动物饲养模式,是传统动物实验屏障净化系统的替代性设备。该系统采用先进的微型隔离技术,通过向动物饲养笼具内部输

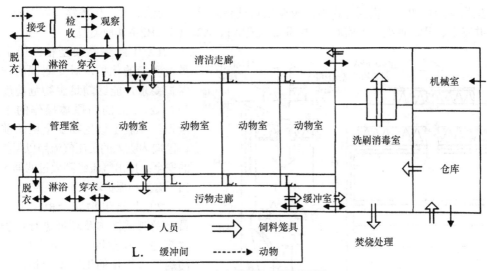

图5-5　双走道屏障环境平面图

送经过初、中、高效过滤的空气，以获得洁净度为10 000～100级的生活环境。在国内外广泛用于医学、生物学、药学、遗传学、环境卫生学等相关领域。

IVC系统对动物实验具有独特的优势，既可节约大量资金和能源，又可减少实验人员的工作量。另外，由于IVC系统中每个笼盒的独立隔离特性，各种不同的动物实验均可共同使用一套IVC系统，只要严格按照标准化操作规范使用，就不会产生交叉污染。IVC系统功率小、笼盒气密性好，又有"生命之窗"的保险，配置小功率的备用电源后，就能抵御停电等紧急情况。

IVC主要由电气主机箱、导风通道笼架和塑料笼盒3部分组成。电气主机箱由送风系统、排风系统、电气控制系统和温湿度监视系统组成。室内空气经送风系统预过滤和高效过滤进入导风通道笼架，通过即插即用连接装置送入每个笼盒。从而为实验动物提供均匀的低流速洁净空气。动物排放的废气和粉尘经笼架回风管道入主机箱的排风系统，再进行二级过滤后排放到室外，从而为动物提供统一标准的低氨气和二氧化碳的微环境。笼盒直接排放废气，可增加通风效率，保持垫料干燥，很好地控制温度和湿度，减少笼具更换次数。

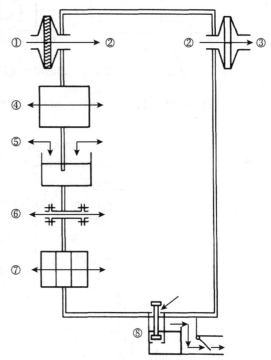

图5-6　屏障环境的组成

①初、中效及高效过滤器；②密封空气管道（不锈钢）；③废气过滤和空气回流阻滞器；④高压灭菌器；⑤洗刷池；⑥密封电路和管道；⑦带有更衣柜的四门浴室；⑧地面和配有防泄弯管及螺阀的排水沟

（3）生物安全柜（biological safety cabinet，BSC）：是利用空气净化技术，实现第一道物理隔离的技术设备，是在操作原代培养物、菌毒株及诊断性标本等具有感染性的实验材料时，用来保护操作者本人、实验室环境及实验材料，使其避免暴露于上述操作过程中可能产生的感染性气溶胶和溅出物而设计的。我国从2006年起开展实验室备案工作，二级以上实验室均要求配备生物安

全柜。生物安全柜的选择需要考虑所涉及微生物试验品或产品的致命性、传播媒介等因素。生物安全柜共有Ⅰ、Ⅱ、Ⅲ级3个等级，其中Ⅱ级又有A1、A2、B1、B2共4种类型。

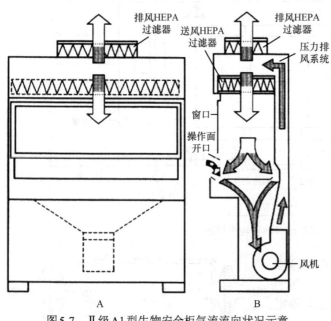

图5-7　Ⅱ级A1型生物安全柜气流流向状况示意

A. 正面图；B. 侧面图

▨—房间空气；■—污染空气；□-HEPA过滤空气

1）Ⅰ级生物安全柜：用于对人员及环境的保护，对受测试的样本无保护要求，能够满足生物危险度等级为1、2、3级的病原体操作的生物安全柜。一般Ⅰ级生物安全柜的前窗开口区向内吸入的负压气流用以保护人员的安全；排出气流经高效过滤器过滤排出，有效地保护环境不受污染。

2）Ⅱ级生物安全柜：用于对人员、受测试样本及环境进行保护，能够满足生物危险度等级为1、2、3级的病原体操作的生物安全柜，一般Ⅱ级生物安全柜的前窗开口区向内吸入的负压气流用以保护人员的安全；经高效过滤的垂直气流用以保护受测试样本的安全，排出气流经高效过滤器过滤排出，有效地保护环境不受污染。Ⅱ级A2型生物安全柜与A1型的区别在于A2型的回风道为负压污染区，其安全性高于A1型（图5-7、图5-8）。

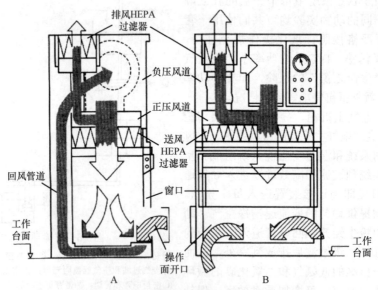

图5-8　Ⅱ级A2型生物安全柜气流流向状况示意

A. 侧面图；B. 正面图

▨—房间空气；■—污染空气；□-HEPA过滤空气

3）Ⅲ级生物安全柜：采用完全密闭不漏气结构设计，能够满足生物危险度等级为1、2、3、4级的病原体操作的生物安全柜，人员通过与安全柜连接的密闭手套进行操作，生物安全柜内对实验室的负压应该≥120Pa，送入的气流经过高效过滤器过滤后进入生物安全柜内，排出的气流经过两次高效过滤器过滤后再经过焚烧或化学灭活处理后才能排出室外，当密闭手套脱落时，其与柜体连接处的洞口风速≥0.7m/s，根据各级生物安全柜循环空气的比例及吸入口风速等参数对生物安全柜进行简单分类（表5-11）。

表5-11　生物安全柜分类

级别	类型	排风	循环空气比例（%）	柜内气流形式	吸入口风速（m/s）	保护对象
Ⅰ	—	可向室内排风	—	乱流	≥0.40	操作者、环境
Ⅱ	A1	可向室内排风	70	单向流	≥0.38	用于对人员、受测样本及环境保护
	A2	可向室内排风	70	单向流	≥0.50	
	B1	不可向室内排风	30	单向流	≥0.50	
	B2	不可向室内排风	0	单向流	≥0.50	
Ⅲ		可向室内排风	0	乱流	手套口风速≥0.70	操作者及环境，兼顾受试样本

注：Ⅲ生物安全柜无吸入口，当一只手套筒取下时，手套口风速≥0.70m/s

生物安全柜对保护实验室工作人员是必不可少的，安装或更换后要进行现场生物和物理的检测，并且每年进行验证。鉴于它危险的使用环境，使用单位在安装、移动、检修及更换过滤器以后必须由专业技术人员按照规定对其整体性能进行认证，检测至少包括柜体防泄漏，高效过滤器完整性，下降气流流速，流入气流流速，气流模式，人员、产品与交叉污染保护。

3. 普通环境　普通环境是饲养普通动物的设施。这类设施需要适合实验动物居住的基本要求，控制人员和物品出入，不能完全控制传染因子，但需要具有防野鼠和蚊虫的措施。根据国家标准的要求，普通环境需要对环境的温湿度、换气次数、氨浓度、噪声、工作照度、动物照度和明暗交替时间均有控制要求。同时对设施建筑和卫生也有相应要求。

三、实验动物的饲养条件

1. 笼具（cage）　笼具是实验动物长期生活的空间，其质量优劣直接影响实验动物的质量。我国的实验动物笼具正朝标准化和通用化方向发展。一般饲养实验动物的笼、盒和箱等笼具应符合以下要求。

（1）笼具材质：应符合动物的健康和福利要求，无毒性、不易造成外伤、无放射性、耐腐蚀、耐高压、耐冲击、易清洗、易消毒灭菌，同时兼具舒适性。

用金属网或多孔金属板制成的笼子通风条件好，笼内温度、湿度、氨浓度与饲养室内环境基本一致。这样的动物笼具在动物饲养、繁育和动物实验时很适用，而用聚丙烯等原料制成的塑料饲养盒透气性差，动物活动和排泄物的积存使笼盒内温度、湿度、氨浓度比盒外高，如果饲养管理欠佳则动物的健康将受到较大的影响。

（2）坚固耐用：笼具应坚固耐用，不易变形或被动物损坏。笼具的内、外边角均应圆滑、无锐口，动物不便撕咬、咀嚼。笼子的内部无尖锐突起，以免伤害动物。门和盖均应牢固，大鼠、小鼠、地鼠常顶开笼盖，所以盖子应有一定重量，有可靠的搭扣或栓子；灵长类及犬、猫等动物十分灵活，笼门设计时应避免动物打开的可能。地鼠的门齿十分锐利且善于啃咬，因此编织网的金属丝应选用较粗较硬的材料，而不宜用铝皮或脆弱的材料制作笼盒。采用高压蒸汽消毒法处理的塑料饲养盒，应选用耐高温的材料，以免因高温消毒引起笼具变形，甚至熔融。笼具应限制动物身体伸出时自身受到伤害、伤人或伤邻近的动物。

（3）操作方便：在动物饲养和实验过程中，工作人员每天会多次接触动物和笼具，因此要求笼具便于操作，包括笼具的启闭，动物的捉拿，饲料的添加，饮水与垫料的更换，排泄物的清除，笼盒的洗刷、清理、储存和运输也要方便。还应注意组装式、折叠式笼具的装配和拆卸的便利性。

一般塑料饲养盒的四个底角为钝角,这样不易积污,便于清洗。

(4)笼架:应牢固、稳定、不宜过大。在笼架下安装小轮以便挪动、清洗和消毒。笼架的大小应与笼具配套。有自动冲水清洗装置的笼架可减轻饲养人员劳动强度,提高工作效率,有利于及时清扫排泄物改善饲养室卫生状况。

2. 饮水设备 一般采用饮水瓶(玻璃瓶或无毒塑料瓶)、饮水盒或自动饮水装置。使用最多的是饮水瓶。它具有结构简单、价格低廉、不易交叉感染、便于清洗消毒等优点。尤其是饮水瓶盖及不锈钢材料制成的吸水管可耐高温、高压消毒,这对于饲养SPF级以上的动物,是非常适用的。大动物饮水用盆、罐应固定,以免被弄翻。自动饮水装置可以节省劳力,尤其饲养大量动物时更有价值;但是动物舐吮饮水时会有少量唾液及食物碎屑进入水管,因而可能造成动物交叉感染,最好配备减压和过滤装置。使用自动饮水装置时要特别注意防止饮水嘴的堵塞和漏水,这至今没有办法解决,所以在饲养SPF动物时应特别注意。实验动物的饮水因实验动物的等级不同而不同,普通动物可按照生活饮用水卫生标准的要求,屏障系统及隔离器内饲养的动物的要求使用高压灭菌水。有人建议用过量氯消毒法(加氯量为10~15mg/L)对自来水进一步消毒后供SPF级动物饮用。

3. 给料器 由于动物的种类及笼箱的差异,给料器有多种形式。小鼠、大鼠用固体饲料给料器,一般使用挂篮或凹形笼盖代替。猫、犬的给料器是盘或碗钵。豚鼠、兔、猴的给料器为箱形,悬挂于笼壁上。给料器的放置位置应适合动物采食,防止饲料散落,保证食物清洁。

4. 排泄物和垫料 动物排泄物是造成饲养环境恶化的重要因素,排泄物应该及时清除。在使用冲水式笼具饲养实验动物的饲养间,每天至少冲洗一次,以保持饲养室良好的卫生条件。用盒、罐饲养实验动物,应使动物不接触排泄物,并使用垫料吸附动物粪尿。饲养实验动物使用的垫料要满足以下几个条件:对动物无刺激、无毒性、无异味、无油脂;吸水性能良好,尘埃少,并有吸附臭气的作用;使用方便,容易获得,价格低廉。垫料必须经灭菌处理后方能使用。

常用的垫料有木屑(粗及细)、木刨花、碎玉米棒及秆、吸水纸及棉花等。可根据不同要求选择使用。垫料需经杀虫、灭菌后才能使用。

动物饲养环境氨、硫化氢、甲基硫醇等恶臭物质会危害实验动物的健康,所以应及时清除动物的排泄物和垫料。更换垫料频率视饲养动物数量和通风换气条件而定,每周更换1~2次或更多。

四、特殊实验动物设施

1. 感染动物实验设施(生物安全实验室) 感染动物实验设施是指使用病原体对动物进行实验感染的设施。此种设施包括一级屏障和二级屏障,除具有通常动物设施要求外,还必须具备防止病原体从动物传染人、动物相互间的交叉感染、动物向设施外感染的结构和功能。

(1)一级屏障:物理防护的第一道防线是通过安全装备将操作者和被操作对象隔离,称一级屏障或一级隔离。它包括生物安全柜、各种密闭容器和个人防护器材。生物安全柜是防止操作过程中含有危害性或未知性生物气溶胶散逸的空气净化安全装置也是传染性微生物的牢笼。密闭容器的作用主要是防止气溶胶扩散,例如,离心机罩就可以使离心中产生的气溶胶局限在一定范围内并进行净化处理排放。个人防护器材包括手套、外套工作服、长工作服、正压防护服、鞋套、长筒靴、防毒面具、面罩和安全眼镜等。这些个人防护器材常与生物安全柜、动物饲养箱等容器组合使用。在某些情况下,要求在生物安全柜内操作是不实际的,所以个人防护器材就成为传染材料与人员之间的一级屏障。

(2)二级屏障:物理防护的第二道防线是生物安全实验室和外部环境的隔离,称二级屏障或二级隔离。实验中保护室内工作人员是重要的,而防止传染因子偶然地扩散到室外造成环境和社会危害更为重要。二级屏障涉及的范围很广泛,包括实验室的建筑、结构和装修、暖通空调、通风和净化、给水排水与气体供应、电气和自控、消毒和灭菌、消防等。

进行动物实验研究应有相应的设施、人员和操作规程等方面的特殊要求，以确保达到相应的环境条件、安全和饲养方面的要求。在生物安全实验室，危险情况是人为引起，或操作不当及设备配置与使用不当所致。动物本身的行为就可能带来新的危险。关于动物，应考虑它们的攻击性、抓咬倾向性、自然存在的体内外寄生虫、易感的疾病及通过气溶胶等途径播散传染源的可能性。根据所研究微生物的危险等级生物安全实验室也分为一级、二级、三级和四级（表5-12）。

表5-12 生物安全实验室的分级

分级	危害程度	实验对象
一级生物安全实验室（BSL-1）	低个体危害，低群体危害	对人体、动植物或环境危害较低，不具有对健康成人、动植物致病的致病因子
二级生物安全实验室（BSL-2）	中等个体危害，有限群体危害	对人体、动植物或环境具有中等危害或具有潜在危险的致病因子，对健康成人、动植物和环境不会造成严重危害。有有效的预防措施和治疗措施
三级生物安全实验室（BSL-3）	高个体危害，低群体危害	对人体、动植物或环境具有高度危害性，通过直接接触或气溶胶使人传染上严重的甚至是致命疾病的致病因子，通常有预防措施和治疗措施
四级生物安全实验室（BSL-4）	高个体危害，高群体危害	对人体、动植物或环境具有高度危害性，通过气溶胶途径传播或传播途径不明，或未知的、高度危险的致病因子，没有预防措施和治疗措施

注：引自《生物安全实验室建筑技术规范》（GB50346—2011）

从与感染动物饲养相关实验室活动的角度考虑，对该类动物饲养环境和设施的特殊要求。

一级生物安全实验室

A. 动物饲养间应与建筑物内的其他区域隔离。

B. 动物饲养间的门应有可视窗，向里开；打开的门应能够自动关闭，需要时，可以锁上。

C. 动物饲养间的工作表面应防水和易于消毒灭菌。不宜安装窗户。如果安装窗户，所有窗户应密闭；需要时，窗户外部应装防护网。

D. 围护结构的强度应与所饲养的动物种类相适应。

E. 如果有地面液体收集系统，应设防液体回流装置，存水弯应有足够的深度。

F. 不得循环使用动物实验室排出的空气；动物饲养间的室内气压宜控制为负压。

G. 在出口处应设置洗手池或手部清洁装置；可以对动物笼具清洗和消毒灭菌。

H. 应设置实验动物饲养笼具或护栏，除考虑安全要求外还应考虑对动物福利的要求。

I. 动物尸体及相关废物的处置设施和设备应符合国家相关规定的要求。

二级生物安全实验室：在符合一级生物安全实验室条件的基础上，还应符合以下条件。

A. 在动物饲养间出入口处，设置非手动洗手池或手部清洁装置，并设置缓冲间。

B. 在饲养区邻近区域配备高压蒸汽灭菌器。

C. 在安全隔离装置内从事可能产生有害气溶胶的活动；排气应经HEPA过滤器的过滤后排出。当不能满足时，应使用HEPA过滤器过滤动物饲养间排出的气体。

D. 将动物饲养间的室内气压控制为负压，气体应直接排放到其所在的建筑物外。并根据风险评估的结果，确定是否需要使用HEPA过滤器过滤动物饲养间排出的气体。

E. 实验室的外部排风口应至少高出本实验室所在建筑的顶部2m，应有防风、防雨、防鼠、防虫设计，但不应影响气体向上空排放。

F. 污水（包括污物）应消毒灭菌处理，并应对消毒灭菌效果进行监测，以确保达到排放要求。

三级生物安全实验室：在达到一级、二级生物安全实验室要求的基础上，还需符合下述要求。

A. 在实验室防护区内设淋浴间，必要时，应设置强制淋浴装置。

B. 动物饲养间属于核心工作间，应尽可能设在整个实验室的中心部位，不应直接与其他公共区域相邻。

C. 非经空气传播致病因子的实验室防护区应至少包括淋浴间、防护服更换间、缓冲间及核心工作间。当不能有效利用安全隔离装置饲养动物时，应根据进一步的风险评估确定实验室的生物安全防护要求。动物饲养间的气压（负压）与室外大气压的压差值应不小于60Pa，与相邻区域的压差（负压）应不小于15Pa。

D. 不能有效利用隔离装置控制经空气传播致病因子的动物饲养间的缓冲间应为气锁，并具备对动物饲养间的防护服或传递物品的表面进行消毒灭菌的条件。应有限制进入动物饲养间的门禁措施（如个人密码和生物学识别技术等）。根据风险评估的结果，确定其排出的气体是否需要经过两级HEPA过滤器的过滤后排出。需要在原位对送风HEPA过滤器进行消毒灭菌和检漏。动物饲养间的气压（负压）与室外大气压的压差值应不小于80Pa，与相邻区域的压差（负压）应不小于25Pa。动物饲养间及其缓冲间的气密性应达到在关闭受测房间所有通路并维持房间内的温度在设计范围上限的条件下，若使空气压力维持在250Pa时，房间内每小时泄漏的空气量应不超过受测房间净容积的10%。

E. 动物饲养间内应安装监视设备和通信设备。

F. 动物饲养间内应配备便携式局部消毒灭菌装置（如消毒喷雾器等）和足够的适用消毒灭菌剂。

G. 应对动物尸体和废物进行可靠的消毒灭菌，对动物笼具进行清洁和可靠的消毒灭菌。需要时，应有装置和技术对所有物品或其包装的表面在运出动物饲养间前进行清洁和可靠的消毒灭菌。

H. 在风险评估的基础上，适当处理防护区内淋浴间的污水，并对灭菌效果进行监测，以确保达到排放要求。

四级生物安全实验室：四级生物安全实验室在满足上述要求的基础上，还包括如下。

A. 淋浴间设置强制淋浴装置；动物饲养间的缓冲间为气锁；有严格限制进入动物饲养间的门禁措施；所有物品或其包装的表面在运出动物饲养间前必须进行清洁和可靠的消毒灭菌。

B. 动物饲养间的气压（负压）与室外大气压的压差值应不小于100Pa；与相邻区域的压差（负压）应不小于25Pa。

C. 动物饲养间及其缓冲间的气密性应达到在关闭受测房间所有通路并维持房间内的温度在设计范围上限的条件下，当房间内的空气压力上升到500Pa后，20分钟内自然衰减的气压小于250Pa。

D. 从事节肢动物（特别是可飞行、快爬或跳跃的昆虫）的实验活动，还应采取以下措施：①通过缓冲间进入动物饲养间，缓冲间内安装适用的捕虫器，并在门上安装防节肢动物逃逸的纱网；②在所有关键的可开启的门窗上安装防节肢动物逃逸的纱网；③在所有通风管道的关键节点安装防节肢动物逃逸的纱网，已感染和未感染节肢动物应分房饲养；④实验室可密闭和进行整体消毒灭菌；⑤安装喷雾式杀虫装置；⑥设置制冷装置，以便需要时能及时降低动物的活动能力；⑦能确保水槽和存水弯管内的液体或消毒灭菌液不干涸；⑧应对所有废物高压灭菌；⑨有机制监测和记录会飞、爬、跳跃的节肢动物幼虫和成虫的数量；⑩应配备适用于放置装蜱螨容器的油碟；⑪应具备带双层网的笼具以饲养或观察已感染或潜在感染的逃逸能力强的节肢动物；⑫应具备适用的生物安全柜或相当的安全隔离装置以操作已感染或潜在感染的节肢动物；⑬应具备操作已感染或潜在感染的节肢动物的低温盘。

2. 放射性核素动物实验设施 放射性同位素动物实验设施，简称RI动物实验设施。设施要求防止放射性同位素对人的影响，防止射线对一般动物和环境的放射能污染及同位素的泄漏。具体要求应按国家有关规定执行。

为了减少放（辐）射性物质对现场工作人员的危害，在处理超过标准剂量非封闭型放射性物质时，则应采用高放射性物质工作屏障室通风柜。这些设备原则上具有单独通风系统和排气净化装置，并与周围的区域完全隔开。关于放（辐）射性动物实验设施的选址、评价、设计构造等必须由国家有关部门认定的单位承担。

在设计 RI 动物实验设施时还必须考虑：设施的位置，使用投入放射性同位素的动物实验性质，动物排泄物的处理，动物的种类，动物尸体的处理，设施内完善的安全监测系统和防事故系统，设施内各区域必须严格分开并设置合理的负压梯度等。

3. 特殊化学物质动物实验设施 用化学物质作安全性评价的特殊动物实验可能会对操作者及有关人员的健康造成一定影响，如致癌性物质等，其设施与设备必须防止对人的危害和对实验场所及周围环境的污染。

设施的基本状态：动物饲养室的气压为负压，在饲养室前室和后室作缓冲间，前室与后室为中压，前室一侧的走廊为正压，以控制空气流动方向，各室与走廊之间有高密闭性门，并设有危险性标志，后室一侧走廊为负压。饲养室内的地板、墙壁及天花板应装吸顶灯，能冲洗，不积灰尘等。室内应有专用的工作衣和保护用具。

在修建以上三种特殊的实验动物设施时，为了人员的身体健康必须严格按照国家有关要求，由专门的设计、施工单位进行施工；在进入特殊实验动物设施进行动物实验时应该首先认真阅读有关操作规程，严格按要求执行。

第三节 实验动物设施的管理

设施的使用、维护与管理直接影响实验动物和动物实验的质量，也是实验动物生产及动物实验正常进行不可或缺的。对设施进行科学规范的管理，正确使用其中的设备，保证设备始终处于良好的运转状态，对于管理人员来说极其重要。实验动物机构应由专人负责设施管理，并配备有专业技术人员进行维护、保养。设施管理的关键是建立行之有效的管理制度，对突发故障有紧急处理预案应对，出现故障能及时维修和排除。管理人员与操作人员的失误均可能导致严重后果，尤其是环境发生微生物污染，难以短时间净化，除非中断生产或实验，对环境与设施进行全面的消毒灭菌处理。

一、管理人员配置

开展实验动物和动物实验工作的单位都应配备专职管理人员。管理人员应包括设施负责人、饲养繁殖生产人员、饲养观察人员、实验室技术人员、动物质量监测人员、机械设备管理和维修人员、后勤保障人员和清洁人员等。配备人员中应包括实验动物专业理论扎实、技术过硬的高级专业技术人员，管理能力较强、实验操作技术熟练的中级专业技术人员，具有熟练操作技术及很强责任心的技术人员和技术工人。所有人员均应经过专业的知识和技术培训。

二、动物饲料管理

不管是加工还是外购饲料，都必须遵循按计划定期购入的原则；存放时间不宜太长，防止霉变。外购时厂家应有合格证、经营证，采购量以两个月使用量为好。另外，不宜经常更换生产厂家，应保证饲料营养成分达标和适口性好。饲料验收时除核对饲料种类和数量外，还应查明饲料的生产日期、生产批号，饲料购回后应存放在阴凉、干燥、通风的成品饲料库内，库房内应有野鼠的防范装置与措施。SPF 级以上的动物饲料应经过严格的灭菌处理后才能使用，购入的灭菌饲料要注意消毒日期。饲料应摆放在清洁级环境中，过期的饲料不宜使用。

三、动物垫料管理

垫料可影响实验数据和实验动物健康，也属于可控因素。实验动物垫料与动物直接接触，所以是一个很重要的环境因素。实验动物的垫料可为小刨花、锯末或其他具有吸水性的无毒、无味、无害物质；不宜过粗，因其吸水性较差；不宜过细，弥散的尘埃不利于实验动物健康；也不宜使用雪松类的刨花，其散发的芳香烃类物质可诱发肝脏微粒体酶类异常，并具有细胞毒性，可增加癌症的发生率。垫料在使用前进行热处理，可减少芳烃类引起的这些问题。一般实验动物的垫料都要经高压灭菌处理后才能使用，这可有效防止病原微生物和寄生虫污染。

在屏障环境中的实验动物应直接更换笼具，而不是单独更换垫料。笼具更换在生物安全柜中进行。将准备好的笼具放入生物安全柜中，将动物转入其中。准备好的笼具包含新垫料、装有饮用水的水瓶及足够的食物。更换的笼具转移到固定的房间暂存，清理出来的垫料作为实验室废弃物，由专业机构及时处置。

四、屏障环境的操作

1. 人员进入 所有进入屏障系统的工作人员必须执行以下规定：工作人员进入外更衣室，封锁外门，然后在外更衣室脱掉外套，戴上口罩和灭菌的袜子，穿上已灭菌的无菌服、帽（头发不外露），再戴上手套，将衣袖塞入手套内，穿上消毒的拖鞋。内更衣室内有酒精喷壶，用喷壶对双手、门把手、地面和拖鞋鞋底进行喷雾。消毒后工作人员可以离开内更衣室进入动物实验工作间。如果灭菌衣物需要补充，工作人员应先去准备间取灭菌衣物放至内更衣室，以便下次使用。

2. 动物进入 必须通过传递舱传入。传递动物时应由两个人共同完成。一人在清洁间，另一人在洗刷间。在洗刷间一方确认传递舱对侧门关闭时，打开进口，把运输盒放在传递舱，然后用喷雾器喷过氧乙酸，关闭进口，15分钟后由在清洁间一方打开内口，在传递舱内开启运输盒把动物移到预先准备好的灭菌饲育盒里，运输盒留在舱内，取出饲育盒关闭内口，此时饲养员可以将种动物直接送入饲育室。

3. 物品和用具进入 一般分两类，包括耐热类和不耐热类。

（1）耐热类：清洁区使用的全部笼盒、水瓶、水、饲料、垫料、衣服等耐热物品都必须经过双扉真空高压灭菌柜灭菌后方可进入清洁区，灭菌柜的操作要严格按操作规程进行（参见使用说明）。灭菌时应注意如下事项。①灭菌安全测试。每次灭菌都必须进行安全测试，确保达到有效灭菌（用试纸法或培养法）。②开启灭菌柜进口时必须在灭菌柜出口关闭状态下进行，相反在确认灭菌柜进口关闭状态下开启出口；操作人员必须在放入或取出柜内物品后随手关严柜门。③操作人员必须保持柜内外清洁，擦洗柜内时必须在出口进行。

（2）不耐热类：不耐热类物品必须通过渡槽或传递舱进入清洁区。传递舱的使用方法与实验动物传递相同。物品表面应能充分与消毒药接触。仪器设备的表面消毒，要对仪器设备进行必要保护。

4. 设施启动前的净化操作

1）开动送、排风机，设置好标准风量、风速、各区域压差，设备稳定运行24小时。

2）清扫清洁区顺序，天花板+墙壁+笼架具—仪器设备+实验台—地面。

3）清扫后用净水将地面、墙面、实验台洗刷三遍，再用中性洗涤剂清洗，最后用净水刷洗干净。

4）关闭送、排风机，关闭与外界的所有通道。

5）操作人员穿戴好防护服，将配制好的消毒液装入喷雾器进行喷雾。常用的喷雾剂为2%过氧乙酸溶液（剂量10ml/m³），喷雾后密闭，保持2～3小时。

6）操作人员穿戴好防护服后进入洁净区，打开各通道，排风30分钟后开始送风，送风换气24小时。

7）甲醛熏蒸：熏蒸程序与喷雾程序相同。熏蒸时操作人员必须穿戴好防护服和防毒面具，开启熏蒸后操作人员迅速退出并封闭门，保持24小时以上作用时间。采用加热法熏蒸时使用10%甲醛溶液25～50ml/m³作用24小时上。

8）操作人员穿戴无菌保护服和无菌防毒面具进入洁净室，启封各通道口，开排风机1小时后开始送风换气2～3天，最后进行室内生物洁净度测定。

5. 运行中的清洁卫生 屏障系统设施内的洁净室是一个全封闭的系统，设施内环境不能直接与外界环境相通，并且需要一系列的控制和防护措施。屏障设施内作业卫生管理要求如下。

1）屏障系统内的工作人员应保持良好的个人卫生习惯，不能留长指甲，男士不应留胡须。

2）皮肤有损伤、炎症、瘙痒症者，对化学纤维、化学试剂药品严重过敏反应者，手汗严重者不宜进入洁净区。

3）感冒、咳嗽、多头皮屑者应恢复正常健康后，有抓头、挖鼻、摸脸、搓皮等习惯者应改正后方可进入洁净区。

4）禁止化妆后进入洁净区，吸烟或饮酒后30分钟内不能进入洁净区。

5）一切私人物品如钥匙、手表、戒指、饰物等不能带入洁净区。

6）清单之外的任何私人物品不能带入洁净区，洁净区内严格执行人流和物流的走向和顺序。

7）洁净区内的任何工具、用具应为专用，且尽可能为耐消毒处理材料制作。

8）洁净设施内的地面、门窗、天花板等定期采用0.2%过氧乙酸溶液等擦拭。

五、设备管理

设备运行状态直接影响实验动物和动物实验质量；因此，正确使用设备并保证设备始终维持良好运转状态很重要。实验动物洁净设施内的主要设备为动力设备、消毒灭菌设备、净化设备、实验和检测设备、通信设备等。管理好这些设备的关键：建立一套行之有效的管理制度，建立使用、维修登记制度；严格按照设备的说明书和要求操作，要成立管理小组，分工专人负责，专管专用，出现故障时要及时维修和排除。

1. 运输笼具 运输活体动物的笼具结构应适应动物特点，材质应符合动物的健康和福利要求，并符合运输规范和要求。须足够坚固，能防止动物破坏、逃逸或接触外界，并能经受正常运输。大小和形状应适于被运输动物的生物特性，在符合运输要求的前提下要使动物感觉舒适。内部和边缘无可伤害到动物的锐角或突起。外部应具有适合搬动的把手或能够握住的把柄，搬运者与笼具内的动物不能有身体接触。紧急情况下，运输笼具要容易打开门，将活体动物移出。运输笼具应符合微生物控制的等级要求，并且必须在每次使用前进行清洗和消毒。可移动的动物笼具应在动物笼具顶部或侧面标上"活体实验动物"字样，并用箭头或其他标志标明动物笼具正确立放的位置。运输笼具上应标明运输该动物的注意事项。

2. 运输工具 能够保证有足够的新鲜空气维持动物的健康、安全和舒适的需要，并应避免运输时运输工具的废气进入。应配备空调等设备，使实验动物周围环境的温度符合相应等级要求，以保证动物的质量。在每次运输实验动物前后均应进行消毒。如果运输时间超过6小时，宜配备符合要求的饲料和饮水设备。

六、废弃物处理

1. 污水 实验动物设施应设置相对独立的污水初级处理设备或化粪池。动物的粪尿、笼具洗刷用水、废弃的消毒液等污水应经处理达到二类一级标准排放。

2. 固体废弃物 实验动物废垫料应集中无害化处理。一次性工作服、口罩、帽子、手套及实验废弃物（含针头、刀片）按医院污物处理规定进行无害化处理。动物尸体及组织应装入专用尸体袋中存放于冷藏柜或冰柜内，集中无害化处理。

感染性动物实验室产生的废水、动物尸体及其他废弃物须先彻底灭菌后再作相应处理。

常规的、生物性及有害性废料应定期妥善地清除和处理。常规的废料可选择由商业性或专业废料处理单位承包处理。待处置的废料应低温存放，使用冰柜或冰箱存放时要在上面做明显的标记。

凡是有毒性、致癌性、易燃性、腐蚀性、易变性或其他不稳定性的有害废料，都应由专人放入有专门标记的容器，按职业保健和安全性专家的指导进行处置。

七、设施维护

新建或改建的实验动物室和动物实验设施在使用前，应向当地的实验动物管理机构和第三方检测单位提出申请，检测、验收合格后方能投入使用。实验动物环境检测包括外环境检测和内环境检测。外环境检测参照实验动物设施选址的有关规定进行。实验动物的内环境检测按照实验动物环境国家标准规定的项目指标和方法进行，其检测项目包括温度、相对湿度、气流速度、梯度压差、空气洁净度、噪声、照度、换气量等。

实验动物和动物实验设施处于持续运行状态，各种环境因素指标也一直处于波动之中。随着设施运行时间的延长，有关环境指标的变化逐渐趋于恶化。例如，空气过滤器系统的阻塞会逐渐加重，导致进风量下降，压力差和风速随之下降，换气次数减少，对温度和湿度的调控能力也减弱，有害气体的清除能力亦逐渐下降。因此，应严格按照规定的检修周期对环境设施进行检测，并根据实验动物环境设施条件的检测结果，判断有关设施的运行是否完好，设施设备是否需要进行维修/维护，从而确保实验动物设施的正常有效运转。

实验动物设施的各项环境参数是通过相关设备来维持的，并始终处于动态的变化之中。通过对实验动物设施环境参数的监测，可随时掌握设备的运行情况，并采取相应的调整和维修措施。

1. 空气过滤系统的维护　空气过滤系统包括初效、中效和高效过滤三种。初效过滤材料可以过滤空气中直径大于5μm的微粒；中效过滤材料可过滤粒径大于1μm的微粒；高效过滤材料的过滤孔径有多种，实验动物设施中常用的高效过滤材料对0.5μm以上微粒的过滤效果可达99.97%。

在运行过程中不断有粉尘被阻拦在空气过滤系统的滤材上，这些粉尘会逐渐阻塞孔隙，这对实验动物设施内的多个环境参数会造成不良影响，如进气量减少、换气次数减少、室内氨浓度上升、梯度压差改变等。因此，过滤材料必须定期更换。对初效过滤材料每半个月进行维护、清洗或更换；中效过滤材料3个月更换一次，更换频率取决于单位面积滤材的进气强度和外环境空气中的粉尘含量等因素，初效和中效过滤材料卸下后可水洗，干燥后可重复使用。高效过滤器装在送风系统末端，通常1～3年更换一次。高效过滤器更换对动物的环境因素影响很大，所以不宜过频更换。加大高效过滤器的面积及提高初效和中效过滤器的质量是延长高效过滤器使用周期的有效措施；另外还应改善外环境清洁状况，降低粉尘含量。每周对实验室内回风过滤网清洗消毒一次。每天检查机房环境卫生和压差变化，每两周打扫一次机房，尽量减少灰尘进入新风口。

2. 空调系统的维护　空调系统的正常运行是动物室内温度和湿度两个重要参数得到有效控制的保证，因此必须充分重视。外界环境气温与室内温度接近的春秋两季是对中央空调系统维护和检修的最好时期。通常在每年机器非运行期间，对其进行检修。

空调系统最常见的问题是热交换部件被灰尘和纤维状物质覆盖，从而导致热交换率下降，因此要经常检查清洗热交换部件。如空调系统制冷能力下降，制冷剂不足时应考虑给予补充。

3. 灭菌系统维护　蒸汽高压灭菌器是压力容器，承担着实验室物品的灭菌工作，应在被高压物品表面粘贴指示带，观察灭菌效果。放置灭菌物品时，严禁堵塞安全阀的出气孔，必须留出空间保证其空气流通，否则安全阀气孔堵塞不能正常工作，可能造成事故。灭菌液体时，应将液体罐装在硬质的耐热玻璃瓶中，以不超过3/4体积为好，平口选用棉花纱布塞。保持设备清洁和干燥，可延长使用年限。橡胶塞封垫使用时间过长会老化，应定期更换。不要在灭菌过程中或刚灭菌完毕时接触仓体、仓门等以免烫伤。灭菌柜属于压力容器，容器应有检验合格记录，操作人员必须持证上岗。

4. 纯水制备系统　推荐实验动物机构使用反渗透法制备纯水供实验动物饮用。应定期更换PP纤维滤芯、AC活性炭滤芯、紫外消毒灯管等。应定期测量并记录纯水的电导率和终端纯水的无菌实验结果，保证经过加压循环管道送达各房间的水源质量。

除以上四个重要系统要经常维护外，还有其他维护工作，如传递舱紫外灯的更换维修，风淋室等设施的维护和管理等。任何一个环节的故障都可能导致设施环境质量下降，从而造成实验动物不合格，影响动物实验，造成巨大损失。

八、紧急状况处理

1. 紧急状况的处理原则

1）无论上下班时段，中控室应为首要联络部门。

2）所有工作人员均应通过动物中心的紧急状况处理的培训考试，各相关单位应负责其人员的训练。当发生紧急状况时，相关人员应立即告知动物中心并参与后续处理。

3）若发生人员、动物、设备、仪器或环境系统等紧急状况时，研究人员、饲养人员、中控室或操作维修人员应立即进行必要的处置，并依情况以电话联络到相关承办人。

4）意外或紧急状况无法立即解决时，应及时通知动物中心主任。已解决者，亦应于发生后24小时内以电子邮件方式告知。设施停电、动物遭致病原感染、动物设施遭不明人员闯入、动物逃离、人员受伤和水灾、火灾、震灾等也应立即以电话通知中心主任。

5）所有意外和紧急状况、通报内容及处理过程与结果均应记录在案，以备日后查询。

2. 意外和紧急状况处理流程　见图5-9。

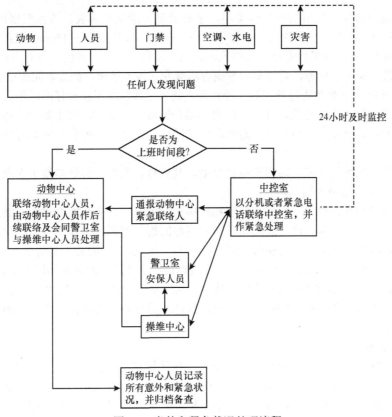

图5-9　意外和紧急状况处理流程

（汤宏斌　包　容　章　敏）

第六章 各 论

第一节 小 鼠

小鼠（*Mus musulus*，mouse）来源于野生鼷鼠，经长期人工饲养和培育的一类小型啮齿类实验动物。小鼠在动物分类学上属于脊椎动物门，哺乳纲，啮齿目（*Rodentia*），鼠科（*Muridae*），小鼠属（*Mus*），小鼠种。实验小鼠从17世纪开始用于比较解剖学研究及动物实验，经过长期人工饲养、选择、培育，目前已培育了500多个独立的近交系、200多个远交系和400多个突变品系，分布遍及世界各地。小鼠是当今世界上研究最详尽、用量最大、应用最广泛的哺乳类实验动物。

一、小鼠的生物学特性

1. 外形特征 成年、健康的小鼠体型小，全身被毛光滑紧贴体表，头呈圆锥形，面部尖突，有触须，耳耸立呈半圆形，尾长约与体长相等，正常情况下体长为10～15cm，尾部被有短毛和环状角质鳞片，约200片，有多种毛色，如白色、灰色、黑色、棕色、黄色、巧克力色等。

2. 行为习性 胆小易受惊，对外来刺激或者环境变化极为敏感，如长时间超过20Lux的强光、持续超过60dB的噪声等刺激均可导致其神经紊乱，甚至出现哺乳母鼠食仔的现象。

小鼠对外界环境适应能力差，过于炎热的环境会造成小鼠死亡，过于寒冷的环境会造成小鼠不可逆的脏器损伤甚至死亡。小鼠性情温顺，容易捕捉，但逃出笼外容易恢复野性，行动敏捷难以捕捉。

小鼠喜阴暗、安静的环境，习惯于昼伏夜动，其进食、交配、分娩多发生在夜间，特别在傍晚后1～2小时和黎明前最为活跃。

小鼠为群居性动物，群养时，其饲料消耗比单个饲养时快，生长发育也快。性成熟的雄鼠在一起易发生斗殴。源于一窝的雄鼠或断乳后同笼饲养的雄鼠间则较少互相攻击。群居优势在雄性很明显，表现为群体中处于优势者保留胡须，被称为"理发师"，而处于劣势者则"拔毛"，胡须或者体表毛发被拔光。这一现象应与因寄生虫性或真菌性皮炎所致的掉毛加以区别。

雄性小鼠具有分泌乙酸氨臭气的特性，是小鼠饲养室内特异臭气产生的主要原因。

小鼠为典型的啮齿类动物，门齿终生生长，因此小鼠有啃咬习惯，以此来磨损门齿并维持其长短，保持恒定。

3. 解剖学特点

（1）骨骼系统：小鼠的骨骼由头骨、躯干骨、四肢骨和尾椎骨组成（图6-1）。上、下颌骨各有2个门齿和6个臼齿，齿式为2（1003/1003）=16。下颌骨喙状突较小，髁状突发达，具有品系特征，不同品系的近交系小鼠下颌骨形态和大小有显著差异。50日龄后小鼠下颌骨形态和大小几乎不再变化，根据下颌骨形态分析技术可进行近交系小鼠遗传质量的监测。小鼠骨髓为红骨髓，终身造血。

（2）消化系统：分为消化道和消化器官，其中消化道为口腔、咽喉、食管、胃、十二指肠、空肠、回肠、盲肠、结肠、直肠。小鼠成年后食管细长约4cm，位于气管的背面，由两层肌肉和黏膜层组成，外为环形肌层，内为纵行肌层，内衬黏膜层，有利于灌胃操作。胃分为前胃和腺胃，贲门部前接食管，幽门部后接十二指肠。胃容量小（1.0～1.5ml），不耐饥饿。实验时，小鼠灌胃

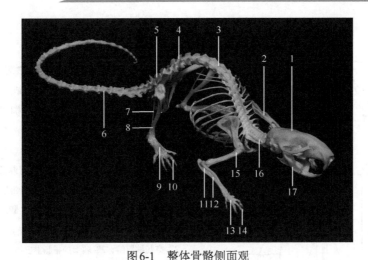

图6-1 整体骨骼侧面观

1. 顶骨；2. 肩胛骨；3. 胸椎；4. 腰椎；5. 荐椎；6. 尾椎；7. 腓骨；8. 胫骨；9. 后爪；10. 距骨；
11. 尺骨；12. 桡骨；13. 前爪；14. 指骨；15. 肱骨；16. 颈椎；17. 下颌骨

给药的剂量尽量不要超过1.0ml。小鼠与家兔、豚鼠等草食性动物相比，肠道较短，盲肠不发达，肠道内能合成维生素C。

小鼠的消化腺有唾液腺3对，即腮腺、颌下腺和舌下腺。小鼠肝脏是腹腔内最大的脏器，分左外叶、左中叶、中叶、右叶和尾状叶，具有分泌胆汁、调节血糖、储存肝糖和血液、形成尿素、中和有毒物质等功能。小鼠有胆囊，夹在肝左中叶和中叶之间，为膈样系膜包裹。胰腺分布在脾脏右侧、胃后方、十二指肠左侧、门静脉腹侧，色淡红，不规则，似脂肪组织。

（3）呼吸系统：成年小鼠肺由5叶组成，右肺4叶，分为右前叶、右中叶、右后叶和腔后叶，左肺为一整叶。但在左肺上有一条不太深的沟，因此左肺不是完全的整叶。气管位于食管的腹侧，由24个背面不相衔接的C形软骨环构成，气管及支气管腺不发达，不适于作慢性支气管炎模型及去痰平喘药的疗效实验。

（4）循环系统：由心脏、动脉、静脉、毛细血管和血液组成。成年小鼠心脏质量为100～150mg，由4个腔组成，即左、右心房和左、右心室。血液循环是由体循环（大循环）和肺循环（小循环）两条途径构成的双循环。体循环是血液由左心室射出经主动脉及其各级分支流到全身的毛细血管，再经各小静脉、中静脉最后经过上、下腔静脉及冠状窦流回右心房。

肺循环是血液由右心室射出经肺动脉干的各级分支到肺毛细血管，在此与肺泡进行气体交换，然后经肺静脉流回左心房。小鼠与其他哺乳动物基本相同。

冠状动脉起始于主动脉根部、主动脉瓣口，分为左冠状动脉和右冠状动脉。小鼠心脏表面有4条明晰的静脉，分别是位于右室前壁的心小静脉、位于室间隔表面的前室间静脉、位于心脏右后壁的心中静脉和位于心脏左室后壁的心大静脉。

（5）淋巴系统：小鼠的淋巴系统很发达，淋巴管道系统由淋巴管、淋巴液、淋巴结、胸腺、脾脏组成。但腭或咽部无扁桃体，外界刺激可使淋巴系统增生，进而可导致淋巴系统疾病。脾脏位于腹腔左侧，呈长条形，深褐色。中含有造血细胞，包括巨核细胞，原始造血细胞等组成造血灶，有造血功能。胸腺呈乳白色，由左右2叶组成，位于心脏上方，性成熟时，胸腺最大（图6-2）。

（6）泌尿生殖系统：小鼠的肾脏位于后腔静脉和腹主动脉左右两侧，右肾稍高，呈褐色蚕豆状。膀胱位于腹腔后端，为腹膜包裹，贴靠腹壁，有一定的移行性，与腹壁之间有一条纵向膀胱系膜。雌性小鼠通到尿道口，雄性小鼠经生殖孔通体外。

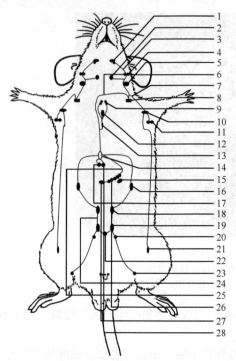

1. 下颌淋巴结和副下颌淋巴结；2. 颈深淋巴结；

3. 颈干；4. 腮腺淋巴结；5. 颈浅淋巴结；6. 胸导管；

7. 锁骨下干；8. 左静脉角；9. 纵隔前淋巴结；

10. 前肢淋巴结；11. 腋窝淋巴结和副腋窝淋巴结；

12. 支气管淋巴结；13. 纵隔后淋巴结；14. 乳糜池；

15. 结肠淋巴结；16. 肾淋巴结；17. 胃淋巴结；

18. 腰淋巴结；19. 髂淋巴结；20. 坐骨淋巴结；

21. 腹股沟淋巴结；22. 尾淋巴结；23. 腘淋巴结；

24. 腰干；25. 肠干；26. 肠系膜淋巴结；

27. 空肠淋巴结；28. 胰十二指肠淋巴结

图6-2　小鼠淋巴系统

　　雌性小鼠生殖器官（图6-3）包括卵巢、输卵管、子宫、阴道、阴蒂腺及乳头突等。小鼠卵巢为一对，位于腹腔内，贴附背侧腹膜壁层，呈桑葚状，表面凹凸不平，具有产生卵子和分泌雌激素的作用，卵巢周围有细膜包绕。输卵管由不规则弯曲管组成，前端呈漏斗状，喇叭口朝卵巢，末端接子宫。子宫呈"Y"形，为双子宫型，分为子宫角、子宫体、子宫颈。子宫角由前外向后内方向伸展。左右子宫角在内侧接触到一起后，平行向后方走行。

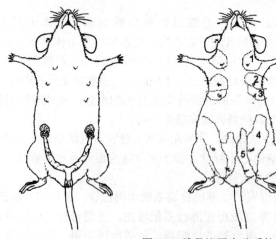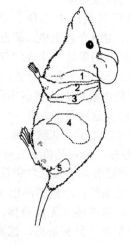

图6-3　雌鼠泌尿生殖系统

1、2、3、4、5为乳头及乳腺部位

　　小鼠乳腺很发达，共有5对，左右对称，从颈部到前腹部是第1~3对，后腹部是第4和第5对。

　　雄性小鼠生殖器官（图6-4）包括睾丸、附睾、精囊、副性腺（凝固腺、前列腺、尿道球腺、包皮腺）、输精管及阴茎等。雄性为双睾丸，椭圆状，淡红色，幼年时藏存于腹腔内，性成熟后则下降到阴囊，其表面以纤维性结缔组织包被，内部由无数曲精细管和间质组织组成。附睾体沿着睾丸侧面到达睾丸尾端，形成膨大的附睾尾。附睾是储存、浓缩精液的地方。输精管自附睾尾发出，进入腹腔内，通过输尿管上方及膀胱背面，左右汇合后开口于尿道基部。精子在通过附睾期间成熟，并与副性腺分泌物一同在交配时射入雌鼠阴道内。前列腺位于精囊内侧，分背左叶、背中叶、背右叶、腹左叶、腹右叶。精囊位于膀胱附近，呈倒八字形，左右各一，内含有大量精液。凝固腺附着于精囊内侧，是呈半透明的半月形器官。靠近尿道侧有凝固腺输出管连接尿道。副性腺分泌物有营养精子、形成阴道栓等作用。

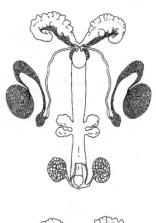
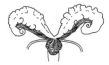

图6-4 雄性小鼠生殖器官

（7）皮肤及皮下组织：小鼠皮肤是小鼠身体中最大的器官，其附属器包括毛、爪甲、鳞片和多种腺体。小鼠皮肤很薄，平均厚约为700μm，由表皮、真皮、真皮下层和皮肌构成。

小鼠汗腺不发达，仅分布在爪子掌面皮下。小鼠尾部动脉血管由荐中动脉延伸为尾中动脉，再分为尾中副动脉、尾衡动脉、皮支。尾部静脉则由臀下静脉延伸为尾侧静脉、尾横静脉、尾背静脉。小鼠尾部背侧、腹侧及左右两侧均为动静脉伴随，肉眼所见较为粗的是尾横静脉（腹侧）、尾衡静脉（左右两侧）、尾中副动脉（背侧）。

4. 生理学特性

（1）生长发育：小鼠体型较小，刚出生时体重仅1.5～2g，1个月时体重12～19g，1.5～2月龄时可达20g以上。小鼠生长发育的快慢与其品种品系、营养状况、健康状况、环境条件及母鼠的哺乳能力、生产胎次均有密切关系。不同品种、品系小鼠周龄和体重的关系见表6-1。

表6-1 不同品系小鼠周龄与体重的关系

品系	性别	初生	不同周龄体重（g）							
			1	2	3	4	5	6	7	8（周）
昆明	♂	2.01	5.82	8.35	14.80	22.60	33.25	39.25	39.90	40.05
	♀	1.95	5.54	7.90	13.55	21.35	27.90	32.80	34.70	34.80
BALB/c*	♂	1.46	3.50	5.60	7.40	12.45	16.10	17.40	18.65	20.25
	♀	1.40	3.35	5.50	7.32	11.60	14.75	15.60	16.10	18.16
C57BL/6*	♂	1.44	3.50	5.60	6.90	12.57	18.10	20.50	21.60	22.40
	♀	1.40	3.42	5.55	6.40	12.20	16.90	18.40	19.00	20.25
615**	♂	1.58	4.64	7.96	9.83	19.00	22.58	25.96	27.96	28.83
	♀	1.58	4.64	7.96	9.83	15.75	20.75	21.88	23.12	24.16
C3H**	♂	1.44	4.40	7.70	9.70	13.30	17.20	20.00	21.20	22.30
	♀	1.44	4.40	7.70	9.70	12.10	15.20	17.80	18.00	19.27

小鼠的发育是由卵子在输卵管壶腹部受精后开始分裂发育，大约第3天发育为桑椹胚进入子宫，约第5天就可形成囊胚开始着床，第8天出现鼠尾，第9天出现前肢芽，第10天出现后肢芽，第13天趾骨形成，第15天各趾分开，第18天可见爪甲，妊娠期为19～21天。

新生小鼠赤裸无毛，皮肤肉红色，不开眼，耳廓与皮肤粘连，脚趾粘连在一起。初生小鼠即可发声，有触、嗅、味觉；4周龄雌鼠阴腔张开。5周龄雄鼠附睾内可出现成熟的精子（表6-2）。

表 6-2 小鼠生长日龄判断

日龄	生长特征
第1天	皮肤肉红，全身无毛，不开眼，双耳与皮肤粘连
第2天	皮肤红色（比第一天淡些），腹部左侧可见白色奶块
第3天	可见明显的乳头斑
第4天	耳廓张开，脚趾部分张开
第5天	皮肤转白，出现稀疏绒毛和触须
第6天	脚趾全部张开
第7天	皮肤开始长绒毛
第8天	绒毛长全，下门齿长出；能爬行
第10天	有听觉，被毛长齐
第11天	下门齿长出
第12天	开眼，门齿长出
第13～15天	眼皮张开，能跳跃，能抓东西
第16～18天	能自行采食，独立生活
第19～21天	断乳

（2）生殖生理：小鼠发育迅速，性成熟早，6～7周龄时已性成熟，雄鼠36日龄时可在附睾中找到活泼的精子，雌鼠37日龄时即可发情排卵。性成熟：一般在36～42日龄。体成熟：雄鼠为70～80日龄，雌鼠为65～75日龄，故小鼠最合适繁殖日龄一般是在65～90日。

小鼠具有明显的性周期，性周期为4～5天。小鼠一年四季均有性活动，一般在发情后2～3小时即可排卵。妊娠期19～21天，哺乳期20～22天，每胎产仔6～15只，年产6～9胎，寿命约2年。

雄鼠性成熟后，开始产生精子并分泌雄性激素，副性腺（精囊、凝固腺等）分泌精液，以便于精子运动，并在交配后10～12小时的雌鼠阴道和子宫颈中凝固，形成阴道栓，能防止精液倒流，提高受精能力。阴道栓是小鼠交配成功的重要特征之一，较其他啮齿类动物明显，不易脱落，但交配后20小时后，阴道栓容易溶解，因此，利用它的出现作为计算妊娠起始时间的依据需要尽早查看阴道栓。

雌鼠性成熟后，卵巢产生卵细胞并分泌雌性激素，出现明显的性周期。其性周期一般分为发情前期、发情期、发情后期和发情间期，发情期小鼠通过性器官释放信息素相互影响性行为。性周期各阶段的特征，可用阴道分泌物涂片和组织学检查加以区分（表6-3、图6-5）。

表 6-3 性周期各阶段阴道涂片特征

阶段	涂片	卵巢
发情前期	仅有有核上皮细胞	卵泡增大
发情期	角质化上皮细胞	排卵
发情后期	有核上皮细胞混有白细胞	卵泡闭锁，生成黄体
发情间期	白细胞、少数有核细胞及黏液	卵泡生长

雌鼠性周期在同笼雌鼠密度过大时可延长甚至抑制，在有雄鼠存在时可恢复甚至缩短，这种现象称为怀特（whitten）反应。雌鼠还有产后发情特点，分娩后24小时内又可受孕，称为血配或热配，形成产后妊娠，边哺乳边妊娠，由于血配的小鼠交配后正处于哺乳期，影响受精

卵的正常植入，因而出现数天至十几天的受精卵滞育期，故血配的雌性小鼠妊娠期较长，可达
28～35天。雌鼠与不育雄鼠交配或用机械方法刺激宫颈可产生假性妊娠，一般可维持10～12天，
有时长达3周。

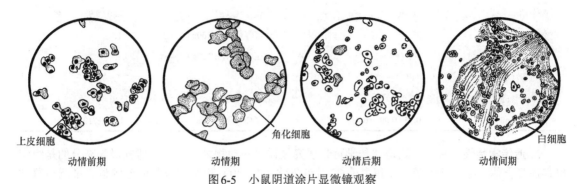

图6-5 小鼠阴道涂片显微镜观察

　　孕鼠的分娩多在夜间进行。产前雌鼠不安，不停地整理产窝，约4分钟产仔一只，产仔结束1
分钟后胎盘产出，母鼠将胎盘嚼食，整个产程约1小时。

　　雌鼠带仔数一般为8～10只，因母鼠营养状况、体质状况、生产能力等因素不同而变化。母
鼠哺乳仔鼠太多可导致仔鼠发育不均，如带仔鼠不足时可将其他多余的同龄仔鼠放入让其代乳，
但注意在放入前应使其黏染代乳母鼠垫料的气味，以免被其咬死。

　　小鼠性活动可维持1年左右，作为种鼠使用时间一般为6～8个月，之后其繁殖能力下降，生
下来的仔鼠体质越来越差，应予淘汰。近交系小鼠一般连续生产5～6胎即可淘汰。

　　（3）体温调节：小鼠体表面积相对较大，对环境温度的波动有明显的生理学反应。小鼠对寒
冷的应答为非颤抖性产热作用，寒冷状态下小鼠产生的热量相当于基础代谢的3倍，比任何其他
哺乳类实验动物的变化都大。小鼠汗腺不发达，不能加大喘气，唾液分泌能力有限。如果环境温
度升高则通过体温升高、代谢率下降及耳血管扩张以加快散热。这表明小鼠并不是一种真正的恒
温动物。事实上，新生小鼠是变温动物，在20日龄前其体温调节能力很差。因此，外界温度变化
对小鼠影响很大，低温可造成小鼠繁殖能力下降，抗病力下降。持续高温（32℃以上）常引起小
鼠死亡或产生后效应，出现某些功能的不可逆损害。

　　（4）水分代谢：小鼠体表蒸发面与整个身体相比所占比例比其他哺乳类实验动物大，因此
它对饮水量的不足更为敏感，水分在体内的周转期比其他哺乳动物快，可通过呼出的气体在鼻腔
内冷却，以及尿液的高度浓缩来保持水分。小鼠饮水量为4～7ml/天，水分代谢的半衰期仅为1.1
天，比大的哺乳实验动物要快得多，需要供给充足的饮水。

　　小鼠尿量少，每次排尿仅1～2滴，且是高度浓缩的，小鼠将尿浓缩到4300ml/L，而人类
最大限度为1160ml/L。在正常情况下，小鼠能从其尿液中排出较多量的蛋白质6.8～25.8mg/d，还
常排出氨基乙磺酸和肌氨酸酐，禁食小鼠的肌氨酸酐与肌氨酸的比为1：1.4，排出的尿囊素比尿
酸多，但不排出色氨酸。小鼠尿液成分和特性对于研究小鼠体内新陈代谢过程及泌尿排泄生理具
有重要意义。

　　（5）呼吸：小鼠代谢率高、耗氧量大，在静止状态下，每小时每克体重约耗氧3.5ml，比大
象同等体重耗氧量大22倍。为了适应如此的高代谢率，小鼠具有高的肺泡氧分压、呼吸频率、红
细胞总数、血红蛋白浓度、碳酸脱氢酶浓度、血氧浓度及血糖浓度等（表6-4）。

表6-4 一般生物学数据参考值

项目	参考值	项目	参考值
成年体重（g）	雌：18～35。雄：20～40	心率（次/分钟）	625（470～780）

续表

项目	参考值	项目	参考值
寿命（年）	2	心搏量（ml/搏）	1.3～2
染色体	$2n=40$	舒张压（kPa）	10.80（8.93～11.99）
体温（℃）	37～37.5	血浆容量（ml/100g）	3.15
呼吸频率（次/分钟）	163（84～230）	全血容量（ml/100g）	5.85
通气量（ml/分钟）	24（11～36）	血浆pH	7.2～7.4
耗氧量（mm^3/体重）	1530	血CO_2（mol）	21.9
潮气量（ml）	0.15（0.09～0.23）	血浆CO_2分压（Pa）	5331.6±719.8

5. 遗传学特性 目前小鼠是遗传学背景研究最详尽的动物之一，其中研究最为充分的是组织相容性复合体、毛色基因等。小鼠共有20对染色体（$2n=40$）和相同数量的连锁群。推测小鼠共有3万多个结构基因。毛色基因是识别品系的最简单的标记，小鼠毛色基因主要由C-c、A-a、B-b三个基因位点支配。毛色常作为小鼠遗传学分析中的遗传标记和品系鉴定的依据之一。小鼠的组织相容性复合体（H）调控着细胞表面分子的表达，调节主要免疫功能，其中H-2位点位于第17条染色体上，是决定异体排斥的位点。H-2分子可以作为小鼠遗传检测的指标，也是排斥异体组织抗原的主要成分。

二、常用品种、品系

由于研究需要的不同，采用不同的培育方法，育成在遗传学上各具特点的品种和品系。通常分为两大类即封闭群和近交系。现将几种小鼠常用品种、品系介绍如下。

1. 昆明小鼠（KM）

（1）起源：1926年美国洛克菲勒（Rockefeller）研究所从瑞士引入白化小鼠培育成瑞士种小鼠（SWISS）。1946年我国从印度哈夫金（Haffkine）研究所将瑞士种小鼠引入云南昆明，1952年由昆明引入北京生物制品所，1954年推广到全国各地。

（2）品种特征：白化，是我国特有的封闭群小鼠，具有独特的遗传学性状，有别于NIH等国际知名的封闭群。在生育过的老龄雌鼠中，常有自发性乳腺癌，发病率约25%。该鼠适应性强，受孕率和繁殖力高，产仔平均为9只以上，已广泛用于药理学、毒理学、药效学，以及生物制品、药品的检定等实验，也适用于一般的小鼠移植瘤的实验。

2. NIH小鼠

（1）起源：由NIH培育而成，1980年引入北京生物制品研究所。

（2）品种特征：毛色白化，适应性强，繁殖力较强，体格健壮，容易饲养繁殖，因此，是国际上通用的实验动物，已被选为某些生物制品检定实验的法规动物。

3. CFW（LACA）小鼠

（1）起源：起源于Webster小鼠，1935年英国卡沃夫（Carwarth）从洛克菲勒研究所引进后，经过20代的兄妹近亲繁殖后，采用随机交配繁殖，命名为CFW。CFW小鼠引入英国实验动物中心后改名为LACA小鼠，并采取非近亲交配进行繁殖。1973年卫生部药品生物制品鉴定所从英国实验动物中心引进。现采用随机交配进行繁殖。

（2）品种特征：毛色白化。适应性强，繁殖力强，体格健壮，对放射性物质耐受性强等特点，适用于辐射损伤研究，也可用作检测小鼠迟发型超敏反应的足垫肿胀等试验。

4. ICR小鼠

（1）起源：又称Swiss Hanschka，CD-1，Ha/ICR，为美国汉施克（Hanschka）研究所饲养的瑞士种小鼠。Hanschka用Swiss小鼠群以多产为目标，进行选育，之后美国癌症研究所（Institute of Cancer Researcch）分送各国饲养实验，各国称为ICR小鼠品种。中国科学院遗传研究所在1973年从日本国立肿瘤研究所引进。

（2）品种特征：毛色白化，适应性强，体格健壮，繁殖力强，生长速度快，是国际通用的封闭群小鼠，我国从美国、日本、英国、瑞士等国引进的ICR小鼠，ICR小鼠是进行免疫药物筛选、复制病理模型较常用的实验动物。外周血象和骨髓细胞具有较好的稳定性，是良好的血液学实验用动物。

5. kk小鼠

（1）起源：1944年孔多（Kondo）用日本商人的小鼠原种（Kasukabe群）培育而成。1983年引到中国医学科学院医学实验动物研究所（ILAS）。

（2）品种特征：毛色和毛色基因：白化、aa、BB、cc、DD。老年动物偶见肥胖。66%的动物有颈肋（颈椎的先天性发育畸形形成的，横突过长形成肋骨的形状），多数动物骶椎前椎骨数为25，肝脏和肾脏酯酶不同于C57BL/6J和DBA/2。红细胞$9.25 \times 10^6/mm^3$，白细胞$5.23 \times 10^3/mm^3$，血红蛋白18.62g/100ml，血细胞比容51.6%。胰腺发育正常，但外周组织对胰岛素不敏感及对葡萄糖耐性小，所以糖尿病发病率高，无高血糖症状。

6. A

（1）遗传背景。①起源：1921年斯特朗（Strong）博士用冷泉港（Cold Spring Harboralbino）白化原种和Bagg albino白化原种杂交后，近交培育而成。1928年引到Cloud-man，1947年引到JAX，1988年引入中国医学科学院医学实验动物研究所。②近交代数：196代（JAX，1984）。③毛色和毛色基因：白化、aa、bb、cc。④组织相容性基因：H-2^a；H-1$^{(no\ a\ or\ c)}$；H-3$^{(no\ a\ or\ b)}$。

（2）品系特征：广泛应用于癌症和免疫学研究。①44% 6月龄的母鼠，红斑狼疮细胞和抗核抗体阳性，缺乏补体C5，对抗原注射的免疫应答良好，干扰素产量低，蛋白激酶补体C的活性是其他小鼠的一半。②乳腺肿瘤发病率中等，肺肿瘤发病率高，原发性肺肿瘤雄性为6%，雌性为32%，非生育雌性为26%。③对伤寒、沙门菌、补体C5有抗力，对狂犬病毒有一定的敏感性，对单核细胞增多性李斯特菌敏感，对卡尔梅特 - 介朗（Calmette-Guérin）杆菌有抗力，对绿脓杆菌有较强的敏感性，由于其带有Hc^{0}等位基因，因此其对新型隐球菌敏感。④血压低，收缩压仅为81mmHg，红细胞比容48%，粒细胞百分率低，对X线高度敏感，可作为致癌作用的活体测试动物。⑤老年动物有肾病，可自发淀粉样病变，245日龄鼠有中等程度的听源性癫痫发生率，用可的松诱发先天性腭裂发病率高。

7. BALB/cAnN

（1）遗传背景。①起源：1913年巴格（Bagg）博士获得白化原种，1923年由麦克道克尔（Mac Dowcll）近交培育而成，1932年第26代引到Snell。小写字母c是毛色隐性上位（recessive epistasis）基因，表示白化（albino），1935年引到Andervont处（An：美国国立肿瘤研究所，HB Andervont博士），1951年72代引到NIH，1985年180代从NIH引到ILAS；②近交代数：180（NIH，1985），186 [斯坦福大学医学中心（Hok，1985）]。③毛色和毛色基因：白化、AA、bb、cc、DD。④组织相容性基因：H-2^d，H-1^b，H-3$^{(no\ a\ or\ b)}$。

（2）品系特征：①多数个体于6月龄以后出现免疫球蛋白增多症，主要是IgGl和IgA量的增加，干扰素产量低，对百日咳组胺易感因子敏感，补体活性高，在BALB/cJ鼠中有高水平的甲胎蛋白。对抗原有较好的免疫反应。常用于小鼠单克隆抗体的生产。②乳腺肿瘤发病率低（3%），当用乳腺肿瘤病毒（MTV）诱导时发病率将增高，对矿物油诱导浆细胞瘤敏感。c、d亚系9～15月龄两性小鼠双侧肾上腺癌自发率为60%～70%，当移植此腺癌细胞于同系或别系小鼠时能抑制小鼠的生长，35%的动物20～21月龄出现自发性单克隆B细胞肿瘤。偶见甲状腺及间质细胞肿瘤。③对白色念珠菌、蠕虫样的艾美球虫有一定的抵抗力，由于该鼠具有Hc^{1}等位基因，所以能抑制新型隐球菌，对麻疹病毒、利什曼原虫、曼氏血吸虫敏感，对立克次体引起的发热敏感，对弓形虫易感。④对促性腺激素（gonadotropins）有超速排卵（superovulation）反应，两性小鼠均有动脉硬化症，血压较高，网状内皮系统器官与体重之比较大，对X线极为敏感，对鼠伤寒沙门菌C5敏感，对麻疹病毒中度敏感。与BALB/cJ亚系相比，肾上腺儿茶酚胺合成酶活性较低，BALB/cJ小鼠肾上腺中所含儿茶酚胺合成酶为BALB/cN的两倍。老龄鼠易发生心脏病变，耐旋转能力强。⑤幼鼠易患腹泻，两性小鼠均有动脉硬化症。几乎全部20月龄的雄鼠脾脏均有淀粉样变。

8. CBA/J

（1）遗传背景。①起源：1920年Strong用Bagg白化雌鼠与DBA雄鼠交配后，选择低乳腺肿瘤发病率动物，近交培育而成。1947年引到Andervont处，1948年引到JAX，1983年引到OLAC，1985年由OLAC引到ILAS。②近交代数：194（JAX，1984）。③毛色和毛色基因：野鼠色，AA，BB，CC，DD。④主要组织相容性基因：H-2^k，H-1^a，H-3$^{(no\ a\ or\ b)}$。

（2）品系特征：①易诱发免疫耐受。②乳腺肿瘤发病率为33%～65%。雄鼠肝细胞瘤发病率为25%～65%。雌鼠的淋巴细胞癌为15%。③对麻疹病毒高度敏感，对狂犬病毒有抗性。④对中剂量放射线有抗性。血压较高，对维生素K不足高度敏感。连续注射酪蛋白后较C3H更易引起淀粉样病变。肾脏的金属结合蛋白酶含量低。⑤携带视网膜退化基因（rd），18%的动物有下颚第三白齿缺失。CBA/N亚系带有X连锁免疫缺陷基因。

9. C3H/He

（1）遗传背景。①起源：1920年Strong用Bagg白化雌鼠与DBA雄鼠交配后，选择高乳肿瘤发病率动物，近交培育而成。1930年引到Andervont处，经近交35代后，于1941年引到赫斯顿（Heston）处（He是美国国立肿瘤研究所Heston博士的缩写），1978年引到OLAC，1985年引到ILAS。②近交代数：160（NIH，1984）。③毛色和毛色基因：野鼠色，AA、BB、CC、DD。④组织相容性基因：H-2^k，H-1^a，H-3^b。

（2）品系特征：①补体活性高，干扰素产量低，在IgG的亚类中IgGl和IgG2a为高值，IgG2b为低值，较易诱发免疫耐受性。②乳腺癌发生率在7～8月龄繁殖雌鼠中为97%，在未经产雌鼠中为90%，在272日龄繁殖鼠中为84%，是通过乳汁感染而不是胎盘感染，生活在普通环境下的小鼠乳腺肿瘤发病率为80%～100%，而生活在屏障环境下发病率只有7%，白血病雌雄分别为0.5%和14%，肝癌雌雄分别为0和10%，14月龄自发性发病率高达85%。C3H/HeN肝细胞肝癌发生率为41%。③能抑制利什曼原虫感染。④红细胞及白细胞数较少，皮下注射5%酪蛋白0.5ml，5次/周，3周后全部患淀粉样变症，血液中过氧化氢酶活性高，带有mg基因（Mahogany，mg，2号染色体，隐性），故毛色较正常野鼠色偏红。⑤携带视网膜退化基因（rd），在普通环境下幼鼠易腹泻，易患心脏钙质沉着。

10. C57BL/6J

（1）遗传背景。①起源：1921年利特尔（Little）由阿比·莱恩罗普（Abby Lathrop）处得到动物后开始近亲交配，育成数个近交系。雌鼠57与雄鼠52交配而得C57BL。用雌鼠58与雄鼠52交配即得C58。1937年分成C57BL/6及C57BL/10两系。1974年从JAX引到LAC，1983年从LAC引到OLAC，1985年引到ILAS。②近交代数：150（JAX，1984）。③毛色及毛色基因：黑色，aa、BB、CC。④组织相容性基因：H-2^b，H-1^c，H-3^a。

（2）品系特征：C57BL/6作为全世界第一个进行全基因组测序的哺乳类实验动物，常被认作"标准"的近交系，为许多遗传改造提供遗传背景。①补体活性高。IgG在20月龄前缓慢增加，IgG2b为高值，IgGl为低值。无菌饲养较普通饲养者IgG绝对量低。IgG为高值，有的个体12个月龄后可超过800pg/ml。无菌饲养的IgM较高。细胞免疫力随日龄增加有所降低，可能与自发肿瘤较少有关。对某些抗原的免疫应答水平相对较低，较易诱发免疫耐受性。干扰素产量高。对百日咳易感因子敏感。②18月龄以上小鼠各种肿瘤发病率低。14～30月龄鼠中肉眼可见黏液瘤发生率为6%～61%，乳腺癌少发（0～1%），用致癌剂难以致癌，老龄鼠淋巴瘤自发率为20%～25%，雌鼠白血病为7%～16%。肝脏有B型网状细胞肿瘤，经照射后肝癌发生率高。③对艾美球虫最敏感。对猫后睾吸虫、疟原虫、曼氏血吸虫、白念珠菌、脑心肌炎病毒有抗力。对狂犬病毒、Calmette-Guerin杆菌、结核杆菌敏感，对鼠痘病毒有一定抗力。④红细胞比容49.4%，收缩压117mmHg，强嗜酒性，肝脏中酒精脱氢酶活性极高，有较强的吗啡嗜好。对己烯雌酚敏感。肾上腺中类脂质浓度低。对放射线抗性中等。注射酪蛋白后易引起淀粉样变症。用可的松可诱发出20%腭裂。⑤在任一性别中，都不会发生心脏钙质沉着。12%有眼缺陷。对听源性癫痫有抗力。3%咬合错位。12%有眼缺陷，新生仔中16.8%雌性和3%雄性为小眼或无眼症。1%有脑积水，0.6%出现后肢多趾症。

11. DBA/2

（1）遗传背景。①起源：1909年由Little从用于研究毛色基因而获得的原种开始近交培育而成，为最古老的近交系小鼠。1929～1930年在亚系间进行杂交，建立了一些新亚系，包括DBA/1和DBA/2。这两个亚系之间差异较大，可视作为独立的品系，不作为亚系对待，目前常用的为DBA/2。1959由JAX引到LAC，然后引到OLAC，1985年从OLAC引到ILAS。②近交代数：150（JAX，1984）。③毛色及毛色基因：淡棕色，aa、bb、CC、dd。④组织相容性基因：$H-2^d$，$H-1^a$，$H-3^{(no\ a\ or\ b)}$。

（2）品系特征：①3月龄鼠血清免疫球蛋白量为1000pg/ml左右，仅相当C57BL/6、C3H/He和BALB/c的1/2。其中，IgM值较高，而IgG为低值。在IgG各亚类中，IgG1高值，IgG2最低。缺乏补体C5，对鼠斑疹伤寒补体C5较敏感。②对大部分DBA/1的瘤株有抗性，但黑色素瘤S-91在两系小鼠中均能生长。经产鼠乳腺癌发生率为50%～60%，雌雄鼠白血病发病率分别为6%和8%。雌雄鼠中均有淋巴瘤生长，肝癌发病率与饲料有关。③对疟原虫、利什曼原虫有抗力。对猫后睾吸虫、曼氏血吸虫较敏感，对百日咳组胺易感因子敏感。对白念珠菌有抗力，由于具有Hc^0等位基因，对新型隐球菌有抗力。④红细胞多，血压较低，维生素K缺乏。三氯甲烷和氧化乙烯引起的死亡率高。肾上腺脂质储存少，心脏有钙盐沉着。具低嗜酒性及吗啡嗜好。⑤听源性癫痫发作35日龄时为100%，55日龄时为5%，约一半动物肝可出现由巨噬细胞构成的蜡样质肉芽肿。

三、饲养管理

1. 性别鉴别及外观检查 成年小鼠性别很容易区分，雄鼠的阴囊明显且肛门和生殖器间有毛，雌鼠可见阴道开口和五对乳突；仔鼠或幼鼠主要从外生殖器与肛门的距离判定，近者为雌性，远者为雄性。

外观判断小鼠健康的标准：食欲旺盛；眼睛有神，反应敏捷；体毛光滑，肌肉平满，活动有力；身无伤痕，尾不弯曲，天然孔腔无分泌物，无畸形；粪便黑色呈麦粒状。

2. 笼具 国内已普遍采用无毒塑料制成的鼠盒，不锈钢丝制的笼盖，不锈钢制成的笼架。饮水器可使用塑料瓶或自动饮水器，瓶塞上装有可自动吸水的金属管。塑料笼具有不吸水、耐腐蚀、便于洗刷消毒、易于干燥等优点。其耐高温性能与材质有很大关系，一般使用聚碳酸酯（PC）或聚4-甲基-1-戊烯（TPX）塑料饲养盒，能达到耐120℃以上高温的要求。

3. 垫料 垫料是小鼠生活环境中直接接触的铺垫物，有吸湿（尿）、保暖、做窝的作用。故其应有强吸湿性、无毒、无刺激气味、无粉尘、不可食，并使动物感到舒适。一般选用以阔叶林木的刨花或锯末为宜，切忌用针叶木（松、杉）刨花做垫料，这类树木发出具有芳香味的挥发性物质，可诱导肝微体酶活性，使药理和毒性方面的实验受到极大干扰。垫料必须消毒灭菌处理，除去潜在的病原体和有害物质。

4. 饲喂 小鼠属于杂食性动物，小鼠胃容量小，随时采食，是多餐习性的动物。成年小鼠进食量5～8g/天，排粪1.4～2.8g/天，幼鼠一般为1～3g/天。应每周添料3～4次。饲料需要符合啮齿类门齿在生长过程中需要磨牙的习性，限量添加可减少小鼠啃颗粒料磨牙造成浪费。小鼠应饲喂全价营养颗粒饲料，满足小鼠全价营养的需要，保证小鼠健康和正常的生产繁殖，以期对实验处理做出正确的反应。饲料放在专用容器中保存，置于干燥通风处，一周内用完，定期清理储存的饲料，保证饲料中的营养成分。饲料消毒方法之一是高压温热消毒，但此法易破坏其中的营养成分，特别是维生素和必需氨基酸；另一种消毒方法是用^{60}Co γ射线照射，此法对营养成分的破坏很小。不同品种品系小鼠对饲料组成要求有一定差别，在具体饲养过程中应根据需要满足它们的需求。

5. 给水　小鼠依靠身体水分的蒸发以防止体温升高，比大多数哺乳动物对减少饮水更为敏感，因此一定要保证其有充足的饮水，并应检查瓶塞。给水时要确认不漏水或有气泡不出水，防止瓶塞漏水造成动物溺死或饮水管堵塞使动物脱水死亡。小鼠在吸水过程中，口内食物颗粒和唾液可倒流入水瓶，为避免微生物污染水瓶，换水时应清洗水瓶和吸水管，严禁未经消毒的水瓶继续使用。小鼠的饮水须经灭菌处理。

可使用自动给水装置或饮水瓶。自动给水装置的喷嘴和饮水瓶定期清洗灭菌。饮水瓶供水每周至少更换2次。成年鼠采食量一般为4～7ml/天，排尿1～3ml/天。保证饮水不间断。

6. 管理文件　科学管理必须编制有满足饲养管理需求的各类标准操作规程，各种如实、详尽、完好的记录。工作记录应包括如下。

（1）遗传方面的记录：种群记录、谱系记录、品系记录和个体记录。

（2）生产记录：繁殖卡记录、工作日记。

（3）环境记录：温湿度记录、压差、天气情况记录、消毒灭菌记录。

（4）动物健康记录：实验动物质量合格证、检疫和生活健康状况（包括体重、眼角分泌物、鼻腔分泌物、耳道分泌物、肛门周围污染情况、被毛、皮肤、排泄物、步态行为、采食、饮水等）。

（5）实验处理及观察记录：实验方法、日常观察、动物实验指标检测、解剖记录等。

（6）设施设备运行记录：设施与设备的运转、维护保养、耗材更换、仪器使用维护、校验等。

7. 工作常规　进行小鼠生产繁殖的工作日程：每周至少更换1次垫料、2次饮水器具和添加2次饲料；定期进行选种配种、分娩报生、分窝断乳和做好相关记录。哺乳期可加喂葵花籽，生产用种母鼠还可加喂大麦芽（3～5g/天）和加有鸡蛋的饲料，但配种的雄鼠不宜过肥。

另外，小鼠一般采用终生同居的繁殖方式，这样很可能会发生血配的现象，从而缩短母鼠的繁殖寿命，因此在小鼠的繁殖过程中，可以采取母鼠妊娠后单独饲养，断乳后经一定时间的恢复再和雄鼠同居。

第二节　大　鼠

大鼠（*Rattus norvegicus*，Rat）属哺乳纲（*Mammalia*），啮齿目（*Rodentia*），鼠科（*Muridae*），大鼠属（*Rattus*），由野生褐色大鼠驯化而成。起源于北亚洲，于17世纪初传到欧洲，18世纪中期在欧洲首次将野生大鼠及白化变种大鼠用于实验，进行人工饲养。19世纪初，美国费城的威斯塔（Wistar）研究所开发大鼠作为实验动物，作出突出贡献。20世纪以后，大鼠开始在生命科学领域广泛应用，尤其在肿瘤学、药理学、内分泌学和营养学方面应用最为广泛。由于大鼠体型相对较小，遗传学较为一致，对实验条件反应也较为近似，目前大鼠是最常用的实验动物之一，其用量仅次于小鼠。

一、生物学特性

1. 外形特征　大鼠外观与小鼠相似，但体型较大。成年大鼠一般体长18～20cm。尾上部有短毛和环状角质鳞片，数量多于200片。

成年大鼠从外形上进行雌雄鉴别很容易，成年雄鼠可见明显的阴囊，生殖器突起明显，肛门和生殖器之间长毛。成年雌鼠生殖器与肛门之间有一无毛小沟，距离较近。幼年大鼠主要靠肛门和生殖器之间距离的远近来判别雌雄，近的为雌性，远的为雄性。

2. 行为习性 大鼠性情温顺，易于捕捉，行动较迟缓，一般不会主动攻击咬人，但当粗暴操作或营养缺乏时可发生攻击人或互相撕咬现象。哺乳母鼠更易产生攻击人的倾向。雄性大鼠比雄性小鼠较少斗殴倾向，可将雄性大鼠关养在一起。大鼠不如小鼠合群，可耐受单个笼养。

大鼠为杂食动物，食性广泛，有随时采食的习惯，喜食煮熟的动物肉。对营养缺乏敏感，特别是维生素和氨基酸缺乏时可出现典型症状。例如，维生素B_2缺乏时出现皮炎、脱毛、体质虚弱和生长缓慢，还可引起角膜血管化、白内障、贫血和髓质退化；维生素E缺乏可导致雌性大鼠生育能力降低，严重缺乏时雄性大鼠可终生丧失生殖能力。大鼠体内可合成维生素C。

大鼠习于昼伏夜动，白天喜欢挤在一起休息，夜间和清晨比较活跃，采食、交配多在此期间发生。

大鼠嗅觉灵敏，对空气中的粉尘、氨气、硫化氢等极为敏感，易引发呼吸道疾病，肺脏易受侵害。当长期慢性刺激时，会引起大鼠肺炎或进行性肺组织坏死。

大鼠喜独居，喜安静的环境，对外界刺激反应敏感，适宜作行为学研究。噪声可使其内分泌紊乱，性功能减退并引起雌鼠的食仔行为。大鼠对外界环境的适应性强，成年大鼠较少患病。

大鼠对饲养环境中湿度要求严格，耐受性差，如空气过于干燥，相对湿度低于40%时，易患环尾病，还会引起哺乳母鼠食仔现象发生，一般饲养室湿度应保持在50%～65%。

大鼠汗腺极不发达，仅在爪垫上有汗腺，尾巴是散热器官。当周围环境温度过高时，靠流出大量唾液调节体温，但当唾液腺功能失调时，易中暑引起死亡。

大鼠无胆囊，肝脏再生能力强，不能呕吐，因此不能用于做催吐实验。

3. 解剖学特点

（1）骨骼系统：全身骨骼包括头骨、椎骨、胸骨、肋骨和前后肢骨。大鼠上下颌各有2个门齿和6个白齿，齿式为2（1003/1003）=16。门齿终身不断生长，故需经常磨损以维持其恒定。白齿的解剖形态与人类相似，给致龋菌丛和致龋食物可产生与人一样的龋损，适用于建立龋齿的动物模型。大鼠无乳齿。

（2）消化系统：大鼠食管细长，位于气管背侧，长3～5cm。大鼠胃的重量一般为体重的0.5%，属单室胃，横位于腹腔的左前部。胃分为前胃（非腺胃）和胃体（腺胃）两部分。两部分由一个界限嵴隔开，食管通过此嵴的一个褶进入胃小弯，此褶是大鼠不会呕吐的原因。大鼠十二指肠从幽门发出后向右后行，再折向前终于右侧，构成一个不完全的环，包围着部分胰脏。空肠是小肠的最长部分，长70～100cm，盘旋在腹腔右方腹侧部。回肠较短，约4cm，以三角形的系膜回盲褶与盲肠末端相连。大鼠的大肠包括盲肠、结肠和直肠。盲肠是介于小肠与结肠之间的一个大盲囊，长约6cm，直径约1cm。结肠长约10cm分为升结肠、横结肠和降结肠。直肠约8cm，其末端有0.2cm无腺体的皮区，形成有腺黏膜向皮肤的过渡，有无数较大的皮脂腺开口于皮区，称肛门腺。

大鼠的肝重量约占体重的4.2%，位于腹腔的前部，大部分紧贴膈。肝的分叶明显，依据一些深裂可把肝分为六叶，（左外叶、左中叶、中叶、右叶、尾状叶和乳突叶），再生能力很强，切除60%～70%后可再生，肝枯否氏（Kupffer's）细胞95%有吞噬能力，适用于肝外科实验研究。大鼠无胆囊，来自各叶的胆管形成的胆总管较粗，胆总管括约肌几乎没有紧张度，因此不具备胆囊浓缩胆汁和储存胆汁的功能。胆总管在肝门处由肝管汇集而成，长1.2～4.5cm，直径0.1cm，胆总管几乎沿其全长都为胰组织所包围，并在其行程中接收若干条胰管。胆总管在距幽门括约肌2.5cm处通入十二指肠，适宜作胆管插管模型（图6-6、图6-7）。

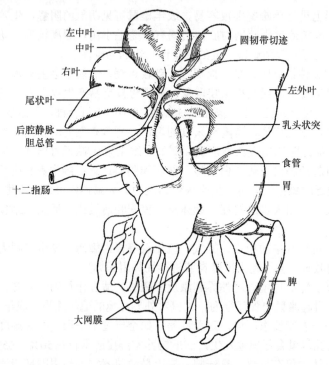

图6-6　胃、肝、脾腹侧面

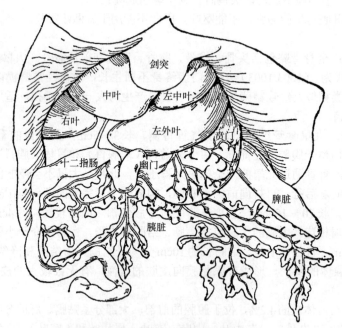

图6-7　胃、肝、胰腹侧面

　　胰是灰粉色且分叶甚多的器官，重量为0.55~1.0g，胰体和右叶包埋在中十二指肠与中空肠的开始处，其扁平的左叶沿胃的背面走行，埋在大网膜的背部，并沿着脾动脉到脾的小肠面。从显微结构看，胰分外分泌部和内分泌部。外分泌部是浆液性的复管泡状腺，分散在外分泌腺泡间的不规则大小的球形细胞团是胰腺的内分泌部称为胰岛。胰岛总数为600~400个，胰左叶的头部及相邻部位数量最多。

（3）呼吸系统：大鼠肺结构特别，左肺为1个大叶，右肺分成4叶（前叶，中叶，副叶，后叶）。气管位于食管的腹侧，一般由24个背面不相衔接的"U"形软骨环构成，从第一气管环到气管的分支处的距离约为3.3cm，气管分支处或支气管与血管之间有大量的淋巴组织，无菌大鼠也有。气管及支气管腺不发达，只在喉部有气管腺，支气管以下无，不宜作慢性支气管炎模型及去痰平喘药研究。

（4）心血管系统、脾脏及胸腺：心脏位于胸腔内，两侧紧靠左右肺，背侧有气管、支气管和食管。腹侧由宽的胸心包韧带和胸骨相连，腹前方和胸腺相连，后面靠近膈。随年龄的增长，大鼠心重量占体重的百分比逐渐降低，75g体重时，心重占0.51%；250g体重时，占0.40%；750g体重时，占0.30%。心脏外面包有薄而透明的纤维性浆膜囊称心包，它里面的腔称心包腔，内有少量心包液。心脏是圆锥形的，表面光滑，心底向前，心尖略偏左侧。心脏和外周循环与其他哺乳动物稍有不同。心脏的血液供给既来自冠状动脉，也来自冠状外动脉，后者起源于颈内动脉和锁骨下动脉。大鼠尾部有四条明显的血管，背腹面各有一条动脉，两侧各有一条静脉，可施行静脉注射给药，但因大鼠尾部被有短毛和环状角质鳞片，皮肤较厚，在注射时要注意掌握进针深度，不如小鼠尾静脉注射方便（图6-8）。

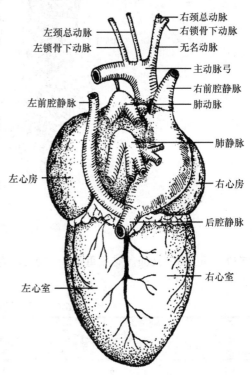

图6-8　心脏的被侧面

脾位于腹腔的左侧背部，在肋骨的下面，它的前端和肝左外侧叶的背缘相接触，脾略向后弯曲，延伸于左肾和胃大弯之间，它的腹侧和胃相接，背侧和肾、盲肠、空肠相接触。脾在两层大网膜之间，它的长度为3.0～5.0cm，宽度约1.0cm，100日龄时达到最大重量。成年雄鼠脾平均重1.007～1.350g，雌鼠为0.747～0.878g。在横切面上，脾似等边三角形，其壁面成为底部，胃面和脏面形成两边，脾门位于尖端，在脾门处有脾动脉和脾静脉进出脾脏。

胸腺由两叶组成，似等边三角形，大部分仅次于胸腔前纵隔，顶端近喉部，基底部附着在心包腹面的前上方。新鲜的胸腺淡红色，表面不光滑，呈不规则的分叶状。大小与结构随年龄而变化。40～60日龄大鼠的胸腺最大，以后即停止生长，并逐渐退化。

（5）泌尿生殖系统：大鼠的泌尿系统由一对肾脏、一对输尿管、单一的膀胱和尿道组成。右肾比左肾靠近头侧，其头极在第一腰椎水平，尾极在第三腰椎水平。肾只有一个乳头和一个肾盏，可有效地进行肾套管插入术研究。大鼠雄性生殖系统有许多高度发育的副性腺，包括大的精囊、尿道球腺、凝固腺和前列腺。腹股沟管终生保持开放，睾丸于30～35日龄开始下降。雌性子宫为"Y"形双子宫，胸部和腹部各有3对乳头（图6-9）。

（6）内分泌系统：大鼠的垂体较脆弱地附着在漏斗下部，可用吸管吸除垂体，适宜制作垂体摘除模型。

4. 生理学特性

（1）生长发育：新生大鼠体重为5.5～10g，全身无毛，两耳关闭，四肢短小。3～4天两耳张开，8～10天长出门齿，14～17天开眼，16天被毛长齐，20～21天可断乳。大鼠生长发育的快慢与其品系、营养状况、健康状况、环境条件及母鼠的哺乳能力、生产胎次均有密切关系。一般成

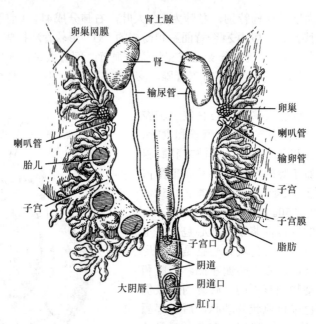

图6-9　雌性大鼠的泌尿生殖系统

年雄鼠重300～600g，雌鼠重250～500g，寿命为2.5～3年。不同品种大鼠日龄和体重的关系见表6-5。

表6-5　不同品种大鼠日龄与体重关系（g）

品系	性别	不同日龄、体重							
		21	28	35	42	49	56	63	70
Wistar	♂	56	97	134	187	233	297	325	370
	♀	54	91	134	166	209	214	232	246
SD	♂	52	101	150	206	262	318	365	399
	♀	50	86	130	172	210	240	258	272

（2）生殖生理：雄鼠出生后30～35天睾丸下降进入阴囊，45～60天产生精子，60日龄可自行交配，但90日龄后体成熟时才为最适繁殖期。雌鼠一般70～75天阴道开口，初次发情排卵是在阴道开口前后，80日龄体成熟进入最适合繁殖期。大鼠是自发排卵，但在非发情期也可通过强行交配诱导排卵。雌鼠性周期为4～5天，可分为前期、发情期、后期和发情间期。阴道涂片可判断发情周期。雌鼠成群饲养时，可抑制发情，在有1只雄鼠或其排泄物存在的情况下诱发发情。大鼠也存在产后发情。大鼠妊娠期为19～23天，平均为21天，据大鼠品种品系不同，生仔数量多少而不同，平均窝产仔6～14只。一般大鼠繁殖和生产使用期为90～300日龄。

（3）血液和临床生化：健康大鼠的血液学和临床生化指标随年龄、品系、性别和采集的部位变化而改变。幼龄大鼠的红细胞数（RBC）、红细胞容积（PCV）和血红蛋白水平均低于成年大鼠。相对和绝对嗜中性粒细胞和淋巴细胞数也随年龄而变化。一些酶，如大鼠的乳酸脱氢酶和碱性磷酸酶与采样技术、动物固定方法有很大关系。因此，必须对每个品种、品系建立实验室条件下的参考值范围，并且建议实验中设置空白对照动物以评价结果的可信度（表6-6、表6-7）。

表6-6 大鼠心肺功能参考值

指标	参考值	指标	参考值
潮气量（ml）	0.6～2.0	心率（次/分钟）	250～450
呼吸频率（次/分钟）	70～115	氧分压（mm Hg）	93.2
气管直径（mm）	1.6～7.7	CO_2分压（mm Hg）	39.9
每分通气量（ml/分钟）	75～130	动脉血pH（mm Hg）	7.41
肺泡直径（μm）	57～112[70]	动脉收缩压（mm Hg）	88～184[116]
总表面积（m^2，400g）	7.5	动脉舒张压（mm Hg）	58～145[90]
气血屏障厚度（μm）	1.5	心排血量（ml/分钟）	10～80
全肺容积（ml）*	11.3±1.4	血容量（ml/kg）	57.5～69.9
肺活量（ml）*	8.4±1.7		
机能残气量*	3.9±0.8		
每个肺泡导管分支	2～5		

*60～84日龄大鼠麻醉

表6-7 临床生化及血液学参考值

指标	正常范围	指标	正常范围
红细胞容积	35%～57%	丙氨酸转氨酶	52～224IU/L
红细胞计数	（5～10）×10^6/μl	血钙	9.1～15.1mg/dl
白细胞计数	（3～17）×10^3/μl	无机磷	4.7～16mg/dl
血红蛋白	11～19g/dl	钠离子	142～154mEq/L
红细胞平均容量	46～65fl	钾离子	3.6～9.2mEq/L
红细胞血红蛋白平均浓度	31～40g/dl	氯离子	84～110mEq/L
平均红细胞血红蛋白	18～23pg	血尿素氮	11～23mg/dl
网织红细胞	0～25%	肌酐	0.4～1.4mg/dl
血小板	（200～1500）×10^3/μl	总蛋白	4.5～8.4mg/dl
中性粒细胞	13%～26%	白蛋白	2.9～5.9g/dl
淋巴细胞	65%～83%	总胆红素	0.0～0.64mg/dl
单核细胞	0～4%	活化部分凝血酶原时间	19.3秒
嗜酸性粒细胞	0～4%	凝血酶原时间	28.8秒
嗜碱性粒细胞	0～1%	凝血酶时间	32.6秒
血糖	80～300mg/dl		

（4）水分调节：大鼠汗腺不发达，仅在爪垫上有汗腺，尾巴是散热器官，大鼠在高温环境下，靠流出大量的唾液来调节体温，在唾液腺功能失调时，易引起中暑死亡。

5. 营养学特点 大鼠对各种营养素缺乏非常敏感，易产生营养缺乏症。例如，维生素A、维生素E、维生素K、维生素B_2、维生素B_1的缺乏可引起不育、皮肤病及出血。大鼠能有效地存储水溶性维生素如维生素B_{12}，制造维生素C及通过食粪满足其对B族维生素的大部分需要。此外，大鼠也是研究钙磷代谢的常用动物。

6. 遗传学特性 大鼠品系较多，并存在遗传上相关的同源近交系、突变系等，尤其是裸大鼠的发现和培育，对大鼠遗传学和人类肿瘤、免疫学的研究起到重要作用。大鼠体细胞内二倍体染色体数目为2*n*=42。大鼠毛色变化很多，具有多种毛色基因，如野生色、淡黑色、沙色、黄色、白灰色、银色等，在遗传学研究中常可应用。大鼠的多种遗传性疾病都是研究人类遗传性疾病的良好动物模型。

二、主要品种和品系

大鼠品种品系较多，可分为近交系、封闭群和F1动物等，这里仅介绍最常用的几种。

1. BN

（1）遗传背景。①起源：1958年由西尔弗斯（Silvers）和比林厄姆（Billingham）用克恩（King）和阿普特克曼（Aptekman）培育的棕色突变型动物近交繁殖而来。②毛色及毛色基因：棕色，a，b，C，h^i。③主要组织相容性基因：$RT1^n$。

（2）品系特征。①对实验过敏性脑脊髓炎有抗力。对自家免疫性复合性肾小球肾炎也具有抵抗力。②多种肿瘤发病率高。雌性个体随着年龄增加死于肿瘤转移的机会增加，而雄性个体在25～30月龄达到峰值。雌雄大鼠上皮瘤的发生率分别为28%和2%。雌鼠输尿管肿瘤发生率为20%，雄鼠发生率为6%。雄鼠膀胱癌自发率35%，胰腺腺瘤自发率为15%，脑垂体腺瘤自发率为14%，淋巴网状组织肉瘤自发率为14%，肾上腺皮质腺瘤自发率为12%，髓质性甲状腺癌自发率为9%，肾上腺嗜铬细胞瘤自发率为8%。雌鼠脑垂体腺瘤自发率为26%，输尿管癌自发率为22%，肾上腺皮质腺瘤自发率为19%，子宫颈肉瘤自发率为15%，乳腺纤维腺瘤自发率为11%，胰腺瘤自发率为11%。③平均31月龄大鼠心内膜疾病的发生率为7%，先天性高血压为30%，对戊基巴比妥钠中度敏感，其LD_{50}为90mg/kg。该品系繁殖力低，雄鼠平均寿命29个月，雌鼠为31个月。对实验过敏性脑炎有抗性。

2. F344/N

（1）遗传背景。①起源：1920年由哥伦比亚大学肿瘤研究所柯蒂斯（Curtis）培育，1949年引入Heston之后又到NIH，1950年Bethesde将其繁殖51代；②毛色及毛色基因：白化，a，B，c，L。③主要组织相容性基因：$RT1^1$。

（2）品系特征：F344/N是国际上广泛使用的近交系大鼠，作为致癌生物测定的规划动物，且容易饲养繁殖。①原发和继发性的脾脏红细胞的免疫反应性低。对绵羊细胞免疫反应低。与远交系Sprague-Dawley大鼠比较，其NADPH-细胞色素C还原酶的诱发力低。②雌鼠乳腺癌自发率为41%，脑垂体腺瘤为36%，雄鼠乳腺癌为23%，脑垂体腺瘤为24%，睾丸间质细胞瘤为85%，甲状腺癌22%，单核细胞白血病24%，雌鼠乳腺纤维腺瘤9%，多发性子宫内膜肿瘤21%。在无菌条件下肿瘤的发生率，雄鼠白血病26%，而雌鼠为36%，雄鼠乳腺癌12%，而雌鼠为20%，雄鼠可见其他肿瘤9%，而雌鼠可见5%。该品系大鼠可通过下列肿瘤移植生长：邓宁（Dunning）肝癌、肝癌LC-18、Novikoff肝癌、乳腺癌HMC和R-3230、脑垂体瘤MtT和MtTf4、Walker256类癌肉瘤、Dunning白血病、白血病HLF、IRC-741和R3149，淋巴肉瘤R-3251，乳腺纤维瘤F-609，纤维肉瘤R-3244，肉瘤IRS9802和R13259，子宫肉瘤F-529和白血病R-3323、3330、3399和3432。③可作为酮体尿症的动物模型，也可作为视网膜退化的模型。不仅自发肿瘤的种类较多，而且可诱导发生膀胱癌、食管癌和卵黄囊癌，是供研究乳腺肿瘤、睾丸间质细胞肿瘤及白血病疾病的良好动物模型。

3. LEW

（1）遗传背景。①起源：来源于Wistar原种，最先由刘易斯（Lewis）繁殖，1954年Aptekman和博格登（Bogden）繁殖到20代，到1958年西尔弗斯（Silvers）繁殖到31代。②毛色：白化，a，h，C。③主要组织相容性基因：RT11。

（2）品系特征：①接种豚鼠髓磷碱蛋白后，对实验过敏性脑脊髓炎敏感。极易感染诱发自家免疫性心肌炎。对诱发自家免疫性复合性肾小球肾炎敏感（这与主要组织相溶性复合物有关）。

易感染实验过敏性脑炎和药物诱发的关节炎。②常见淋巴瘤，肾肉瘤，纤维肉瘤MC-39，ML-1，ML-7，Lewisl0癌和Lewis3肉瘤。③血清甲状腺素高，血清胰岛素和血清生长激素水平高。动物的肥胖取决于饮食的高脂肪物的量，引起肥胖症。雌鼠乙基吗啡的肝脏代谢率高。易驯养，繁殖率高。2年龄大鼠的存活率为26%。

4. LOU/CN

（1）遗传背景。①起源：1972年贝津（Bazin）和贝克尔（Becker）用保持在卢万（Louvain）大学的原种（可能来源于Wistar原种），进行交配繁殖。从28个谱系中，选择出浆细胞瘤高发系，培育成LOU/C；选择浆细胞瘤低发系，培育成LOU/M。1976年，LOU/C和LOU/M从Bazin处引到NIH，1985年从NIH引到ILAS；②毛色和毛色基因：白化，cc；③组织相容性基因：RT1^y（LOU/C和LOU/M之间有组织相容性）。

（2）品系特征。免疫细胞瘤（免疫球蛋白分泌肿瘤）发病率雄性为31%，雌性为16%，发病主要出现于回盲肠部淋巴结。70%的免疫细胞瘤合成并且分泌单克隆免疫球蛋白，包括本周（Bence Jones）蛋白。还在动物体内发现带有IgD类的单克隆蛋白。免疫球蛋白分泌量（%），IgM：2.9，IgA：2.9，IgD：0.9，IgE：43.3，IgG1：37.9，IgG2a：6.1，IgG2b：0.7，IgG2c：4.5。约90%的免疫细胞瘤是可移植的，并且保持其分泌特征。本品系可用于大鼠单克隆抗体杂交瘤的制作。

5. Wistar

（1）遗传背景：1920年由美国Wistar研究所育成，现广泛分布于世界各地。1979年从美国国立医学研究所引到OLAC。1985年从OLAC引到ILAS。

（2）品种特征：被毛白色，头部较宽，耳朵较长，尾长小于身长。性周期稳定、繁殖能力强、产仔多，平均每胎产仔10只左右，生长发育快，性情温顺。对传染病的抵抗力较强，自发肿瘤发生率低。对各种营养物质敏感，适用于各种营养、代谢性疾病研究。垂体肾上腺系统发达，应激反应灵敏，适用于神经-内分泌实验研究。还用于药物、肿瘤、传染病、关节炎、肝外科等医学研究领域。Wistar大鼠是生物医学研究中使用历史最长的大鼠品系。易于饲养繁殖。现各地饲养的封闭群遗传差异较大，有待进一步地研究。

6. SD（Sprague-Dawley）

（1）遗传背景：1925年由美国斯普拉格（Sprague）和道利（Dawley）农场育成。1978年由临床研究中心引到OLAC。1985年由OLAC引到ILAS。

（2）品种特征。被毛白色，头部狭长，尾长度近于身长，尾根部常多毛。产仔多，生长发育较Wistar快，抗病能力尤以对呼吸系统疾病的抵抗力强。自发肿瘤率较低。对性激素感受性高。常用作营养学、内分泌学和毒理学研究。

7. SHR 1963年冈本（OKamoto）从京都医学院保持的Wistar大鼠通过近交而育成。被毛白色，又称为自发性高血压大鼠，属于突变系大鼠。该鼠生育力及寿命无明显下降，繁殖时每代均应选择高血压大鼠为亲本。其特点是自发性高血压，且明显原发性肾脏或肾上腺损伤。10周龄以后动脉收缩压雄鼠为26.7～46.3kPa，雌鼠为24.0～26.7kPa，心血管疾病发病率高。动物对降压药物有反应，可作为高血压动物模型用于药物筛选。

8. WKY 1971年美国NIH从Kyoto医学院引进Wistar大鼠，以后通过近交培育而成。毛色白化，为SHR正常血压对照动物，雄鼠动脉收缩压为18.7～20.0kPa，雌鼠为17.3kPa。

9. 裸大鼠 裸大鼠（Nude rat）是1953年由英国的罗维特（Rowett）研究所发现，基因符号为*rnu*；1975年又发现了纯合子的裸大鼠（*rnu/rnu*），并于1977年在英国的MRC实验动物中心建立了裸大鼠种群。此后逐步引入美国、日本等。1983年引入中国。

（1）生理：纯合子裸大鼠（*rnu/rnu*）具有与裸小鼠基本相似的特征，但并非像裸小鼠那样完全无毛，而是体毛稀少，在头部或其他身体部位常有短毛出现，有时暂时完全消失，以后又复现。

年龄较大的雄裸大鼠的尾根往往多毛，有触须但弯曲。2～6周龄时，皮肤上有棕色鳞片状薄膜覆盖。随后变得光滑无毛。6周龄之后，有些个体可长出稀毛。裸大鼠发育相对迟缓，其体重相当于正常大鼠的70%。

（2）繁殖：雌性裸大鼠妊娠期无乳腺发育，仔鼠因得不到母乳，生后很快死亡，故其繁殖方式同裸小鼠相同，仍用雄纯合鼠（*rnu/rnu*）与雌杂合鼠（*rnu/+*）交配繁殖方法。在洁净条件下，寿命最长的裸大鼠可活1～1.5年。

（3）免疫：裸大鼠免疫器官的组织学与裸小鼠极为近似。先天性无胸腺，被棕色脂肪取代，T细胞功能明显丧失。由于其无胸腺，免疫力低下，因此易感各种疾病，特别是在环境较差时，易感溃疡性气管炎和化脓性支气管炎等，生存时间为6～7个月。动物对结核菌素无阳性迟发型超敏反应血中未测出IgM和IgG，淋巴细胞转化实验为阴性。用破伤风类毒素和卵蛋白免疫，血中未能测出IgM及IgG抗体。对T细胞有丝分裂原（植物血凝素、刀豆球蛋白和美洲商陆）的淋巴细胞转化试验呈阴性反应。一般B细胞功能正常，NK细胞活力增强。在肠系膜淋巴结，裸大鼠NK细胞活力比杂合子（*rnu/+*）高达10倍之多。

（4）应用：主要用于人体肿瘤的移植研究，相对裸小鼠而言，因其个体大，单只动物即可为常规血液学和血清生化学分析实验提供足够的血样，也可为各种研究提供足够的瘤组织。其次，裸大鼠易于进行外科手术，为各部位肿瘤移植和肿瘤供血研究提供了方便。

三、饲养管理

饲养管理是一项非常重要的工作，它直接关系到动物的质量，稍有疏忽就有可能造成不可估量的损失。因此饲养管理人员必须有高度的责任心和过硬的专业技术。

1. 饲养环境　大鼠饲养环境中湿度的波动或突然变化可引起重要应激因子的作用，促进条件致病菌所致传染病的暴发，从而影响动物的健康及妨碍得到正确实验结果。空气干燥（相对湿度小于40%）结合高温，可引起大鼠尾部皮肤（或趾）环状缩小，称为环尾病。环状缩小远侧部分可发生干性坏疽，这在断乳前及饲养于铁丝网底笼的大鼠中最易发生。大鼠病原体多是通过气溶胶携带传播，由于垫料肮脏、笼内过度拥挤或通风不良，环境内产生过量的氨气，常促使大鼠呼吸道感染，特别是支原体病的发生。大鼠肝脏微粒体活性极易受某些化学药物影响，使用杀虫剂、消毒剂要谨慎。大鼠的皮屑、毛、血清等作为人的变应原会影响饲养人员。

大鼠听觉灵敏，对噪声耐受性低，强烈噪声引起吃仔或抽搐现象。光照对大鼠生殖生理和繁殖行为影响较大，在封闭的饲养室多采用光照定时装置，提供适当的昼夜变化周期。保持室内安静、干燥，避免强光刺激，每日光照12～13小时。

2. 笼具、垫料　饲养大鼠的笼具有两种，一种是实底装铺垫物的塑料笼具，用于繁殖鼠饲养。另一种是金属丝网底带接粪盘的笼子，一般饲养非繁殖鼠。饮水多采用塑料瓶或玻璃瓶，容量一般为500ml。垫料常采用小刨花，一般要求干燥、吸水性强、无毒、无味、无污染、动物不食，并需经消毒灭菌处理。

3. 饲喂饮水　大鼠为杂食性动物，有随时采食的习性，夜间更为活跃，采食亦多。大鼠喂全价营养颗粒饲料，以保证其生长发育需要。每日喂给新鲜水，大鼠一般能很好地适应各种给水器具，使用时要经常检查给水是否通畅，每次换水应清洗水瓶和吸水管，并定期消毒。每周可添加一次葵花籽，饲料中需注意补充维生素K。

4. 工作常规　大鼠饲养繁殖人员应每日加料，换饮水，检查动物的生、病、死情况，观察记录动物室内温、湿度，整理打扫室内卫生。每周更换垫料两次，清洗消毒饲养室两次，清洗消毒笼具、饮水瓶一次。每月统计动物报表一次。

5. 性别鉴定　成年大鼠从外形上进行雌雄鉴别很容易，成年雄鼠可见明显的阴囊，生殖器突起明显，肛门和生殖器之间有毛。成年雌鼠生殖器与肛门之间有一无毛小沟，距离较近。幼龄大鼠主要靠肛门和生殖器之间距离的远近来判断雌雄，近的为雌性，远的为雄性。

第三节 豚 鼠

豚鼠（*Cavia porcellus*，Guinea pig）属哺乳纲，啮齿目（Rodentia），豚鼠科（*Caviidae*），豚鼠属（*Cavia*），由野生动物驯养而来。豚鼠俗称天竺鼠、荷兰猪、海猪等。实验豚鼠的祖先原产于南美洲平原，16世纪由西班牙人作为观赏动物传入欧洲，1843年豚鼠由荷兰传到日本，1919年从日本输入到我国东北。自1780年拉维尔（Laviser）首次用豚鼠作热原试验以来，豚鼠主要在免疫学、营养学、微生物学等实验中广泛应用。染色体数为2n=64。

一、生物学特性

1. 外形特征 身形短粗、头圆大、耳朵和四肢短小、尾巴只有残迹，眼睛明亮，耳壳薄而血管鲜红明显，上唇分裂。前足有四趾，后足有三趾，每趾都有突起的大趾甲，脚形似豚，体长225～355mm。被毛紧贴体表，毛色有白色、黑色、棕色、灰色、淡黄色和杏黄色等，其毛色组成有单毛色、两毛色和三毛色。

2. 行为习性 豚鼠属植食性动物，喜食纤维素较多的禾本科嫩草，特别是葡萄状茎的青草，不喜食水分过多的水草，对粗纤维的需要量大于兔。喜日夜自由采食，食量较大，对变质饲料敏感，在两餐之间有较长的休息期。一般拒绝苦、咸、辣和过甜的饲料，对限量喂饲料或饮水也不适应。

豚鼠喜群居，一雄多雌的群体构成，具有明显的群居稳定性。群居性强，表现为成群休息或集体采食，如休息时喜欢紧挨着躺卧，活动时幼鼠紧跟成年鼠。豚鼠喜欢干燥清洁而又宽敞的生活及活动环境，在拥挤或应激情况下，也可发生群内1只或更多动物被其他个体咬毛，毛被咬断，呈斑状秃，而造成皮肤创伤和皮炎。如果放入新的雄鼠，雄鼠之间会发生激烈斗殴，导致严重咬伤。

豚鼠性情温顺，胆小易惊，喜欢安静环境。对外界突然产生的响声、震动或环境变化十分敏感，首先表现为呆滞、僵直、耳朵竖起，并发出吱吱的尖叫声，然后四散奔逃，容易引起孕鼠流产；对经常性搬运和扰动很不习惯，搬运、重新安置或触摸可使豚鼠体重在24～48小时内明显下降，情况稳定后又很快恢复。这种现象很易影响实验结果，应引起注意。

普赖厄反射（听觉耳动反射），表现为耳廓竖起以应答尖锐的声音。普赖厄反射减弱或缺失是听觉功能不良的表现。

3. 解剖学特点

（1）骨骼系统：全身骨骼由头骨、躯干骨和四肢骨组成，其数量因年龄而异，成熟豚鼠有256～261块骨。脊椎由36块椎骨组成，其中颈椎7个，胸椎13个，腰椎6个，荐椎4个，尾椎6个。胸部有13对肋骨，其中真肋骨6对，与胸骨相关节；假肋骨7对。四肢骨可分为前肢骨和后肢骨。前肢骨包括肩胛骨、锁骨、肱骨、桡骨和尺骨。后肢骨包括髋骨、股骨、胫骨、腓骨和髌骨。门齿呈弓形，深入颌部，咀嚼面锐利，能终生生长。齿式为1013/1013=20。（门齿1/1，犬齿0/0，前臼齿1/1，臼齿3/3）

（2）消化系统：胃壁非常薄，黏膜呈皱襞状，胃容量为20～30ml。肠管较长，约为体长的10倍，其中盲肠发达约占整个腹腔容积的1/3，这是植食性动物的特征。肝脏分五叶（图6-10），胰腺位于十二指肠弯曲部的肠系膜上，呈乳白色片状，分头部和左右两叶，并与胃大弯相接。

（3）呼吸系统：肺分七叶，右肺4叶（上、中、下叶及从中叶分出的侧叶），左肺3叶（上、中、下叶）。气管及支气管不发达，只有喉部有气管腺体，支气管以下皆无（图6-11）。

（4）免疫系统：豚鼠淋巴系统较发达，对侵入的病原微生物极为敏感。肺组织中淋巴组织特别丰富，肺中的淋巴结具有高度的反应性，在少量机械或细菌刺激时，很快发生淋巴结炎。

脾脏位于胃大弯，呈扁平长圆形，长2.5～3.5cm，宽0.8～1.2cm。

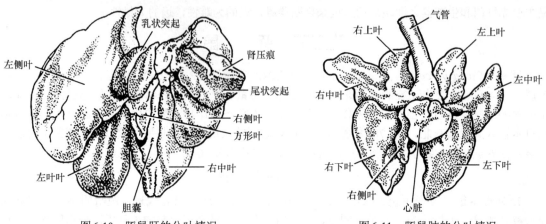

图6-10 豚鼠肝的分叶情况 　　图6-11 豚鼠肺的分叶情况

胸腺与其他动物不同，全部在颈部，位于下颌骨角到胸腔入口中间，为两个光亮、淡黄色、细长成椭圆形、充分分叶的腺体。

（5）神经系统：豚鼠的大脑半球没有明显的回纹，只有原始的深沟和神经，属于平滑脑组织，较其他同类动物发达。脑在胚胎期42～45天发育成熟，新生的仔鼠有被毛、牙齿和视力，生

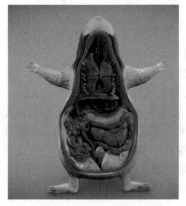

图6-12 豚鼠的内脏

后4小时即能行走和进食，3～4天后就能独立生活，由于豚鼠出生后就发育完善这一特点，有利于剖腹取胎后无菌豚鼠和SPF级豚鼠的人工哺育。

（6）生殖系统：雌雄豚鼠腹部皆有一对乳腺，但雌性乳头比较细长，位于腺体上面。雌性具有无孔的阴道闭合膜，发情期张开，非发情期闭合。卵巢呈囊圆形，位于肾脏下方。子宫有两个完全分开的子宫角，连接输卵管末端，两个子宫角会合后形成子宫颈，开口于阴道。雄性有位于两侧突起的阴囊，内含睾丸，出生后睾丸并不下降到阴囊，但通过腹壁可以摸到（图6-12）。

4. 生理学特性

（1）生长发育：豚鼠妊娠期长，新生鼠出生后即能活动，体重一般为50～150g，根据产仔数多少而不同。生长发育较快，在出生后的2个月内平均每天增重2.5～3.5g。成年豚鼠体长225～355mm，体重一般为350～600g。寿命与品种、营养及饲养环境有关，一般为4～5年，最长可达8年。豚鼠周龄和体重的关系见表6-8。

表6-8 Dunkin Hartley豚鼠周龄与体重（g）间关系

周龄	雄性（$\bar{x}\pm S$, n=10）	雌性（$\bar{x}\pm S$, n=10）
0～1	127.11±13.66	111.44±11.77
1～2	170.70±11.70	146.64±10.41
2～3	197.32±6.04	172.92±7.03
3～4	246.50±12.37	208.11±14.88
4～5	292.47±16.55	255.94±12.11
5～6	339.31±13.72	293.47±13.86
6～7	375.81±10.76	330.10±10.95
7～8	402.97±13.86	354.30±9.59

（2）生殖生理：豚鼠性成熟早，雌性为30～45日龄，雄性为70日龄左右，受饲料营养和饲养环境的影响，有所缩短或延长。豚鼠一般在5月龄左右达到体成熟，才可配种繁殖。豚鼠性周期为13～20天（平均16天），发情时间可持续1～18小时。豚鼠为全年多发情动物，雌鼠发情期间，雄鼠接近追逐并发出低鸣声，随后出现嗅、转圈、啃、舐和爬跨等动作。雌鼠交配时采取脊椎前凸的拱腰反应姿势。雄鼠进行插入，然后射精，终止交配。交配完成表现为舐毛，迅速离开。雌性伴有自发性排卵和易于识别的发情，并有产后性周期。雄性射出的精液含有精子和副性腺分泌物，分泌物在雌性阴道中凝固形成阴栓。此栓被脱落的阴道上皮覆盖，在阴道口停留数小时脱落，据此可确定交配日期，准确达85%～90%。

雌性豚鼠妊娠期长达65～70天，平均68天。哺乳期2～3周。每胎产仔1～8只，多数为3或4只。豚鼠泌乳能力强，虽然只有一对乳头，但均能将所生仔鼠全部带活。雌鼠有互相哺乳习惯，不是自己亲生的仔鼠都能让其吸乳，这一点与小鼠、大鼠、兔、犬等其他动物不同。豚鼠繁殖使用期限一般为1～1.5年。

（3）血液生理：豚鼠红细胞、血红蛋白和红细胞压积比其他啮齿类实验动物低。白细胞中淋巴细胞数量占优势，其外周血液和骨髓的形态学与人相似。其白细胞中有一种独特的单核白细胞称为库氏小体（又称为Kurloff小体），细胞形态比较大，胞质内含有大的黏多糖包涵体，通常在血管或胸腺内发现，但在雌激素刺激和妊娠情况下，数量比平时明显增多，并由肺和脾脏转移至胸腺和胎盘。其起源和作用目前尚不清楚，初步认为可能与病毒有关，它在血液循环中起着杀伤细胞作用和在胎盘中起胎儿抗原保护者的作用。豚鼠有较强的抗缺氧能力，比小鼠强4倍，比大鼠强2倍（表6-9、表6-10）。

表6-9 豚鼠血液生理指标

测定项目	单位	雄性（$\bar{x}\pm S$, $n=25$）	雌性（$\bar{x}\pm S$, $n=25$）
白细胞计数（NBC）	10^9	5.88±1.47	5.13±1.05[#]
红细胞（RBC）	10^{12}	4.94±0.47	5.02±0.39
血红蛋白（HGB）	QL	139.84±9.88	144.00±8.36
红细胞积压（HCT）	%	41.12±3.59	41.81±2.39
红细胞体积（MCV）	eL	83.29±2.61	83.42±2.83
血红蛋白含量（MCH）	pg	28.38±1.27	28.14±1.30
血红蛋白浓度（MCHC）	QL	340.78±13.19	337.32±9.25
红细胞分布宽度（RDW）	%	13.81±1.12	13.89±1.32
血小板计数（PLT）	10^9	474.27±74.43	445.13±64.49
血小板压积（PCT）	%	0.16±0.05	0.12±0.02[##]
血小板容积（MPV）	eL	3.16±0.41	2.73±0.37[##]
血小板分布宽度（PDW）	%	17.10±1.56	16.91±0.69
淋巴细胞计数（LYM）	10^9	1.03±0.46	1.43±0.64[##]
单核细胞计数（M0N）	10^9	0.66±0.28	0.69±0.36
中性粒细胞计数（NEUT）	10^9	3.45±1.41	2.83±1.34[#]
嗜酸性粒细胞计数（E0S）	10^9	0.13±0.05	0.20±0.14[#]
嗜碱性粒细胞计数（BAS）	10^9	0.76±0.52	0.57±0.60[##]
淋巴细胞百分比（LYM%）	%	16.95±8.22	25.27±6.82[##]
单核细胞百分比（M0N%）	%	10.63±3.27	11.36±3.72

续表

测定项目	单位	雄性（$\bar{x}\pm S$, $n=25$）	雌性（$\bar{x}\pm S$, $n=25$）
中性粒细胞百分比（NEUT%）	%	58.76±7.74	49.61±6.56##
嗜酸性粒细胞百分比（E0S%）	%	2.10±1.16	3.35±1.24##
嗜碱性粒细胞百分比（BAS%）	%	11.43±4.94	8.27±3.24##

#雄性与雌性比较，$P<0.05$

##雄性与雌性比较，$P<0.01$

表6-10　豚鼠血液生化指标

测定项目	单位	雄性（$\bar{x}\pm S$, $n=25$）	雌性（$\bar{x}\pm S$, $n=25$）
丙氨酸氨基转移酶（ALT）	U/L	41.98±7.71	39.46±8.07
天门冬氨酸氨基转移酶（AST）	U/L	77.58±32.92	75.29±28.61
总蛋白（TP）	gLL	44.21±3.89	45.21±3.44
白蛋白（ALB）	gLL	26.03±2.33	26.83±1.94
碱性磷酸酶（ALP）	ULL	234.98±48.22	211.36±46.30#
尿素氮（BUN）	mmoeLL	15.5±2.18	14.22±1.69##
肌酐（CREA）	#mol/L	70.23±13.81	55.87±10.55##
葡萄糖（GLU）	mmoeLL	3.87±2.30	3.88±1.24
钙（Ca）	mmoeLL	2.42±0.27	2.43±0.27
磷（P）	mmoeLL	2.36±0.46	2.22±0.26
胆固醇（CH0）	mmoeLL	1.37±0.32	1.64±0.38##
甘油三酯（TG）	mmoeLL	0.54±0.09	0.50±0.10
总胆红素（TBIL）	#m6/L	4.05±0.82	3.94±1.08

#雄性与雌性比较，$P<0.05$

##雄性与雌性比较，$P<0.01$

（4）营养代谢：豚鼠体内缺乏左旋葡萄糖内酯氧化酶，由于这种酶对于左旋葡萄糖内酯向左旋维生素C转化是必需的，故不能合成维生素C。因此，饲料中必须补充维生素C，否则，会发生维生素C缺乏症，如趾肘关节肿胀、行动困难、体质衰弱等，并易患细菌性肺炎、急性肠炎和须发癣菌皮炎等各种感染性疾病。

（5）速发型和迟发型超敏反应：豚鼠是研究抗原诱导速发型呼吸过敏反应的良好模型，过敏原极易引发豚鼠出现发绀、虚脱、支气管平滑肌痉挛，随即窒息死亡。迟发型超敏反应与皮内注射结核菌素有关，一般在注射后24～48小时内发生。

豚鼠对青霉素、四环素族、红霉素等药物反应较大，常在用药48小时后引起急性肠炎，甚至导致死亡，这是由于豚鼠肠道正常菌群与抗生素结合产生内毒素所致，故一般慎用，无菌豚鼠对抗菌素不过敏。豚鼠对麻醉药物也很敏感，故麻醉死亡率较高，患病豚鼠对麻醉药更为敏感。

二、常用的品种、品系

1. 英国种　亦称荷兰种，国内各单位使用的豚鼠多来源于此种封闭群。被毛短而光滑，毛色有白、黑、棕、灰、淡黄、巧克力等单色，也有白黑等双色或白棕黑等三色。封闭群豚鼠主要有4个品种，即顿金哈德莱（Dunkin Hartley）、哈德莱（Hartley）、勃莱特哈德莱（Bright Hartley）和短毛种（shorthair）。其生长迅速，生殖力强，性情活泼温顺，雌性善于哺乳。多用于药物检定，传染病学等研究。我国饲养的豚鼠于1919年从日本引入东北，按其毛色特征鉴别，为英国种短毛豚鼠，属于封闭群。

2. 近交系2 美国培育的近交系。1950年后由NIH分赠世界各地。其毛色为三色（黑、棕、白）。体重小于进交系13，但脾脏、肾脏和肾上腺大于进交系13。对结核杆菌抵抗力强，并具有纯合的GPL-A（豚鼠主要组织相容性复合体）的B-1抗原，血清中缺乏诱发的迟发型超敏反应因子，对试验诱发自身免疫的甲状腺炎比近交系13敏感。

3. 近交系13 培育历史与2系相同，毛色为三色（黑、棕、白）。对结核杆菌抵抗力弱，受孕率比2系差，体形较大。GPL-A的B-1抗原与2系相同，而主要组织相容性复合体Ⅰ区与2系不同。对诱发自身免疫甲状腺炎抵抗力比2系强。血清中缺乏诱发迟发型超敏反应因子。生存期一年的豚鼠白血病自发率为7%，流产率为21%，死胎率为45%。

三、日常饲养管理

1. 性别鉴定 成年豚鼠的性别鉴定比较简单，操作者用一手抓住豚鼠颈部，另一手扒开靠生殖器孔的皮肤，雄性在圆孔中露出性器官的突起，呈圆锥状，雌性则显出三角形间隙。

2. 饲养环境 按照现行国家标准豚鼠的饲养环境分为普通环境、屏障环境和隔离环境。豚鼠听觉好，对外来的刺激如突然的振动、声响较敏感，甚至可引起流产，因此，饲养环境应保持安静。

豚鼠笼具的材质应符合对动物健康和福利的要求，采用无毒、耐腐蚀、耐高温、耐高压、易清洗、易消毒灭菌的材料。笼具的内外边角均应圆滑、无锐口，动物不易噬咬、咀嚼。豚鼠多采用聚乙烯塑料等材质的专用笼具饲养，也可用网状或硬质底面，但网状底面不适合长期饲养繁殖。笼具的规格应满足国家标准的要求。

3. 饲喂饮水 豚鼠因为不能合成维生素C，所以需要从饲料或饮水中获取。成年豚鼠10mg/（kg体重·d）的维生素C可满足维持和生成发育的需求，而妊娠繁殖期需要30mg/（kg体重·d）；现行国家标准规定每千克饲料中含维生素C 1500mg（维持）和1800mg（生长繁殖）。多数商品化的饲料均强化了维生素C，基本可以满足要求。但要考虑维生素C的不稳定性，如果储存不当或时间过长，维生素C的含量会显著下降。一般饲料在1个月或2个月内喂完比较合适。除在饲料中添加维生素C外，饲养在普通环境的豚鼠可以通过饲喂包菜、白菜、菠菜等青绿蔬菜来补充维生素C，也可通过饮水添加维生素C（200～400mg/L），但要注意每天添加新鲜的水并防止氧化，含氯离子和一些金属离子的水会使维生素C失效，因此使用不锈钢的饮水设备比较理想。

豚鼠对粗纤维的消化能力强，通常日粮中要求含有12%～16%的粗纤维。如果粗纤维含量不足，可以引起豚鼠出现排粪障碍和脱毛现象。

饲料消耗随年龄、环境和生理状态而不同，正常情况下豚鼠每天每千克体重消耗60g左右的饲料。

普通豚鼠的饮水应符合《生活饮用水卫生标准》（GB 5749—2022）的要求。SPF级以上豚鼠的饮水需达到无菌要求，并应定期进行无菌检测。生产群可用酸化水，以达到抑菌目的。酸化水pH为2.5～3.0。提供新鲜的饮水是饲养管理的基本要求，成年豚鼠每天饮水约40ml，因为豚鼠有戏水的习惯，浪费的比需要的多，通过每天给予定量的饮水来控制，可防止垫料潮湿。

4. 日常工作 每天喂料1次，加料不宜过多，给料时应根据饲养盒内动物数和季节变化而增减。每天2～3天加水1次，饮水瓶至少每周更换1次。

根据动物数量每周更换1～2次垫料，饲养笼盒每2周更换1次。屏障设施中更换笼盒的同时，用浸有消毒液的纱布擦拭饲养笼架。

每周检查生产情况，记录产仔数、死仔数及日期，及时淘汰体弱的豚鼠。种鼠雌、雄分开饲养，密度不能过大，2～5周龄时，每盒不能超过20只，以后随体重增加逐渐减少，直至每盒6～8只。

第四节　实　验　兔

兔（*Oryctolagus cunieulus*，Rabbit）属哺乳纲，兔形目（Lagomorpha），兔科（*Leporidae*），穴兔属（*Oryctolagus*）。在分类学上，家兔曾被列为啮齿目，后又被称为兔形目。原因是一般啮齿目有4个门齿，而兔却有6个，其中一对为较小的切齿，与啮齿目门齿数不同，因此归为兔形目。家兔是实验中最常用的动物之一，广泛应用于各种急性实验，内分泌实验，物质代谢研究、遗传学研究、药理学等实验。家兔染色体2*n*=44，野兔2*n*=48。

一、生物学特性

1. 外形特征　兔的体型属中等，毛色主要有白、黑、红、灰蓝色，亦有咖啡色、灰色、麻色。上唇纵裂，形成豁嘴，门齿外露。耳廓大，眼睛大而圆，腰臀丰满，四肢粗壮有力，某些品种的雌兔下有肉髯。

2. 行为习性　昼伏夜动，具有夜行性和嗜眠性。家兔夜间十分活跃，而白天表现十分安静，除进食时间外，常处于假眠或闭目休息状态。利用其嗜眠性可将兔仰卧，用手顺毛抚摸其胸腹部并按摩其太阳穴，兔可很快安静乃至进入睡眠状态，在不行麻醉状态下可进行短时间的实验操作。

兔胆小怕惊，听觉、嗅觉和行动都十分灵敏，能凭借嗅觉分辨非亲生仔兔并拒绝哺乳和吃仔。见陌生人或捕捉时，常用后肢拍打底板。其爪子十分锐利，捕捉不当，容易被抓伤。

家兔性情温顺但群居性较差，如果群养同性别成兔，彼此经常发生斗殴咬伤。

兔对环境影响也很敏感，喜欢安静、空气新鲜的环境，并具有耐寒不耐热、耐干燥不耐潮湿和拉粪撒尿固定一角等特性。

兔为草食性单胃动物，主要采食植物的根茎、叶及种子，在饲料中应加入一定比例的粗纤维。兔具有鼠的啮齿行为，喜欢磨牙且有啃木习惯。

兔有食粪癖，家兔有从肛门直接食粪的癖好，以采食夜间排出的软粪为主，但不食已经落地或其他兔排泄的粪便。食粪可使软粪中丰富的粗蛋白、粗纤维素和B族维生素等被重新吸收利用。

3. 解剖学特点

（1）骨骼系统：全身骨骼共275块，由头骨、椎骨、肋骨、胸骨和前后肢骨组成。兔有发达的门齿，宽大的白齿，上颌除一对大门齿外，其后还有一对小门齿，无犬齿。齿式为2033/1023=28。（门齿2/1，犬齿0/0，前白齿3/2，白齿3/3）

（2）消化系统：兔胃横位于腹腔前部，成年家兔的胃容量为80～150ml。兔肠道为体长的10倍左右，肠的摆动较大，肠壁薄。盲肠呈蜗牛状，非常大，占据腹腔的1/3以上，盲肠末端连有蚓突，长约10cm，蚓突壁较厚，富含淋巴组织。在回肠和盲肠相接处膨大形成一个厚壁的圆囊，这就是兔特有的圆小囊。囊内充满淋巴组织，其黏膜不断地分泌碱性液体，中和盲肠中微生物分解纤维素所产生的各种有机酸，有利于消化吸收。肝脏分为左外侧叶、左内侧叶、右叶、中央叶、尾状叶和乳状突等6叶。

兔有四对唾液腺，分为耳下腺（腮腺）、颌下腺、舌下腺和眶下腺。哺乳动物一般不具有眶下腺，眶下腺是兔的一个特点。胰腺散在于十二指肠"U"形弯曲部的肠系膜上，浅粉红色，其颜色质地均似脂肪，为分散而不规则的脂肪状腺体，胰导管开口远离胆管开口，这是兔的又一大特点（图6-13）。

（3）呼吸、循环系统：肺为海绵状，一般右肺比左肺大，分六叶，左肺二叶（尖叶、心隔叶），右肺四叶（尖叶、心叶、隔叶、中间叶），左右肺中间有纵隔。胸腔构造与其他动物不同，胸腔中央有纵隔连于胸腔的顶、底及后壁之间，将胸腔分为互不相通的左右两半，肺被胸肋膜隔开，心脏又被心包膜隔开，当开胸后打开心包暴露心脏进行实验操作时，只要不弄破纵隔，动物不需进行人工呼吸，宜作开胸及心脏实验（图6-14）。

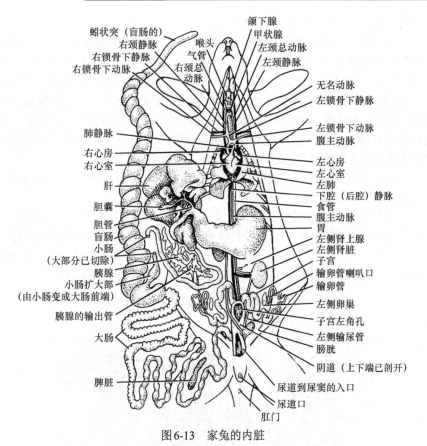

蚓状突（盲肠的）
右颈静脉
右锁骨下静脉
右锁骨下动脉
喉头
气管
右颈总动脉
颌下腺
甲状腺
左颈总动脉
左颈静脉
无名动脉
左锁骨下静脉
左锁骨下动脉
腹主动脉
左心房
左心室
左肺
下腔（后腔）静脉
食管
腹主动脉
胃
左侧肾上腺
左侧肾脏
子宫
输卵管喇叭口
输卵管
左侧卵巢
子宫左角孔
左侧输尿管
膀胱
阴道（上下端已剖开）
尿道到尿窦的入口
尿道口
肛门
肺静脉
右心房
右心室
肝
胆囊
胆管
盲肠
小肠
（大部分已切除）
胰腺
小肠扩大部
（由小肠变成大肠前端）
胰腺的输出管
大肠
脾脏

图6-13 家兔的内脏

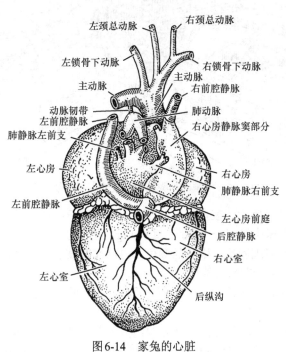

左颈总动脉
右颈总动脉
左锁骨下动脉
右锁骨下动脉
主动脉
主动脉
右前腔静脉
动脉韧带
左前腔静脉
肺动脉
肺静脉左前支
右心房静脉窦部分
左心房
右心房
左前腔静脉
肺静脉右前支
左心房前庭
后腔静脉
右心室
左心室
后纵沟

图6-14 家兔的心脏

（4）免疫系统：兔的淋巴结主要有下颌淋巴结、髂淋巴结、胰淋巴结、肠系膜淋巴结、腹股沟淋巴结、腘淋巴结等。腘淋巴结位于兔后肢膝关节屈面腘窝处，比较大，呈卵圆形的，长约

5mm，极易触摸固定，适于作淋巴结内注射。

胸腺：位于心脏腹面，粉红色，幼兔较大，以后随年龄的增长而逐渐变小。胸腺表面有结缔组织被膜，被膜伸入胸腺实质。胸腺实质由淋巴组织构成，分皮质和髓质。皮质主要为密集的小淋巴细胞，间有少量网状细胞。髓质的淋巴细胞较少，网状细胞较多，同时还有胸腺小体。

脾脏：位于血液循环通路上，是血液循环中的主要滤过器官，它紧靠胃大弯左侧，长4～5cm，宽1～2cm，深红色，表面有被膜，其结缔组织伸入脾实质内形成小梁，为脾的支架。脾实质分为白质和红质两部分。白质内有很多相当淋巴结的脾小体。红质是由血窦和脾索构成，窦壁和脾索处都分布固着的或游离的巨噬细胞。

（5）神经系统：神经系统分为中枢神经系统（包括脑和脊髓）和周围神经系统（包括脑神经、脊神经和自主神经），家兔的脑与鸟类相似，表面光滑。

兔颈部神经血管束中有三根粗细不同的神经，最粗、白色者为迷走神经；较细，呈灰色者为交感神经；最细者为减压神经，位于迷走和交感神经之间。家兔颈部减压神经独立分支（人、犬、猫等此神经并不单独行走，而是行走于交感干或迷走神经之中），这使兔作为某些生理实验的实验动物，是很有利的。兔颈部、胸腔、腹腔的主要神经血管见图6-15、图6-16。

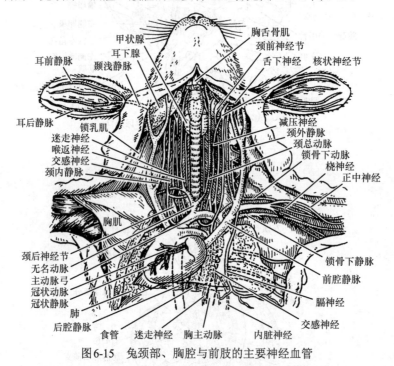

图6-15　兔颈部、胸腔与前肢的主要神经血管

（6）感觉器官：家兔耳廓大，表皮很薄，血管清晰，便于血管注射和采血等实验操作。家兔眼球大，几乎呈圆形，眼球体积为5～6cm³，重3～4g，便于进行手术操作和观察，是眼科研究中最常用的动物。虹膜内色素细胞决定眼睛的颜色，白色家兔眼睛的虹膜完全缺乏色素，由于眼球内血管的血液颜色透露，故看起来是红色的。

（7）内分泌系统：兔的内分泌系统包括脑下垂体、甲状腺、甲状旁腺、肾上腺、松果体、胰岛、性腺。

1）脑下垂体：位于脑颅蝶骨背面的凹陷内，分为前叶和后叶两部分。前叶分泌多种激素，如调节和影响其他内分泌腺的皮质激素、促性腺激素、生乳素等，影响动物的性腺发育及甲状腺和肾上腺的分泌。后叶分泌加压抗利尿素，催产素等激素，可使血压上升，尿量减少，子宫收缩。

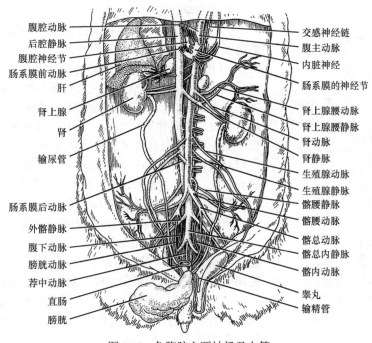

图6-16　兔腹腔主要神经及血管

左侧标注（从上到下）：腹腔动脉、后腔静脉、腹腔神经节、肠系膜前动脉、肝、肾上腺、肾、输尿管、肠系膜后动脉、外髂静脉、腹下动脉、膀胱动脉、荐中动脉、直肠、膀胱

右侧标注（从上到下）：交感神经链、腹主动脉、内脏神经、肠系膜的神经节、肾上腺腰动脉、肾上腺腰静脉、肾动脉、肾静脉、生殖腺动脉、生殖腺静脉、髂腰静脉、髂腰动脉、髂总动脉、髂总内静脉、髂内动脉、睾丸、输精管

2）甲状腺：位于气管前端两侧，紧贴甲状软骨，左右各一，中间以细的峡部相连，整个腺体呈蝴蝶形，长1.7～2.3cm，宽0.7～0.8cm。甲状腺分泌甲状腺素，控制新陈代谢，促进分解过程和保证机体的正常生长发育。

3）甲状旁腺：分布较散，位置不固定，除甲状腺周围外，有的甚至分布到胸腔内主动脉弓附近，实验时应予以注意。

4）肾上腺：位于肾脏内前方，左右侧各一，左侧稍低。肾上腺为扁平的三角形小体，黄白色，长1.2～1.3cm，宽0.7～0.8cm。由表层皮质和内部髓质构成，两部分在组织结构、功能上都截然不同，产生不同的激素。

5）松果体：位于两大脑半球和间脑处，在剥离硬脑膜时易连带将其弄掉，要特别注意。

6）胰岛：胰脏包括外分泌部和内分泌部。外分泌部占腺体大部，属于泡状腺，分泌的胰液经胰管进入十二指肠，参与消化活动。内分泌部形成大小不等的细胞团，散于外分泌部中，不具导管，分泌的胰岛素直接进入毛细血管中，主要作用是降低血糖浓度。

7）性腺：卵巢和睾丸除产生卵子和精子外，还具内分泌作用。睾丸分泌雄性激素，卵巢产生两种雌性激素，一种为动情激素，由卵泡上皮细胞分泌；另一种为孕激素，由黄体细胞分泌。

（8）生殖系统：雄兔的腹股沟管宽短，终生不封闭，睾丸可以自由的下降到阴囊或缩回腹腔。雌兔有2个完全分离的子宫，为双子宫类型。左右子宫不分子宫体和子宫角，2个子宫颈分别开口于单一的阴道（图6-17、图6-18）。

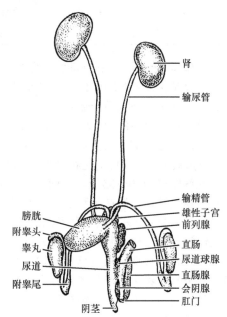

右侧标注（从上到下）：肾、输尿管、输精管、雄性子宫、前列腺、直肠、尿道球腺、直肠腺、会阴腺、肛门

左侧标注（从上到下）：膀胱、附睾头、睾丸、尿道、附睾尾、阴茎

图6-17　雄兔的尿殖器

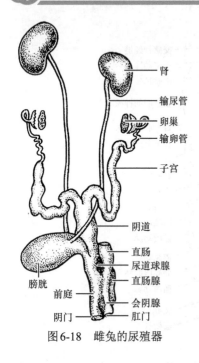

图6-18　雌兔的尿殖器

图中标注（从上到下）：肾、输尿管、卵巢、输卵管、子宫、阴道、直肠、尿道球腺、直肠腺、会阴腺、肛门、阴门、前庭、膀胱

4. 生理学特性

（1）生长发育：兔生长发育迅速，仔兔出生时全身裸露，眼睛紧闭，耳闭塞无孔，趾趾相连，不能自由活动，出生后3～4日开始长毛；4～8日龄脚趾开始分开；6～8日龄耳朵根内出现小孔与外界相通；10～12日眼睛睁开，出巢活动并随母兔试吃饲料，21日左右即能正常吃饲料；30日左右被毛形成。仔兔出生时体重约50g，1个月时体重相当于出生时的10倍，初生至3个月体重增加几乎直线上升，3个月以后体重增加相对缓慢。不同品种与不同性别的幼兔，其生长速度并不完全相同，大多数品种的雄兔比雌兔的生长速度快，8周后表现尤其明显。大耳白兔日龄和体重的关系见表6-11。

家兔一生中经常换毛，分大换毛和小换毛。大换毛有2次，分别在100天换乳毛和130～190天大换毛，大换毛后即意味着进入成年，以后每年在春秋两季各有1次小换毛。换毛期间是兔抵抗力最低的时候，易发生消化系统疾病。

（2）生殖生理：家兔的性成熟的早晚，取决于品种、性别、营养及饲养环境等因素的影响，一般小型品种3～4月龄，中型品种4～5月龄，大型品种5～6月龄，体成熟年龄比性成熟推迟一个月。母兔的性成熟较公兔早。

表6-11　大耳白兔日龄与体重间关系

年龄（d）	雌性体重（kg）	雄性体重（kg）	年龄（d）	雌性体重（kg）	雄性体重（kg）
30	0.51	0.53	210	3.2	3.51
60	1.18	1.17	240	3.4	3.99
90	1.71	1.79	270	3.5	4.24
120	2.38	2.37	300	3.63	4.38
150	2.65	2.88	330	3.66	4.46
180	2.89	3.15	360	3.72	4.55

兔属典型的刺激性排卵动物，卵巢中一次能成熟许多卵子，但不排出，必须经交配刺激或注射绒毛膜促性腺激素80～100U才能诱发排卵，交配后10～12小时可排卵。如未经公兔交配，成熟的卵子经10～16天后全部吸收，新的卵子又开始成熟。

性周期一般为8～15天，无发情期，但雌兔可表现出性欲活跃期，表现为活跃、不安、食欲下降、外阴稍有肿胀、潮红，有分泌物，持续3～4天，此时交配，极易受孕。但无效交配后，由于排卵后黄体形成，可出现假孕现象，产生乳腺，子宫增大等表现，经16～17天而终止。

兔妊娠期为30～35天，平均31天，若超过35天以上多为死胎。母兔妊娠的检查常采用简便易行的摸胎法，一般在配种后10～12天进行，14～16天可明显地摸到胎儿。每胎可产仔1～12只，一般为5～10只，依品种不同而异，往往是小型兔高产而大型兔低产。哺乳期为40～45天，小型仔兔于40～50日龄、体重500～600g，大型仔兔于45日龄、体重1000～1200g时可断乳。

（3）营养代谢：兔属草食动物，有发达的盲肠，其黏膜能不断分泌碱性液体，中和盲肠中微生物分解纤维素所产生的各种有机酸，有利于盲肠中分解纤维素的微生物大量繁殖，故家兔对粗纤维的消化力较强，饲料里粗纤维含量不足常可引起消化性腹泻，一般粗纤维含量控制在10%～15%为宜。

兔有食粪癖，喜吃软便，是正常的生理现象。软便是一种软的团状粪便，在夜间排出，软便排出后即被家兔自己吃掉，经分析，软便中含有很高的蛋白质和维生素，食粪可使其中的蛋白质和维生素等营养物质被重新吸收，做营养实验及药物实验应注意积蓄作用。另外，无菌兔和摘除盲肠兔无食粪行为。

兔有3对唾液腺，食管有3层肌肉，健康家兔的胃不排空，故兔同大鼠一样不会呕吐。

（4）免疫学特性：兔有特殊的血清型和唾液型，根据有无血细胞型凝聚素，兔可分为α′、β′、α′β′、O四个血清型，α′、α′β′血清型易产生人血细胞A型抗体，而β′、O型易产生人血细胞B型抗体。兔的唾液已确认有两型，即易获得人血细胞A型物质者，称为排出型；不易获得人血细胞A型物质者为非排出型。唾液中A型物质的有无同A型抗体产生能力有着密切关系，欲使之产生A型抗体，应选用非排出型中的α′、α′β′血清型兔。

二、常用品种、品系

由于生物医学领域不同科学研究目的的需要，经长期选择和培育已形成了不同用途的品种和品系。不论在体型大小、被毛结构、毛色特征、生产性能、生长发育和生理变化、免疫功能等方面都有很大的差异。

1. 日本大耳白兔 原产于日本，是用中国白兔与日本兔杂交培育而成，皮肉兼用型。被毛全白，眼睛红色，耳大、薄，向后方竖立，耳根细，耳端尖，形如柳叶，母兔颌下有肉髯。体形中等偏大，成年兔体重4～5kg。繁殖力强，每胎产仔7～9只，初生重60g左右。该兔适应性好，我国各地均有饲养，由于耳大血管明显，是较理想的实验用兔。

2. 新西兰白兔 原产于美国，是世界上著名肉用兔品种。按毛色分为棕红色、黑色和白色3种。世界上饲养最多的是新西兰白兔，也是美国用于实验研究最多的品种，以培育成近交品系。被毛全白、头宽圆而粗短，耳较宽厚而直立，臀圆，腰肋部肌肉丰满，四肢粗壮有力。体形中等，成年兔重4～5kg，繁殖力强，平均每胎产仔7～8只。该兔最大特点是产肉率高，以早期生长快而著称。

3. 青紫兰兔 原产于法国，是20世纪初育成的著名皮用品种，1913年首先在法国展出，分标准型、中型（美国型）和巨型三种。因毛皮很像产于南美的珍贵毛皮兽青紫兰毛丝鼠而得名。该兔适应强，容易饲养，在我国分布很广，早就用于实验研究和药品检验，目前由于白兔用量较多，只有少数单位用于生物制品的检验。

4. 中国白兔 是世界上较为古老的品种之一，我国各地均有分布、以四川等地饲养较多，被毛白色，体型紧凑，红眼睛、嘴较突，耳朵短而厚。成年兔体重2～2.5kg，性成熟早，繁殖力强，一年可生5～6胎，每胎6～8只。该兔适应性好，抗病力强，耐粗饲。很早就用于实验研究和生物制品生产，多在民间饲养，各实验动物机构饲养较少。应注意对其进行选育和保种工作，以便培育成我国特有的实验用家兔小型品种。

三、饲养管理

1. 性别鉴别 将家兔头部轻轻夹在操作者左侧腋窝下，左手按住兔腰背处、右手拉开尾巴并将尾巴夹在中指和无名指之间，然后用拇指和食指稍稍把生殖器附近的皮肤扒开，雄兔即可见一圆孔中露出圆锥形向下弯曲的阴茎。天热时，雄兔睾丸可离开腹腔进到耻骨联合两侧的阴囊内。雌兔则为一条朝向尾巴的长缝，呈椭圆形的间隙，间隙越向下越窄，此即为阴道开口处。雌性动物有乳头8～12个。

2. 饲养环境 温度是兔饲养中最敏感的条件之一。外界环境中温度过高过低的变化，均对兔饲养产生不良影响。普通的兔舍温度应维持在16～29℃，相对湿度为40%～70%，噪声在60dB以下。

3. 笼器具 兔笼一般为不锈钢制成，规格常为50cm×40cm×30cm的实验饲养笼，80cm×

50cm×38cm繁殖饲养笼，并设有自动冲洗粪尿装置。笼底可用不锈钢丝、竹片或木条。笼底间距1cm，笼底板要便于粪便掉下来，兔行走方便，且能自由推进，以便于清洗消毒。竹片或木条制订方向应与笼门垂直，以防兔脚形成外向。产箱一般用木料、金属板等材料制成。木制产箱边缘要包上金属，以防啃咬，箱底较粗糙有缝，前方有月牙形缺口，便于仔兔爬出，产箱大小一般能容纳母兔和一窝仔兔为宜。食槽最好用不锈钢制作，也可用陶制或瓷制食盆。

4. 饲喂、给水 为达到家兔的标准化饲养，应饲喂全价营养颗粒饲料，定时喂料一日2次。各种兔均应经常供应足够的清洁饮水，饮水器一般常用乳头式自动饮水器、陶质瓷碗，倒置玻璃瓶等几种方式。

5. 工作常规 定时喂料，喂水，如系自动饮水要及时检查水嘴有无堵塞或漏水，及时冲洗粪便，打扫卫生。食盆、水具应定期清洗消毒，饲养室和全部用具每年要彻底消毒两次。

第五节 实 验 犬

犬的分类学地位：食肉目，犬科，犬属，家犬种，现在比较能为大家所接受的意见，是犬的祖先是不同地方的狼，后来也曾和豺杂交过。根据考古所掘出人骨与犬骨并存的最早时期是距今1万～1.5万年前的石器时代，也就是说人类驯养犬的历史至少有1万年之久，但是养犬作为一种产业，其诞生至今才不过一二百年。我国早在《左传》中就有犬作为六畜饲养的记载，说明我国早在远古时代就把犬作为正式的家畜饲养。在漫长的驯养历史中，人类不断对犬进行改良和培育，目前地球上常见的犬种有数百种之多，按体型大小将主要品种分为大、中、小型犬三大类。①小型犬（不足12.7kg）如吉娃娃、博美等品种；②中型犬（12.7～20.5kg）如金毛犬、苏格兰牧羊犬等；③大型犬（超过20.5kg）如藏獒、圣伯纳等。

各种类型的犬作用不同，按用途区分，又可分为狩猎犬、导盲犬、玩赏犬、作业犬、役用犬、护卫犬等，作为实验动物的犬应有其独特的品质特性（图6-19）。自第二次世界大战以来，世界各国用来作实验的犬有比格（Beagle）、苏格兰梗、西班牙猎犬等品种作为外科移植研究。我国目前使用的实验犬主要是Beagle犬。

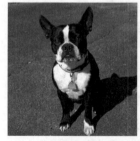
波士顿斗犬
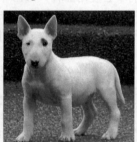
牛头梗
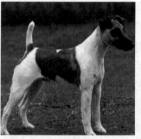
平毛猎狐梗
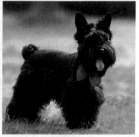
苏格兰梗

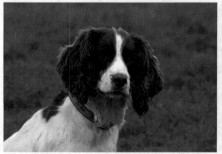
西班牙猎犬
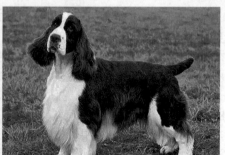
英国史宾格

图6-19 犬

一、犬的生物学特性

1. 一般特性　体型较大，大脑发达、喜近人、有服从人意志的天性。通过训练犬可领会人的简单意图并与人合作，对饲养者有依赖性。

犬习惯不停运动，故饲养场地需要一定的活动范围。犬喜食肉类、脂肪及啃咬肉骨头。由于长期家畜化，也可饲养杂食或素食，但饲料中应保证其对动物蛋白和脂肪的基本需要。

雄犬性成熟后爱撕咬。犬有联合欺弱的特点。犬受到虐待时，对施虐者易丧失信任感、恐惧而难以接近。犬归家性很强，能从很远处自行归家。

犬鼻尖有鼻镜腺的特殊组织，经常分泌透明的分泌物。正常的犬鼻呈油状滋润，人以手背触之有凉感。犬的汗腺很不发达，主要靠加速呼吸频率、舌伸出口外喘式呼吸加速散热。

犬神经系统比较发达，能较快地建立起条件反射。

犬头颈部喜欢人以手拍打、抚摸，但臀部、尾部忌摸，接触犬时可以观察犬的眼神，态度温和，用手轻拍犬头颈部，犬不进行反抗则可顺利抓取。

犬睡眠时一直保持着警惕状态，它们的头部始终是朝着门口的方向。实验犬完全适应了人类的起居习惯，晚上休息，白天活动。

犬是一种高级的哺乳动物，它不但有超常的感觉能力和记忆能力，还具有丰富的感情变化。

犬的正常寿命为12～20岁。

2. 解剖学特点

（1）骨骼系统：全身骨骼包括头骨、椎骨、胸骨、肋骨、前后肢骨及阴茎骨，平均由319块骨块组成，并借韧带连接构成整个骨骼系统。犬的锁骨是三角形骨片或软骨板，或完全退化，锁骨存在时，即位于臂头肌肉，不与其他骨连接。阴茎骨是犬科动物特有的骨，是器官的辅助骨骼，位于阴茎的前部。

犬的牙齿具备食肉目动物的特点，犬齿特别发达，它不仅为咀嚼食物，且为抵抗和攻击的武器。犬齿若遭毁坏，犬的生长将受阻。犬齿的臼齿发达，撕咬力强，咀嚼力差。仔犬出生后10多天即生乳齿，2个月后开始换齿，8～10个月恒齿出齐，恒齿42个。乳齿齿式为2（3130/3130）=28；成年齿式为2（3142/3143）=42。

（2）消化系统：包括消化道和消化腺。食管起始端较细，下部较宽，位于主动脉右侧，两肺之间，最后穿过膈肌与胃相连。犬的胃较大、中等体型的犬胃容量约为1500ml。肠道较短，仅为体长的3～4倍（图6-20）。

犬肝脏较大，占体重的3%。肝分7叶，胆囊形似梨，呈暗绿色，是胆汁储存部位。胆管和肝胆管汇合成总胆管，开口于离幽门不远的十二指肠内（图6-21）。

犬胰腺小，易摘除。胰腺位于胃与十二指肠间的肠系膜上，乳黄色，柔软狭长，形如V形，V尖端在幽门后方。

（3）呼吸系统：犬的鼻黏膜上布满嗅神经，嗅觉灵敏。肺有七叶，左肺分三叶（尖叶、心叶、膈叶），比右肺小1/4，右肺分四叶（尖叶、心叶、膈叶及中间叶）。

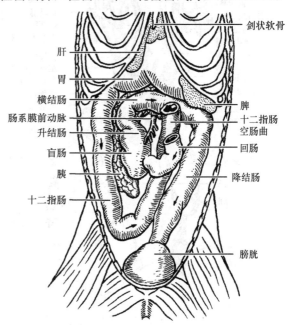

图6-20　犬十二指肠及大肠的位置

箭头示食物流动的方向

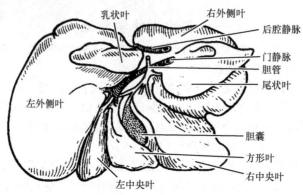

图6-21　犬肝的分叶情况

（4）神经系统：犬的大脑半球不像其他低等哺乳动物那样平滑，而且有许多脑沟回，大脑覆盖中脑和小脑。嗅脑比较发达，能分辨一千万分之一的有机酸。一般中型犬的脑为60g左右，脑重量一般为体重的1/40～1/30。大脑发达，与人脑有多相似之处。

（5）循环系统：犬的循环系统比较发达，与人相似，心脏较大。中型犬心脏重约150g，约占体重的1%。外形呈不规则的锥形，位于第三肋骨的下部。心尖在左侧第六肋软骨间隙。主动脉干从左心室发出，最初直向前行，再转向后方形成一锐角弯曲弓，称主动脉弓。从主动脉根部分出两支冠状动脉（左侧冠状动脉较粗，相当于右侧的二倍左右）（图6-22）。

（6）脾脏和胸腺：脾脏是最大的储血器官，参与体内免疫反应，胚胎期是造血器官，出生后产生淋巴细胞、单核细胞，具有滤过、破坏衰老细胞及储存血液等功能。新鲜脾脏呈暗红色，形似镰刀，长而狭窄，下端稍宽，平均重量约50g，松弛地附着于大网膜上，活动性大。胸腺位于胸腔入口的腹侧，呈分叶状，犬性成熟后逐渐退化，不完全消失（图6-23）。

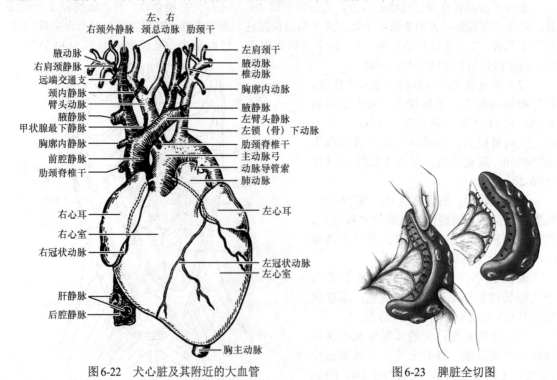

图6-22　犬心脏及其附近的大血管　　　　图6-23　脾脏全切图

（7）泌尿系统：犬的肾脏比较大，相当于体重1/200～1/150。中型犬，一侧肾重50g左右，两肾均呈蚕豆形，位置高低不一，左肾位置比右肾低。犬膀胱呈梨形，容量为50～200ml。

（8）生殖系统：雌犬为双角子官，呈V形，两侧卵巢完全被包围在浆液性囊内。此囊直接与短小的输卵管相通，故犬一般无宫外孕。犬有10个乳腺，左右排成两列。雄犬睾丸呈卵圆形，无精囊腺和尿道球腺，附睾较大，前列腺发达。

（9）眼：犬的视网膜上无黄斑，即无最清晰的视觉点，看不清楚1.5m以内的物体，说明犬视网膜的感受性很低。眼睛视角为25°，还是红绿色盲。

3. 生理学特性

（1）神经类型：犬可分为四种神经类型，即多血质（活泼型）、黏液质（安静型）、胆汁质（不可抑制型）和忧郁质（衰弱型），这对一些慢性实验，特别是高级神经活动实验用犬的选择很重要。

伊万·彼德罗维奇·巴甫洛夫证明大脑皮质有两种最基本的神经过程，即兴奋和抑制。这两种基本神经过程具有强度、平衡性和灵活性3种属性（图6-24、图6-25）。他把犬分成四种神经类型。

第一型：强，均衡的灵活型——多血质（活泼的）。

第二型：强，均衡的迟钝型——黏液质（安静的）。

第三型：强，不均衡，兴奋占优势的兴奋型——胆汁质（不可抑制的）。

第四型：弱型，兴奋和抑制不发达——忧郁质（衰弱的）。

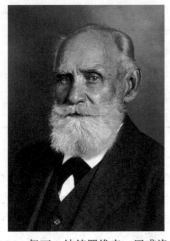
图6-24 伊万·彼德罗维奇·巴甫洛夫

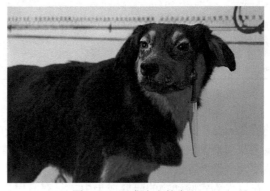
图6-25 巴甫洛夫的犬

（2）血型：犬有5种血型，即A、B、C、D、E型，只有A型血（具有A抗原），可引起输血反应，其他4型血可以任意供各血型犬受血。

（3）感官特点：人可以同时用双眼视物，但犬每只眼睛具有单独的视野，同时用两眼睛视物的能力不发达。

犬的嗅觉发达，鼻黏膜上布满高度敏感的嗅神经细胞，这些细胞的某些突起通过筛孔而入颅腔嗅脑。嗅神经极为发达，嗅觉超过人类嗅觉细胞的1000倍。犬的听觉也很灵敏，比人灵敏16倍，可听范围在50～55 000Hz。犬的味觉不够敏感，但触觉较敏感，触毛生长上唇、下唇，颜部和眉间，长而粗，有很高敏感度。

（4）生殖生理：犬属春秋季单次发情动物，雌犬发情后2～3天排卵，性周期180天，发情8～14天，配种最佳时间为发情的第9～13天。妊娠期为58～63天，每胎平均产仔6只，哺乳期为45～60天。

犬的正常生理生化值见表6-12。

表6-12 犬的正常生理生化值

指标	正常值	指标	正常值
成年体重	雄13～18 kg 雌12～16 kg	血浆球蛋白	4.0（3.4～4.5）g/100ml
寿命	12～20年	全血容量	（7.65～10.7）ml/100g
染色体数	$2n=78$	血浆容量	5.52（4.37～7.30）ml/100g
体温	38.0～39.0℃	血浆pH	7.36（7.3～7.42）
呼呼频率	18（15～30）次/分钟	红细胞总数	6.8（5.5～8.5）×10^6/mm³
耗氧量	580mm³/g 活体重	红细胞比容	44（35～54）%
通气量	5210（3300～7400）ml/分钟	血红蛋白	14.8（11～18）g/100ml
心率	80～120次/分钟	血小板	280～402×10^3/μl
收缩压	15.99（12.66～18.15）kPa	白细胞总数	14.79±3.48×10^3/mm³
舒张压	7.99（6.39～9.59）kPa	中性粒细胞	68（62～80）%
淋巴细胞	21（10～28）%	血钾	18（15～19）mg/100ml
单核细胞	5.2（3～9）%	血钠	360（340～380）mg/100ml
嗜碱性粒细胞	0.7（0～2）%	血钙	11（9.5～12）mg/100ml
嗜酸性粒细胞	5.1（2～14）%	血氯	394（372～408）mg/100ml
血葡萄糖	85（64～100）mg/100ml	碱性磷酸酶	17（14～28）IU/L
血浆尿素氮	30（15～44）mg/100ml	谷丙转氨酶	25（12～38）IU/L
血浆非蛋白氮	30（20～40）mg/100ml	血清胆固醇	161（90～194）mg/100ml
血浆总蛋白	7.1（6.3～8.1）g/100ml	尿液比重	1.018～1.060
血浆白蛋白	4.0（3.4～4.5）g/100ml	尿液pH	5～7

二、常用品种

比格（Beagle）犬原产英国，是目前世界上使用最广泛的实验用犬。它是猎犬中较小的一种，称为猎兔犬或猎鹿犬。1880年引入美国，开始大量繁殖并进行品种改良，1950年美国极力推崇该犬为实验用犬，世界各国纷纷引进进行饲育繁殖。我国在20世纪80年代初引进，并在全国各地繁殖成功。在以犬为实验动物的研究成果中，只有应用Beagle犬的研究成果才能被国际公认，所以它已成为目前生命科学中研究最标准的犬种（图6-26）。

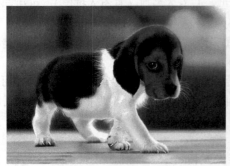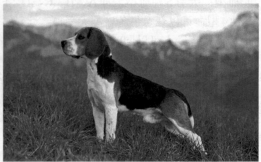

图6-26 Beagle犬

Beagle犬体型小，成年体重7～10 kg，体长30～40cm，短毛，花斑色。秉性温和，易于驯服和抓捕，亲近人。遗传性能稳定，Beagle犬品种固定且优良，无一般遗传性神经疾病，实验反应的一致性和重复性好，对环境的适应力、抗病力较强。体温稳定，比杂种犬体温低0.5℃，性成熟早，性成熟时间为8～12个月。产仔数多，尤其适合药理、循环生理、眼科、毒理、外科学等的研究，被国际医学、生物学界公认为较为理想的实验用犬。农药及制药工业中的各种安全性评价实验使用该犬最多。目前世界上该犬的年用量约为十万头。成年Beagle犬体重一般在10kg左右，目前美国犬普遍比英国的犬体型娇小。Beagle犬体重月龄和生长曲线见表6-13、图6-27。

表6-13 Beagle犬的体重与月龄关系

性别	不同月龄体重（kg）												
	0	1	2	3	4	5	6	7	8	9	10	11	12
♂	0.24	1.6	3.2	4.5	5.0	6.3	6.6	7.2	7.7	8.2	9.5	10.1	9.8
♀	0.24	1.4	2.8	4.0	4.4	5.7	5.8	6.4	6.3	6.7	7.5	8.1	8.0

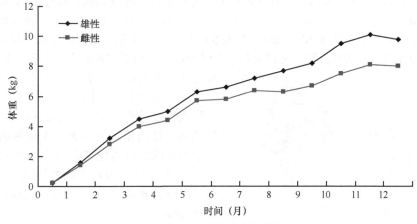

图6-27 Beagle犬的生长曲线

另外国际上还有四系杂交犬、黑白斑点短毛犬、墨西哥无毛犬等品种。

三、饲养管理

随着我国生物医药行业和科学研究的快速发展，对实验犬用量也迅速增大，我国生产实验用Beagle犬的机构数量越来越多，各机构根据自己的实际情况在国家实验动物标准的指导下进行实验用犬的繁殖和饲养管理。

1. 选种 选择无退化现象、神经类型稳定、体质健壮、生长发育快、抗病力强、繁殖力高的实验犬作为种犬，一般是第2～5胎的犬。

2. 繁殖 犬的初配年龄为雌犬1.5岁左右，雄犬要2岁左右，种犬的使用年限为7～8年。一只雄犬可配6～7只雌犬，雄犬一天可配种2次，配种之后雄犬应当休息2～3天，配种期间应增加营养的供给，且适当增加运动。交配时间应在雌犬"月经"后的9～13天进行，一般将雄犬放入雌犬饲养房内进行交配，采用2～3次交配，交配时间间隔12～24小时。交配时间可持续20～45分钟。

3. 饲养环境 犬饲养场所应独立区内，室内饲养应有隔音设备。犬场和犬舍需要双重门设施，上、下水系统需要较大的水管，备用动力，照明装置。采取散养式饲养犬时犬舍应建在地势较高，远离人类生活区的地点，一般都建有犬的运动场。实验犬的设施需设一定面积的清洗消毒间，用于新进犬的检疫和清洗。实验犬一般采取笼养，笼长、宽和高均100cm，笼底为可拆卸的不锈钢网，网格为2.5cm×2.5cm，此犬笼可饲养中型实验犬即10kg以上犬一只。小于10kg的犬饲养笼的大小为长80cm×宽80cm×高90cm（图6-28）。

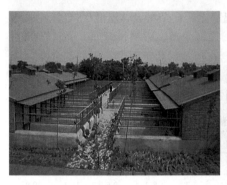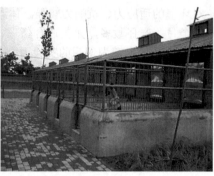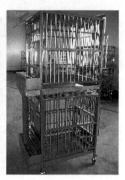

图6-28　犬饲养环境

4. 饲喂和营养　目前广泛使用的是全价营养膨化颗粒饲料，可饲喂繁殖犬及实验犬，按犬体重的4%供应饲料，可保证犬的生长发育的需要。如需要自行配制饲料进行短期饲养，犬饲料中应保证蛋白质25%以上，粗脂肪6%以上，无氮浸出物50%，粗纤维4%以下，灰分8%以下，还应加适当的微量元素、维生素和矿物质。饲喂要做到定时、定量、定温、定质、定地点。定时、定地点饲喂能使犬形成条件反射，促进消化腺定时活动，有利于饲料的正常消化、吸收。定量饲

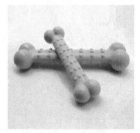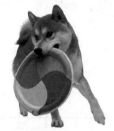

图6-29　饲喂与营养

喂可防止犬采食过多引起犬的消化不良。成年犬一般每日给食2次，生产母犬、幼犬可每日3次。在幼犬饲喂过程中饲养人员要尽早和犬建立良好的关系，避免错过了幼犬跟人接触的最佳时间，影响与人的亲近的程度和实验的顺利进行。实验犬在饲养过程中应给予动物玩具供犬玩耍，减轻犬单笼饲养造成的过度撕咬，影响实验的进行（图6-29）。

实验犬由于爱撕咬，在实验中一般无法进行饮水量的测定，采食量的测定也只能采用定量饲喂，观察有无剩余来判断采食量有无下降。

5. 管理

（1）清洁卫生：每天清洗饲犬食具、犬笼和犬舍场地。定期清洗犬体卫生，消毒饲喂器具，工作人员在工作时应注意观察犬的精神状态、进食情况、口、眼、鼻、皮肤、外阴部和行为习性有无异常等情况，保证犬的健康。Beagle犬应特别注意眼和肛门腺的清洁情况，防止眼部和肛门腺炎症。

（2）运动与调教：运动可使犬新陈代谢旺盛，增进食欲、抵抗力增强。种犬、慢性实验犬、用于条件反射研究的犬均需要进行适当的调教，使犬做到"听得来、牵得走、抱得起"以配合实验的顺利进行。进行药物长期毒性试验的犬和进行长时间科学研究的犬，实验时间超过6个月的，要定期运动，一般每周进行1次，防止实验犬长期笼养引起的各种心理和身体的疾病，造成实验数据的不准确，从而影响实验结果。

（3）隔离检疫：新购入的实验犬需要进行体表的清洗，防止在运输途中感染体外寄生虫等，在清洗犬体表时要注意防止液体进入犬的眼内和耳内，引起耳和眼部的炎症。清洗完后用棉签擦拭眼内和耳内的液体。动物供应商应提供用药程序和已进行的免疫证明。特别是是否已进行了狂犬病疫苗的注射。实验犬隔离饲养21～28天后方可进入饲养场地，并在此期间进行临床症状观察、血液生化检查、驱虫等工作。

（4）疾病防治：犬的常见疾病包括体内外寄生虫病、传染病和普通疾病。

1）犬寄生虫病最常见的是体外螨虫病，俗称犬"癞皮病"。发病犬脱毛，发病部位皮肤红色，发展到后来出现暗红色小结节，破后形成癣屑。临床症状疑为螨病后，进行显微镜检查即可

诊断，确诊后的实验犬应及时隔离治疗，发病犬舍应进行消毒处理。实验犬舍应注意通风换气，防止湿度过大，引起螨病的发生。

2）犬传染病主要有狂犬病、犬瘟热和犬细小病毒病。狂犬病危害性极大，主要靠对犬注射疫苗防止疾病的发生。在我国实验用犬未发生过此疾病。在实验犬中由于疫苗注射的时间问题及疫苗的质量问题，犬瘟热和犬细小病毒病偶有发生。犬瘟热和犬细小病毒病的诊断可使用快速诊断试纸。若诊断为阳性，则需根据兽医规程进行紧急接种疫苗、治疗或淘汰。

3）实验犬常发的普通疾病有腹泻。实验犬要定量饲喂，否则往往会因为采食过量引起消化不良，从而引起腹泻。犬采食了变质、发霉的饲料或突然变更饲料，都可引起腹泻。发现实验犬腹泻后，排除实验引起的腹泻后，可采取控制饲料饲喂量或停止引起发病的饲料。

（5）生物安全：人和犬有多种危害严重的共患病，特别是狂犬病，在饲养动物或做实验时被犬抓伤、咬伤要特别注意及时处理伤口。伤口的处理方法是先用肥皂水或0.1%的苯扎溴铵冲洗，然后用清水冲洗，冲洗后在伤口处涂上碘酒，要在24小时内进行狂犬病疫苗的接种。工作时穿戴必需的防护用品。遵守实验室生物安全措施，保护工作人员和实验犬的安全。

第六节 实 验 猴

猕猴俗称恒河猴、广西猴、孟加拉猴、黄猴等，属于脊椎动物门（Vertebrata），哺乳纲（Mammclia），灵长目（Primates），真猿亚目（*Simii*），猴科（*Cercopithecidae*），猴亚科（*Cercopithecina*），猕猴属（*Macaca*）。猕猴属全世界现存12个种，44个亚种，在我国分布的有5种，10个亚种。猕猴、熊猴、台湾猴、红面猴（短尾猴）、豚尾猴是目前医学科研工作中应用较多的灵长类动物（图6-30）。

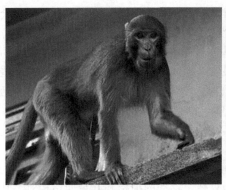
熊猴
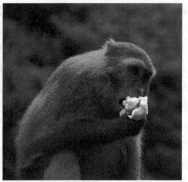
台湾猴
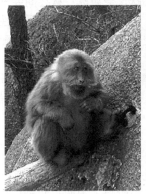
红面猴
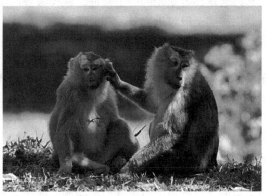
豚尾猴

图6-30 实验猴

就动物进化关系而言，灵长类动物是人类的最近亲属，在形态结构、生理功能和生化代谢方面与人相似，具有许多与人类相似的生物学特征，是很重要的实验动物。应用猕猴进行科学研究得出的实验结果，最容易外推于人类。因此，猕猴是一种极为珍贵的高级实验动物，具有其他实验动物不可比拟的价值。其应用是从20世纪初开始，到50年代才用于普通研究机构。长期以来，实验用猴的主要来源是从野外捕获，由于近年来各国大力开展野生动物保护，野外随意捕猴已被明令禁止，实验用猴的来源日趋紧张。目前，世界各国都在大力开展人工繁殖和研究。美国有7个灵长类研究中心。我国也在西双版纳建立了灵长类动物中心，并在昆明、上海、北京等地建立了人工饲养场。据统计，已有46种非人灵长类被用于生物学和医学研究，其中应用最多的是猕猴属猴，尤其是恒河猴（*Macaca mulatta*）。据报道，全世界每年用于疫苗生产、检定和医学生物学研究用的猴子数目已达到几万至十几万头；每年刊登有关非人灵长类动物的研究论文在4000篇以上。由此可见，应用猕进行的研究已相当广泛和多样。

一、生物学特性

1. 外形特征　猕猴体形中等且匀称，两眼朝前方，眉骨高，眼窝深，背毛棕黄色至臀部逐渐变深为深黄色。皮肤体前部肩及前肢色泽较浅，腹部呈淡灰色，面部呈肉红色，约有10%雌性面部及性器官周围在发情期间变红，胼胝为粉红色。四肢粗短，具五指（趾），指（趾）端的下部变为指甲。冠毛向后。体长50～60cm，尾长约是体长的1/2，尾部毛长而密，尾下垂。

2. 行为习性

（1）栖息地：猕猴是热带、亚热带动物，野生时一般生活在海拔1500～2500m的亚热带温暖地带，群栖于接近水源的森林、草原和农耕地边缘林带。一般栖居于树木和岩石坡面上，少数在平原地面上。

（2）群居性：猕猴群居性强，喜闹，雌雄老幼几十只生活在一起，由直线型社会组成。群猴领袖即为猴王，是最凶猛、强壮的雄猴，猴王性情凶猛，往往有攻击性行为。猴王地位短暂，4～5年更换1次。猴群过大则分群，并产生新的猴王。猴群活动范围较固定，群体之间从不相互跨越。

（3）杂食性：猴为杂食性动物，以植物果实、嫩叶、根茎为主，偏好素食，有些种类兼食某些昆虫（尤其是新大陆猴）。猕猴有颊囊，觅食时，常先将食物送入颊囊，不立即吞咽，待采食结束后，再用手指将颊囊内的食物顶入口腔内咀嚼。猕猴特别喜欢甜食。

（4）昼行性：猕猴属于昼行性的动物，其活动和觅食等均在白天进行，野外情况下，拂晓即可见猕猴觅食，夜晚回到树上或岩石上休息。

（5）进化程度高：猕猴大脑发达，进化程度高，较接近人类。高级神经活动较为发达，聪明伶俐，动作敏捷。好奇心与模仿力很强，行为复杂。猕猴的拇指和其余四指相对，具有握力，能用手脚操纵工具，这是高等动物的一个特征。猴善攀登，跳跃，会游泳。猴之间经常斗架，受惊吓发出叫声。野生猕猴一般难于驯养，有毁坏东西的特征，常呲牙、咧嘴、暴露野性，但通常怕人，不容易接近。捕捉必须小心谨慎，很可能抓、咬人。经驯养后的猕猴能领会和配合实验者进行实验。

（6）母子之间行为：母猴对婴猴照顾特别周到，在群体生活中相互之间的配合很和谐，新生婴猴不需要母猴的协助能以手指抓住母猴腹部皮肤或背部，母猴活动、跳跃时婴猴都不会掉落。出生7周左右，婴猴可离开母猴同其他婴猴一起玩耍。

（7）寿命：猕猴寿命为10～30年。染色体$2n=42$。

3. 解剖学特点

（1）骨骼系统：猕猴的成年头骨骨缝已经完全愈合，且较紧密。头骨可分为脑颅和面颅两部分。由于物种在长期进化过程中咀嚼结构的改变，使面颅相应缩短，因此与非灵长类哺乳动物相比，面颅与脑颅的比例要小得多。

　　猕猴肩关节部球形的肱骨头纳入肩关节的相应窝内，且锁骨充分发育，决定着前肢的活动有较大的灵活性。猕猴的桡骨和尺骨不能愈合，桡骨在围绕尺骨旋转的同时手也能旋转，活动性很大。后肢活动性也很大，几乎能行走。

　　猕猴牙齿的大体结构和显微解剖，在发育的次序和数目方面和人类有一定的共同之处。乳齿齿式为4204/4204=20，恒齿齿式为4246/4246=32。根据出牙顺序及齿的磨损程度，可大致分为4个年龄组：1岁、4岁、10岁、12岁以上。

　　（2）消化系统

　　1）颊囊：颊囊为暂时储存食物的囊袋，在无食物充盈时，宽约3.5cm，长约5cm，伸展到下颌骨体尾缘下方约3cm。

　　2）唾液腺：猕猴的唾液腺有3对，即腮腺、颌下腺和舌下腺。腮腺是3对唾液腺中最大的1对，位于外耳的尾侧和腹侧，小部分延伸到外耳道软骨背侧，呈楔形；颌下腺近椭圆形，较腮腺小得多，并被筋膜所包，位于下颌角尾内侧；舌下腺是3对腺体中最小的一对，位于口底黏膜深面，呈长条形，在舌骨肌和舌之间。

　　3）胃：呈梨形，相对较人的胃为大。胃底部特别大，使胃底部占据着左腹部较低的位置。胃的轴线呈螺旋形，贲门约平第12胸椎体，幽门约于第13胸腰椎，胃小弯短而曲度大。

　　4）肝：为最大的消化腺，成年猕猴肝重170～180g，占体重的1/56～1/27，若以中等体重6.5kg计，约占体重1/36，与人的比例相同（人的肝重约1500g，约占体重的1/36）。肝分为右外侧叶、左外侧叶、中央叶、方叶和尾状叶。胆囊管与小的胆囊动脉相伴，在离肝门裂不远处与胆管相接，胆囊壁薄（图6-31、图6-32）。

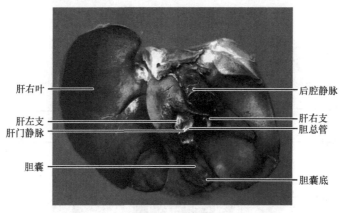

图6-31　肝背面

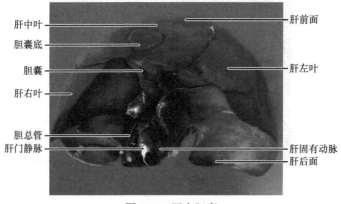

图6-32　肝内胆囊

5）胰：横附于腹腔背侧壁上部，胃的后面，在第2腰椎的腹面。胰腺可分为头、体和尾三部分，全长8～10cm，宽1.5～2.0cm，头长2～3cm，几乎与宽相等。胰管有两条，胰腺大管在十二指肠乳头中与胆总管结合，共同或分别开口于十二指肠的背内侧；另一条胰腺小管完全离开乳头，单独开口于乳头左边，相距1.0～1.5cm（图6-33、图6-34）。

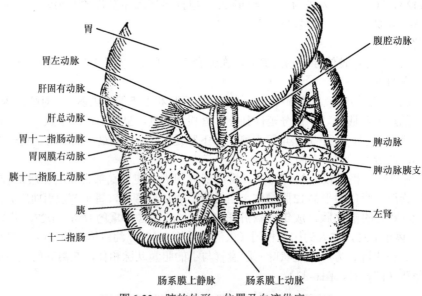

图6-33　胰的外形、位置及血液供应

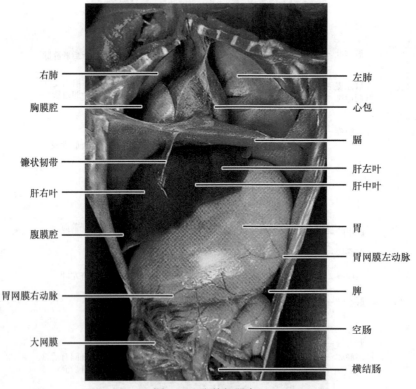

图6-34　腹前部器官

（3）呼吸系统：猕猴的鼻腔与人相比有4个不同点：①缺乏颌窦、筛窦和蝶窦；②缺乏与人的上鼻甲相当的鼻甲；③有一对鼻腭管经门齿孔与口腔相通，缺乏鼻犁器，隔背软骨中的腭突明显减少，也无鼻中隔和门齿突的结节软骨；④存在与骨质间隔背侧缘相连续的膜质间隔。鼻腔完全被黏膜所覆盖，与鼻咽部黏膜相续，也与外鼻孔皮肤相连，并与门齿孔上的口腔黏膜相续。鼻腔黏膜还伸进上颌窦。

左右肺分别包藏在胸腔内，左肺分上叶、中叶和下叶，右肺分上叶、中叶、下叶和奇叶（图6-35、图6-36）。

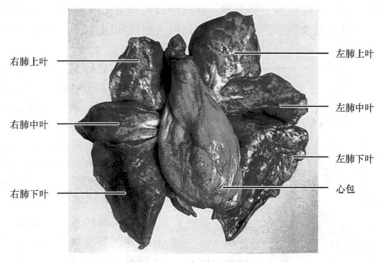

右肺上叶
右肺中叶
右肺下叶

左肺上叶
左肺中叶
左肺下叶
心包

图6-35　心与肺（前面）

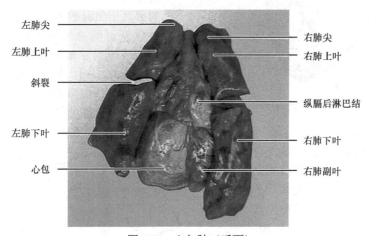

左肺尖
左肺上叶
斜裂
左肺下叶
心包

右肺尖
右肺上叶
纵膈后淋巴结
右肺下叶
右肺副叶

图6-36　心与肺（后面）

（4）泌尿系统：猕猴的肾不同于人的肾，左肾位置较右肾更低，这可能由于肝脏有左外侧叶所致。肾内的结构较简单，肾盂较小，肾盏的结构也是单一的。肾皮质和髓质可用肉眼加以区别，髓质部分在肾的上下两端较厚，在侧面较薄。

（5）生殖系统

1）雄性生殖系统：①睾丸位于阴囊内，在成体，阴囊可变成半悬垂状，睾丸的活动性很大，可以上移到两腹股沟内的耻骨联合区皮下，睾丸不对称，左低右高。②在成年猕猴中，前列腺位于尿道前列腺部的背侧，为蚕豆大的一个坚实腺体。它与其他猴类的前列腺相同，而与人的不同。不形成包围尿道的一个环，单独位于尿道的背侧面。③尿道球腺呈卵圆形，比人的大。④精囊腺体很发达，较人的大，与输精管连接形成若干射精管。

2）雌性生殖系统：①卵巢呈卵圆形或纺锤形，长12～14mm，宽7～8mm，被子宫阔韧带所包。每个卵巢的子宫端下端由一强的扁平的卵巢固有韧带附于子宫，卵巢离子宫有一定距离，故卵巢固有韧带显得较长。②输卵管近子宫段较直，外侧段较弯曲。窄的系膜把卷曲的输卵管连在一起，形成固有的卷曲形状。当剪开系膜拉直时，全长50～60mm，子宫端较细连于子宫底角，向外侧逐渐变粗，开口于伞部。③单子宫，前后稍扁平，稍居左侧，而直肠则在其右侧。子宫颈有内外两个子宫颈之分。内子宫颈为真正的子宫颈，外子宫颈即子宫颈阴道部，往往比子宫体长，有子宫颈管和前后穹隆。④阴道腔下狭上宽，黏膜形成阴道皱襞，阴道上皮角质化现象反映雌性激素活动的特性。⑤缺乏处女膜和阴阜，有不明显的大阴唇和明显的小阴唇，阴道前庭位于阴门裂内，呈漏斗状。

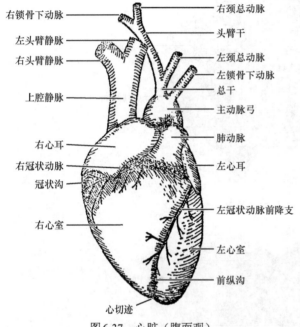

图6-37　心脏（腹面观）

（6）循环系统：心脏位于胸腔内纵隔的腹侧，约2/3偏向左侧，1/3在右侧，心尖向左下方，基底部向右上方。右心房壁很薄且柔软。右心耳很大，几乎为左心耳的两倍；右心室壁较薄；左心房腔内平滑，左右两侧各有两条肺静脉开口，均无瓣膜；左心室壁很发达，室间隔也较发达，几乎与左室壁一样厚（图6-37）。

（7）神经系统：猕猴胎儿期的大脑发育迅速，既变大也变复杂。出生时其大脑已经达到成熟大脑的70%，其余的30%在出生后的头6个月中全部发育完毕。而人的婴儿出生时的重量只及成人脑重的23%。成体新鲜脑总重量为100～110g，而固定后的成体脑总重量为95～105g，颅腔容积为100～110ml。从背面观，猕猴脑的外形呈卵圆形，前窄后宽。从额极到枕极长为7.5～8cm，最大宽约6cm，从颞嵴到顶叶背面的厚度为4.5～5cm。

猕猴具有发达的大脑，大脑具有大量的脑回，脑回的丰富程度虽然比不上高等类人猿，但比猫、犬多。另外，猕猴有大脑外侧沟（雪耳维沟）、大脑中央沟、罗朗德（Rolandi）沟，由于这些脑沟的形成，把大脑分成四等份，额叶和颞叶以雪耳维沟为界，额叶与顶叶以大脑中央沟或罗朗德沟为界。这些沟回是猕猴的特征。因此，它聪明伶俐，动作敏捷，好奇心和模仿能力很强（图6-38）。

（8）内分泌系统：甲状腺的结构和位置与人相似，分左右两侧叶，但无锥状叶。甲状旁腺每侧2个，近圆形。胸腺组织经历着与人变化相同，

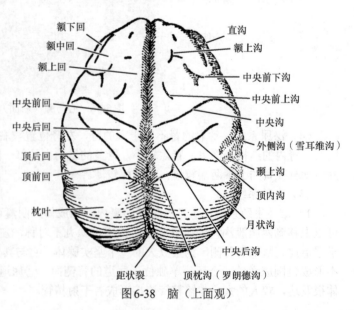

图6-38　脑（上面观）

但速度更快。新生猕猴胸腺仅覆盖着心室上面心包膜上的一小区域，5～7月龄时高度发育，到成年几乎完全消失。肾上腺与肾脏的关系与人的相同。脑垂体与人的相似。

4. 生理学特性

（1）感官特点：猕猴的视觉较人类敏感，视网膜上有黄斑，有中央凹。视网膜黄斑除有锥体细胞外，还有杆体细胞，而人只有锥体细胞。猕猴有立体视觉，能辨别物体的形状和空间位置。有色觉，能辨别各种颜色，有双眼视力。听觉灵敏，有发达的触角和味觉，舌乳头有丝状乳头、菌状乳头、轮廓乳头和叶状乳头之分。但嗅脑不发达，嗅觉不灵敏，嗅觉器官处于最低的发展阶段，嗅觉高度退化。

（2）生殖生理：雄性猕猴4.5岁达到性成熟，体成熟在5.5岁，与其他动物不同，猕猴的精液在射出后数秒钟开始凝固，1分钟之内全部形成凝块。正常射精量为4～5g。在37℃ 30～40分钟后自溶为0.5～0.7ml富含精子的液体。雄猴体成熟时，体重达7kg以上。全年都可交配，8月至次年1月交配最频繁，雄性在其多次交配动作的最后一次才能完成射精，一只雄猴配3只雌猴为最佳比例。

雌性猕猴一般在2.5岁开始第1次月经，但体成熟为3.5岁，体重5kg以上，所以配种最好在3.5岁以后。雌猴为单子宫，性周期为28天（21～35天），月经期为2～3天（1～5天），月经开始后12～13天排卵，月经发生之前会出现乳腺肿大现象，月经时最明显，月经后逐渐消退。雌猴在交配季节生殖器官周围区域发生肿胀，外阴、尾根、后肢后侧面、前额和脸部等处皮肤都会发生肿胀，这种肿胀称"性皮肤"。最明显的时间是性周期的第11天，与排卵时间基本一致。平均发情时间为9.2天。"性皮肤"的肿胀程度与年龄有关，年轻雌猴表现很明显，中年和老年的逐渐衰退。交配季节一般在10月至翌年3月。"性皮肤"最明显的雌猴常有求偶表现，往往翘起尾巴，把臀部送向雄猴，或爬跨雄猴。雌猴在受孕后一般不再出现月经，但有约35%的雌猴受孕后仍有1～2次正常的出血，这种出血与月经不同，持续时间较短。猕猴的妊娠期为165天（156～180天），孕猴产前步态改变，行动迟缓，食量骤减。分娩多在夜间进行。哺乳期为7～14个月。每年一胎，每胎产一仔，很少产两仔。胎盘为双层胎盘，分娩时雌猴用手帮助胎猴娩出，舐仔并吃掉胎盘。仔猴出生体重为300～600g。新生猕猴对外界环境、摄食等不适应，其体重一般都会下降，常在出生后5～6天才能适应新的环境。

（3）血型与免疫：猕猴的血型包括两类。一类是与人的ABO、Rh型同源的血型因子，在ABO系统中恒河猴主要是B型，食蟹猴主要是A、B和AB型，少数为O型。Rh系统全是RhO（又叫Rh1）；这些血型抗原可产生同族免疫，在同种异体间输血时应做血型配合试验，但不会发生新生仔溶血和成红细胞增多症，不必考虑同群中雌雄血型配合的繁殖问题。另一类是猕猴特有的Lewis型、MN型、Hr型等。猕猴的白细胞抗原（RhLA）的基因位点排列同人类有相似性，具有高度的多态性，是灵长类动物中研究主要组织相容性复合体基因区域的重要对象之一。

（4）营养代谢：猕猴的营养代谢与人相似。食物很杂，主要为素食。16%～25%的蛋白质可满足猕猴的生长和繁殖需要。脂肪量以3%～6%为宜。猕猴体内不能合成维生素C，必须在饲料中予以补充。若饲料中维生素C供应不足，猕猴会发生坏血病，表现为长骨的骨骺肿胀，齿龈、双眼和骨膜出血。

二、常用品种

研究工作中，使用量最多的是旧大陆猴，其中猕猴属最为重要，其次是新大陆猴和少量猿猴亚目人猿总科的动物。以下介绍猕猴属中作为实验动物的主要品种。

1. 恒河猴 又称为罗猴，广西猴。最初发现于孟加拉的恒河河畔，故称为恒河猴，又称孟加拉猴，多生活于我国广西、西南、华南各省、福建、江西、浙江、安徽黄山、河北东陵也有分布。身上大部分毛为灰褐色，腰部以下毛细，有橙黄色光泽，胸腹部、腿部灰色较浓，面部、两

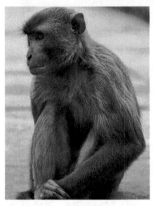

图6-39　恒河猴

耳多肉色。10%的雄猴在发情期脸变为红色。臀胝多红色，雌猴色更赤。雄猴身长55～62cm，尾长22～24cm，体重8～12kg，雌猴身长40～47cm，尾长18～22cm，体重4～7kg。生活在热带、亚热带和温带的山林区或石山上，毛长能耐寒，素食性，以树叶、嫩枝、野果、野菜等为食，也吃小鸟、鸟蛋、各种昆虫，甚至蚯蚓、蚂蚁。妊娠期平均为5个月，每胎产一仔，寿命为25～30年（图6-39、表6-14）。

2. 熊猴（*Macaca assamensis*；Assamese monkey） 又称为阿萨密猴或蓉猴，分布于中国、尼泊尔、锡金、不丹、缅甸、泰国、越南。毛色、形态和恒河猴相似。体型较大，毛色灰褐，毛较粗，面部、两耳肉色，老猴面生雀斑，头顶有旋，头毛向四面分开，雄猴身长65cm，尾长23～25cm，体重雄性为10～12kg，雌性为8～12kg。分布地区与恒河猴接近，食性和生活习性也大致相同，行动不如恒河猴敏捷和活泼，小猴也不如恒河猴聪明易驯，叫声哑，有时如犬吠。

表6-14　恒河猴年龄与体重的关系

年龄	体重（kg）	年龄	体重（kg）
新生仔猴	0.32～0.56	4年	4.50～5.50
3个月	0.60～0.75	5年	5.50～6.80
6个月	1.08～1.50	6年	6.00～7.63
1年	1.35～2.08	7年	6.45～8.30
2年	2.80～3.30	8年	7.00～9.15
3年	3.50～4.60		

3. 红面（短尾）猴（*Macaca speciosa melli*；Stump-tailed monkey） 又称华南短尾猴、黑猴、泥猴，分布于中国、印度、缅甸。尾巴已退化得几乎没有，有的仅占身长的1/10～1/8，毛色黑褐色，但随年龄和性别稍有不同。面部大多数发红，但深浅不同，老龄又渐退成紫色或肉色，甚至黑面。小猴生下时为乳白色，不久变深，雌猴乳头红色，有时一红一蓝，雄猴身长60～65cm，尾长5～7cm。体重雄性为11.7～12kg，雌性为9.98～10.8kg。栖于多岩而略有树木的山上，较怕冷，群居，杂食。

4. 四川短尾猴（*Macaca speciosa thibetanas*） 又称藏酋猴，是红面短尾猴另一亚种。毛色和红面猴差不多，也为乌黑色，但稍浅，褐色较多，被毛比红面猴厚，面色偶有红色，但较少，老年猴在两颊下常生大胡子。身体比红面猴略大，雄猴身长70cm以上，尾长7～10cm。栖于较高山上，群居，毛厚而耐寒，聪明伶俐，可以驯养。

5. 食蟹猴（*Macaca Irus*） 又称爪哇猴，分布于泰国、缅甸、马来西亚、苏门答腊、爪哇、加里曼丹。被毛淡黄褐色至深褐色，腹面较淡。冠毛从额部直接向后，有时在中线形成一条短嵴。颊毛在脸周围形成须，眼睑周围形成苍白的三角区，尾巴等于体长或稍长，毛紧贴在尾上。月经期29（22～33）天，妊娠期167（153～179）天，哺乳期14～18个月，性成熟为4.5岁。对猴疱疹病毒（B病毒）易感，与人的单纯疱疹病毒（HSV）感染变化相似，适宜对该病毒的研究。体重雄性8.0kg，雌性5.0kg（图6-40）。

6. 平顶猴（*Macaca nemestrina*；Pig-tailed macaque） 被毛米

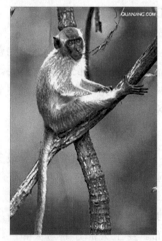

图6-40　食蟹猴

黄色到深棕色，头和背部较深，腹部和脸面较浅。冠毛短而深棕色，自中央向外发散，形成一个由浓密冠毛构成的平顶帽子。面部呈浅棕色，眼球突出，脸型较长。尾长是头体长的1/3，毛很少，如猪尾巴。分布于印度、缅甸、泰国、马来西亚、苏门答腊，雄性体重10～14.5kg，雌性4.5～10.9kg。

世界现存猕猴属动物名称、地理分布和体重资料见表6-15。

表6-15　世界现存猕猴属（*Macaca*）动物名称、地理分布和体重的资料

动物名称		地理分布	成年动物体重（g）	
中文名	学名		雄猴	雌猴
蛮猴（叟猴）	*M. sylvana* (Inuus)	摩洛哥、阿尔及利亚	11 145	—
头巾猴	*M. sinica*	斯里兰卡	4 427～8 392	3 405～4 313
戴帽猴	*M. radiate*	印度半岛	5 670～8 853	2 930～4 420
狮尾猴	*M. silenus*	印度半岛	6 754	—
平顶猴（豚尾猴）	*M. nemestrina*	我国的云南、广西，马来西亚，印度尼西亚，缅甸，泰国，印度	6 243～14 500	6 534～10 896
食蟹猴（爪哇猴、长尾猴）	*M. fascicularis* (*M. irus*, *M. cynomolgus*, *M. philipinensis*)	马来半岛，印度尼西亚，缅甸南部，泰国，菲律宾	3 500～8 296	2 500～5 680
恒河猴（黄猴、猕猴）	*M. mulaiia* (*M. rhesus*)	我国西南、华南、长江流域、台湾和山西南部，尼泊尔，印度，缅甸，泰国，越南	5 557～10 896	43 370～10 639
台湾猴（台湾岩猴）	*M. cyclopis*	我国台湾	—	—
熊猴（蓉猴、阿萨姆猴）	*M. assamensis*	我国云南、广西、贵州，印度阿萨姆，缅甸北部，越南	10 442～12 712	—
红面猴（断尾猴）	*M. speciosa* (*M. arctoides*)	我国云南、广西、广东、福建、四川，印度和缅甸，泰国，越南	1200	—
日本猴（倭猴）	*M. fuscata*	日本	11 160～18 000	8300～16 300
苏拉威西猴	*M. maurus*	印度尼西亚的苏拉威西	8800～16 100	5165

三、饲养管理

在非人灵长类中猕猴属，尤其是猕猴，一般属于不难驯化的野生动物。在国内外许多研究机构中已成功地进行着大量猕猴的饲养和繁殖。目前，在世界各地的专业机构，根据自己的目的和可能条件，采用了不同的方式来饲养和繁殖猕猴。猕猴由野生转为家养有一定难度，除了固有习性外，营养和疾病等都是控制的难点，应严格实行科学的饲养管理，尽可能减少死亡率（图6-41）。

1. 繁殖方式

（1）半自然繁殖：一种半自然繁殖的方式是在猕猴的自然栖息地进行饲养繁殖。这种方式同在自然保护区内天然地进行繁殖的形式相似，所不同的是除了保护它们的自然环境免遭破坏，并禁止人们任意捕杀外，经常给予补充食物及必要的动物，以增进个体的质量、改善

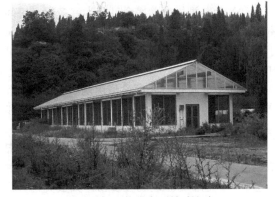

图6-41　亚热带高原繁殖猴舍

猴群的结构，以达到减少群体内的自然死亡率和提高繁殖率的目的。这种形式的"养猴场"可以称为"半自然保护区"。另一种半自然繁殖方式是选择气候适宜的地区，利用天然的屏障或建造人工围墙，如利用自然岛、人工岛和陆地设立养殖场自由繁殖。

采用半自然繁殖方式，适宜于大量饲养繁殖猕猴，所需劳力和费用相对较少，而且可以避免或者减少在气候驯化过程中的困难，对猕猴的社会行为等问题的观察和研究特别有利。缺点是很难控制鸟类和昆虫等传播的传染病；难以监视，对于患病、体弱或有其他特殊情况（如孕猴、婴猴）个体的治疗和护理比较困难；仔猴的父猴不清楚，不能满足某些特殊实验的要求；难以捕捉，不利于开展医学生物学实验研究。这类养猴场往往地处偏远地区，交通不便，而且要提高饲养繁殖效率，所需费用也不会低。

（2）群体繁殖：群体繁殖一般有两种，一种是大群繁殖；另一种是小群繁殖。大群繁殖是将几十只猕猴按雌雄3∶1至10∶1的比例放在一起进行繁殖。一个猴舍内有几只雄猴。这种繁殖方式的优点是繁殖效率高，比半自然繁殖容易监视，容易发现病猴及不合群的猴子，并能及时隔离处理，所需劳力和费用也比较小；缺点在于仔猴的父猴仍然不清楚，另外捕捉比较困难，在进行医学生物学研究时不太方便。小群繁殖一般将一只雄猴与3～5只雌猴长年同居配种，饲养繁殖的猴舍每间分成内室和外室两部分，中间以小门相通，一般每只猴占地面积要达到约3m^2。这种方式的主要优点是仔猴的父猴清楚，可用于进行纯系繁殖；较符合猕猴的生物学特性，一般受孕率可达到70%；雄猴稳定，减少了相互斗殴的机会，而且便于对每只猴的日常的活动情况进行观察，有利于提高猴群的繁殖率，也便于开展医学生物学实验研究。缺点在于所需费用和劳力较高。

（3）个体笼养轮配繁殖：平时将一只雄猴单独饲养在笼中，繁殖时将一定比例的雌猴放入，经一定时间后将受孕雌猴全部移出，再放入另外一组雌猴。这种方式的优点是一只雄猴可轮流与很多雌猴交配，充分发挥优良种公猴在繁殖中的作用。缺点是经常要捕捉雌猴，对猴群的惊扰很大，会降低雌猴的受孕率，并可能造成孕猴发生流产和死亡，而且很费劳力。

（4）配对笼养繁殖：将一只雄猴和一只雌猴饲养在同一笼内进行繁殖。此繁殖方式最适用于只有在长期同居后才进行交配的非人灵长类，如黑猩猩和长臂猿等。

2. 场地与设施　饲养猕猴的饲养设施一般有两种类型，即笼养型和舍养型。检疫驯化群、隔离群、急性实验群用笼养；繁殖群和慢性实验群可舍养。

（1）笼养型：笼养型房舍一般无户外运动场，安装空调和通风设备，猴笼可长排放置或分间放置。饲养笼要配有锁或门闩固定系统，合理安置饲料斗和饮水器（人工给水或自动饮水），猴笼材料要便于清洗和消毒，一般用不锈钢材料制成，笼底有托盘（盒），以便收集粪、尿和残留食物等。笼底到托盘底一般要有30cm距离，使猴不能接触到。为便于抓捕动物，猴笼背面应设有一能水平滑动的隔板，以利于随意减少猴笼空间，便于实验操作。室内应有不可渗透的地面及适用的地漏，以便清洗消毒，无野鼠、鸟及包括蚊子等昆虫。只有需要工作人员才允许进入设施内。

（2）舍养型：舍养房舍可分为许多间，每间又分为内外室，内室供休息、避风雨、防寒，外室供猴进行户外活动，采用露天封闭铁栏或网眼结构，活动场也可设能攀登的架空金属杆，以利于活动。内外室面积比例应为1∶2，每只猴所占有面积不得少于3m^2。内外室之间要有方便饲养和实验人员出入的小门。地面应有一定坡度，便于冲洗后排水。内室应有空调。

猴饲养场要设有隔离检疫用房、兽医室、污水和废物的储存与处理设备，以及小型焚尸炉，严防传染病的发生和蔓延。另外要配备转移笼和挤压笼，以转移动物和进行检查及注射。所有猴笼、舍门应向内开。

3. 饲料　野生猕猴以植物性饲料为主，包括植物的叶、枝、果实、种子及树皮，有260多种植物可食用。但人工饲养繁殖后，食物结构发生了改变，饲喂食物多种多样，由谷类主食和瓜菜等组成，但也需一些动物性食物，如蛋类、鱼粉、牛奶等。饲料中应含有足够的维生素C和矿物质。成年猴需食物400g/日。食物要煮熟或加工成干颗粒料，也可微火焙制某些谷物。豆类可用盐水浸泡12小时以加强适口性。喂食时应先粗后细，每日将定量分3次以上投喂，需随生长需要调节喂食量。瓜菜饲料质量要保证，饮水必须全日满足。无自动饮水设备时，更要注意保持水质清洁，每日更换。饮水量成年猴平均为350～400ml/日。

现在已有按照猕猴营养需要所配制的颗粒饲料供应，体重2～5kg的猕猴每天食用60～150g，因猴对饲料浪费很大，以一天分两次喂给为宜。以蔬菜和水果为副食，每日每只猴喂给50g。在饲养中饲料的种类和数量可根据个体状态、体重及嗜好酌情增减改变。

4. 管理

（1）运输：对于车辆运输，对所捕到的动物必须特别细心，力求人道相待。运输笼应具有足够的空间可供动物自由活动，每一笼室关养多只动物的方式是绝对不允许的。运输笼用过后应焚毁。如需再用，笼箱必须先彻底清洗消毒。如果运输时间超过6小时，洁净饮水应随时保证供给。运输动物的车应有车篷，以防动物风吹、日晒、雨淋，并应保持良好通风。运输箱内的动物必须供给足够的食物，如当地水果、土豆、芋头等。

对于航空运输，航空公司及发货人必须遵守国际空运协会（IATA）所颁布的"活体动物规则"。飞机空运货舱内要避免拥挤。在运输途中要使得每一运输笼有充足空气流通，货舱内的温度、气压、相对湿度及通风条件等要与客舱条件相同。在运往最终目的地时，如需要转运或停留在机场时，要尽可能缩短转运或机场停留时间，因机场环境条件不利于灵长类动物的健康。运输期间必须提供饮水。在机场转运或停留灵长类动物必须给予饮水、鲜果或蔬菜等。需特别注意的是在同一货舱或在机场转运停留期间，所运输的灵长类动物笼箱不可与其他品种动物或其他灵长类动物混装、相邻近或接触。在运输途中，如有动物死亡，死亡动物应留放在运输笼内，直到进入或使用者的检疫设施内，再由合格兽医或公共卫生官员检查死亡动物情况，检查后的死亡动物应尽快无害化处理。

（2）检疫：对新入场猴必须进行隔离检疫。在完全隔离情况下进行检疫至少要有3周以上的检疫期。在此期间要登记、编号，做好临床观察记录和有关生理生化项目的检验。必须进行结核菌素试验和驱除体内外寄生虫，还应特别注意其他人兽共患病检查。检疫期间，每只动物应关养在单独笼具内，并可清洗消毒。如可能，笼具应有足够空间并以适宜金属材料制成；不同品种的或来自不同地区的灵长类动物，不可混合关养，也不可混合关养在同一室内。动物室、笼具及饲喂用具（如需要应每天清洗一次）必须定期清洗消毒。动物移出时，对房间要做彻底的清洗消毒。灵长类动物每天最少供饲一次足够适宜的当地食物，含有适量平衡的各种营养成分，尤其是维生素C及蛋白质。饮水应持续供给。饲养期内的动物，由合格人员（如兽医）每天最少一次巡视健康状况。巡视内容包括活动、食欲、下痢、流血、鼻涕、咳嗽、红斑疹等。有临床症状的动物应立即给予适当治疗。治疗无效死亡的动物（应尽可能做检查）应尽快移离笼具，并无害化处理。此笼具也应立即彻底清洗消毒。检疫期间的记录必须严格正确详细，包括收到动物数量、检疫期每批动物的死亡率、发病率、治疗程序、临床症状及诊断测试等。

（3）饲养：环境最适温度为20～25℃，但猕猴适应性较强，可有一定变动范围。相对湿度40%～60%为宜。要保持冬暖夏凉，需有一定遮阴装置。保持环境清洁卫生，定期消毒。勤观察，随时挑出老、弱、病猴，可从齿序变化和体重变化估计年龄，调整猴群。捕捉猴时，可用捕猴网、挤压笼，要小心谨慎，防止被猴咬伤、抓伤。注意关门上锁。

（4）生物安全：人和猴有很多危害严重的共患病。因此，不仅要检查猴，还要定期对工作人员进行健康检查，每年至少1次。平时被猴抓、咬伤要特别注意及时处理和治疗。工作时佩戴必需的防护用品。从事野生灵长类动物工作人员最重要的注意事项是防备对人有传染性并有生物危害性质的灵长类动物病原体。只有遵守生物安全措施才可保护自己。

运输期间，操作运输笼时务必小心。操作运输箱时最好戴上皮质或橡胶手套、特制外衣及橡皮鞋靴。操作完后，手和这些保护用具需彻底清洗消毒。如被灵长类动物咬伤、抓伤或被猴笼划伤时，应当场立刻以肥皂水及清水洗净消毒。再让医护人员医护。运输器内的脏物，如粪便、尿、剩食物要收集，并灭菌处理。被污染的地面需用适当的消毒液消毒。

使用单位管理的野生灵长类动物，可能是灵长类动物与人之间相互传染病的带菌者。因此，实验单位应认定灵长类动物（即已通过检疫）的活体及血液、淋巴唾液、排泄物等对人具有潜在的危险性。操作灵长类动物及其组织的人员必须遵从适当程序来保护自己的安全，必须有兽医及人医人员对灵长类动物及实验室的支持。

每位新聘人员上任前必须先身体检查，包括肺结核菌素测定及胸腔X光透视。任职后也需有最少一年一次的健康检查。灵长类动物种群及实验室有关工作人员上任前及任职后的血清必须定期抽样储存在−80℃或−20℃保存。当工作人员可能接触到或感染上灵长类动物病原体时，这些血清可作为测定体内抗体变化的对照。所有操作灵长类动物或其组织的人员，最好对破伤风、狂犬病、脑脊髓炎及乙型肝炎实行免疫。

进入灵长类动物关养区的人员必须穿戴清洁的保护服，如橡胶靴、手术用手套、面罩、头帽、防毒面具、护目镜及全副外装等。在实验室，捕捉或固定接触灵长类动物时，必须穿戴这些保护用衣罩。当操作较大体格灵长类动物时，最好穿戴长及肘部的牛皮手套或厚橡胶手套。由于手套较易传染动物室之间的病原菌，因此，每间动物室需用其专用手套而不可在不同动物室间共用。除手套外，当进入其他灵长类动物楼室时，其他保护衣罩都要换下，所有保护衣罩用完后必须彻底清洗消毒。在动物室及实验室内严禁吸烟、饮水及吃食物。使用灵长类动物的机关单位应对工作人员进行健康及安全的具体培训。

第七节 小 型 猪

小型猪属哺乳纲，偶蹄目，不反刍亚目，野猪科，猪属。小型猪的一般生物学特性与普通家猪基本相同，一个主要差别是成年体重较轻。

一、生物学特性

1. 一般特性 小型猪是杂食动物，食量大，消化快，喜食甜食，要根据其体重计算饲喂量，小型猪的喂食量通常为体重的2%～3%。

猪具有坚强鼻前突，好拱土觅食，对猪舍建筑物有破坏性。

猪的汗腺不发达，皮下有脂肪层，既不耐热，也不耐寒，适宜室温为20～25℃。

猪的胎盘属上皮绒毛膜型，母源抗体不能通过胎盘屏障，只能从初乳中获得。

2. 解剖学特性 猪的齿式为22×2=44，有发达的门齿和犬齿，齿冠尖锐突出，臼齿也较发达，齿冠有颌面，上有横纹。猪有颈椎17节、胸椎14节、腰椎14节（含4节荐椎）、尾椎21～23节。

猪的皮肤组织结构、上皮修复再生性、皮下脂肪层、烧伤后内分泌和代谢的改变与人都相似。实验证明，2～3月龄小猪的皮肤解剖生理特点最接近于人类，表6-16是人与3月龄猪皮肤各结构厚度的比较。

表6-17是猪（50kg）和人（70kg）脏器重量比值。

3. 生理学特性 小型猪的心血管系统、消化系统、皮肤、营养需要、骨骼发育及矿物质代谢等都与人的情况极其相似，小型猪的体型大小和驯服习性允许进行反复采样和进行各种外科手术。另外，它基因多样、繁殖周期短、生产力高，一窝产仔多，便于根据特殊需要进行选育。

猪是全年多发情动物，雌性性成熟为4～8月龄，雄性性成熟为6～10月龄，发情周期为

表6-16 人与3月龄猪皮肤各结构厚度的比较（mm）

皮肤结构	人	猪
皮肤	2.00（0.5～3.00）	1.30～1.50
表皮	0.07～0.17	0.06～0.07
真皮	1.70～2.00	0.93～1.70
基底细胞层所处的厚度	0.07	0.03～0.07
表皮和真皮厚度的比例	1∶24	1∶24

21±2.5天（16～30天），发情持续时间为2.4天（1～4天），妊娠期为114天（109～120）天，每胎产仔2～12只，平均6～8只，哺乳期为60天左右。经产母猪一年能产2胎，通过缩短仔猪哺乳期和使用激素，可达到每只母猪2年产5胎。猪的寿命平均为16年。

猪正常体温为39℃（38～40）℃，心率为55～60次/分钟，血容量占体重的4.6%（3.5%～5.6%），心排血量为3.1L/min，收缩压为169mmHg（144～185mmHg），舒张压为108mmHg（98～120mmHg），呼吸频率为12～18次/分钟，通气量为$37×10^3$ml/min，耗气量为220mm^3/g活体重，血液pH为7.57（7.36～7.79），红细

表6-17 猪和人脏器重量比值

脏器	猪（50kg）与人（70kg）脏器重量比值
脾脏	0.15：0.21
胰脏	0.12：0.10
睾丸	0.65：0.45
眼	0.27：0.43
甲状腺	0.618：0.029
肾上腺	0.006：0.29
其他器官	8.3：9.4

胞为$6.4×10^9$/L，血红蛋白为137g/L（132～142g/L），白细胞为（7.53～16.82）$×10^9$/L，血小板为$2.44×10^{11}$/L。尿比重为1.1018～1.022，pH为6.5～7.8。

二、主要品系

1. 明尼苏达-荷曼（Minnesota-Hormel）小型猪 1949年由明尼苏达大学荷曼（Hormel）研究所用阿拉巴马州的古尼阿猪（Guineahog）、加塔里那岛的野猪（Catalina island）和路伊斯安娜州的毕尼乌兹野猪（Pineywoods）3种猪的基础上，再导入加巴岛上的拉斯·爱纳-朗剎猪（Ras-n-Lansa）培育而成的小型猪，其血缘成分分别含有上列4种猪的15%、19%、46%和20%。明尼苏达-荷曼系小型猪毛色有黑白斑，出生体重为0.76kg，6月龄达22kg，12月龄为43kg，48月龄为86kg。遗传性状比较稳定，变异不大。

2. 皮特曼-摩尔（Pitman-Moore）小型猪 由皮特曼-摩尔制药公司培育而成的小型猪。此猪以弗洛达野猪为基础，与加利夫岛的猪交配后所得的后代培育而成。皮特曼-摩尔小型猪以毛色有各种各样斑纹者居多。1967年，日本生物科学研究所引入繁殖，用于日本脑炎、猪瘟、猪萎缩性鼻炎等研究。

3. 汉福特（Hanford）小型猪 汉福特研究所于1957年用白色种的帕洛斯猪（Palouse）和皮特曼-摩尔系小型猪交配改良，再导入墨西哥产的拉勃可种（Labco）育成的小型猪。海福特小型猪成年体重70～90kg，白皮肤，体毛稀少。

4. 戈廷根（Gottingen）小型猪 戈廷根小型猪是德国戈廷根大学用明尼苏达-荷曼小型猪与越南引入的小型猪（Vietnamese）交配而成，再用白色毛的改良长白猪导入显性白色因子培育成的小型猪。分白色系和有色系。1岁体重为30～35kg，2岁体重约53kg，比其他小型猪体型小。

5. 科西嘉（Corsica）小型猪 科西嘉小型猪是法国原子能研究所用地中海科西嘉岛上的猪选育而成的小型猪，成年平均体重45kg。

6. 版纳小型猪 云南农业大学曾养志教授等以西双版纳小耳猪为基础种群，经过17年14代严格的亲子或兄妹交配，初步培育成两个体型大小不同的JB（成年体重70kg）和JS（成年体重20kg）近交系。其中又分化为6个不同家系，家系下再分化为17个亚系，近交系数高达95.2%。

7. 贵州小型香猪 1985年贵州中医学院甘世祥教授等以贵州丛江县的丛江香猪为基础种群，以小型化、早熟化为育种目标，进行定向选育而成的小型猪。后来开展了近交系培育工作，近交系成年体重30kg。

8. 巴马小型猪 1987年广西大学王爱德教授等以广西巴马香猪为基础种群，采用基础群内封闭纯繁选育和半同胞为主的近交方式进行选育，形成遗传相似性高、遗传稳定性好的封闭群，并达到一定程度的近交。该小型猪的特点为头臀黑、其余部分白，白毛占体表面积达92%以上；体型小（24月龄母猪体重40～50kg，公猪30～40kg），性成熟早，多产（初产8.5头，经产10头）。

9. 五指山小型猪 又称老鼠猪，产于海南省五指山区，是当地少数民族饲养的通过长期近亲繁殖而成一个品种。该系猪头小而长，耳小直立，胸部较窄，背腰直立，腹部下垂，臀部不发达，四肢细长，全身被毛大部分为黑色，腹部和四肢内侧为白色，成年体重30～35kg。对巴氏杆菌和仔猪副伤寒有较强的敏感性，是兽药、疫苗生产检测的理想模型。

10. 剑白小型猪 剑白小型猪是世界上著名的微型猪，是国家二级稀有保护动物，主要产于贵州省黔东南州剑河县的丛林山寨中。贵阳中医学院以原产于贵州省黔东南州剑河县的剑白香猪为基础，经十几年的选育而成。该品系小型猪对透皮类药物具有高度的敏感性。

11. 西藏小型猪 西藏小型猪原产于西藏的农区和半农半牧区，主要分布在雅鲁藏布江流域中游河谷区和藏东三江（怒江、澜沧江、金沙江）流域中游高山深谷区，由于恶劣的生存环境形成了藏猪视觉发达、嗅觉灵敏、心脏发达、头长嘴尖、躯体狭窄、前低后高、四肢结实、鬃毛粗长、绒毛密生、沉脂力强等特点，但在内地经多代传代后脂肪的沉积力减弱。

三、饲养管理

1. 日常饲养管理 饲料可用混合饲料或特制的固型饲料。根据实验的要求，饲料中不得加入抗生素和激素类添加剂。猪极贪食，通常给多少吃多少，一般日喂食2次，辅以少量的绿色蔬菜。小型猪的日食量要根据其体重来计算，一般为体重的2%～3%。仔猪要给予其体重7%的牛奶或特制人工乳。饮水要充足。

猪圈内要打扫洗刷干净，铺垫物或锯末每天更换一次。在猪舍出入口应设有脚踏消毒液槽，里面的消毒液每周更换2次。

还要对小型猪进行预防接种，主要预防猪霍乱、猪丹毒、日本脑炎和猪细小病毒传染病，还要注射猪传染性胃肠炎和猪萎缩性鼻炎疫苗。

平时要注意观察猪的饮食、粪便有无异常，尤其是腹部膨胀，疼痛弓腰等不适症状，如出现症状要及时治疗。

实验完毕，小型猪要处死、焚烧。

2. 繁殖管理 幼年母猪在3月龄时有发情征兆，4月龄进入初情期，这时用成熟公猪配种可受孕产仔。幼年公猪4月龄趋于成熟，5月龄达到生理性成熟，6月龄可用于配种。繁殖群中，1只公猪可与5～7只母猪交配，要掌握母猪的发情与公猪短时间同居交配。经产母猪在断乳2月后再次发情，时间约一周。

母猪妊娠期为114天，营养好时产期可提前，营养较差或产仔数少时产期会延长。在妊娠期胎儿的发育是有阶段性的，初期胎儿发育慢，需要营养不多，但必须加强饲养管理，让母猪少运动。妊娠中期，胎儿发育仍较慢，需要营养不多，母猪食欲旺盛，此时可喂些青粗饲料，让母猪适当增加运动量。妊娠后期，胎儿发育快，日粮中精粮应逐渐增加，保证足够营养供母猪和胎儿需要，同时母猪体内积蓄一定营养，待产后泌乳用。加强妊娠后期营养和饲养管理是保证胎儿大、体质好、泌乳量多的关键。

将近分娩时，母猪会衔草做窝，精神烦躁，呼吸急促，时而来回走动，时而端坐，拉屎排尿频繁。如果母猪躺卧，四肢伸直，每隔1小时发生一次阵缩，并且阵缩时间越来越短，全身用力，阴户流出羊水，很快将分娩出仔猪。

饲养好哺乳母猪，提高泌乳力和乳质，以保证仔猪正常发育，培育出健康壮实的断乳仔猪，保证仔猪高度成活率。泌乳期的物质代谢高，日食量也要增加，饲料中蛋白质要占15%，维生素A、维生素D、钙、磷等都不能缺少，注意定时定量，不要突然改变饲料，保证清洁饮水，适当增加运动，仔猪天生会寻找母亲乳头吸乳，它有固定乳头吸乳的习惯，直到断乳都不会更改。训练仔猪开食，最好从仔猪生后1周开始，这样到产后3周母猪泌乳量下降时，仔猪已能正式吃料，不会影响仔猪的生长发育。仔猪断乳时间一般在60日龄左右。

（刘　欣　叶明霞）

第七章 比较医学

第一节 人类疾病动物模型

一、人类疾病动物模型定义

人类疾病动物模型（animal model of human disease，以下简称动物模型）是指医学研究中建立的具有人类疾病模拟表现的动物实验对象和相关材料。应用动物模型是现代医学认识生命科学客观规律的实验方法和手段，通过动物模型直接或者间接反映疾病的发生和发展过程，在了解疾病的基础上开创和改善、优化疾病的治疗，是临床和试验假说的基础。

人类疾病动物模型的研究，本质上是比较医学的应用。研究人员可利用各种动物的生物特征和疾病特点与人类疾病进行比较研究。人类各种疾病的发生发展是十分复杂的，深入探讨疾病的发病机制和预防、治疗机制，是不可能也不允许在人体上进行实验研究的，但可以通过应用动物复制出人类各种疾病的动物模型，通过动物模型的研究，有意识地改变那些自然条件下不可能或者不容易排除的因素，更能准确地观察模型的实验结果，并将研究结果推及人类疾病，从而更有效地认识人类疾病的发生、发展规律并研究防止措施，控制人类的疾病和衰老，延长人类的寿命。一个成功建立的动物模型起码应具有确定性（如明确诊断，它是一个独立的疾病单元）、完整性（如它显示某种疾病从发病到转归的整个变化过程）、可重复性（如在相近条件下，他人能够复制）、技术性（如在研制与复制过程中有基本统一的操作规程、技术参数与观察指标等）和效用性（如可应用于药物测试，对药检或制药有功利上的实用价值，或可应用于实验研究，对临床诊治工作有理论指导意义）等。

二、复制人类疾病动物模型的评估原则

成功的动物模型常常依赖于最初周密的设计，动物模型设计和复制应遵循下列原则。

1. 相似性 动物模型应尽可能近似人类疾病，最好能找到与人类疾病相同的自发性疾病。例如，大鼠自发性高血压就是研究人类原发性高血压的理想动物模型。与人类疾病完全相同的动物自发性疾病模型不易得到，需要研究人员加以复制。为了尽量做到与人类疾病相似，首先要在动物选择上加以注意，如猪的皮肤结构及生理代谢与人类皮肤十分相似，很适宜做皮肤烧伤、皮肤疾病等的研究。其次在复制动物模型实验方法上不断探索改进。例如，复制阑尾穿孔动物模型，以前使用结扎兔阑尾血管的方法可复制阑尾坏死穿孔并导致腹膜炎，可是该模型与人类急性梗阻性阑尾炎合并穿孔导致腹膜炎不同，后来改进方法结扎兔阑尾基部而保留血液供应所复制的模型就与人类急性梗阻性阑尾炎穿孔导致腹膜炎很相似。另外，在观察指标等方面都应加以周密的设计，使其尽可能与人类的疾病相似。

2. 重复性 理想的人类疾病动物模型应该是可重复和可标准化的，不能重复的动物模型是无法进行应用研究的。为增强动物模型复制的重复性，在设计时应尽量选用标准化实验动物，同时应在标准化动物实验设施内完成动物模型复制。应同时在许多因素上保证一致性，如选用动物的品种、品系、年龄、性别、体重、健康状况、饲养管理；实验环境及条件、季节、昼夜节律、应激、消毒灭菌、实验方法及步骤；试剂和药品的生产厂家、批号、纯度、规格；给药的剂型、剂量、途径和方法；麻醉、镇静、镇痛及复苏；所使用仪器的型号、灵敏度、精确度、范围值；还包括实验者操作技术、熟练程度等方面的因素。

3. 可靠性　复制的动物模型应力求可靠地反映人类疾病，即可特异地、可靠地反映该种疾病的某些功能、代谢、结构变化，同时应具备该种疾病的主要症状和体征，并经一系列检测（如心电图、临床生理、生化指标检验、病理切片等）得以证实。如果易自发出现某些相应病变的动物，就不应选用；易产生与复制疾病相混淆的疾病或临床症状者也不宜选用。例如，铅中毒，选用大鼠复制动物模型时，由于大鼠本身易患进行性肾病，容易与铅中毒所致的肾病相混淆，选用蒙古沙鼠比选用大鼠的可靠性高，因为蒙古沙鼠只有在铅中毒的情况下才出现肾病变。

4. 适用性和可控性　设计、复制人类疾病动物模型，应尽量考虑在今后临床能应用和便于控制其疾病的发展，以便于开展研究工作。例如，雌激素能终止大鼠和小鼠的早期妊娠，但不能终止人的妊娠，因此选用雌激素复制大鼠和小鼠的终止早期妊娠动物模型是不适用的；用大鼠和小鼠筛选带有雌激素活性的避孕药物时也会带来错误的结论。又如，选用大鼠和小鼠复制实验性腹膜炎也不适用，因为他们对革兰氏阴性菌具有较高的抵抗力，不易形成腹膜炎。有些动物对某致病因子特别敏感，极易死亡，不好控制也不适宜复制动物模型。例如，犬腹腔注射粪便滤液而引起犬的腹膜炎，很快引起大量死亡（80%的模型犬24小时内死亡），来不及做实验治疗观察，而且粪便剂量、细菌种类不好控制，不易准确地复制动物模型。

5. 易行性和经济性　动物模型设计应尽量做到方法容易执行和合乎经济原则。众所周知灵长类动物与人最近似，复制的人类疾病动物模型相似性好，但其稀少昂贵，即使是猕猴也不易多得，更不用说猩猩、长臂猿等珍贵灵长类动物。很多小动物如小鼠、大鼠、地鼠、豚鼠等也可以复制出近似人类某些疾病的动物模型，而且容易做到遗传背景明确，微生物等级可控，模型性状显著且稳定，性别、年龄和体重等可任意选择，量大来源方便，价廉又便于饲养管理，应尽量采用。兔、犬、羊、鸡、鸽、树鼩等动物来源也比较容易，价格可行，选择方便也易于饲养管理。除非不得已或某些特殊的实验和疾病（如痢疾、脊髓灰质炎等）研究需要外，应尽可能不选择灵长类动物复制动物模型进行实验研究。在动物模型设计时除了动物选择上要考虑易行性和经济性原则外，在选择模型复制方法和指标的检测观察上也要注意这一原则。

三、动物模型的分类

人类疾病动物模型在医学发展中占有极其重要的地位。为了能更好地应用和开发研究动物模型，人们将其进行分门归类，可以按动物模型产生原因分类，按医学系统范围分类，按模型种类分类和按中医药体系分类，现将各种分类方法分述如下。

1. 按产生原因分类

（1）诱发性动物模型（induced animal model）：又称实验性动物模型，是指研究者通过使用物理、化学、生物和复合的致病因素作用于动物，造成动物组织、器官或全身一定的损害，出现某些类似人类疾病时的功能、代谢或形态结构方面的病变，即为人工诱发出特定的疾病动物模型。

1）物理因素诱发动物模型：常见的物理因素有机械损伤、放射线损伤、气压、手术等。使用物理方法复制的动物模型，如用外科手术方法复制大鼠急性肝衰竭动物模型，大鼠肺水肿动物模型及用放射线方法复制萎缩性胃炎大鼠模型和大鼠、小鼠、犬的放射病模型等。采用物理因素复制动物模型比较直观、简便，是较常见方法。

2）化学因素诱发动物模型：常见的化学因素有化学药致癌、化学毒物中毒、强酸强碱烧伤、某种有机成分的增加或减少导致营养性疾病等。应用化学物质复制模型，如用羟基乙胺复制大鼠急性十二指肠溃疡模型，用D-氨基半乳糖复制大鼠肝硬化模型，用乙基亚硝基脲复制大鼠神经系统肿瘤模型，用缺碘饲料复制大鼠缺碘性甲状腺肿动物模型，以及用胆固醇盐、甲基硫氧嘧啶及动物脂肪复制鸡、兔、大鼠的动脉粥样硬化症模型等。不同品种的动物对化学药物的耐受量不同，在应用时应引起注意。有些化学药物代谢易造成许多组织、器官损伤，可能影响实验观察，应在预实验中摸索稳定的实验条件。

3）生物因素诱发动物模型：常见的生物因素如细菌、病毒、寄生虫、生物毒素等。在人类疾病中，由生物因素导致人兽共患病（传染性或非传染性）占很大的比例。传染病、寄生虫病、微生物学和免疫学等研究经常使用生物因素复制动物模型。例如，以柯萨基B组病毒复制小鼠、大鼠、猪等心肌炎模型；以福氏Ⅳ型痢疾杆菌或志贺杆菌复制猴的细菌性痢疾动物模型；以锥虫病原体感染小鼠，复制锥虫病小鼠模型；以钩端螺旋体感染豚鼠，复制由钩端螺旋体引起的肺出血模型。

4）复合因素诱发动物模型：以上三种诱发动物模型的因素都是单一的，有些疾病模型应用单一因素诱发难以达到实验的需要，必须使用多种复合因素才能复制成功，这些动物模型的复制往往需要时间较长，方法比较烦琐，但与人类疾病比较相似。例如，复制大鼠或豚鼠慢性支气管炎动物模型，可使用细菌加寒冷方法或香烟加寒冷，也可使用细菌加二氧化硫等方法来复制；以四氯化碳（40%棉籽油溶液）、胆固醇、乙醇等因素复制大鼠肝硬化动物模型；以二甲基偶氮苯胺和 ^{60}Co γ 射线方法复制大鼠肝癌动物模型。

（2）自发性动物模型（spontaneous animal model）：指实验动物未经任何人工处置，在自然条件下自然发生，或由于基因突变的异常表现通过遗传育种保留下来的动物模型。自发性动物模型以肿瘤和遗传疾病居多，可分为代谢性疾病、分子性疾病和特种蛋白合成异常性疾病等。

应用自发性动物模型的最大优点，是动物完全在自然条件下产生的疾病，排除了人为的因素，疾病的发生、发展与人类相应的疾病很相似，其应用价值很高，如自发性高血压大鼠、自发性糖尿病中国地鼠、各种自发肿瘤病小鼠和大鼠、肥胖症小鼠、脑卒中大鼠等。

问题是这类动物模型大多来源比较困难，种类有限。动物自发性肿瘤模型因实验动物品种、品系不同，其肿瘤所发生的类型和发病机制也有差异。自发性疾病模型的动物饲养条件要求高，自然发病率比较低，发病周期比较长，大量使用有一定困难，如山羊家族性甲状腺肿、牛免疫缺陷病（BIV）等。

（3）抗疾病型动物模型（negative animal model）：是指特定的疾病不会在某种动物身上发生，从而可以用来探讨为何这种动物对该疾病有天然的抵抗力。例如，哺乳动物易感染血吸虫病，居于洞庭湖流域的东方田鼠（orient hamster）却不患血吸虫病，因而将之用于血吸虫病的发病机制和抗病机制的研究。

（4）生物医学动物模型（biomedical animal model）：是指利用健康动物生物学特征来提供人类疾病相似表现的疾病模型。例如，沙鼠缺乏完整的基底动脉环，左右大脑供血相对独立，是研究脑卒中的理想动物模型；鹿的正常红细胞是镰刀形的，多年来被用于镰刀形红细胞贫血研究；兔胸腔的特殊结构用于胸外手术研究比较方便。但这类动物模型与人类存在着一定的差异，研究人员应加以分析比较后再应用。

2. 按医学系统范围分类

（1）疾病的基本病理过程动物模型（animal model of fundamentally pathologic processes of disease）：是指各种疾病共有一些病理变化过程模型。致病因素在一定条件下作用于动物，使动物组织、器官或全身造成一定病理损伤，出现功能、代谢和形态结构的某些变化，其中有的变化是多种疾病共有的，不是某种疾病特有的，如发热、缺氧、水肿、休克、弥漫性血管内凝血、电解质紊乱、酸碱平衡失调等，可称为疾病的基本病理过程。

（2）系统疾病动物模型（animal model of different system disease）：指与人类各系统疾病相应的动物模型，分为消化、呼吸、心血管、泌尿、神经、血液、内分泌、骨骼等系统的动物模型，还包括按科分类如传染病、妇科病、儿科病、皮肤科病、五官科病、外科病、寄生虫病、地方病、维生素缺乏病、物理损伤疾病和职业病等动物模型。

3. 按模型种类分类 疾病模型的种类包括动物整体、离体器官和组织、细胞株和数学模型，均是研究人类疾病常用的手段。

4. 按中医药体系分类 祖国传统医学使用动物模型至今已有30多年，在这期间中医药动物模型迅猛发展，已形成独特的较完整的体系，以其独特的理论体系"辨证论治"，独特的评价标准为证、病、症，独特的处置措施有中药、针灸、养生，独特的观察指标为舌、脉、汗、神、色，独特的认识特色为审证求因，形成中医药动物模型体系，进入人类疾病动物模型的大家族，成为一支不可缺少的生力军。

根据中医证分类，动物模型可分为阴虚、阳虚动物模型、气虚动物模型、血虚动物模型、脾虚和肾虚动物模型、虚脱证动物模型等。按中药理论分类，动物模型包括解表药、清热药、泻下药、祛风湿药、利水渗湿药、温里药、止血药、止咳药、化痰药、平喘药、安神药、平肝息风药、补益药、理气药、活血化瘀药等动物模型。不论从"证"或从"药"分类，每类中医药动物模型不止一种动物一种方法，但由于中医药的特殊理论体系，评价标准和观察指标十分准确的动物模型并不多，许多动物模型有待进一步完善和改进。

第二节　神经与行为比较医学

对于人类的一些异常行为，近来已经开始采用相应的动物模型进行研究，最后推断到人类，并取得了一定的成效。当利用动物模型进行研究时，动物与人类行为之间必须具有相关性，至少在实验中，其所发生的反应有能引起我们所需要研究的行为。当研究的过程可以清楚地解释并使之限于特定的课题时，认为所采用的动物适合作为疾病模型的研究，这在生物医学研究中或在某些行为的研究中经常采用。

一、实验动物应用

DBA/2N小鼠，听源性癫痫发生率为100%，是研究癫痫病的良好模型。C3H/HeN小鼠对脊髓灰质炎病毒Lan-sing株敏感。C57BL/KalwN小鼠患有先天性脑积水。

沙鼠是研究脑梗死所呈现的脑卒中、术后脑贫血及脑血流量的良好的实验材料，因为它的脑血管不同于其他动物，脑椎底动脉环后交通支缺损。结扎沙鼠的一侧颈总动脉，数小时后，就有20%～65%的沙鼠出现脑梗死。另外，沙鼠还具有类似人类自发性癫痫发作的特点。

高原鼠兔对吗啡不敏感，可用于神经系统方面研究。研究吗啡对人的中枢作用，应注意吗啡对小鼠和猫主要表现为中枢兴奋，而对犬、兔、猴、大鼠与人类一致，表现为中枢抑制。

豚鼠对实验性变态反应脑脊髓炎，较兔、大鼠、小鼠、羊、猫、猴敏感，该病与人类的脱髓鞘病相似。因此，豚鼠常用来作为脱髓鞘病研究的模型动物。

家兔颈部的交感神经、迷走神经和主动脉减压神经是独立行走的。如果观察减压神经对心脏等的作用，就应选用家兔。

犬与猫具有发达的神经系统，是神经研究的良好模型。猫广泛用于冲动传导、知觉的研究，以及机体各系统对接触化学刺激因素（如药物、工业废料等）反应的研究。犬是红、绿色盲，因而以红色刺激进行的条件反射实验不能选择犬。不过，灵活型和迟钝型的神经实验常选用犬。

树鼩是地球上幸存下来的灵长类原型之一。在给树鼩施行脑外科手术过程中，即使不用任何麻醉，树鼩也能忍受切割皮肤、肌肉、硬脑膜等组织引起的疼痛，除大量流涎外，无异常行为，也很少挣扎。这些现象，在大鼠等实验动物上是很少见的。由于树鼩在进化上处于这样一种特殊的地位，从比较神经生物学的角度来看，它是一种很好的实验材料。在树鼩下丘脑视上核和室旁核内的加压素（VP）、催产素（OT）的总数分别为大鼠的4.2和2.7倍。这种差别的意义在于，仅就作为灵长类树鼩的催产素能神经元接受的突触调控的表面积总和而言，比大鼠的多得多，而且接受的神经调控比大鼠的精细并复杂得多。另外，从脑体比可以看出：大鼠的脑体比为1∶345，人为1∶40，猕猴为1∶39，树鼩为1∶45，这也充分说明其脑组织发育较完全。

二、行为学研究

1. 小鼠 在突变基因行为的研究中，对小鼠毛色、形态或行为产生明显作用的可鉴别基因就有300种以上。大多数神经病学上的突变型都有转圈跑、晃脑袋、痉挛或表现出明显的运动失调。其称谓：身子歪斜者、走路摇摆者、摇晃者、曲折行进者、跳华尔兹舞者、旋转者、伊斯兰教托钵僧、动作失调、战栗及颤抖。神经病变的程度可由其他一些诸如脑疝、无眼、Ⅰ型脑积水和大脑退化等名称表示出来。当然，这些突变型中有一些不适用于心理学研究，而且明显的行为异常并不总是表明神经系统出现严重和广泛的变化，如转圈行为也可能由耳朵半规管的局限缺陷引起。

由遗传引起的神经系统损伤中，苯丙酮尿症是一个很好的例子。典型的苯丙酮尿患者有过量的苯丙酮及其分解物，伴随智商低下。由于患者体内缺乏苯丙氨酸羟化酶，不能把体内的苯丙氨酸转变成为酪氨酸，导致苯丙氨酸及其酮酸蓄积，并从尿中大量排出。患儿喂以低苯丙氨酸的食谱时，可以减轻神经系统损伤的程度，但到了后期则无效。在遗传缺陷小鼠中进行矫正治疗时，最终可以逆转代谢异常。克洛曼（Cloeman）在小鼠中发现了将苯丙氨酸羟化酶水平降低到类似苯丙酮尿症的基因。基因型为d/d和d'/d'（缓死型）的小鼠显示出这种酶的有效水平降低，然而小鼠机体的机制与人不同。小鼠体内存在一种抑制苯丙氨酸羟化酶的物质，而不是苯丙氨酸羟化酶本身缺陷，且缓死型小鼠没有明显的学习障碍，也没有证据证明d/d基因型与音源性痉挛敏感相关。

同一种动物中，不同的品种、品系对于相同的处置常有不同的反应。在品系上的行为差异，最明显的例子是音源性痉挛的品系差异。按照发生率的渐增次序（特征性从低到高）是C57BL/6J、BALB/cJ、CBA/J、SJI/J、AKR/J、RF/J、SWR/J及DBA/2J。

2. 大鼠 行为学研究的初期，大鼠是最常用一种啮齿动物。这除了其来源容易、便于管理、大小适宜、经济之外，其性情温顺，对新环境适应性强，其营养、腺体及神经学上，尤其是行为作用中的探索趋向。均与人类相似。大鼠在许多标准的神经药理学实验中表现良好，而且它们身体的大小使我们更容易对其进行侵入性操作。在早期使用啮齿动物进行的研究中，主要在迷宫与训练的可靠性、大脑的损坏、奖赏或损害性效应、药物（乙醇、可卡因、麻醉药等）的效应，以及动觉、听觉、触觉、嗅觉、视觉意向及年龄、饮食、性别、转移、遗传、本能、模仿的基础上实现。针对啮齿类实验动物有各种各样的行为测试，从测试基本的运动和感觉功能，到分析更复杂的有关认知和情绪的行为。特赖恩（Tryon）在1940年开创性地根据大鼠迷宫学习成绩进行遗传选择研究，其旨在：①培育迷宫敏感和迷宫迟钝的大鼠品系；②确定有关遗传决定因素的性质；③鉴别迷宫能力的主要生物学和心理学相关物。

在生理和心理特征之间的关系研究中，罗德里克（Rodreick）以选择的方法获得大脑皮质内胆碱酯酶高和低的大鼠品系。它们是为检验胆碱酯酶活性高和学习优良有关的假说而培育的。当用各种迷宫测验时，结果表明胆碱酯酶活性高的大鼠学习成绩反而不如胆碱酯酶活性低的个体，表明这种简单的线性关系是不能成立的。在幼龄觉醒的机体反应频率变化的研究中，有人曾把幼龄大鼠分为两组。一组大鼠单独饲养在较小笼子中，另一组则饲养在较大的，如游乐场似的笼子里。笼内有活动轮子、梯子及各种"大鼠玩具"，称为丰富环境（enriched environment）组。在成年时，丰富环境组大鼠比单独饲养的大鼠有较好的迷宫学习成绩，而且脑重量较大。这些结果表明，动物饲养经历可导致发育中机体的生理改变。幼龄动物生理和解剖上的变化给新反应提供了机会，新反应造成新经历，而新经历又反过来影响个体的生理系统。

在母性行为的激素诱导作用研究中，曾用大鼠研究证明血液中的一种激素参与了大鼠母性行为的引出作用。当把已经有了母性表现的雌鼠血浆给无母性行为的雌鼠进行静脉注射时，在48小时内后者会表现出母性行为。用生理盐水或无母性行为的雌鼠血浆注射则无效。卵巢切除的雌鼠中，按适当的时间注射雌激素、黄体酮及催乳素，40小时内就诱导出母性行为。

3. 非人灵长类 非人灵长类在动物的系统发育、生化生理、解剖学及行为学属性等方面都非常接近于人类，因而无论从基因型、表型来看，还是从治疗的角度，他们都是独特的实验对象，常常是最好的实验材料。采用合适的饲养管理方式，可以对它们进行多年的长期研究。利用非人灵长类作为异常行为的研究，有助于人们了解精神分裂症。在导致精神分裂症的因素中，如遗传因素，可以应用非人灵长类动物进行行为失调的研究。对于先天性生化酶缺陷，如儿童中的苯丙酮尿症、半乳糖症、枫糖浆症所引起的行为紊乱，实验猴也存在类似的表现。在实验猴中研究最广泛的是智力发育迟缓病因学，对实验猴个体可能的管理性迟滞及与学习有关的现象认识，有助于了解人类认识的发展。

利用灵长类动物的差异可增加对灵长类适应性变化行为与过程的了解。通过对灵长类动物行为的研究，尤其是对野外各种行为的研究有力地表明，人类和类人猿之间有趋利的倾向。通过对各种非人灵长类同源染色体的研究，也可更好地了解其高度复杂的群居性行为，生长、发育，甚至学习、记忆、感觉及变换技能的基本心理过程。在灵长类动物的行为模型中，主要包括如下：①依恋行为（dependent behavior）的发展；②群居性隔离的效应；③单独性的研究；④无助学习的潜在性实验模型；⑤变态行为（psychopathic behavior）综合征的生物学诱导；⑥由群居性所引起的综合征的动物生物学的研究；⑦生物更新方式的发展。

（1）行为失调：自发性行为失调的预测性实验一般是不可能的。行为模型可由监禁引起，如黑猩猩的"恐怖症"和"一个事件的抑郁"［麦金尼（Mackinney），1974］以及短尾猴的自我咬伤［弋森（Goosen）和里本斯（Ribbens），1973］。实验证明猴子神经过程的强度和耐受性超过其他种类动物，而且处理复杂任务没有发生神经状态。

6～12月龄的恒河猴通过与群体隔离可产生精神疾病，并推断出如此饲养的恒河猴会出现严重的行为缺陷，其大多数时间里躲在角落震颤，自我抱握，拒绝进入玩耍或其他正常的冲突。将此与孤独的婴儿所表现的行为作比较，在人类儿童中有关的社会隔离也引起在运动、识别及社会范围的严重缺陷。与群体隔离饲养的猴子的神经生物学缺陷可以通过氯普吗嗪的治疗削弱，这提供了抑制精神病的分子前景，尤其是在最初的抑制精神性疾病药物，如舒必利的发现。

不少研究者曾开发了社会诱导方法的恒河猴抑制模型，如母婴分居、同等的幼仔分离、垂直房间的禁闭及无助学习等。在人类婴儿中对隔离反应的三个阶段是抗议、绝望及分离，与婴儿猴与其母猴分离相同，主要表现在最初两个阶段。通过干扰群体行为也可以诱发神经症。例如，以每日周期性突然强光干扰和食物诱发神经症或把首领狒狒人为地放在下属的地位，动物表现出特有的行为失调骚动、条件反应失调、对自己产生有成见的咬伤等表现。这些失调涉及躯体症状，最重要的是渐进性高血压接近于人类神经性高血压。这种模型通过精神-躯体的治疗，有其揭示问题的重要性。不过，严格的实验方法限制了这种模型对基础研究的应用。在松鼠猴中曾诱发单独的或联合的身体侵犯行为反应的精神-躯体失调导致的高血压、心电图改变、心肌损害。因为其相对短的实验时间，一般只需4～15天，对于药理学研究是可行的。非人灵长类可以用药物干扰产生模拟抑郁或精神病的临床症状。由于其相对地迅速并容易组织，这种方法可以用于在灵长类中药物筛选结果的验证。利血平、α-甲基酪氨酸、6-羟多巴胺均使用过该类模型验证过。在狒狒中给予利血平时，表现抑制抑郁症行为的抗抑郁药特性，这些"抑制"提示在食物竞争的一些食物中，有逆转支配关系的食物能够发挥这种"抑制"作用。

（2）社会行为：无论是在控制交往条件下的限制方法，还是一般的方法，都可以用来研究社会行为方面的药物效应。对狒狒和恒河猴在支配行为方面的药物——苯（并）二氮䓬类的精神药理学驯服效应已进行实验，这些技术应用于种内的社会行为模型，可以进行同种内驯服效应的比较。乙醇、盐酸脱氧麻黄碱（desoxyephedrine）及戊巴比妥的效应和在恒河猴社会行为方面的反应，以及黑猩猩社会行为作用方面的安定药效应的研究也已进行过类似的研究，但这些研究并没有建立在药理学、行为学分析的理论和实践基础上，因而，只能看作是初步的探索。

三、比较神经病理

1. 抑郁症 抑郁症也称抑郁障碍（depression disorder），是精神病理学中一种非常重要的疾病。抑郁症是一种神经官能症状，也是躁狂抑郁性精神病、衰老期（更年期）忧郁症和精神病抑郁反应这三种精神病的特异症状。抑郁症是一种患病率高、严重危害人类身心健康、具有高自杀风险的精神疾病。随着社会竞争的增加，抑郁症的发病率呈逐年上升趋势，对该病的研究已非常重要。在人体上研究抑郁症有很多局限性，不少研究内容则需依靠动物模型完成。许多学者认为良好有效的情感障碍动物模型应该具有以下特征：①行为表现的模拟性（模型和疾病之间症状的一致性）；②具有合理的理论基础（造模手段与临床抑郁症的病因之间有关联）；③动物模型体内的病理生理学改变与人类抑郁症患者有相似性；④抗抑郁药治疗有效。此外，模型所致的行为学改变必须持续足够长的时间，以允许抗抑郁药的长期反应。

（1）应激模型：应激可以引起人类及动物的抑郁症，而抗抑郁药通常又可纠正应激引起的异常行为。因此，应激可以作为制造抑郁症模型的重要手段。

1）习得性无助（learned helpness）抑郁模型：习得性无助抑郁模型于1967年被提出，随后即被广泛研究使用。其理论基础为，无论是人或动物遭受不可逃避的应激刺激，并感知到对这种应激的控制无能时，便可引起许多消极被动的反应，其中之一即为抑郁。该模型引人瞩目的特征在于它几乎模拟了严重抑郁的全部症状，包括快感缺乏、对奖赏反应能力下降，应用抗抑郁药可使之恢复。习得性无助抑郁模型为抑郁症生理学方面研究提供了有价值的线索，提示人类抑郁症发生是由于个体缺乏对外来伤害性刺激事件的自我控制。近年，采用微弱电流刺激作为应激源引起部分动物"无助"，并把经受电击而未出现"无助"的动物作为对照。这提高了习得性无助抑郁模型的有效性及可靠性，并可对不同种属动物的抑郁易感性进行研究。

2）行为绝望（behavioural despair）抑郁模型：即强迫游泳实验，动物在强迫游泳这一应激条件下，经挣扎后出现绝望表现即不动状态，而抗抑郁药可以减少动物的不动时间、提高对应激的耐受性。目前，此模型已在多方面进行了改进，使其不但能模拟抑郁症的多方面表现，且其行为学改变可被几乎所有类型的抗抑郁药所逆转。此模型常用于抗抑郁药的快速筛选。不足之处在于假阳性太高，降低了其作为抑郁模型的有效性。

3）慢性不可预见性的应激（chronic unpredictable stress，CUS）抑郁模型：大鼠经历一系列严重的应激因子（如强烈噪声、强光刺激、长时间行为限制等）后表现出活动能力下降，而在CUS过程中同时接受抗抑郁药治疗的动物却保持了首次急性应激所致的活动能力激烈状态。经历CUS方案动物的液体消耗量（糖精水或蔗糖水）明显下降，表明CUS动物对愉悦事件的反应性下降。CUS抑郁模型具有良好的症状表现模拟性，且CUS中所应用的应激因子比单一电击或强迫游泳更具有多变性，使动物不能预料刺激的发生，防止动物产生适应。但CUS过程实际操作难度较大，有时需要特殊仪器设备、强度大的应激因子，且其机制与实际生活中长期低水平应激导致抑郁症发生的机制有一定差距。

4）慢性不可预见轻度应激（chronic unpredictable mild stress，CUMS）抑郁模型：其理论依据与人类抑郁症中慢性、低水平的应激导致疾病发生、加速疾病发展的机制更接近。CUMS抑郁模型的制作包括以下几种不同的应激因子：①昼夜节律的重新调整和光照性质的改变（闪光刺激、昼夜颠倒、间断光照）；②食物和饮水供应的调整（禁食、禁水、空瓶放置）；③居住环境的改变（单笼饲养、变换合笼饲养对象、鼠笼倾斜、潮湿垫料）；④短时间内电击足底；⑤强迫游泳；⑥束缚应激；⑦高温环境；⑧噪声干扰；⑨陌生气味；⑩陌生异常物品（塑料杯、木勺、碎布片等）。将几种不同的应激因子在实验全程中应用，顺序随机，使动物不能预料刺激的发生。应激因子的多变性和不可预测性是模型制造成功的关键。CUMS抑郁模型主要模拟了人类抑郁的核心症状即快感缺乏，同时模拟了其他重型抑郁障碍的症状表现，如运动能力及社会交往能力下降、探索行为能力下降、侵犯攻击能力缺陷、性行为能力下降等。慢性应激诱导的行为异常可保持几个月，抗抑郁药的长期应用可纠正这些异常行为。目前，大多实验采用液体消耗（实验中糖水消耗量）、糖水偏爱百分比作为测量CUMS抑郁模型快感缺乏的有效客观指标。多数研究表明，经过2～3周的CUMS，动物糖水消耗量明显下降，表明对奖赏的反应性下降。CUMS抑郁模型具有高度的有效性，并可持续几个月，基本符合抑郁模型的要求，是目前国内外文献广泛使用的模型。此模型的不足之处在于，实际操作CUMS过程的工作量较大、持续时间较长。但此模型可用于研究其他模型无力解决的问题。

（2）孤养模型或分养模型：此类模型包括灵长类动物的仔母分离、群养小鸡的孤养、配对仓鼠雌雄分离、群居大鼠的分养等。一些灵长类或非灵长类动物在仔母分离后会出现双相反应，最初躁动后的幼仔表现为活动和饮食减少，且出现类似于临床悲伤者的表现——背部隆起的身体姿势和悲伤的"面部表情"，称为"绝望"期。其他几种模型无运动能力的下降，只表现动机性和坚持性的下降，而这些行为可能与"兴趣丧失"有一定关系。有关灵长类动物分离的研究颇多，大部分涉及幼仔和母亲的分离，而不是成年动物间的分离。但抑郁症一般罕见于儿童，故以上述资料来支持人类抑郁症的病因理论尚值得怀疑。孤养模型可作为抑郁症的孤独、社会交往减少及异常的研究。

（3）药理学抑郁模型：此类模型包括利血平逆转、苯丙胺效应的增强和5-羟色胺（5-HT）诱导的行为抑制等。药理学抑郁模型的突出特点为运动能力的下降，缺点在于它是用药物干预的手段来制作模型，与大多数人类抑郁的实际发病机制相差甚远。并且此种模型引起的抑郁症状单一、持续时间短暂，现在很少单独使用。

（4）脑损伤模型：双侧嗅球切除可使大鼠产生抑郁症状，并伴有活动过多的表现，动物表现出在新鲜环境中特征性的高活动，且行为异常可被抗抑郁药长期应用纠正。病理生理学改变与人类抑郁相似，对检测抗抑郁药有较高的选择价值。与假手术组动物比较，磁共振成像显示嗅结节切除动物的大脑皮质、海马、尾状核、杏仁核区域信号强度改变及脑室扩大与人类抑郁症影像学改变相似。这更加支持了嗅球切除动物作为抑郁模型的有效性和可靠性。嗅结节切除模型的缺点在于对实验中手术技术的要求高和动物死亡率较高。

（5）遗传性抑郁模型：对胆碱能药物高度敏感，适应能力极差的FSL（Fliders Sensitive Line）大鼠可作为先天的、具有遗传选择特性的抑郁动物模型。该种属动物"抑郁"的行为学特征可被抗抑郁药长期治疗纠正。目前多数国外学者把FSL大鼠作为抑郁模型，而把FRL（Fliders Resistant Line）大鼠作为对照来进行研究。WKY（Wistar Kyoto）大鼠对各种应激刺激具有高反应性，表现出抑郁症状，且体内促肾上腺皮质激素、皮质醇及甲状腺激素释放激素的分泌均出现生物周期节律的紊乱，与抑郁患者相似。由此提示，WKY大鼠可作为研究抑郁的神经内分泌发病机制的动物模型。另外，WKY大鼠除表现出抑郁症状和激素分泌异常外，还出现睡眠异常（快动眼睡眠时间明显延长），其脑电图电波改变与抑郁症患者十分相似，提示WKY大鼠可作为研究抑郁与睡眠异常关系的抑郁动物模型。抑郁症具有一定的遗传性，但具有遗传性选择特性的抑郁动物模型基因有何特征性改变、各种易患抑郁的动物种系的基因有何特点，尚需进一步研究。

（6）性别差异模型：与人类相似，相同条件下的雌性动物比雄性动物更易患抑郁。嗅球切除合并性腺切除的动物比未切除性腺的抑郁动物表现出更高的活动性，这种效应在雄性动物上更为突出，且无论性腺切除与否，嗅球切除的雌性动物的糖水消耗量明显低于雄性动物。用雌二醇和黄体酮注射来造成Long-Evens大鼠"妊娠"，随后停止激素注射，动物则表现出强迫游泳不动时间延长、活动能力下降等类似抑郁的症状，而持续予以激素注射的动物则无抑郁症状。慢性、高水平的雌激素和孕激素注射后突然停药，可使啮齿类动物产生抑郁症状，并可被雌激素治疗所逆转。此模型是迄今第一个啮齿类动物的产生抑郁模型。

2. 阿尔茨海默病（Alzheimer's disease，AD） 又称老年性痴呆，是老年人的常见病和多发病。以近期记忆障碍为主要症状，以老年斑、神经原纤维缠结及皮质和海马中特异性神经递质缺乏为主要病理改变的进行性神经变性疾病，其病因及发病机制尚未完全清楚，还缺乏模拟本病各方面的理想动物模型，因此AD的基础研究和药物开发进展受到一定限制。近年来许多学者致力于寻找和研究AD的动物模型，并取得了较好的进展。我们可以利用这些模型跟踪观察AD发生、发展的全过程，深入了解其病理变化的机制，验证药物治疗的效果和研究神经组织移植。

（1）转基因小鼠病理模型：研究已经发现，AD的高危因素（ApoE4）、早期发作性及家族性AD中存在着遗传变异倾向，这使构建携带有遗传因子的转基因小鼠AD模型成为可能。

1）淀粉样前体蛋白（amyloid precursorprotein，APP）转基因小鼠模型：AD的神经退行性病变被广泛认可，在很大程度上是由于β-淀粉样蛋白（β-amyloid protein，Aβ）的介入。Aβ是老年斑的主要组成成分，它以非溶性聚合物的形式存在。Aβ的沉积在AD的早期就已经出现。家族性AD（FAD）与变异的APP存在共分离现象。在FAD患者脑中，Aβ1-40产生增多，而在转染细胞中Aβ1-4高表达。这为构建过量产生Aβ的AD转基因小鼠模型提供了理论依据。美国科学家利用改变APP的编码基因而培育出带有类似AD患者APP突变的小鼠来研究AD的发病机制。盖姆斯（Games）等报道了单链APP717F（第717个残基上的缬氨酸被苯丙氨酸所代替）转基因小鼠。这种小鼠在6～8月龄后逐渐出现AD的许多病理特征，包括海马、皮质和胼胝体处大量硫黄素S染色阳性的纤维淀粉样蛋白的沉淀，老年斑产生，海马部位的突触消失等。有学者通过对这种小鼠神经退行性病变的深入研究提出，轴突斑块主要成分为变性Tau蛋白而不是神经原纤维缠结。这种转基因小鼠支持APP/Aβ在AD病理形成中的基本作用，并为研究Aβ的分泌、沉积、斑块形成的病理机制和验证AD的治疗药物提供了一个理想动物模型。

2）ApoE转基因动物模型：ApoE4是已经确认的AD主要遗传危险因素。ApoE转基因动物已用于动脉粥样硬化的研究。目前许多实验室采用各种cDNA和基因组DNA技术，研究表达人脑ApoE等位基因的转基因动物。近期有报道采用人类基因组ApoE2、ApoE3和ApoE4的ApoE制备转基因动物。其中某些动物脑中可见高水平ApoE的表达。这种动物是建立AD不同危险因素相关的、不同的中枢神经系统表现的、人ApoE同工酶模型的有益工具。有趣的是，在人ApoE转基因动物皮质神经元亚区可见ApoE免疫反应性，这与灵长类动物脑中所见非常类似，而啮齿类动物脑中则不存在这一现象。

（2）诱发性AD动物模型：随着年龄的增长，人和动物的中枢胆碱能神经功能明显衰退。研究发现，AD患者脑组织乙酰胆碱（Ach）数量减少，皮质胆碱乙酰化酶（ChAT）和乙酰胆碱酯酶（AchE）活性都降低。因此损害中枢胆碱能神经系统可造成AD动物模型。

1）乙酰胆碱M受体阻断剂所致病理模型：中隔区域胆碱能神经元的损毁可以引起行为障碍，并可导致特异性细胞群的丢失。因此，给小鼠或大鼠注射东莨菪碱或樟柳碱，可阻断乙酰胆碱M受体（简称M受体），造成学习记忆障碍，给青年猴注射东莨菪碱引起的记忆障碍与自然衰老的猴相似。给小鼠、大鼠或绢猴脑室内注射半胆碱氢溴酸盐也可损害某些认知功能。这些模型可模拟AD记忆障碍的某些病理生理改变特征，但它们不是AD理想的动物模型，且其作用是可逆的。

2）兴奋性毒素损害所致病理模型：通过选择性损毁同AD密切相关的脑区来制造AD，如电解或应用兴奋性毒素可导致动物基底核（NBM）损害。单侧NBM注射鹅膏蕈氨酸，损毁前脑基底核的胆碱能神经元，大鼠表现为学习记忆功能下降，大脑皮质和海马ChAT活性和AchE活性降低，大脑皮质和海马M受体结合位点数减少，大脑基底核大细胞性神经核团面积变小，细胞数量减少，突起数量显著减少等。这些变化与AD很相似，因此该模型是一种被广泛应用的AD动物模型。

3）1-乙基-1-（2-羟乙基）-氯化氮丙啶（AF64A，ethycholine aziridiniumion）及其衍生物损害所致病理模型：AF64A是一种胆碱能神经末梢特异性神经毒素，其结构与胆碱相似，能选择性地作用于高亲和力胆碱转运（HAchT）系统，同时在其体内积聚产生毒素作用。小鼠脑内注射

AF64A 65nmol，3天内动物表现为运动减少，不同程度的共济失调综合征，体重下降10%～20%。皮质和海马的HAchT最大速率非竞争性下降，而纹状体则不受影响。AF64A可导致动物中枢胆碱能功能低下。AF64A所致的脑中HAchT部位区域性减少与AD患者突触前神经化学损害相似，因此AF64A处理的小鼠可作为AD等中枢胆碱能功能低下的动物模型。

3. 帕金森病 帕金森病（Parkinson's disease，PD）是影响老年人群健康的多发性、常见的重要神经疾病。它是一种症状和体征复杂多样、病变涉及较为广泛的慢性神经元变性疾病。PD又称震颤麻痹，系不明原因的锥体外多变性和多巴胺-胆碱能神经功能失调。临床表现为震颤、肌强直、运动减少、姿势及步态不稳、起步及止步困难、假面具样面容。

非人灵长类或低等哺乳动物中很难自然出现PD或类似的运动紊乱。但是，通过脑部处理，外科手术或药物介入能产生一些类似PD的症状，再现PD的神经化学紊乱，通过比较PD运动病理模型的研究，探讨PD发生的机制和发现新的治疗方案，具有十分重要的意义。PD在动物中没有自发的倾向，进行PD实验研究需要建立适当的动物模型。PD的主要病理改变是中脑多巴胺（DA）能神经元变性、死亡、缺失，黑质-纹状体DA能系统功能减退。纹状体DA含量降低而使胆碱能系统的功能相对亢进。纹状体DA和乙酰胆碱两种递质系统的失衡是产生PD各种运动症状的生化基础。因此，制备PD模型的原理主要有两条途径：一是递质生化途径，即利用各种干扰乙酰胆碱和DA代谢及作用的药物，直接模拟PD的递质生化变化；二是病理途径，即利用化学、物理损毁的办法破坏黑质-纹状体DA递质系统，继而产生PD的递质生化改变。显而易见，后一途径制备的PD模型更接近PD的实际情况，在稳定性及可重复性方面也优于前者，因而得到广泛应用。近年来发现少数家庭性PD由特定基因突变所致，表达致病基因的转基因动物也可作为遗传PD模型，用于遗传因素的发病机制研究。

（1）抑制剂诱发的PD模型

1）拟胆碱制剂：通过抑制胆碱酯酶，减少乙酰胆碱的代谢或作为激动剂直接兴奋乙酰胆碱受体，增强基底核乙酰胆碱系统的功能，可制备以震颤为主要表现的PD模型。采用的药物有槟榔碱（arecoline）、震颤素（tremorine）和氧化震颤素（oxotremorine）、烟碱（nicotine）、毛果芸香碱（pilocarpine）、新斯的明（neostipmine）和氨甲酰胆碱（carbacol）等，这类模型缺乏PD的病理基础，在代表性和稳定性方面不够理想，目前已基本不用。

2）抗DA制剂：通过耗竭DA能神经末梢储存的递质（如利血平）、干扰DA合成（如2-甲基-酪氨酸）或直接阻断DA受体（如氯丙嗪、氟哌啶醇等）以至于削弱基底核DA系统的功能，使乙酰胆碱系统的功能相对亢进而产生PD的一些症状。这类模型在症状方面比拟胆碱药制备的PD模型更接近人类PD。但缺点是仍无病理方面的改变，症状的持续时间及稳定性方面仍不够理想。目前仅偶尔使用。

（2）苯丙胺类药物诱发PD模型：苯丙胺类药物是一类具有潜在成瘾性的神经兴奋剂，具有促DA释放作用，大剂量使用时则可产生神经毒效应。苯丙胺的毒性作用机制尚未阐明，间接证据表明该药通过多巴胺转运体（DAT）被摄入细胞内，兴奋性氨基酸受体（NMDA）拮抗剂MK-801可阻断其毒性作用，体外实验提示能量代谢障碍，氧化应激和兴奋性氨基酸与其毒性作用有关。给大鼠或小鼠大剂量应用甲基苯丙胺，可引起纹状体DA能神经末梢递质耗竭，黑质和纹状体TH活性降低，DA及其代谢产物减少，在大鼠纹状体及其他部位还发现5-羟色胺浓度降低但黑质DA能神经元胞体改变不明显。这一模型可模拟PD生化方面的改变，但没有明显PD病理、运动行为方面的症状，可用于PD神经保护方面的研究。

（3）6-羟多巴胺（6-OHDA）诱导PD模型：研究将不同剂量的6-OHDA定位注射于大鼠的黑质周围和黑质纹状体通路上均能选择性损毁黑质内的DA神经元，黑质致密层中的多巴胺细胞被损伤。判断大鼠PD模型是否成功，即以动物出现向损伤对侧旋转的次数为标准，一般超过7r/min即为成功的PD模型，否则为不成功模型。6-OHDA单侧损伤大鼠PD模型，对于了解黑质-纹状体通路降解在病理、电生理学变化非常有用，有利于对PD症状产生机制的理解。6-OHDA制备的大鼠模型需要立体定向仪等特殊设备，制作技术要求高，但大鼠易控制，来源广，价格低，行为持续时间长且方便，因而是常用的模型之一。

6-OHDA为选择性DA神经元的化学损毁剂。当注射至大鼠纹状体或黑质后可被DA神经元末梢或胞体的膜转运体主动摄取到细胞内，经氧化生成神经毒物如羟自由基和醌类物质，使DA神经元变性、死亡，黑质-纹状体DA系统功能减退而产生类似于PD的症状。单侧损毁后，通过外周给予促DA制剂可使动物产生旋转行为。DA受体激动剂（如阿扑吗啡、溴隐亭等）可引起动物向健康侧旋转，这是因为损毁单侧黑质-纹状体DA系统后，突触后膜的DA受体因失去神经支配而敏感性增高，此时应用DA受体激动剂使损伤侧兴奋作用占优势而产生向健康侧旋转。与此相反，若给予促DA释放制剂（如苯丙胺）则使动物向损毁侧旋转，损伤侧神经末梢可供释放的DA含量远低于健康侧，因而健康侧DA效应占优势。通过记录一定时间内药物诱发的旋转次数，可对PD症状的严重程度进行量化。此外，根据药物诱发的旋转方向，可以判断药物是通过突触前机制（即促释放）还是突触后机制使DA受体兴奋，即区分是间接还是直接的DA受体激动剂。

（4）1-甲基-4-苯基-1,2,3,6-四氢吡啶（MPTP）致灵长类动物PD模型：常采用灵长类动物全身、浅静脉或颈总静脉注入MPTP制备PD模型。最早的PD模型是由中脑腹侧正中或大脑脑盖桥上面单侧的电解损伤诱导，损伤这些动物中黑质传出纤维和源于外下行通路导致DA、5-羟色胺及去甲肾上腺素水平下降，以及运动减少，语言过慢和出现在损伤的对侧肢体的姿态颤抖，但是脑干电离损伤后的病理机制不同于自发性PD，且出现的PD症状仅限于单侧。

20世纪80年代早期，由于黑质选择性毒物MPTP的意外发现，使人们对PD的机制有了深入理解，MPTP在神经元外被单胺氧化酶（MPP^+）代谢，MPP^+是DA转运的选择性物质，它对DA能细胞的选择性毒性源于它一旦被摄入多巴胺神经末梢，可被逆行转运至黑质。此过程涉及的MPP^+代谢与DA和6-OHDA代谢相似。因此MPP^+最终通过干预线粒体，引起脂质过氧化，使膜结构紊乱，影响细胞功能导致细胞死亡。其制备的方法是，成年灵长类动物，腹腔注射MPTP（2～4ng/kg），每天1次，共4天，或是静脉注射（0.35～0.7mg/kg），每天1次，连续4～6天，所有动物均能出现PD样症状，与人体的症状相似。MPTP损伤后，灵长类动物显示姿势异常、弓背、四肢紧张弯曲、肢体强直伴阵颤、吞咽困难、不能进食、发音减弱、定向反应性减弱等。动物反应性加重程度与MPTP剂量及动物年龄有关，给予左旋多巴（L-DOPA）后所有症状减轻。MPTP制备的灵长类动物PD模型方法简单，行为、病理特征与人类更相似，此模型明显优于6-OHDA模型，是目前应用最广泛的模型。

MPTP来源于人工合成毒品的中间产物。病理、生化研究证实MPTP在人和非人灵长类中引起的PD综合征同人类原发性PD的表现极其相似，表现为黑质致密部DA能神经元变性、死亡[但未发现路易（Lewy）小体]，黑质及纹状体甲状腺激素（TH）活性、DA及其代谢产物[高香草酸（HVA），二羟苯乙酸（DOPAC）]含量降低，这一损害是不可逆的。另外，MPTP对去甲肾上腺素（NE）能神经元和5-羟色胺能神经元也有轻度毒性作用。除对人和灵长类动物有毒性作用外，对猫、鼠、犬、羊、蛙、金鱼等多种动物均具毒性作用。MFTP对DA能神经元的毒性作用机制主要通过抑制线粒体呼吸链复合体I的活性及由此诱发的氧化应激反应实现。MPTP本身并无毒性，其进入脑内在胶质细胞单胺氧化酶B（MAO-B）作用下转变为甲基-苯基-二氢吡啶（MPDP），然后进一步转化为1-甲基-4-苯基吡啶离子（MPP^+），MPP^+被DAT主动摄取到DA能神经元胞体内，再进入线粒体，抑制线粒体呼吸链复合体I的活性，使ATP合成减少，自由基生成增加，同时MPP^+还可使细胞内乳酸堆积，钙离子平衡紊乱，一氧化氮（NO）合成增加，谷胱甘肽（GSH）合成减少。这些因素均可加剧自由基的过度生成，降低细胞对自由基损伤的抵抗能力，最终导致DA能神经元变性、死亡。

MPTP的毒性效应存在种属差异，人和灵长类动物最为敏感，猫和小鼠次之，而大鼠、豚鼠有明显的抵抗力。可能与MPTP进入体内后的分布、代谢及动物体内MAO-B的活性、抗氧化反应能力的差异等有关。此外，还与动物年龄有关，一般老年动物较年轻动物更为敏感。

利用MPTP制备的灵长类PD模型，在症状及病理、生化改变方面均酷似人类PD，而且稳定可靠，对抗PD药物的反应（包括副作用）也同人类相似。这是目前所建立的最能反映人类PD特征的动物模型，因而被广泛用于PD发病机制、诊断及治疗方面的研究工作中。费用高和管理不便是其缺点，尤其是双侧模型因进食饮水困难，常需要应用抗PD药物才能保证其长期存活。MPTP诱发小鼠、猫的PD模型在症状方面不及灵长类模型典型，但由于经济方便也常被采用。MPTP在其他动物诱发的PD模型应用不多。

第三节　慢性病比较医学

一、循环系统疾病

1. 实验动物应用

（1）大鼠：是研究高血压的首选动物。目前已培育出多种不同类型的高血压品系，如心肌肥大的自发性高血压大鼠、新西兰自发高血压大鼠、遗传性下丘脑尿崩症高血压大鼠、对盐敏感和抗性的高血压同类系。另外还有自发性动脉硬化品系大鼠及肠系膜动脉多发性结节性动脉炎和心肌炎的动物模型。通过诱发可使大鼠出现肺动脉高压、心肌劳损、局部缺血性心脏病等，用于进行发病机制和治疗的研究，但其结构功能、代谢与人类不完全相同。

（2）家兔：颈部神经血管和胸腔的特殊构造很适合进行急性心血管实验，如间接法测量冠状动脉、肺动脉、主动脉血流量和心搏量；直接法记录颈动脉血压、中心静脉压；进行开胸和心脏实验，不需做人工呼吸。

1）复制心血管病和肺心病的动物模型：如结扎家兔冠状动脉前降支复制实验性心肌梗死模型。通过选择阻断冠状动脉左室支位置的远近及牵拉力的大小，可调整心肌梗死的范围及程度，还可复制心源性休克或缺血性心律失常；静脉注射乌头碱100～150mg、盐酸肾上腺素50～100μg/kg，可诱发心律失常；静脉注射1%三氯化铁水溶液，每次0.5～4ml，每周2～6次，总剂量25ml，注射完后45天可形成肺心病；小剂量三氯化铁（11ml）加0.1%氯化镉生理盐水溶液雾化吸入，连续10次，雾化停止后10天可形成肺水肿。

2）胆固醇代谢和动脉粥样硬化病研究：家兔是最早用于这方面研究的实验动物，容易复制典型的高胆固醇血症、动脉粥样硬化模型。例如，兔较温顺，易于实验操作和饲养管理，对胆固醇膳食敏感，家兔对外源性胆固醇吸收率高达75%～90%，而大鼠仅为40%；对高脂血症清除能力较低，静脉注射胆固醇乳液后，引起的高脂血症可持续72小时，而大鼠仅为12小时；造模时间短，一般3个月左右即可成型，而犬需14个月，鸡需1年左右，猴需6个月以上。家兔形成的高脂血症、主动脉粥样硬化斑块、冠状动脉粥样硬化等病变与人类的病变基本相似，而大鼠和鸡模型与人类病变相比，差异较大；另外，用家兔造模比较经济，比犬、猴等大动物节省人力、物力和财力。

（3）犬：广泛应用于实验外科各方面的研究，如心血管外科、脑外科、断肢再植、器官和组织移植等。临床外科医生通过实验取得经验和技巧后应用于临床。犬的神经、血液循环系统很发达，适合做失血性休克、弥漫性血管内凝血、脂质在动脉中的沉积、动脉粥样硬化症、急性心肌梗死、心律失常、急性肺动脉高压、条件反射、脊髓传导实验、大脑皮质定位等实验研究。犬易造成高血压病理模型，可用作研究血压变化的动物。

（4）猕猴：正常代谢，动脉粥样硬化的性质和部位、临床症状及各种药物的疗效等都与人体相似。用添加胆固醇的饲料饲喂猕猴可发生严重而广泛的粥样硬化，且可产生心肌梗死，还可出现冠状动脉、脑动脉、肾动脉及股动脉的粥样硬化。因此，可利用其复制胆固醇代谢、脂肪沉积、肝硬化、铁质沉着症、肝损伤，以及维生素A、维生素B_{12}缺乏症和镁离子的缺乏而伴随低血钙、葡萄糖利用降低等的模型。

（5）小型猪：在老年病的冠状动脉病研究中特别有用，其冠状动脉循环在解剖学、血流动力学方面与人类很相似，幼猪和成年猪可以自然发生动脉粥样硬化。在粥样硬化前期，猪和人对高胆固醇饮食的反应是一样的。某些品种的老龄猪在饲喂人的残羹剩饭后能产生动脉和脑血管粥样硬化病变，与人的特点相似。饲料中加入10%乳脂即可在2个月左右出现动脉粥样硬化的典型病灶，如加入探针刺伤动脉壁可在2～3周内出现病灶。因此猪可能是研究动脉粥样硬化最好的动物模型。

2. 比较病理

（1）动脉粥样硬化模型：高脂饲料喂养法是目前常用的造成血脂紊乱进而引起动脉粥样硬化的方法。该方法死亡率低，可以长期观察，而且与临床情况有较好的相关性。在饲料中增加蛋黄、猪油、胆酸等，有促进高脂血症作用。某些动物饲喂高脂饲料后不易造成高血脂及动脉粥样硬化时，用甲基或丙基硫氧嘧啶等抗甲状腺的药物、烟碱、苯丙胺甚至蔗糖均可起调节作用。高脂饲料诱发高血脂及动脉粥样硬化模型的动物常采用家兔、大鼠。此外，小鼠、鸡、鸽、猪、犬及猴均有采用。

1）兔模型：1914年阿尼契科夫（Anitschkow）根据饲喂脂肪和蛋黄可诱发粥样硬化的原理，对家兔饲喂含胆固醇的饲料，使其主动脉内膜出现脂类蓄积。根据肉眼观察，此种黄色病变与人类主动脉粥样硬化症相似，只是其分布稍有不同，大多出现于前段主动脉。在饲喂胆固醇的家兔的心外膜动脉很少发生脂类蓄积，相反在心肌内细小分支中则有广泛的病变，而人主要在冠状动脉的大分支有病变。给予肾上腺素和维生素D，或交替饲喂含胆固醇饲料和正常饲料，则不会发生出血斑、溃疡和血栓形成等粥样硬化的并发症。饲喂胆固醇的家兔与人之间最突出的差异是，家兔呈现显著的高胆固醇血症（为正常时的10～40倍），并且几乎在所有器官和组织内均有脂类沉积，比较病理学家在以饲喂胆固醇的家兔为人类粥样硬化症动物模型进行评定时，往往忽略这一点。家兔在饲喂胆固醇5个月后，即出现体重下降。进行尸检时，不仅在各部动脉，并且在肾、睫状体、肾上腺皮质、卵巢、肠黏膜、内脏淋巴结和足掌等处，均有脂类沉积。给人的印象是一种脂肪蓄积性疾病，其整个综合征仅在表面上类似人的动脉粥样硬化症。

用家兔研究动脉粥样硬化的代谢方面，优点是价格便宜、容易取得、易饲养管理且特征性好。但其缺点：①仅在极度高脂血症的情况下方能产生粥样硬化病灶；②病变的局部解剖学与人不同；③兔是草食动物，和人的胆固醇代谢不完全一样；④高脂饲料易使家兔内脏脂质沉着，抵抗力下降，动物易死亡。所以在实验及评价结果时，亦慎重。

2）大鼠模型：单纯在饲料中增加胆固醇，其效果常不满意，如加入胆酸，以增加胆固醇的吸收，甚至加入抗甲状腺药物，则病理模型更为理想。大鼠抵抗力较强，不易死亡，食性与人相似，且饲养方便，故应用也较广。用大鼠进行实验，主要是针对在血栓形成的隐蔽病变内具有坏死特征的人动脉粥样硬化症病型。为诱发与脂肪相关的动脉病变，大鼠的饲料须含有40%脂肪、5%胆固醇（人的饮食中含量约为0.02%）、丙基硫脲嘧啶及胆碱和胆酸钠等其他添加剂。在有些血管中可形成血栓，但不一定与动脉粥样硬化病变的出现有关，且病理改变类似于人的早期病变，而不易形成后期病变。

3）小鼠模型：在动脉粥样硬化症的研究中，小鼠尚未受到重视，1968年维赛林维奇（Vesselinovitch）和威斯勒（Wissler）研究了饮食和放射作用对小鼠的生存期限和动脉粥样硬化的影响。放射作用，无论是慢性还是急性，都可缩短其生存期限。饲喂致动脉粥样硬化的饲料，则可在主动脉、冠状动脉和肾动脉的内膜及中层的平滑肌细胞内蓄积脂类，并且在主动脉，冠状动脉、肾动脉和肺动脉内并发严重的中层钙化过程。

汤普森（Thompson，1969）用一株近交系小鼠品系研究饲料诱发动脉粥样硬化症。对雄性CA7BL/6J小鼠可饲喂致动脉粥样硬化的饲料，其中除正常配方外，还含有5%胆固醇、2%胆酸钠和30%可可脂，饲喂25周后，全部小鼠在主动脉弓和近端冠状动脉内均发生脂肪性斑纹。利用此种近交系小鼠品系可获得相当均一的应答。对其他一些近交品系，也进行了对饲料诱发粥样硬化症的易感性研究。根据其不同程度的易感性，可进行易感性的遗传学研究。

4）鸡模型：在动脉粥样硬化症的研究方面受到重视的第二种动物就是鸡，在普通饲料中加入胆固醇，通常可致鸡高脂血症，且易发生动脉粥样硬化斑块，有时还伴有钙化及溃疡，病变发生快，批间波动小，故常被应用。鸡、鸽均类似，但是因品种不同，常有很大的差异。鸡和鸽能自发主动脉粥样硬化，主要是形成脂纹期病变，但对这类病还少进行研究。在短期喂胆固醇后，可有主动脉的可预测区域发生病变。因而，这类动物在研究与病变发生有关的早期代谢变化方面具有重要价值。饲喂胆固醇的小公鸡，容易发生主动脉病变（主要在弓部）和冠状动脉病变（主要在心肌间小动脉），并发性病变则很少见。这类模型在显示雌激素改善冠状动脉病方面特别有效，但对主动脉病变则无多大作用。

5）猪模型：小型猪可自发动脉粥样硬化。此外，猪还对饲料变化具有敏感性，用富含脂肪和胆固醇的饲料喂猪，其血清脂质和血凝状态均发生变化，并使动脉粥样硬化性病变加剧。猪心血管的解剖和生理也类似于人，如果设法损伤主动脉或冠状动脉，则动脉粥样硬化的形成更快。其病变特点及分布情况都与人类相似，主要分布在主动脉、冠状动脉和脑动脉，由增生的血管平滑肌细胞、少量泡沫细胞、胆固醇结晶、纤维帽和灶性钙化组成。由于小型猪在生理解剖和动脉粥样硬化病变的特点方面接近于人类，近年来常被用作动物脉粥样硬化研究的模型动物。当然，该动物也存在饲养管理麻烦、成本高、实验数目不宜过多、不便作遗传分析、人工产生动脉粥样硬化需要在脂类代谢中有一定的改变和（或）动脉损伤等缺点。

6）恒河猴模型：猴的解剖、生理、血脂、动脉粥样硬化的部位及性质、症状及各种药品的疗效等，均与人相似，尤以猕猴理想。高脂饮食仅1～3个月，即可产生动脉粥样硬化，血中胆固醇高达7.8～15.6mmol/L，且可伴发心肌梗死，发生广泛的心、脑、肾和股等处动脉的粥样硬化症。该种动物的另一个有利因素是心冠状动脉病变的分布状况，以其在贲门上部分布的前段分支最为显著。但是，非人灵长类来源困难，不易获得，野外捕获的遗传背景不清楚，人工繁殖每胎只产一仔，饲养管理困难，成本高。有关恒河猴的特别重要的一项观察是，在少数个体中发现非饲料诱发的高胆固醇血症。这些个体具有高胆固醇血症和Ⅱ型高脂蛋白血症，可作为人类的Ⅱ型高脂蛋白血症的动物模型。

（2）高血压动物模型：对于高血压的研究，常用动物是犬和大鼠。犬与人类的高血压有许多相似之处：①高血压早期血压波动大，以后逐渐升高，并维持在高水平；②环境和紧张刺激引起血压明显升高；③高血压发展过程中出现高级神经活动障碍；④部分动物血中儿茶酚胺含量增加。对神经精神性高血压研究，犬极为合适。大鼠的饲养繁殖、手术和血压测定比其他动物方便，对药物的反应与人类相似，故也常被选用。因兔的血压不够稳定，一般不用。

1）肾性高血压（renal hypetension）模型：戈德布拉特（Goldblatt）于1934年报道犬肾动脉狭窄可致高血压开始，此后各种实验性高血压模型的出现，不仅对病因、发病机制的了解有重大意义，而且对抗高血压药物的研究更是有着不可缺少的作用。手术使一侧肾动脉狭窄（一肾模型）或双侧肾动脉狭窄（二肾模型），均可产生持续性高血压，如若采用肾门结扎，也可造成高血压模型。实验性肾性高血压：①戈德布拉特（Goldblatt）高血压：一肾一夹型（G-1K1C型）；二肾一夹型（G-2K1C型）；二肾二夹型（G-2K2C型）；②佩奇（Page）高血压：一肾缠绕、另肾切除型（P-1K1W型）；二肾、一肾缠绕型（P-2K1W型）；二肾缠绕型（P-2K2W型）；③格罗尔曼（Grollman）高血压：一肾"8"字结扎、另肾切除（G-1K1F型）；二肾、一肾"8"字结扎型（G-2K1F型，G-2K2F型）。此外，部分肾切除同时增加钠摄入也是产生高血压的一个可靠的方法。

一肾型和二肾型高血压机制有两个重要差别：①在一肾型中，肾钠潴留或肾素-血管紧张素被激活均足以使血压升高，在二肾型中只有肾素-血管紧张素被激活才能使血压升高；②一肾型中交感系统激活是必需的，二肾型则不必要。在二肾型肾血管性高血压，其高血压的严重与否取决于所使用的动物种类及狭窄处的口径，当狭窄肾切除后，血压不能恢复正常时，高血压即进入慢性期，高血压的持续是多种机制联合引起的，其中主要是对侧肾功能损害；单肾型肾性高血压慢性期是由于单肾低压灌注下水钠滞留，导致整个外周阻力的增高。

2）内分泌性高血压（endocrine hypertension）模型：主要为使用外源性激素或刺激内源性激素的产生所致。一般可用电刺激大鼠及猴的中枢神经系统或电刺激犬的喉上神经或迷走神经中枢端，造成反射性高血压。将儿茶酚胺或血管紧张素等注射给大鼠、猫、犬、兔，也可引起急性血压升高，这对探索降压药物的作用机制是颇为有用的，如果注射前将动物两侧肾脏摘除，则动物对注射加压药物的敏感性大大提高。

给予乙酸去氧皮质酮（DOCA）或皮质酮（B）后血压升高，引起负性钾（K^+）平衡，血浆及细胞外液量增加，肾素和血管紧张素Ⅱ浓度下降。DOCA还增加血浆钠、降低钾浓度；B则无此作用。DOCA和B均使肾小球滤过率增加，血浆渗透压增加；B使血浆血管升压素轻度下降；而DOCA使血浆血管升压素明显上升。DOCA的这一作用对血压的进一步升高十分重要。类固醇引起的血压变化与钠、钾平衡的变化相比是十分小的，且后一变化在类固醇滴注后数小时即已发生；而高血压的形成需更长时间。其原因是血管高反应性，但需在给予类固醇后数天才开始出现。钠耗竭或破坏中枢肾上腺素能结构，可预防或大大削弱DOCA引起的血管高反应性高血压的发展。去除一侧肾脏能加速高血压的发展。在摄入外源性DOCA的同时切除一侧肾脏和术后饮用盐水，便形成DOCA-盐性高血压。

类固醇性和一肾型Goldblatt高血压的比较，相同点：①中枢肾上腺素能结构对高血压的发展是必需的；②涉及血管反应性、敏感性或结构的变化；③在高血压发展的阶段可能有体液的变化；④升压因子的变化可能与高血压有关，并可能涉及导致恶性高血压的"恶性循环"机制。不同点：①前一种中DOCA和盐是原发因素，后一种中肾动脉狭窄为原发因素；②前一种钠是必不可少；③前一情况血浆钾和肾素是低的，后者情况则正常。

大鼠高盐饮食后可形成高血压，令人注意的是，仅摄入过量钠盐而无过量盐皮质激素，只能使某些动物诱发高血压。这种盐性高血压具有个体特征，属遗传易感性。

3）自发性高血压大鼠（spontaneously hypertensive rats，SHR）：自发性高血压大鼠的病态表现与人原发性高血压的病态表现极为相似，高血压的发病率接近100%。在繁殖率和产仔数方面，SHR与正常大鼠无明显差异。由此认定，SHR作为高血压的模型动物是最为有用的。事实上，世界各国都在使用SHR大鼠来进行高血压的发病机制、预防、治疗和诊断诸多方面的研究。另外，把SHR与具有其他特性的大鼠进行杂交，可培育出除高血压表现外还有其他特征的新品系，如柯莱特西（Koletsy）培育出的Obese SHR亚系和冈本培育出的SHRSP亚系等。

A. 遗传背景：冈本用Wistar大鼠作为父母代进行繁殖，在所生产的众多仔鼠中找出自然发生高血压的雄性大鼠，在无麻醉状态下测定大鼠尾动脉血压，选择血压超过20kPa（150mmHg）且持续了1个月以上的大鼠，与血压稍高于正常的雌性大鼠交配，其F1中选择血压持续升高达1个月以上的大鼠进行兄妹交配，数代后（F3～F5），所有仔鼠在5个月龄前都可自然发生高血压。1969年10月建立SHR近交系，至1979年培育到51代（F51）。

B. 特征：SHR体重增长率较WKY大鼠差，但在老龄期以前外观上与WKY大鼠没有大的差异，两者之间的寿命也没有明显差别，雄性约为430天，雌性约为550天。但两者的血压在早期就有区别，随着年龄的增长，SHR出现明显的高血压性病变和由此引发的各种临床症状。成熟WKY大鼠的血压雄性为18kPa（135mmHg），雌性为16.4kPa（123mmHg）。而SHR在2个月龄前几乎全部动物的血压值都在20kPa（150mmHg）以上。4～5个月龄时达到最高值28kPa（210mmHg）。

SHR品系又分为A、B、C 3个亚系。从A亚系中分离出SHRSP大鼠，SHRSP大鼠的血压常达到30.7kPa（230mmHg），C亚系达到23.3～28kPa（175～210mmHg），B亚系达到24.6～29.3kPa（185～220mmHg）。雄性比雌性提前1个月达到峰值。

SHR在高血压发病期（1.5～2个月龄）时，末梢动脉变得狭窄、弯曲，心脏渐渐肥大。心脏肥大是SHR的特点，以心脏重量和体重比率的增加最为显著。在3～4周龄时即可见心脏重量对体重比率的增加，科伦特（Current）则发现SHR在整个生长期都可见其左心房对体重比率的增加。一般认为这种变化与高血压无关。有研究把肼酞嗪或甲基多巴加入饮水中让SHR饮用，预防了高血压的发生，但治疗组与对照组之间心脏的重量并无差异。甲基多巴治疗的SHR心脏重量与体重的比降低。由此认为，甲基多巴可能具有不依赖于其血压效应方面的作用。有人认为，SHR的心肌肥大可能与遗传有关。

SHR出生6个月后可发生脑卒中病变（出血或梗死）、心肌梗死和纤维化、肾硬化症、细小动脉肥厚或坏死（多发生于肾及睾丸，偶尔也可发生于心脏和肾上腺）。在血压达24～25.3kPa（180～190mmHg）时这些病变的发生率分别为8%、19%、17%和37%。血压上升到26.7～30.7kPa（200～230mmHg）时上述病变也随之上升到12%、72%、40%和70%。具有这些病变的动物多数会因衰弱而死亡。但有脑卒中病变的大鼠常会出现兴奋或麻痹的现象；心、肾发生变化的大鼠往往会出现腹水和胸腔积液。另外，SHR高血压的程度和病变的程度会因各种刺激（如背位绑缚、音响、电刺激）和过多摄入食盐而明显恶化。

SHR B亚系的血浆高血蛋白酶原活性与WKY大鼠无显著差别，而C亚系的血浆高血蛋白酶原活性却明显低于WKY大鼠。高血蛋白酶原在SHR中的作用尚不清楚。据报道，年轻的SHR，其高血蛋白酶原的增加与全身性血压升高相一致。经肼酞嗪治疗过的大鼠这种酶的活性会升高，血压趋于正常，出现持久性心脏肥大。然而经甲苯多巴治疗可降低这种酶的活性。Okamoto（1969）认为在SHR血压升高的发病机制中高血蛋白酶原没有作用。

SHR从中枢到末梢的自主神经系统都发生了异常变化，特别是交感神经功能出现亢进，肾上腺髓质的去甲肾上腺素升高，约为正常大鼠的2倍。在新生期大鼠的侧脑室注入6-羟多巴胺破坏中枢神经系统的单胺能神经结构可阻止高血压的形成。因此，不论是破坏中枢神经还是破坏外周单胺能通路都可预防SHR高血压综合征的发生。下丘脑-腺垂体-甲状腺系统发生异常变化，神经分泌系统功能和末梢动脉反应亢进，这些变化都被认为与高血压的发病机制相关。

SHR血压变化受遗传因素影响。用血压正常的WKY大鼠与SHR交配产生的子代大鼠仅有轻度的血压升高，故认为高血压为多基因方式遗传。

SHR和人类的自发性高血压有很多相似之处。表现在：①遗传因素占主要地位。②在高血压早期无明显器质性改变。③病程相似，血压升高随年龄增加而加剧，到6个月时，上升到最高水平。④紧张刺激和大量食盐等环境因素加重高血压的发展。⑤血压上升早期或高血压前期有高血流动力的特征，即血压波动、心率加快、心排血量增加、左心室压力变化速率增加、肾血流量减少等。⑥发生继发性心血管损害，出现心脑肾合并症。降压治疗，可防止或减轻病变的进展和合并症的发生。

C. 饲育：SHR的饲育和一般的大鼠相同。3个月龄时进行交配繁殖（此时最好预先控制血压），对交配、妊娠、哺乳的大鼠要给予一些蛋白含量稍高的饲料。从SHR出生后1个月开始，每周测量1次血压，同时称量动物的体重，观察动物的发育状况、患病时间和临床表现。动物往往在实验期间患肺炎而死亡，故应及早给予抗生素。

附：WKY/ola

A. 遗传背景。①起源：用来自日本东京都大学医学部的Wistar远交系大鼠培育而成，1983年从ICI引到LOAC，1985年引到ILAS。②毛色和毛色基因：白化（a，c，h）。

B. 品系特征：为SHR的正常血压对照组动物，雄鼠动脉收缩压为140～150mmHg，雌鼠130mmHg，适用于高血压病研究。

（3）心肌缺血动物模型：犬的体重适中，心脏的解剖与人类近似，占体重的比例很大，冠状血管容易操作，心脏抗心紊乱能力较强，且抵抗力较强，不似兔在实验中很易死亡。此外，犬较容易驯服，可供慢性观察。但是犬的冠状动脉变异较大，侧支吻合丰富，室间隔动脉特别发达，故在结扎冠状动脉主干时，易致动物死亡。而结扎侧支则不易成功，常需多处结扎。

猪心脏的侧支循环和传导系统血液供应类似于人的心脏，侧支循环不如犬丰富，易于形成心肌梗死，心室颤动发生率高，如在左冠状动脉前降支起点1～2cm处部分闭塞，约有1/3的动物发生心室颤动，完全闭塞则有1/2的动物发生心室颤动。

测试心肌耐缺氧实验时，大鼠优于小鼠和兔。小鼠和兔离体心脏耐缺氧实验的特异性虽然高，但不能同时测定心脏的各种血流动力学变化，如心排血量、血压、静脉压、心房压等，难以分析耐缺氧与血流动力学改变的关系。而大鼠心肺灌流测定心肌耐缺氧，可以克服以上缺点；大鼠心肌梗死后存活率较低，结扎大鼠左冠状动脉死亡率为42%。猫耐受心肌梗死能力较强。

造模方法一般均为造成冠状动脉狭窄或堵塞，或辅以增加心脏负荷的方法，有电刺激、药物法及冠脉阻塞法。心肌梗死的范围取决于阻塞动脉的大小和侧支循环的状况。一般来说，左冠状动脉阻塞引起左室侧壁和近心尖的左室前壁、心室间隔前部和前外乳头肌的梗死；左回旋支的阻塞引起左室侧壁和近心底部左室后壁的梗死；右冠状动脉的阻塞引起左室后底部、心室间隔后部和房室结的梗死。

1）电刺激法：将电极埋入右侧下丘脑背内侧核以强弱电刺激造成心肌缺血，可造成持久而稳定的S-T段压低，其性质与人心绞痛发作时所产生的缺血性心电图变化相似。

2）药物所造成的心肌缺血：方法较多，如用垂体后叶素给家兔静脉推注或滴注可致心肌缺血；异丙肾上腺素皮下注射可使大鼠、豚鼠、兔、犬等造成心肌缺血，心电图可显示S-T段降低或其他缺血性心肌病的特征性表现。每天反复尚可造成心肌缺血坏死，是抗心肌缺血药物常应用的模型。

3）冠状动脉堵塞法：是最为常用的方法。选用犬、兔、猪等，结扎冠状动脉，皆可造成心肌缺血坏死，用油质或塑料微粒也可致冠状动脉发生阻塞，也可利用一种遇水会膨胀的纤维环（ameriod），在2～3周内造成冠状动脉闭塞。

（4）心律失常动物模型：常用于心律失常模型的动物很多，如小鼠、大鼠、豚鼠、兔、猫和犬等。大鼠、豚鼠、兔及猫等动物的心脏较小。这些动物的心室颤动有自发恢复的可能，因为冲动在比较短的通路中，可能在仍处于不应期的区域内消失。异常兴奋波将不可能形成环形运动。

大鼠来源广，较为常用，但应注意大鼠对强心苷不敏感，不宜用于哇巴因或地高辛所诱发的心律失常模型，心脏适宜作离体标本。豚鼠心率较低，心电图波形及心脏对心血管药物的感受性与人类近似，故常用作整体或离体心律失常模型。兔耳静脉注射给药方便，宜在不麻醉条件下实验，对用于心脏的药物感受性较好，还宜作开胸手术、固定电极等实验。犬、猴及猪等动物的心脏较大，心室颤动很难自然恢复，如研究心律失常的病因学用犬很合适。犬对引起心律失常的刺激很敏感，比人类更易发展成心室颤动，需用电除颤。在进化上比犬更高级的猴使用效果更好，但价格昂贵，应用受到限制。猪的冠状血管系统与人类的很相似，因而现在越来越多地选用小型猪，以结扎冠状动脉的方法形成心律失常。

用犬、兔、豚鼠、小鼠、大鼠及鸡等多种动物的胚胎及新生或成年动物的心肌进行细胞培养可形成各种有自发节律的细胞，并保留其固有的生物学特性，可以建立心肌损伤及节律失常等实验模型。

这种模型常有以下分类方法。

1）按心律失常引发部位：分房性及窦性心律失常，此外尚有因中枢受刺激造成交感或副交感神经失调所致的中枢源性心律失常和直接作用于外周所致的心律失常。

2）按诱发因素：药物诱发心律失常、电刺激诱发心律失常及冠状动脉结扎引起心肌梗死所致心律失常。

A. 药物诱发的心律失常：常用动物有小鼠、大鼠、豚鼠、兔等，需要时也可用犬。

三氯甲烷常可诱发小鼠的心室颤动，如用乙酰胆碱后再加三氯甲烷，则可诱发心房颤动或心房扑动，可用于该类药物的筛选。三氯甲烷对较大动物常难诱发心律失常，加用大剂量肾上腺素能诱发兔室性心律失常，而肾上腺素加速静脉滴注可诱发豚鼠和犬的室性心律失常。

强心苷能抑制心肌细胞上的 Na^+，K^+-ATP 酶，致使细胞内 Na^+ 高、K^+ 低，继而 Ca^{2+} 大量进入细胞内。故强心苷中毒可出现多种类型的心律失常，常用于诱发心律失常的药物为哇巴因。亦可用地高辛、毛花苷丙（西地兰）等，动物多用豚鼠，亦可用犬。

乌头碱能直接兴奋心肌，加速 Na^+ 的内流（促使细胞去极化，缩短不定期），导致心律失常。故第 I 类抗心律失常药（膜稳定作用）如利多卡因等，第 III 类抗心律失常药，如胺碘酮等常可在该类模型上显示效果。大鼠和家兔常用静脉滴注或静脉注射，在整体情况下观察预防用药和治疗用药的疗效，而犬常可行心脏局部用药，部位不同而诱发不同的心律失常。

此外，氯化钡或氯化钙可诱发大鼠心律失常，犬心房局部应用乙酰胆碱等，也能诱发心律失常，某些药物脑室内应用亦可引起心律失常。药物诱发动物心律失常的发生机制与人体临床相差较远，故用单一模型评价药物作用时须谨慎。

B. 电刺激诱发心律失常：电刺激中枢、外周神经及心脏均可引发心律失常。

电刺激家兔丘脑，可因交感神经活动亢进而心律失常，而猫因交感和副交感神经活动都亢进导致心律失常，刺激星状神经节亦可引起心律失常。

心脏局部刺激，因部位不同及强度不同易产生不同的心律失常，其阈值可测，强度适宜时，心律失常是可逆的。该型心律失常更贴近自然的异常冲动，故是评价抗心律失常药物的重要模型。常用家兔诱发的心室颤动，以其阈值作为评价指标。猫亦可应用，但犬心室颤动后需用电极除颤。损伤大，故少用。

C. 冠状动脉结扎引起心肌梗死所致心律失常：冠状动脉结扎引起心肌梗死后，可诱发心律失常。它与人心肌梗死后心律失常很相似，故为重要抗心律失常药的动物模型。大鼠在结扎冠状动脉左前降支后5分钟可产生室性心律失常，可持续30分钟至数小时，该模型因动物小而易得，手术简单，术后即刻产生心律失常，故是筛选抗心律失常药物的常用模型。

二、消化系统疾病

1. 实验动物应用 进行消化系统疾病的研究，选择实验动物正确与否，可直接关系到实验结果的准确性。例如，兔、羊、豚鼠等动物均属草食动物，与人类的消化系统迥然不同，故不宜选用。

大鼠对营养物质缺乏敏感，可发生典型缺乏症状，是营养学研究使用最早，最多的实验动物，如各种维生素缺乏症，以及蛋白质、氨基酸及钙磷代谢的研究；还可进行动脉粥样硬化、淀粉样变性、酒精中毒、十二指肠溃疡和各种营养不良等研究。

犬易于调教，通过短期训练即可较好地配合实验，非常适合于进行慢性实验研究。犬的消化系统发达，与人有相同的消化过程，常用于慢性消化系统瘘道的研究。例如，可用手术方法做成唾液腺瘘、食管瘘、肠瘘、胃瘘、胆囊瘘来观察胃肠运动和消化吸收、分泌等变化。以呕吐为观察指标的实验一般使用犬，犬易呕吐。犬的胃小，作胃导管容易，便于进行胃肠道的生理学研究。犬还有与人类极为相似的消化器官，如进行牙齿、部分小肠移植等研究，可选择该动物。

幼猪的呼吸、泌尿及血液系统与人的新生儿相似，适于研究营养不良症，如铁、铜缺乏等。猪的病毒性胃肠炎，可用来研究婴儿的病毒性腹泻。

猕猴对人的痢疾杆菌病最易感，是研究人的痢疾杆菌病最好的模型动物。若选择犬时，需通过改变生活条件降低机体抵抗力，加大投菌量，才可复制成犬菌痢模型。

老龄NIH小鼠多自发性慢性十二指肠溃疡。犬也易发消化性溃疡。猪以胃的食管端溃疡为多。

胰腺炎研究，可选用幼年雌性小鼠使其胆碱缺乏，诱发出血性胰腺炎。猫、犬等中年以上的肥胖动物常会自发慢性胰腺炎。犬的胰腺很小，适合作胰腺摘除手术。大鼠的胰腺十分分散，位于胃和十二指肠弯曲处。

甲型肝炎病毒研究，可选择红面猴，因该病毒可在红面猴中增殖。尽管黑猩猩和绒猴对甲型肝炎病毒具有易感性，人工感染可使其发病，而且在感染的肝细胞质中也能检出病毒颗粒，但是，它们会自粪便中排出病毒颗粒，应十分小心。

乙型肝炎病毒研究，黑猩猩是比较理想的模型动物。黑猩猩与长臂猿、狒狒等其他非人灵长类动物相比，对人的乙型肝炎病毒更易感。树鼩对人的乙型肝炎病毒感染率较高，且可形成一定的肝脏病理改变，但是不能长期携带该病毒。与上述两种动物相比，豚鼠具有一定的实用价值。豚鼠可作为研究乙型肝炎慢性化和免疫耐受机制、整合病毒基因在肝细胞癌变过程中的作用、Delta联合感染和重叠感染的机制、乙肝疫苗防治和抗病毒化疗药物的筛选等的模型材料。这些研究在人体需观察20～30年，在豚鼠仅需2～4年。

2. 比较病理

（1）肝纤维化动物模型：任何可引起肝损伤的因素长期、反复作用于肝脏，均可产生肝细胞变性、坏死，继而肝细胞再生和纤维组织增生，导致肝纤维化，严重时发展为肝硬化、肝癌等。基于此原理建立了许多肝纤维化模型、化学性损伤模型、免疫性模型、生物学模型、酒精性模型和营养性模型。每种方法因致病因素不同，给药途径不同，产生肝硬化的机制、纤维化出现的早晚、稳定性、出现率、重复性及机体自然患病过程相似程度等都不尽相同。

1）免疫法：动物选用雄性Wistar大鼠，体重130g左右。取猪血清0.5ml，腹腔内注射，每周2次，共8次（猪血清的制备：取新鲜猪血，离心制血清，过滤除菌，分装放低温冰箱备用）。

免疫性肝纤维化产生的机制是Ⅲ型变态反应，白蛋白和血清的大分子物质作为异种抗原进入大鼠体内后，刺激其产生相应的抗体，当抗原再次进入机体后抗原抗体结合，形成抗原-抗体免疫复合物（IC），IC可激活（或结合）补体，由于抗原的反复、长期刺激，过量的免疫复合物来不及被清除，沉积于肝脏的血管壁内外，引起血管炎和血管周围炎，形成广泛的进行性慢性炎症病变。如此反复导致肝细胞变性、坏死，肝细胞再生，纤维增生等变化，最后发展为肝纤维化、肝硬化。

大鼠于第3周出现较多的肝细胞变性、坏死，第4周增生的胶原纤维形成纤维束，呈侵袭性生长，从中央静脉到门管区之间相互伸延，发生肝纤维化。该模型的特点：①肝纤维化出现早，出现率高达86.7%；②对动物整体损伤轻微，动物毛发光泽、生长、发育情况与正常无区别；③肝纤维化组织中大量胶原增生，故Ⅲ、Ⅳ型前胶原的mRNA增多。

免疫性肝纤维化模型还可以用牛或人白蛋白进行诱导。但是猪血清模型与白蛋白模型相比，前者方法简便、周期短、经济、出现率高，其结果可靠、稳定。白蛋白模型（人或牛白蛋白）方法复杂，先要用白蛋白致敏动物，致敏动物后进行尾静脉攻击注射，实验周期长（达95天），价格高，出现率不高（人白蛋白模型出现率77.7%），造模死亡率较高（牛白蛋白模型为31.6%，人白蛋白模型为40.0%），而猪血清模型无一死亡。因此认为在免疫性模型中猪血清模型是较理想的模型。

临床上，慢性活动性肝炎患者循环免疫复合物多为阳性，故猪血清模型可用于慢性肝炎所致肝纤维化的研究，对于研究免疫复合物的形成、沉积和清除，以及对于防治免疫损伤性肝纤维化有效药物的筛选，具有理论和实际意义。

2）四氯化碳法：Wistar或SD大鼠，体重180～200g，皮下注射40%～50%四氯化碳（CCl_4）油溶液（0.3ml/100g），每周2次，第2周始，隔日以20%～30%乙醇溶液1ml灌胃（或作为唯一饮料），饲以玉米面（混以0.5%胆固醇），共10周。

第2周时肝脏出现小叶中心小片状肝细胞变性坏死，光镜下未见明显纤维增生，第4周时肝脏除肝细胞变性坏死外，开始有较薄的纤维间隔形成，第6周大鼠肝脏间隔进一步增厚，多由假小叶形成；第8周大鼠肝脏可见肝组织正常结构被破坏，形成厚的纤维间隔，并分割形成假小叶。实验中大鼠成活率为60%～80%，四氯化碳所致高胆固醇饮食大鼠肝硬化是目前国内外常采用的动物模型，该模型可靠且复制时间短，肝纤维化进展稳定，适合于肝硬化发生发展过程的动态研究。

（2）应激性胃溃疡动物模型：在动物身上复制胃溃疡的方法很多，所用的方法不同，造模机制也各异，引起的溃疡病变也各有特点。应激法以各种强烈的伤害性刺激（如强迫性制动、饥饿、寒冷等），引起动物发生应激性溃疡。机制比较复杂，与人类应激性溃疡发生比较相似。在应激状态下交感神经兴奋一方面直接引起内脏血管收缩；另一方面通过交感-肾上腺髓质系统释放儿茶酚胺类激素，使供应黏膜的小血管出现痉挛性收缩，动-静脉吻合支开放、血栓形成等微循环障碍，促进了胃应激性溃疡的形成。在应激状态下下丘脑-腺垂体-肾上腺皮质系统的兴奋性明显增高。肾上腺皮质激素能促进胃酸的分泌，抑制胃黏液的分泌，从而促进了应激性溃疡的发生。应激时下丘脑-腺垂体-甲状腺轴的兴奋性加强。甲状腺激素能提高胃黏膜细胞的代谢率，使应激状态下胃黏膜缺血、缺氧造成的能量代谢障碍进一步加剧，促进了溃疡的形成。

应激性胃黏膜损伤的造模方法：①束缚应激，即将动物四肢缚住，背位固定于手术板或铁丝网上，放置6小时以上；②束缚加浸水应激，简称浸水应激，将动物束缚后再置于20～23℃的水浴中3小时以上；③冷冻应激，将动物束缚后再置于4℃的冰箱中3小时以上；④旋转应激，将动物放在笼中，以60r/min的速度旋转2小时以上，这些应激刺激均可在短时间内造成胃黏膜的急性损伤。

三、呼吸系统疾病

1. 实验动物应用 小鼠气管及支气管腺不发达，仅喉部有气管腺，支气管以下无气管腺，故不宜做慢性支气管炎模型及祛痰平喘药的疗效实验。

慢性支气管炎研究，选择猴很合适。因为猴的气管腺数量较多，且至三级支气管中部仍有存在。豚鼠对结核杆菌、白喉杆菌很敏感，适合作结核和白喉的研究。

平喘药和抗组胺药支气管扩张药物研究最常用的动物是豚鼠，因其气道平滑肌对致痉剂和药物的反应最敏感。豚鼠对组胺类药物很敏感，可引起支气管痉挛性哮喘，常用于药物药效的测试模型。药物引喘时，选用体重不超过200g幼龄豚鼠效果更佳。

镇咳药筛选的首选动物是豚鼠，因为豚鼠对化学刺激（7%的氨气、二氧化硫、枸橼酸等）和机械刺激（刺激其喉上神经）都很敏感，刺激后能诱发咳嗽，且豚鼠价格较便宜，又易获得，常用于镇咳药物的药效评价。但是作为初筛，耗资仍较大。因此大、小鼠作为初筛动物模型亦常被考虑。大、小鼠能被化学刺激诱发咳嗽，但咳嗽和喷嚏很难区别且变异很大，但对于有经验的实验人员，仍是可取的。猫在生理条件下很少咳嗽，但是机械、化学刺激均可诱发咳嗽。犬无论在清醒还是麻醉状态下，均可引起咳嗽，且在反复刺激时变异少，故在药效学实验时，可以考虑应用。兔对化学刺激或电刺激均不敏感，且诱发喷嚏比咳嗽为多，故兔很少作为镇咳药的筛选模型。

造成支气管痉挛进而引起哮喘的原因可以是过敏，也可以是气管的炎症。因此，根据药物的性质需应用两类不同性质的模型，即被测试的药物是解痉药还是抗过敏药。常用豚鼠制作离体气管条或肺条，因豚鼠的气管较其他动物更敏感，而且与人的气管类似（表7-1）。

表7-1 不同动物的气管敏感性（g/ml）

收缩剂	豚鼠	人	猫	犬	兔	大鼠
乙酰胆碱	10^{-7}	10^{-5}	10^{-8}	10^{-9}	10^{-6}	10^{-6}
组胺	10^{-7}	10^{-5}	—	10^{-6}	—	—

从表中可见，犬对乙酰胆碱极度敏感，而兔和大鼠均对组胺相对不敏感。

据此，在使用大鼠气管或气管螺旋条时，因大鼠气管支气管在静息状态下对气管扩张药无松弛反应，故先加用氨甲酰胆碱，而不用组胺类药物作收缩剂，再来测试扩张药物的疗效。

整体的动物哮喘模型一般都是用豚鼠，可采用氯化乙酰胆碱和磷酸组胺溶液混合，喷雾吸入，以观察引发哮喘的潜伏期，鉴于个体动物的反应性不同，所以豚鼠（体重不超过200g的小豚鼠）应预先筛选，潜伏期大于120秒的不宜采用。另外，用卵清蛋白先行致敏，届时再行攻击，以观察过敏反应。犬多次暴露于过敏原，如犬弓蛔虫（toxocaracanis）或猪蛔虫（ascarissuum）或混合草籽的浸出液的气溶胶中，也可引起哮喘，作为抗过敏性支气管哮喘的模型。

2. 比较病理

（1）支气管哮喘动物模型：激发动物发作的致敏原：卵白蛋白、血小板激活因子、蛔虫、天花粉、平菇孢子及内毒素、腺苷、红软珊瑚，以及一些引起职业性哮喘的抗原物质如甲苯二异氰酸甲酯、邻苯二甲酸苷和乙二胺等。根据制模方式的不同可分类如下。①主动免疫致敏动物模型：该模型是利用几种哺乳类大动物（如犬、羊和猴）在其生长过程的自然状态下感染了线圆虫类寄生虫（主要是蛔虫）后，血清中长期存在高滴度的抗某一寄生虫抗原的特应性抗体（IgE），一旦再次受到这一寄生虫抗原的攻击，即迅速地产生特定的抗原抗体反应，并能使呼吸道产生支气管哮喘反应。②被动免疫致敏动物模型：是指在实验前，预先用一种特殊的抗原及免疫辅佐剂注入动物体内，使动物致敏后通过制备抗血清输入实验动物使其被动致敏，再用同一抗原进行攻击所建立的一类哮喘实验动物模型。下面介绍几种常用的动物模型。

1）卵白蛋白激发哮喘：选用200～300g的豚鼠，雌雄不限，于第1天和8天，将0.5%卵白蛋白溶于生理盐水10ml加至超声雾化吸入器，给豚鼠用简易面罩雾化吸入10分钟，第16～20天将致敏的鼠置于密闭的容器内，用1%卵白蛋白气雾激发，使动物暴露在卵白蛋白气雾中10～30分钟，直至出现哮喘样发作为止。

当过敏原卵白蛋白注入豚鼠体内，其可溶性抗原成分刺激机体产生特异性免疫素（IgE抗体），使机体处于致敏状态。当豚鼠再次接触到此抗原时，由IgE介导发生抗原抗体反应，使细胞脱颗粒，释放出活性化学物质如组胺、嗜酸性粒细胞趋化因子等，作用于支气管引起气道高反应性致哮喘。

豚鼠可出现气喘表现，咳嗽、烦躁、口唇和四肢发绀，呼吸费力挣扎，呼吸频率明显增快。用Ⅱ导生理记录仪可描记其呼吸曲线，出现呼吸频率加快和呼吸加深。病理检查可发现毛细血管扩张，嗜酸性粒细胞浸润，腺体分泌活动亢进。

卵白蛋白激发豚鼠哮喘发作是目前国内外常用的方法，其方法简单，可复制性强，且豚鼠是最好的显示气道高反应性的特征动物，其哮喘发作与人的表现相似。本模型主要用于哮喘发病机制的研究和治疗观察。

2）邻苯二甲酸酐（PA）致变应性哮喘：选用豚鼠，体重250～300g，2～3月龄。用30mg苯酐以1ml丙酮溶解后，加入4℃ 2%的人血清白蛋白碳酸氢钠（9%）溶液中，并在此温度下搅拌1小时形成苯酐-人血清白蛋白结合物（PA-HSA）。以同法制备苯酐-牛血清白蛋白结合物（PA-BSA）。将制备好的抗原与弗氏完全佐剂等量研磨或用两支注射器对推，使之成油包水状（佐剂包抗原）混合物备用。固定动物后，于腹腔或后腿肌内注射0.2～0.3ml（内含蛋白4～6mg），只使用PA-BSA弗氏完全佐剂注射。于注射3～8周后做抗原吸入激发实验。激发前先描记正常的呼吸运动曲线。用1：1000HSA盐水溶液雾化后使动物吸入1～3分钟，观察记录0.5小时。

苯酐是小分子化合物，属半抗原物质。由于半抗原不能刺激机体产生免疫反应，故需与载体蛋白结合成全抗原，形成新的抗原决定簇而发挥致敏作用。据此本实验制备了两种不同载体的苯酐全抗原即PA-HSA和PA-BSA。实验动物用PA-BSA致敏，而激发时先吸入HSA，无哮喘出现，证明BSA和HSA二者无交叉免疫反应。但吸入后出现了哮喘发作，说明苯酐与载体蛋白结合后具备了全抗原的特征而使机体致敏。用致敏的抗血清给正常动物注射，并在相应抗原吸入攻击下同样可诱发出哮喘。

豚鼠吸入抗原后的1～10分钟内，一般表现为呼吸频率加快，由发作前的100～120次/分增加到140～160次/分；呼吸幅度亦增大，同时可伴有咳嗽、喷嚏，重者呼吸极度费力、挣扎，可有短暂窒息甚至死亡。发作一般持续30～50分钟。

苯酐是重要的化工原料，也是确切的职业性致喘物质。苯酐哮喘属变应性哮喘，患者体内可测出特异性抗体，苯酐抗原吸入激发试验常呈现阳性。本模型的建立，为进一步研究该哮喘的病理变化提供了条件。

（2）肺纤维化动物模型：肺纤维化的病理特点为肺部炎症引起肺泡反复持续性损伤及细胞外基质的破坏、修复和过度沉积。该病严重影响患者生存质量，预后极差。由于该病发病机制到目前为止尚不清楚，临床上也缺乏相应的有效治疗手段，患者病死率居高不下，因此建立一个可靠稳定的肺纤维化动物模型是探索其发病机制和开发有效治疗药物的重要前提，实验中常用的肺纤维化诱导剂主要有博来霉素、百草枯、二氧化硅、石棉、放射线、呼肠孤病毒、野百合碱等，在这些诱导剂中，以博来霉素使用最为广泛，已成为经典的动物肺纤维化模型的诱导剂。

1）博来霉素肺纤维化模型：实验大鼠（雌雄不限）经乙醚麻醉后仰卧，固定头部及四肢，轻拉鼠舌压迫舌腹，在额镜直视下，趁大鼠换气瞬间，迅速将已装有博来霉素溶液连有注射液的细塑料插管插入达气管分叉处，随后慢慢推入剂量为5g/kg体重博来霉素溶液，注入溶液体积控制在0.2ml/100g体重或以下。给药结束时，辅助大鼠作直立、旋转等动作，以便药物在动物肺内均匀分布，然后大鼠自由饮水进食。大鼠在给药1周后开始出现一系列肺纤维化的渐进性病理学改变。早期病变主要表现为肺间质及肺泡腔内有不同程度的炎症细胞浸润，并可见E型肺上皮细胞增生及少量巨噬细胞、单核细胞；随着炎性渗出逐渐吸收，部分肺泡机化，肺泡间隔成纤维细胞增生，至给药4周时肺组织间质及胸膜层胶原纤维明显增多。

2）百草枯肺纤维化模型：实验小鼠（雌雄不限）禁食16小时后，经口一次性灌服20%浓度的百草枯溶液100mg/kg体重，随后动物自由饮水和进食，3天后，小鼠肺组织内可见静脉淤血及局部出血，中性粒细胞和成纤维细胞轻度增多，局部有少量纤维组织增生。7天后，肺组织内除可见局部间质增厚及纤维增生外，尚可见慢性炎症及出血，并有中性粒细胞、巨噬细胞及成纤维细胞增生。第14天后，肺组织内间质增厚，支气管扩张，肺泡上皮增生，淋巴细胞、巨噬细胞及成纤维细胞开始增多。21天后，肺组织内慢性炎症灶及纤维增生范围扩大，局部有纤维化倾向及肺组织实变，但淋巴细胞、巨噬细胞及成纤维细胞数量减少。造模42天后肺组织瘀血，局部间质明显增生。

四、糖　尿　病

1. 实验动物应用　以哺乳动物为主，鼠类使用量最大，应用范围也最广，主要以药物筛选和血液生化、病理改变等方面，家兔主要用于糖尿病性高脂血症和药物研究等方面。

乌克坦小型猪（墨西哥无毛猪）是糖尿病研究中的一个很好的动物模型，只需一次静脉注射水合阿脲（200mg/kg体重）就可以产生典型的糖尿病，其临床体征包括高血糖症、剧渴、多尿和酮尿。

猕猴可用作库兴病、尿崩症和糖尿病的研究。给其注射自体或同种甲状腺提取物，可诱发自身免疫性慢性甲状腺炎、肥胖和糖尿病。

2. 比较病理　复制糖尿病动物模型通常分诱发和遗传自发性两类，复制方法主要包括5种：①注射致高血糖因子，如生长激素、胰高糖素、糖皮质激素及儿茶酚胺类激素等，这种方法能复制出某些继发性糖尿病模型。②注射化学物质引起胰岛β细胞的损伤，如链脲佐菌素（streptozotocin，STZ）、四氧嘧啶（Alloxan）可造成胰岛β细胞不可逆损伤；环丙庚哌

（cyproheptadine）、天门冬氨酸酶、甘露庚酮糖可引起β细胞可逆性损伤。③注射生物及生物制品引起β细胞破坏，如鼠脑炎病毒、心肌炎病毒M型变异株可诱发若干品系的成年小鼠糖尿病，白介素-1（1L-1）在一定剂量和范围内对β细胞有选择性细胞毒作用，可导致胰岛素依赖型糖尿病（IDDM）。④手术切除胰腺的大部分或全部，并给予高糖饮食刺激，引起继发性永久性糖尿病。⑤筛选、引种、繁殖遗传性及自发性糖尿病，这类动物模型更接近人类糖尿病的自然起病及发展，尤其适于研究糖尿病的病因学。

STZ可造成动物胰岛β细胞大量坏死，通过采用不同的给药方法，可复制出速发型类似非胰岛素依赖型糖尿病（NIDDM）的动物模型和迟发型类似IDDM的动物模型。

速发型：一次足量给予动物STZ，造成β细胞大量损伤，胰岛素合成和分泌减少，引起糖代谢紊乱，导致糖尿病。速发型模型较适于NIDDM的相关研究。

迟发型：根据弗氏完全佐剂（CFA）可激发机体免疫功能的特点，将小剂量STZ和弗氏完全佐剂联合使用，可激活大鼠体内淋巴细胞诱导胰岛β细胞发生轻度改变，在此基础上被激活的具有细胞毒作用的T细胞可将轻度变性的细胞当作靶细胞进行攻击，从而导致自身免疫过程的发生，使胰岛β细胞损害进一步加重，引起糖尿病。迟发型STZ动物模型有免疫学的改变，更接近人类IDDM的发生发展变化。

STZ致糖尿病作用几乎不受饲料成分和营养状况的影响，对四氧嘧啶致糖尿病作用有抵抗的豚鼠，STZ也可致糖尿病。STZ价格较贵，但致糖尿病作用很稳定，使用方便。

（1）遗传性肥胖症小鼠：肥胖症动物中，最常见的有Obese、Diabetes、KK、NZO小鼠。这些小鼠各自的肥胖程度、血糖水平、血胰岛素水平、相关酶的活性、末梢组织激素的感受性、胰岛素的变化过程都不相同。即使是同一品系的小鼠也会因其年龄、性别和饲喂条件的不同而有很大差异，对实验结果也会带来很大的影响。

1）Obese（ob）小鼠：由英格尔斯（Ingalls）等发现了属于第Ⅺ连锁群的常染色体隐性基因。该基因已被转入C57BL/6J和C57BL/KsJ小鼠中。纯合体小鼠呈现肥胖症状，肥胖小鼠作为模型动物是常用的一种。

ob纯合体小鼠（C57BL/6J）在生后12～14天就可见脂肪细胞肥大，8月龄时体重就达到70g，其后体重也几乎不见减轻。4周龄出现高胰岛素血症，7月龄时血胰岛素水平超过正常鼠的50倍左右，16月龄时稍有下降。血糖在4周龄前是正常的，4、5月龄时达到最高值，以后逐渐降低，在8月龄时接近正常水平。耐糖曲线也显示为糖尿病型肥胖，其他糖新生酶和糖分解酶活性都增加，促进肝脏脂肪合成，脂肪组织代谢紊乱，末梢组织的激素感受性降低，血脂增加。通过饲料限制可以使少数症状得到改善，但其特征性的肥胖体态不会消失。给动物使用四氧嘧啶、STZ也可改善肥胖症的症状。胰腺肿大达到正常小鼠的10倍，其中的90%为胰岛β细胞所占，胰岛α细胞也增多。和正常小鼠混合饲养摄食量减少，体重减轻。由此分析，本病与摄食因子缺陷有关。体温调节方面也有缺陷，让动物自由选择食物时，则偏好吃富含脂肪的饲料。

2）Diabetes（db）小鼠：1946年，赫梅尔（Hummel）等从C57BL/KsJ系小鼠中发现了属于第Ⅷ连锁群的常染色体隐性基因。杂合体小鼠表现出肥胖症状，与ob纯合体小鼠相比，其糖尿病临床症状更为严重。继而，Hummel等发现了db[2J]小鼠，斯塔茨（Stats）发现了db[3J]小鼠。雷恩（Lane）确定这些小鼠和1959年福尔克纳（Falconer）发现的ad小鼠有相同的基因位点，遂将基因标记改为db[ad]。

db纯合子小鼠（C57BL/KsJ）血中的胰岛素水平在动物出生后10～14天即开始增加，但6～8周龄后又恢复到正常水平，体重从3～4周龄开始增加，3～4月龄时达到峰值。血糖值比ob小鼠明显增高，4周龄时就达到700mg/dl，表现为尿糖、多饮多尿。其后血糖值也会持续性升高，到7个月后稍有减少，糖生酶活性增强，糖分解酶活性降低，限制摄食可改善症状。幼鼠胰腺的大小接近正常小鼠，但胰岛素含量升高，随着症状的发展使胰腺肥大、脱颗粒现象变得更为明显。末期时胰岛β细胞退化，引起坏死性变性。与正常小鼠混合饲养，正常小鼠会因吃不到食物而饿死。由此可见，摄食因子是正常的，但摄食中枢有缺陷。破坏摄食中枢会改变糖尿病的症状，对温度变化的应激反应低，由此推测，本病与下丘脑功能改变有关。有趣的是，把ob基因导入C57BL/KsJ时，会出现类似于C57BL/KsJ-db的重症病态，而把db基因导入C57BL/6J时，会出现类似C57BL/6J-ob所表现的症状，糖尿病症状减轻，肥胖程度变重。C57BL/6J和C57BL/KsJ在1947年形成分支的。

db小鼠、ob小鼠与成人糖尿病之间有许多共同点。这种模型的异常代谢变化和下丘脑的功能有很密切的关系。如果使用这些模型的话，在发生肥胖症之前就可随时进行观察。在db小鼠中，与靠近这个基因位置的体色基因（m）配对，就能识别mdb/mdb纯合体小鼠。即使是ob小鼠，在卵巢移植的基础上配合人工授精，也能够对纯合体小鼠进行识别。另外，ob、db的杂合体有时也是有用的。由于所使用动物都是纯合体的，所以在肥胖和非肥胖的个体间进行脏器移植是可能的。如果各个基因导入系统完备的话，在各个肥胖症的个体间也可做到这一点。

纯合体ob、db小鼠是不孕的，维持和繁育是通过在杂合体雌雄小鼠间的交配进行的。为了找到杂合体，必须在纯合体小鼠中进行确认，品系维持和生产管理都相当困难。把ob或db纯合体的卵巢移植给正常小鼠，再与杂合体雄鼠交配，用雄性纯合体小鼠精子给雌的杂合体小鼠进行人工授精的话，纯合体小鼠与杂合体小鼠1：1配合，1次交配即可得到模型小鼠。如果在db中用DBM原种的话，可以通过毛色把杂合体小鼠和正常小鼠区别开来，ob和db纯合体小鼠缺乏对温度变化应激的抵抗性，必须注意饲育室的温度管理。

（2）遗传性肥胖症（fatty）大鼠：人肥胖症和成人糖尿病的初期，血中胰岛素过剩，胰岛素的感受性降低。想要弄清胰岛素感受性降低的原因却又很难从患者中得到可供研究的材料，所以需要通过有类似病态表现的动物去进行比较试验。而Zucker fatty大鼠的病态表现满足了这样的要求，对人肥胖症的成因、病理生理和治疗预防研究都是一种非常有用的实验动物。1961年朱克（Zucker）把以Sherman系大鼠为种源的白化大鼠13系和蒙克（Memk）研究所的黑色大鼠M系进行杂交，繁育出Zucker fatty大鼠，在由随机交配生产的13M系的大鼠中，自然变异生产出"fatty"大鼠。遗传形式为单纯的隐性基因（fa）遗传。仅是纯合体（fa/fa）动物表现肥胖，杂合体（Fa/fa）不出现肥胖。无论雌雄纯合子都无生殖能力，因此要通过雌雄杂合子交配生产出纯合子肥胖大鼠。

1）特征：Zucker fatty大鼠，食欲亢进、肥胖，患有高脂血症和高胰岛素血症。但空腹时，大鼠的血糖接近正常，脂肪细胞膨大，和人的肥胖症有非常相似之处。

大鼠在生后3周左右体重开始增加，第5周时外观就可见明显的肥胖，并急剧发展。至40周龄增长速度渐渐趋缓，至45周龄时，雄鼠体重可达1000g，随着体重的增加脂肪细胞变大且数目增多，于第3周胰岛素分泌开始增多，20周左右达到高峰，胰岛素抵抗值（IRI）达200～300μU/ml，为对照组的10～20倍。

动物空腹时血糖值约为100mg/dl，和对照组相比没有大的差别，或仅有轻度的升高。经口耐糖试验和静脉耐糖试验其耐糖性仅有轻度的降低。肥胖大鼠伴有明显的高脂血症，特别是甘油三酯和胆固醇明显地升高，为正常大鼠的5～10倍，游离脂肪酸约为正常大鼠的2倍。其他激素也发生异常变化，尤以生长激素下降最为明显，仅为正常值的1/3。诱发实验（TRH负荷试验）可见生长激素分泌功能显著降低。血液中的催乳激素也比对照组低一半，血糖值大致正常或稍有增加。但在诱发试验中，血糖值却高于正常值的1.5～2倍。

2）饲育：一般情况下，患有此类疾病的雌雄大鼠都不妊娠。但偶尔能找到有生殖能力的雄性大鼠，其幼仔的一半是fa/fa大鼠，另一半是Fa/fa大鼠。但遗憾的是有授精能力的雄性大鼠个体很小，并不太肥胖，如果按Fa/fa♀×fa/fa♂这样的形式继续交配时，所产生的大鼠越来越小，越来越弱，以至最后完全丧失生殖能力。所以要避免近亲交配，必须采用循环交配（rotation for non-inbred）法进行繁育和维持。另外，因为Fa/fa和fa/fa难以区别，要通过子代小鼠来测定其父母代的基因型。在杂合子中，雌性约在9月龄前，雄性约在18月龄前用于繁殖，通过杂合体交配，fatty的产生率约为全部幼仔的1/4。

（3）遗传性糖尿病（KK）小鼠：KK小鼠是1957年由日本近腾用日本原有的小白鼠（又称"二十日小鼠"）培育成功的。1962年，中村（Nakamura）发现KK小鼠具有和成年人肥胖性糖尿病相似的性质。和正常的C57BL小鼠相比，KK小鼠的耐糖性、胰岛素和肾上腺素的感受性都很低。在C57BL和KK的杂交一代小鼠中，这些指标介于两亲代之间。KK小鼠的糖尿病性变化受多基因控制。因此，把这种小鼠区开来使用可以获得不同程度的糖尿病动物，有可能与人糖尿病的多样性相对应。从这一点来说，作为人糖尿病模型，KK小鼠有着和ob/ob、db/db小鼠突变种不同的用途。

1）特征：用市售固型饲料饲育的KK小鼠很少会出现尿糖和高血糖症状，只是耐糖试验表现出糖尿性状（非肥胖型KK小鼠）。通过饲喂高能量饲料，或给予金硫葡萄糖，或导入肥胖基因（AY）等手段会使动物出现肥胖症，并常常伴有高胰岛素血症的高血糖症（肥胖KK小鼠）。在肥胖KK小鼠中糖尿病变化与成年人的糖尿病非常相似，即血中胰岛素和血糖都升高，并引起胰β细胞的脱颗粒现象，以肾小球系膜细胞增生、基膜肥厚为主的变化显性化（表7-2）。

表7-2　KK小鼠糖尿病性变化

项目	非肥胖	肥胖
耐糖力	低下	低下
胰岛素敏感性	低下	低下
尿糖	偶有阳性	阳性
血糖	正常	升高
血胰岛素	稍升高	升高
胰腺	稍肥大	肥大
胰岛B细胞	正常	脱颗粒
肾小球系膜细胞	略增加	增加
肾中性脂肪	略增加	增加

代谢方面，一是肝脏和脂肪组织的脂肪合成亢进；另一是参与糖代谢的脂肪组织和肌肉组织中参与糖代谢的胰岛素感受性降低。这些现象在肥胖性KK小鼠中表现得最为明显。脂肪合成亢进会导致肥胖，末梢组织胰岛素感受性降低则导致了高血糖的出现。脂肪异化的调节机制也受到破坏，很少会因绝食而导致血中游离脂肪酸的升高，这可以用 in vitro 的脂肪异化反应中的肾上腺素感受性降低来解释。

2）饲育：因为是近交系，不需要特别的育种技术。但一旦患上糖尿病则不利于小鼠的发育，繁殖相当困难，出生率仅为77.1%，哺乳率为67.4%，产仔数为4～5只，和C57BL小鼠相比这是非常低的，而且这组数值还会随着生产次数的增加而减少。KK小鼠的血糖值还受饲育条件的影响，在群饲（5只/笼）条件下饲喂市售固型饲料时，血糖值并不上升，但单饲（1只/笼）时，血糖值则呈上升趋势。给以高能量饲料，体重增长明显，高血糖的发病速度变快。体重与血糖值之间、血中胰岛素含量与体脂肪之间有正相关关系，高血糖和高胰岛素的产生又与动物的肥胖有直接关系。

固体饲料的形状和硬度不符合要求或群饲小鼠之间的争斗，会使动物摄食不足，所以难以产生肥胖，自然也就不会发生高血糖现象。

断乳时的动物体重也受血糖值的影响，即断乳时体重轻的小鼠即使连续（18周）饲喂高能饲料也不会缩小与断乳时体重重的小鼠之间的差别，也难以发生高血糖症，证明哺乳期低营养饲喂可以抑制脂肪组织的生成。以此推论断乳时体重轻的小鼠哺乳期的哺乳不够充分。糖尿病的发生和发展也受基因表达的影响，但表现型也受环境因素的影响，因此，为了提高重复性，必须在胎儿期和哺乳期就十分注意环境条件的改善。

(4) 非胰岛素依赖性糖尿病（Shr/N-cp）大鼠：NIDDM又称为2型糖尿病，多见于成年人，但也可见于其他年龄的患者。大多数患者的体重超重，对胰岛素有抗性，在感染等应激情况下发生酮症，呈家族性发病。目前对NIDDM的病因与发病机制了解不如对IDDM病深入。NIDDM不同于IDDM的主要表现为胰岛素抵抗，研究证明胰岛素基因点突变致家族性胰岛素病（insulinopathy），已发现单基因糖尿病如MODY-Ⅰ为20号染色体长臂（20q）腺苷脱氨酶基因异常。MODY-Ⅱ为7号染色体（7q）的葡萄糖激酶基因异常，MODY-Ⅲ与12号染色体（12q）之间有遗传联系。1992年发现线粒体突变基因糖尿病，即线粒体tRNA基因上核苷酸序列（nt）3243A→G点突变，这些基因异常导致胰岛β细胞原发性功能异常，胰岛素分泌减少而发生临床糖尿病。鉴于NIDDM病因与发病机制的复杂性和存在明显的遗传异质性，目前认为常见型NIDDM是一种多基因遗传疾病。主要是对糖尿病的遗传易感性，而后天环境因素特别是生活方式的改变，高热量的饮食、体力活动减少、缺乏有规律的体育锻炼所导致的肥胖，尤其是腹型肥胖与糖尿病的发病密切相关。NIDDM发病的另一特点是表现为胰岛素抵抗和高胰岛素血症，产生胰岛素抗性的原因除与原发胰岛素β细胞功能异常有关外，还与胰岛素受体异常有关，诸如受体数目、亲和性、受体抗体、受体后效应及葡萄糖转运蛋白功能的改变等。

自发性高血压/NIH-肥胖大鼠（SHR/N-cp）是NIDDM的一种新型模型动物，其独特之处在于不论正常血压和高血压的胖鼠或瘦鼠都表现NIDDM征象。

1) 特征：SHR/N-cp大鼠自发NIDDM的病因学还不甚明了。SHR/N瘦鼠也有高胰岛素血症，但同类品系SHR非肥胖大鼠并不表现胰岛素含量的升高，这说明本病与cp肥胖基因存在着相关性。在已经存在有胰岛素抗性的遗传学基础上，再加上肥胖或给予蔗糖饮食的因素，可形成葡萄糖耐量的异常。给SHR/N-cp大鼠饲喂高糖饲料（蔗糖的含量达54%）发现：雄性胖鼠和瘦鼠在代谢及组织病理学方面表现出来的特征与人类NIDDM相似；给肥胖大鼠以蔗糖含量高的饲料比给予淀粉含量高的饮食更易促进早期糖尿病的发作。在瘦鼠中，蔗糖饮食诱发高血糖的效应比淀粉饮食大5倍多；一旦本品系的雄性大鼠出现肥胖症状其高血压症状便随之消失。

肥胖鼠和瘦鼠的血清胰岛素与皮质酮含量都有所增加。饲喂上述饮食1个月后，肥胖鼠的血清胰岛素含量较瘦鼠高6～8倍。肥胖鼠还出现早期发作的高甘油三酯血症。动物生长到1个月时，肥胖鼠口服葡萄糖耐量试验（OGTT）出现异常反应，1小时血糖值＞200mg/dl，且喂饲蔗糖的大鼠血糖含量及胰岛素含量比喂饲淀粉者要高。约经半年的时间，肥胖鼠的糖耐量会有所改善，而胰岛素反应则未见变化。用蔗糖饲喂的瘦鼠则需要1年左右的时间才出现血清胰岛素和甘油三酯升高的现象。12个月时，喂饲蔗糖的瘦鼠80%的会出现OGTT异常变化，而喂淀粉的瘦鼠OGTT异常者仅为15%左右。受试动物出现蛋白尿，但未见酮尿，瘦鼠生长到4周时出现高血压症状，而肥胖鼠的血压却是正常的。喂饲蔗糖的肥胖鼠生长到9个月时体重明显减轻并衰弱，而同样饲喂蔗糖的瘦鼠则要到15个月时才出现这一现象。

病理学检查发现：无论肥胖鼠还是瘦鼠，在发育到9.5月龄时都发生NIDDM的特征性改变。胰腺的变化主要为胰岛显著性地增生，比同类品系SHR非肥胖大鼠的胰岛大3～5倍。胰岛由增生的β细胞组成。在肥胖鼠中还可见糖尿病的并发症发生，如肝细胞脂肪变性和糖尿病性肾病。前者可从中央静脉向汇管区扩展。与喂饲淀粉的肥胖鼠相比，喂饲蔗糖的肥胖鼠肝细胞脂肪变性要多10%～30%。糖尿病性肾病的特征为，弥漫性与阶段性膜性肾小球肾炎发展为弥漫性肾小球硬化，并伴肾球囊基底膜肥厚。肾小管肾病的变化也非常明显，出现伴有蛋白管型与透明管型造成的肾小管扩张。在瘦鼠中，继发性损害限于肾脏。两种表型出现肾脏损害的严重程度均为饲喂高蔗糖者较饲喂高淀粉者更重。在所检查的任一组中均未见到肾脏血管病变。

由SHR/N-cp大鼠建立的糖尿病模型与人类NIDDM相似。虽存在高胰岛素血症，但胰岛素分泌能力的缺陷日渐加重，胰岛素的效能也日渐降低。肥胖和食物中糖分的增高会使这些现象加重。人类的NIDDM常有空腹血糖增高或OGTT的异常。出现肥胖并伴有酮体耐受性和高胰岛素血症。小部分患者的体重正常或仅有轻度的肥胖，胰岛素的含量也多不增高，糖尿病的临床症状较为少见。本模型动物也有类似表现。

2）饲育：本品系动物的肥胖特征为常染色体隐性遗传。由于肥胖鼠不能生育，故通过杂合子交配繁殖。杂合子交配后产生的子代有3种基因类型，但仅有两种表型，即纯合子（cp/cp）胖鼠、纯合子（+/+）瘦鼠和杂合子（cp/+）小鼠，比例为1：1：2。瘦鼠的基因型根据与已知杂合子的交配结果而定。

第四节　肿瘤比较医学

实验肿瘤学对肿瘤的病因、发病机制及防治方法的研究，都有着非常重要的意义。在实验肿瘤学研究中的动物模型选择，有四种类型。

（1）自发性肿瘤（spontaneous tumor）模型：这是一类未经有意识人工处置而自然发生的肿瘤模型，其发病类型、发病率均随实验动物的品种、品系等不同而不同，如AKR的自发性白血病，C3H的自发性乳腺癌。应用自发性肿瘤模型的优点，首先自发性肿瘤从肿瘤发生率上来看，与人类肿瘤相比更相似，实验结果更易推用于人。其次对影响肿瘤发生、发展的原因更有可能被发现，但是肿瘤发生从时间上参差不齐，实验时间长，所需动物数量较多，耗费大。

（2）诱发性肿瘤（induced tumor）模型：是使用致癌因素在实验条件下诱发动物发生肿瘤的动物模型。用化学致癌物质、物理因子和生物因子均可在某种动物中诱发出不同类型的肿瘤，如二甲基苯蒽（DMBA）和甲基胆蒽（MC）可诱发乳腺癌；二苯并芘诱发纤维肉瘤；黄曲霉毒素B_1及奶油黄可诱发大鼠肝癌；N-甲基-N-硝基-亚硝基胍（MNNG）诱发大鼠胃癌；二乙基硝胺（DEN）可诱发小鼠肺癌，这些都已用于实验肿瘤的研究。但是诱发癌的过程通常很长，个体的潜伏期差异很大，成功率通常不能达到100%。肿瘤细胞形态特征变化也很大，而且有些又可诱发多部位肿瘤，可作为病因学研究，或者作为预防性药物的研究，具有其独特价值。

（3）移植性肿瘤（transplantation tumor）模型：指将动物或人体肿瘤移植同种或异种动物连续传代而培养出的模型。该肿瘤模型是用于筛选和药效学研究的主要类型。最初大多是诱发或自发性肿瘤，经不断移植而形成特定的动物模型，通常是接种一定数量的肿瘤细胞（皮下、腹腔、静脉、颅内等），甚至是无细胞滤液（病毒性肿瘤），使一群动物在几乎相同的时间内患同样的肿瘤，其成功率接近100%。肿瘤形态、生长率、对药物的敏感性、死亡时间等非常相近。所以，作为药物筛选的模型是非常合适的。现在全世界保种的瘤株有500种以上。但是经常用于筛选及药效学试验的大概只有40种左右，其中大多数是小鼠肿瘤，少数为大鼠或仓鼠的肿瘤。至于豚鼠、兔、猫、犬、猪、马及灵长类的肿瘤，在进行肿瘤学研究中也有应用。

（4）人体肿瘤移植性（transplantation human tumor）动物模型：早期的抗癌药物研究均以动物肿瘤作为筛选的模型，但现在临床许多抗癌药物证明动物模型应与人体肿瘤相关。动物肿瘤毕竟不是人体肿瘤，同时不同的肿瘤，例如，肺癌和肝癌应该看作是各有特点的两种疾病，它们的敏感药物也是不同的。所以应用多种人体肿瘤模型进行抗癌药物的筛选，特别是疾病定向性筛选应具有合理性。

早期人体肿瘤动物异种移植模型，主要是利用动物的一些免疫防御功能缺乏的部位，如鸡胚、动物的眼前房、地鼠的颊囊等。虽然也有一定的成活率，但是生长缓慢，肿块又小，难以传代。所以应用上受到许多限制。自1966年以来，由于免疫缺陷性裸鼠的发现和应用，人体肿瘤异种移植获得更大的成功，这些人体肿瘤在裸鼠体内传代，其肿瘤细胞形态、染色体数量和同工酶水平等，仍保持不变，而且其对临床常用的抗癌药物敏感性也大致相似。美国NIC于1977年提出将人的乳腺癌（MX-1）、结肠癌（CX-1）、和肺癌（LX-1）作为体内第二期筛选模型。近年来，各类人体肿瘤在裸鼠体内异种移植模型正在进一步考核研究，以便为抗癌药物寻找，尤其是对实体瘤敏感药物的寻找，提供更好的模型。

一、自发性肿瘤模型

动物自发瘤发生于近交系动物，随实验动物种属、品系的不同，肿瘤发生类型和发病率有很大差异。人类肿瘤在实验动物中几乎都能找到相似的肿瘤性疾病。哺乳类动物是肿瘤实验研究中最常用的一类动物，尤其是小鼠和大鼠和仓鼠也很常用。其中，小鼠的各种自发性肿瘤在肿瘤发生、发展的研究中具有重要意义。

1. 小鼠肿瘤 由于小鼠自发瘤在组织学结构和来源方面与人类肿瘤具有相似之处，饲养方便，因此在实验性肿瘤研究中小鼠的使用最多（是大鼠的10倍以上）。不同近交系小鼠的自发瘤各具相对稳定性。相同品系小鼠间具有良好的组织相容性，肿瘤可移植生长。除品系外，小鼠的性别和日龄对肿瘤发生率亦有一定影响，一般6～18月龄发生率最高，以后降低。有的如乳腺癌还与小鼠妊娠史有关。乳腺、肺、肝、造血组织是小鼠常发生自发肿瘤的部位，其中乳腺肿瘤发生率最高。组织学类型上，小鼠自发性癌较肉瘤常见。

（1）乳腺肿瘤：在各品系小鼠中，C3H系雌小鼠乳腺肿瘤发生率最高，达99%～100%，A系经产雌鼠乳腺肿瘤发生率为60%～80%（但处女鼠仅约5%）。CBA/J系发生率也较高（60%～65%），BALB/c、615等品系发生率低，C57BL品系未见乳腺肿瘤发生。

小鼠乳腺肿瘤分为A、B、C三型：A型为典型乳腺腺瘤，镜下由乳腺腺泡上皮细胞构成的腺泡结构。B型包括乳头状囊腺癌、单纯癌及导管内癌等，为源于腺上皮的多种类型肿瘤。C型又称纤维瘤和腺纤维瘤，结构上有大量囊腔形成，囊腔内衬以单层立方上皮。有些乳腺癌呈腺鳞癌和癌肉瘤表现。

引起乳腺肿瘤最重要的因素是乳腺肿瘤病毒。已知其有几个主要的变种。①原发肿瘤病毒MMTV/S为高度致癌，并可由哺乳母鼠的乳汁传递，主要作用于C3H、DBA、BALB/cfC3H小鼠。种鼠的发病率为70%以上，潜伏期不足1年。②MMTV/L病毒可由生殖细胞传递，主要作用于C3Hf系小鼠，种鼠发生率＜40%，潜伏期在1年以上。③MMTV/P病毒可由生殖细胞或乳汁传递，主要作用于DD、DDD、R111系小鼠。潜伏期在1年以内，种鼠的发生率＞70%，但在上述三个品系的小鼠也有透明细胞癌发生。被感染的小鼠可发生一种典型的前体病变，即增生的小泡结节被连续移植。

自发性乳腺肿瘤的转移频率高，主要转移至肺，但这一特性有些依赖于小鼠的品系。有些乳腺肿瘤依赖于激素，有些依赖于卵巢，还有其他一些则依赖于妊娠。依赖于卵巢的肿瘤含有雌激素和孕酮受体，而依赖于妊娠的肿瘤具有催乳素受体。对C3H小鼠施行卵巢切除术可使其乳腺肿瘤的发生率显著下降。如果对2～5月龄成年小鼠进行卵巢切除术，还会发生乳腺肿瘤，但发生的时间比正常的晚。

（2）肺肿瘤：小鼠自发性肺肿瘤主要见于18月龄以上的A系、SWR系小鼠，其肺自发瘤发生率分别达90%和80%。小鼠肺自发肿瘤的病理学类型有腺瘤和腺癌，前者为良性肿瘤，多位于肺组织周边部，呈白色结节状，镜下为立方状、柱状或多角形瘤细胞构成的腺管状结构；后者起源于支气管或肺泡上皮，癌细胞有明显异型性和多形性，呈腺样排列或条索状，少数呈散在排列。有部分腺癌癌细胞排列呈乳头状，即形成乳头状腺癌，偶尔亦可见癌肉瘤。

（3）肝肿瘤：小鼠的自发性肝肿瘤也常见，但在不同品系发生率不同。14月龄以上的C3H系雄鼠发生率为85%左右。小鼠自发性肝肿瘤中有良性，又有恶性。良性肝肿瘤表现为典型的腺瘤结构，瘤细胞分化高，但可恶变，形成肝细胞性肝癌或胆管细胞性肝癌，其结构与人相似。并可发生局部浸润和转移。肝肿瘤还可见血管瘤。由于小鼠肝自发瘤较常见，故在诱发小鼠肿瘤的实验中应正确分析判断肝肿瘤是自发还是致癌物的作用。

（4）白血病：C58、AKR、Afb等品系小鼠的白血病多发，其中8～9月龄AKR小鼠白血病发率高达80%～90%（雌性略高于雄性），8～9月龄Afb小鼠发生率在雌鼠达90%，雄鼠为65%。形成的白血病以淋巴细胞性白血病为主。

小鼠白血病的发病机制包括病毒和化学的或物理的因素。与淋巴生成组织和造血组织肿瘤有关的病毒属于反转录病毒科，含有依赖于RNA的DNA聚合酶（反转录酶）。这些病毒对于被感染的细胞一般不致细胞病变，而且似乎小鼠隐藏这些病毒使其作为遗传的正常成分，尽管它们可能涉及自发性白血病，但它们并不总是在这些疾病中被表达出来。现在已经发现一些重组病毒能够感染小鼠细胞和异源细胞，并且和白血病高发品系（如AKR小鼠）自发性白血病的发生有关。其表型的表达受小鼠基因型的控制。内源性反转录病毒经由种系垂直传递，水平传递无效，但可经由子宫内感染或唾液、痰、尿液、粪便或乳汁等途径发生。由一种内源性病毒所诱发的白血病，一般是一种单独的病毒组织学类型。

小鼠最常见的造血器官的恶性肿瘤是淋巴细胞性白血病，起源于胸腺。首先胸腺的一侧萎缩，然后随着肿瘤细胞增生，胸腺的一叶增大。肿瘤细胞可扩散至其他叶，然后至其他造血器官，如脾、骨髓、肝和外周淋巴结。临床体征包括呼吸困难和由于从头部返回的静脉血液压迫致眼球突出。在疾病后期，肿瘤细胞流入循环系统。该肿瘤大多数来源于T细胞，但也有B细胞或无细胞谱系的白血病。当后两种综合征出现时，淋巴结和脾均常受损，胸腺一般是正常的，并且每一类型均能在无胸腺小鼠中诱发。

骨髓性白血病在小鼠中常见，可由病毒诱发。骨髓细胞积聚于肝和循环系统中，并渗入骨髓和其他器官。在外周血液中能够发现分化阶段不同的白血病细胞。在老龄小鼠中，由于骨髓过氧化物酶活动增强，致病器官可呈绿色，故名为绿色瘤性白血病。此种绿色接触空气即褪色。

2. 大鼠肿瘤 大鼠自发瘤在肿瘤研究中的应用仅次于小鼠，其发生率情况也与品系有关。大鼠不同于小鼠，其自发肿瘤发生率较低，且组织学上肉瘤多于癌。垂体肿瘤发生率较高，而自发性肝癌少见，但大鼠的肝脏对致癌剂的作用却很敏感。

（1）乳腺肿瘤：Wistar大鼠自发性乳腺肿瘤以纤维腺瘤为最多（占92.9%，其中以管外型为主，其次为管内型及混合型），纤维瘤及腺癌较少。管外型呈现为腺管显著增生，弥漫分布或聚集成团，管腔内含红染分泌物，腺管周围增生的纤维组织多少不等。管内型表现为纤维组织弥漫性过度增生，呈乳头状突入腺管管腔，挤压腺管使其伸长变形，呈分枝状裂隙。混合型兼有管外型和管内型的结构，大鼠乳腺纤维瘤与人纤维瘤相似，但其中可偶见少量腺管。SD大鼠乳腺自发瘤发生率约55%，多数为纤维腺瘤，其组织学结构与人类乳腺纤维腺瘤相似。恶性肿瘤（乳腺癌）少见，组织学上与小鼠腺癌相似。

（2）内分泌系统肿瘤：大鼠内分泌系统（包括甲状腺、垂体、肾上腺等）亦可发生自发瘤，且多数品系的大鼠垂体瘤的发生率较高。

（3）恶性淋巴瘤：不同品系的大鼠恶性淋巴瘤的发生率不同，并与年龄有关。同系12月龄大鼠占32%，12月龄以下者仅占0.2%。从肿瘤部位上，绝大多数的淋巴瘤发生于胸腔（肺）。

二、诱发性肿瘤模型

诱发性肿瘤模型的原理是利用外源性致癌因素引起细胞遗传特性异常而呈现出异常生长和高增殖活性，形成肿瘤。外源性致癌因素主要有化学性、物理性及生物性致癌物，其中化学性致癌物（chemical carcinogens）最常见，已确知的多达1000多种。各种致癌物的致癌强度、致癌谱等特性相差较大，同一种致癌物经不同途径给药所致肿瘤部位或类型可有很大差异。有些化学性致癌物具有明显的亲器官或组织特性。因此，实验工作中应根据需要选用适当的致癌物和致癌途径，并确定其他影响因素或实验条件。

用于诱发实验性肿瘤的动物种类较多，它们因品种不同而对相同致癌因素有不同的反应性。常用的动物以哺乳动物为主，其中啮齿动物的使用最多、应用最广，包括各种大鼠、小鼠、豚鼠等。

1. 基本方法　诱发性动物肿瘤的诱发方式包括原位诱发和异位诱发。原位诱发是指将致癌物直接与动物靶组织或靶器官接触而诱发该组织或器官发生肿瘤，接触方法可通过涂抹、灌注、喂养或埋置等。异位诱发是将与致癌物接触后的动物组织或器官埋置于该动物或另一正常动物皮下而产生的该组织或器官的肿瘤，异位诱发肿瘤具有易于观察和取材的优点。

在进行诱发动物肿瘤的实验中，必须注意适当选择致瘤方法、动物种系、致癌物种类与溶剂、给药剂量与途径及观察时间等。应尽量简便可行，有较好的重复性，并利于与人肿瘤比较研究，选择对所用致瘤物敏感的方法和种系。致癌物的剂量应能保证动物存活率较高、诱发期较短而又可诱发较高频率的肿瘤。

常用的给药基本方法和途径有口服、注射法、埋藏和涂抹等方式。

（1）涂抹法：将致癌物涂抹于动物背侧及耳部皮肤，主要用于诱发皮肤肿瘤（如乳头状瘤、鳞癌等）。常用于此法的致癌物有煤焦油、3,4-苯并芘及20-甲基胆蒽等。

（2）口服：本法是将化学致癌物溶于饮水或以某种方式混合于动物食物中自然喂养或灌喂动物而使之发生肿瘤。食管癌、胃癌、大肠癌等肿瘤常用此方法。

（3）注射法：注射法是将化学致癌物制成溶液或悬浮物，经皮下、肌内、静脉或体腔等途径注入体内而诱发肿瘤。本法亦很常用，其中皮下和静脉注射又最常用。

（4）气管灌注法：常用于诱发肺癌。将颗粒性致癌物制成悬浮液直接注入或用导液管注入动物气管内，多使用仓鼠和大鼠为实验动物。

（5）穿线法：适用于将多环芳烃类致癌物直接置于某特定部位或器官，如宫颈、食管和腺胃等。方法是将一定量的致癌物放置于无菌试管内，加热使致癌物升华，吸附于预制的线结上，将含有致癌物的线结穿入靶器官或靶组织而诱发肿瘤。

（6）埋藏法：将致癌物包埋于皮下或其他组织内或将经致癌物作用过的器官、组织移植于同种或同种系动物皮下进行肿瘤的诱发实验。

2. 特点　在使用化学致癌剂致癌时，应注意各类致癌剂在实验动物体内的致癌特点。

（1）芳香族或偶氮类的致癌特点：①需长期大量给药；②其本身常为前致癌物，需在体内经药酶，如P450等活化才变成致癌物；③有明显的种属差异，不同致癌物对不同种属动物的致癌能力有明显的不同，而且会在不同部位产生不同的肿瘤；④致癌作用受营养及激素等的影响。

（2）亚硝胺类致癌的特点：①致癌性强，有时小剂量一次给药即可致癌；②对多种动物，不同部位及器官均能致癌，甚至可透过胎盘使仔代致癌；③一些亚硝胺类化合物对器官有明显的亲和性。

（3）黄曲霉毒素B_1的致癌特点：①毒性极强，只需亚硝胺剂量的几十分之一即可致癌；②能诱发多种动物肿瘤；③能诱发多种癌症。

三、移植性肿瘤模型

1. 移植性肿瘤的来源　所谓移植性肿瘤，就是当一个动物的肿瘤被移植到另一个或另一种动物身上，经过传代后，它的组织类型与生长特性（包括接种成活率、生长速度、自然消退率、宿主反应及宿主寿命等）已趋稳定，并能在同系或同种受体动物中继续传代，即成为一个可移植的瘤株。一般经过20代的连续接种，可达稳定。

（1）诱发性肿瘤来源：包括化学致癌物诱发的肿瘤和物理因素诱发的肿瘤等。诱发肿瘤生长旺盛时，宜以小块法取出新生瘤组织，移植于同种同系动物或裸鼠皮下，进行移植传代。受体动物有时需酌情加一些降低机体免疫力的措施，如注射可的松或适量放射等使肿瘤在受体动物体内易成熟，并保证传代成功。

（2）自发性肿瘤来源：动物自发可移植肿瘤就是将动物自发性肿瘤移植到同系、同种或异种动物体内生长并经传代后组织学类型稳定，生长特性包括接种成活率、生长速度、自动消退率、宿主寿命与宿主反应等已趋稳定；其侵袭和转移的生物学特性，以及对化疗药物的敏感程度均已确定，能在同种或异种动物体内继续传代的移植肿瘤株。移植瘤株的稳定性至关重要。为了达到可靠的稳定性，通常需连续传代15～20代。但即使已建立的瘤株再传代后，其生物学特性亦可发生一定程度的改变，如形态学上的改变、恶性程度及转移特性的变化等。自发性移植肿瘤在国内外所建立的移植性肿瘤中占有相当数量，包括实体瘤、腹水瘤及白血病瘤株。可根据实验需要，将不同部位和器官的自发性肿瘤移植于同种或同系动物建立移植性肿瘤。如果将人类肿瘤移植于免疫缺陷动物，经连续移植传代后可获得所需要的移植性肿瘤。小鼠的实体瘤和白血病，是移植性肿瘤的重要来源。

（3）腹水瘤的建立：在动物的自发性肿瘤和人类肿瘤中，并没有腹水瘤。腹水瘤是移植性肿瘤中人工建立的一种特殊类型的肿瘤，也是肿瘤实验研究中常用的一种肿瘤模型。建立腹水瘤时，将动物移植性实体瘤细胞注入同种受体动物腹腔内，或将实体瘤移植于受体动物腹壁内或其他部位，待肿瘤生长后，引起腹水，腹水内含有大量的肿瘤细胞。将这种带瘤的腹水给同种同系动物移植传代后，即可成为腹水瘤。

2. 特点

（1）移植性肿瘤的优点：接种一定数量的肿瘤细胞或无细胞滤液（病毒性肿瘤）后，可以使一群动物带有同样的肿瘤，生长速率比较一致，个体差异较小，接种成活率近100%；对宿主的影响（包括生存时间、机体反应等）也类似，易于客观地判断疗效，而且可在同种或同系动物中连续移植，长期保留，供连续或重复试验研究之用；实验周期一般均比较短。这是绝大多数移植性肿瘤，包括各种实体瘤、腹水瘤和白血病等被广泛应用于实验肿瘤研究的根本原因，尤其在抗肿瘤药物的筛选中。

（2）移植性肿瘤的缺点：这类肿瘤生长速度快，增殖比率高，体积倍增时间短，是与人体肿瘤的显著不同点，特别是与人体的实体瘤差别更大。许多国家经常改变用于筛选抗肿瘤药物的移植性瘤株，主要原因可能也与其缺点有关。

目前世界上保存有约500种的移植性肿瘤，多数为小鼠肿瘤，其次是大鼠和仓鼠的移植性肿瘤。在众多的移植性肿瘤中，小鼠的Lewis肺癌、B16黑色素瘤和白血病P388是目前最受重视和应用最广的，尤其在抗肿瘤药物（包括新药筛选、药理作用等）的实验研究中。

许多国家不同的研究单位及各大医药公司，常常建立自己的一套抗癌药物的体内筛选程序，而且不断地通过回顾性或前瞻性研究来修改他们的筛选程序。虽然肿瘤模型存在着很大的差别，但是，在各筛选程序中时常出现的瘤株如下：小鼠白血病P388和L1210（宿主为DBA/2小鼠）；Lewis肺癌及B16黑色素瘤（宿主为C57BL/6小鼠）、结肠癌Colon26、Colon38（宿主为BALB/c小鼠）及Erlish腹水癌、肉瘤180（S_{180}）、白血病L5l70Y、Friend白血病、腺癌755、Ridaway骨肉瘤、小鼠肝癌2HAC、肉瘤37、脑瘤22、小鼠宫颈癌、白血病615及大鼠的肿瘤W256、吉田肉瘤等。这些肿瘤大多数生长较迅速，倍增时间短，对抗癌药物的敏感性较高。但是这些模型由于生长速度远比癌肿患者的发展速度快，且转移率较低，因此，作为筛选模型有它固有的不足。以美国国立癌症研究所（NIC）的筛选程序而言，其体内初筛首先是P388，该瘤株在一些抗癌药物的发现中发挥过巨大的作用。然而至今所发现的大多数抗癌药物，均是对白血病等疗效较好，这可能与其筛选模型有关。

第五节　感染与免疫比较医学

免疫（immune）是机体识别和处理进入机体内的异物或"非己"物质的过程。免疫系统（immune system）是一切生物体，特别是哺乳类动物及人类机体种系进化和个体发育所生成的免疫防护结构及功能。免疫器官、淋巴组织和细胞都是在生物体种系发生和个体发育发展过程中生成的。

一、实验动物免疫特点

免疫系统是一个复杂的、涉及多个器官的系统，包括暂时激活的胚胎器官（如胚胎内外胰岛、卵黄素、胎盘、肝脏），永久性的关键免疫器官（如胸腺、淋巴结）和具有部分免疫功能的多功能型器官（如脾脏、骨髓、皮肤等）。经典的免疫功能是通过相当数量的细胞及他们的亚型表面的大量特异性分子、受体，以及这些分子激活后的复合结构实现。

免疫反应是随着物种进化的长期历程中逐渐完善起来的。在选择实验动物模型时，一定要了解动物免疫系统的进化和发育状况。无脊椎动物（如阿米巴）仅有很原始的细胞吞噬作用，而脊椎动物的圆口类（鳗）和鱼类则产生了抗体IgM，两栖类的青蛙则产生了IgG，哺乳类的小鼠产生了IgA、IgM、IgG及IgE，已经具有非常类似于人的抗体系统。但哺乳类动物之间补体系统成分的缺陷和变异也很大。

实验表明无脊椎动物中也没有混合淋巴细胞反应性，而混合淋巴细胞反应是哺乳动物主要组织相容性复合体（major histocompatibility complex，MHC）识别的重要标志。但原索动物也能诱导产生细胞毒性，似乎又表明这些动物中有的成分与脊椎动物中的MHC有类似的功能。在哺乳动物中β_2微球蛋白是与MHC-I分子在一起的，而且与MHC-I分子的α链、MHC-II的β链及Ig分子的C区结构有同源性。这表明MHC与Ig系统之间可能在起源上有联系。

β_2微球蛋白还与Thy-1抗原有同源性。Thy-1抗原是细胞表面的一种糖蛋白分子，最初在软体动物鱿鱼脑中被发现，属于免疫球蛋白超家族。Thy-1抗原是小鼠T细胞的同种异体抗原，是小鼠全T细胞标志。在T细胞分化过程中，Thy-1表达在皮质胸腺细胞密度高，在髓质区具有免疫潜能T细胞的Thy-1密度降低，外周血T细胞表面此抗原密度相对较低。裸鼠少部分脾细胞也有低密度Thy-1，提示T细胞前体具有Thy-1抗原。Thy-1氨基酸组成与免疫球蛋白恒定区和β微球蛋白有高度的同源性同属于免疫球蛋白超家族。

有研究表明Ig家族起源于介导细胞间相互作用的一些分子。脊椎动物免疫系统也是由这些分子发展而来的。脊椎动物Ig家族分子在识别自身、非自身的功能中起着关键作用，但也并非在任何情况下都是Ig家族分子成员起作用。无脊椎动物中和低等脊椎动物中都证实有类似C3分子的存在（表7-3）。

表7-3　免疫系统种系发生

动物		细胞		淋巴器官		免疫反应					
分类	名称	淋巴细胞	浆细胞	胸腺	脾脏	细胞免疫	体液免疫				
							IgM	IgG	IgA	IgE	IgD
圆口类	鳗	+（T、B难分）	−	+	−	−	−	−	−	−	−
鱼类	油鲛	+	−	+	+	−	+	−	−	−	−
	鲤鱼	+（T、B初分）	+	+	+	−	+	−	−	−	−

续表

| 动物 | | 细胞 | | 淋巴器官 | | 免疫反应 | | | | | | |
| 分类 | 名称 | 淋巴细胞 | 浆细胞 | 胸腺 | 脾脏 | 细胞免疫 | 体液免疫 | | | | | |
							IgM	IgG	IgA	IgE	IgD
两栖类	蝾螈	+	+	+	+	+	+	-	-	-	-	
	青蛙	+	+	+	+	+	+	+	-	-	-	
爬行类	龟、蛇（T、B不分亚型）	+	+	+	+	?	+	+	-	-	-	
鸟类	鸡	+	+	+	+	+	+	+	-	-	-	
哺乳类	鼠、人（T、B亚型完全）	+	+	+	+	+	+	+	+	+	+	

无脊椎动物仅有原始的细胞吞噬作用

物种与免疫关系的另一要素是胎盘。表7-4显示，由于胎盘结构不同，一些动物是经绒毛尿囊、胎盘转移，另一些是通过卵黄囊上皮和卵黄循环转移。动物出生后，又可因不同动物初乳中所含抗体的情况不同而异。

表7-4 动物的胎盘屏障和母源抗体的转移

| 动物 | 胎盘类型 | 转移途径 | 选择性 | 抗体转移 | | 持续时间 |
				出生前	出生后	
小鼠	血性绒毛膜	肠（主要）、卵黄囊	+	+（卵黄囊）	++	出生到17天
大鼠	血性绒毛膜	肠（主要）、卵黄囊	+	+（卵黄囊）	++	出生到20天
豚鼠	血性绒毛膜	卵黄囊（主要）、肠	?	+++	+	整个妊娠期和出生后2天内
家兔	血性绒毛膜	卵黄囊	+	+++	-	从妊娠15天起
灵长类	血性绒毛膜	胎盘	+	+++	-	妊娠开始3个月
犬	内皮绒毛膜	肠	?	-	++	出生到8天
猫	内皮绒毛膜	肠	?	-	+++	不定
猪	上皮绒毛膜	肠	-	-	+++	出生后36小时
绵羊	结缔组织或上皮绒毛膜	肠	-	-	+++	出生后36小时

1. 小鼠 免疫球蛋白有IgM、IgA、IgE、IgG1、IgG2a和IgG2b。近交系小鼠的免疫反应多由常染色体上的免疫反应（immune response，Ir）基因控制，Ir基因与H-2（主要组织相容性位点）相连接，与T细胞功能密切相关，与B细胞关系不大。巴鲁赫·贝纳塞拉夫（Baruj Benacerraf）等在20世纪60年代提出不同近交系小鼠对简单多肽抗原的应答中产生抗体，这种免疫应答具有常染色体显性特征，定位于MHC区域，控制这类免疫应答的基因称为Ir基因，它决定一个特定氨基酸聚合体是否能引起抗体的产生。后来又证实Ir基因受辅助性T细胞（T_h）的激活所控制，而T_h细胞在蛋白质抗原产生抗体的应答中是必需的。现在我们知道每一Ir基因编码一个MHC分子的一个特定等位形式。如果Ir基因中编码的MHC分子可以与肽结合，则可以使针对这种肽的T细胞活化，为B细胞产生抗体提供"帮助"，引起强烈的抗体应答；而那些编码的MHC分子若不能结合多肽，则不能使特异性T细胞活化，由于缺乏T细胞的辅助，仅能产生弱的抗体应答。这些小鼠实验推动着MHC基因及其产物的研究，成为免疫学研究的前沿。

小鼠的迟发型变态反应常不典型，很少见到典型的表皮反应，也不像其他动物那样有规律。小鼠能被诱发产生速发型变态反应，其全身性过敏反应的特点是循环不畅、循环性虚脱，常在几小时甚至10～20分钟死亡。在体外过敏反应实验中，小鼠的子宫可以用来做舒尔茨-贝尔（Schultz-Bale）反应。小鼠的IgE、IgG能使皮肤致敏，引起被动真皮过敏反应。小鼠与大鼠、豚鼠不一样，以弗氏完全佐剂接种小鼠的脊髓或脑内很难诱发变态反应性脑脊髓炎。

目前已经建立了许多小鼠近交系，包括MHC同类品系，对其遗传学特性、免疫活性细胞的亚类也做了详细的分析。先天缺乏补体成分（C4、C5等）的小鼠品系有多种，如A/HeN、AKR/N、B10、DZ/DsnN等。

2. 大鼠　在大鼠中，连接在主要组织相容复合体上的免疫反应基因（*Ir*）控制着对GT（*L*-谷氨酸和*L*-酪氨酸）和GA（*L*-谷氨酰胺和*L*-氨基丙酸）的免疫反应，豚鼠与其相似。大鼠对绵羊红细胞（SRBC）和牛γ-球蛋白（BGG）的免疫反应有品系的差异。

大鼠有反应素抗体IgE，蠕虫感染常能诱发大量的IgE抗体，它们存在于血液循环之中。常规的免疫法只能使大鼠产生少量反应素，在体内存在的时间较短。有些品系大鼠，如Hooded Lister和Sprague-Dawley，能产生较多的IgE，再次注射抗原，IgE也随之上升。百日咳杆菌免疫大鼠主要产生IgE，如在此抗原中加入弗氏完全佐剂，免疫大鼠则产生IgG1。

大鼠对炎症反应敏感，特别是踝关节。故大鼠多发性关节炎较其他动物的炎症模型更接近于人类风湿性关节炎，适合于多发性关节炎和淋巴炎研究。但必须注意大鼠的种系、年龄与机体的免疫状态可影响发病率。幼龄或老龄大鼠还适合于作中耳疾病和内耳炎的研究。

3. 豚鼠

（1）提取补体：豚鼠是实验动物血清中补体含量最高的动物，且获取补体最方便，免疫学实验中所用的补体多来自豚鼠血清。

（2）过敏反应或变态反应研究：豚鼠易于过敏，注射马血清很容易复制过敏性休克动物模型。豚鼠的免疫球蛋白有IgG（IgG1、IgG2）、IgA及IgE，常用来进行迟发型变态反应实验，如结核菌素皮内试验。迟发超敏反应性与人类相似，但不同品系例如2/N和13/N对不同抗原的反应是很不一样的，13/N对结核菌素试验敏感，而2/N对接触性过敏反应敏感。IgG1是变态反应的媒介，IgG2与小鼠的IgG2和IgG1相似，在抗原抗体作用中起结合补体的作用。常用实验动物接受致敏物质的反应程度不同，其顺序为豚鼠＞家兔＞犬＞小鼠＞猫＞蛙。

皮肤刺激试验：豚鼠皮肤对毒物刺激反应灵敏，其反应近似人类，常用作局部皮肤毒物作用的实验，如研究化妆品和外用药品对局部皮肤的刺激反应。

豚鼠血清中的补体效价很高。其胸腺位于颈部。在大部分成熟的T细胞膜上存在着MHC Ⅱ类抗原。MHC被称为GPLA。豚鼠除作为补体的来源，还广泛用于免疫的发生和迟发型变态反应的研究。

豚鼠作为过敏性脑脊髓炎模型动物的优点是该模型较稳定，观察指标明确、客观，且不需特殊的条件。在该模型发病过程的不同阶段用药，可以观察药物的防治作用。但不足之处是豚鼠对该模型的敏感性不如Lewis近交系大鼠对组胺易感因子敏感。

豚鼠皮肤已被用于结核菌素的皮内实验和接触过敏物质的迟发型变态反应的研究。与人对结核菌素反应相比，豚鼠反应并无细胞浸润。另外豚鼠的迟发型变态反应在24～48小时达到高峰，人在48～96小时达到高峰；人和豚鼠接触化学物质引起的变态反应，细胞反应非常相似，而对皮内接种抗原的反应却有明显的不同，豚鼠比人有更多的白细胞和巨噬细胞对抗原起反应。阿尔科（Arko）报道，在进行淋病研究中使用的实验动物中，豚鼠是最令人满意的免疫学模型。豚鼠像人一样具有延长和限制迟发型真皮变态反应显现的能力，这种现象常作为肿瘤免疫的重要指标之一。

4. 兔　家兔体温反应灵敏，对发热反应较恒定，适合于发热、解热和检查致热原、筛选解热药的研究。但是，家兔在1天内的体温常有波动，故应在实验前2～3天的同一时间观察家兔体温波动情况，并选择合格的家兔。室温的变化能明显影响发热反应的速度和程度，故实验时应使室温保持基本恒定。

感染性发热：给家兔注射细菌培养液和内毒素，如皮下注射杀死的大肠杆菌或乙型副伤寒杆菌培养液，几小时内即可引起发热，并持续12小时。静脉注射伤寒-副伤寒四联菌苗0.5～2.0ml/kg，1～2小时后，直肠温度上升1～1.5℃，持续3～4小时。

非感染性发热：给家兔注射化学药品或异性蛋白等，如皮下注射2%二硝基酚溶液1.5ml，15～20分钟后开始发热，1～1.5小时达高峰，体温升高2～3℃；皮下注射松节油0.4ml后，18～20小时开始发热，24～36小时达高峰，体温升高1.5～2.0℃。皮下注射消毒脱脂牛奶3～5ml，3小时后体温升高1～1.5℃。

热原检查：热原是微生物及其崩解代谢物，其化学成分为菌蛋白、酯多糖、核蛋白及其水解物，如大肠杆菌的热原仅0.002μg/kg即能使家兔发热。因此，家兔广泛应用于制药工业和人、畜用生物制品等各类制剂的热原检查。

兔免疫反应灵敏，血清量产生较多，淋巴结明显，耳静脉和动脉较粗，被广泛用于制备各种高效价和特异性强的免疫血清。

病原体免疫血清：如细菌、病毒、立克次体等免疫血清。间接免疫血清：如兔抗人球蛋白免疫血清，羊抗兔免疫血清。抗补体抗体血清：如兔抗豚鼠球蛋白免疫血清。抗组织免疫血清：如兔抗大鼠肝组织免疫血清，兔抗大鼠肝铁蛋白免疫血清。制备畜用兔化组织疫苗：如猪瘟兔化疫苗。

兔免疫反应灵敏，尤其是新西兰品种兔的免疫反应更为灵敏。兔最大的用处是产生抗体，制备高效价和特异性强的免疫血清，但是因兔品系、品种、个体情况不同，产生抗体的效价也不同。有些品系的兔产生的抗体至少有20%效价低或无效价。近交系兔多用来生产抗体，能进行细致的免疫球蛋白的同种异型的研究，但近交系很难繁殖。为了得到高效价的血清，10只兔作为一组进行免疫是必要的。兔盲肠尖部的阑尾淋巴组织相当发达。

兔的IgA大量存在于肠黏膜和初乳中，这种分泌型抗体的合成是在肠、乳房和支气管腺体间质的浆细胞及脾和淋巴结中。兔的反应素抗体相当于人的IgE。兔的IgM能增强反应素的形成，而IgG能抑制反应素抗体的生成。兔被用来作过敏反应的研究。IgG和IgE引起的过敏反应临床症状相似，机制都是抗原-抗体结合和血小板-白细胞凝集形成沉淀物，释放药理活性物质（组胺和5-羟色胺）进入肺循环，在右心的肺动脉出道中产生一种机械和药理的联合作用，导致循环性虚脱。IgG诱发血小板或嗜碱性细胞释放影响血管的胺类，要依赖补体的作用，而IgE诱发、释放的胺类不依赖于补体。

兔肠道淋巴组织由派伊尔淋巴集结、圆囊（在回盲肠连接处的集合淋巴小结）和阑尾构成。瓦克萨姆（Waksman）等叙述了淋巴组织中形态和功能不同的3个部分：圆体（dome）含有原始和成熟的B细胞大量增殖（扩大）的器官。集合淋巴小结、圆囊和阑尾都含有T细胞，T细胞经过后毛细管静脉到达阑尾。集合淋巴结和阑尾内还同时存在B细胞，但没有抗体形成细胞。这种界线分明的T、B细胞系统及B细胞迅速地增殖和迁移（肠道淋巴器官中，B细胞参与免疫反应，但不长久停留）可能使肠道局部缺少免疫反应。集合淋巴小结是产生IgA细胞的重要来源。

5. 犬　犬的免疫球蛋白有IgM、IgA、IgG1及IgG2，而在某些病理情况下（如花粉病及各种蠕虫感染），也能产生IgE。成年犬对各种蛋白性抗原只产生少量的循环抗体，胎儿和新生犬也有类似情况。新生犬和成年犬对颗粒性抗原（绵羊红细胞）均能产生较好抗体，但新生犬初次免疫反应所产生的抗体几乎全是IgM类，成年犬则产生的抗体是IgM和IgG，这两种免疫球蛋白的数量与初生犬的IgM几乎相等，新生犬在再次免疫反应中能合成IgG和IgM。

犬对气溶胶会产生变态反应，因此，可以作为变态反应或气喘研究时的动物模型。犬的哮喘与人类过敏性哮喘相似，均由IgE介导。在犬花粉病和各种蠕虫感染中也发现IgE。因此，应用该模型动物时需要观察对药物有无抗过敏作用，与药物临床试验颇为吻合。

格伯（Gerber）等报道了Beagle犬体内循环的T细胞对植物血凝素（phytohemagglutinin,

PHA）的反应，6～12周龄比0～4周龄显著增多。对植物血凝素发生反应的高峰在6周到6个月龄，以后随年龄而下降。Beagle犬在出生时的胸腺大约为100mg，到12周龄增加到300mg以上。其白细胞总数随年龄增加而逐渐减少。

6. 猪 目前已经建立了MHC纯系的小型猪。猪不能借助胎盘在母仔间从母体向胎儿转移抗体，其胸腺不仅存在于胸腔内，颈部也有。猪的免疫球蛋白有IgG（IgG1和IgG2）、IgM和IgA；猪初乳中的免疫球蛋白主要是IgG（其中IgG1为主），其次是IgA；泌乳2～3天后，乳中IgG和IgM迅速下降，但IgA的量仍保持相对稳定。猪的IgA同人的IgA有交叉反应，其IgA有单体和存在于分泌物中的双体两种，分别为7S和10S；肠道固有层中包含大量分泌IgA的浆细胞。

7. 非人灵长类 非人灵长类动物由于其生理学和生物进化方面与人类最为相似，其各项指标也与人最有可比性，也最具参考价值。尽管目前对人类淋巴器官的研究非常深入，但关于非人灵长类动物免疫系统发育、形态、功能等方面的研究甚少。

（1）免疫系统的发育：非人灵长类动物在出生时免疫功能处于未成熟阶段，它们出生后会接触到众多的外源性抗原。婴儿阶段免疫功能的发育反映了对于外源性抗原所产生的免疫应答，包括各种免疫功能细胞的激活和克隆扩增，伴随着表型和功能的转变，而这些免疫功能的发育变化直到它们性成熟（4～5岁）时结束。研究表明食蟹猴血浆免疫球蛋白含量随年龄增加而增加，直至免疫系统成熟。幼年非人灵长类淋巴细胞亚群静止表型的表达远远高于激活表型，静止表型的淋巴细胞亚群的相对数量随年龄增长而减少，而激活表型的细胞亚群则随年龄增长而增多。

1）外周血淋巴细胞的发育。以食蟹猴为例，成年食蟹猴外周血中有三种主要类型的T细胞：$CD4^+/CD8^-$ T细胞、$CD4^-/CD8^+$ T细胞及$CD4^+/CD8^+$ T细胞。未成年食蟹猴外周血还拥有$CD4^-/CD8^-$ T细胞，具有记忆型T细胞的特点。食蟹猴10岁后，$CD4^-/CD8^-$ T细胞占外周血T细胞的比例逐渐降低。$CD4^-/CD8^-$ T细胞百分比的变化受遗传控制。这种表型特征与MHC相关，体现了个体对外源性感染物质的耐受或易感性，这表明$CD4^+/CD8^+$ T细胞表面具有记忆型抗原。

旧大陆猴有IgG、IgM、IgA和IgE，而新大陆猴多数无IgA。研究发现在其妊娠第58天的胎儿对同种植皮产生排斥；妊娠85天时，食蟹猴胎猴B细胞即开始活化，可转化为浆细胞，并且可以合成免疫球蛋白；从妊娠100天至出生，胎猴血浆内出现IgM。由于非人灵长类动物具有血性绒毛膜胎盘，IgM、IgA和IgE均不能通过，仅容许IgG通过，故IgG主要是由孕猴体内通过胎盘屏障传递到胎猴，且IgG的含量较高。

初生猴不能从初乳中吸收抗体。妊娠第9个月狨猴的胎儿和成年狨猴在抗原初次刺激后6天产生IgM，约80%的狨猴是胎盘血管吻合的双胎，用性别染色体分析能证明不同性别的双胎中血液存在交换。在血液交换的狨猴双胎中，异性共生的双胎已证明有免疫耐受现象。因此，它们之间能相互接受植皮。狨猴对接受不同亚种的植皮有免疫反应，亚种内植皮比亚种间植皮存活的时间约长1倍。灵长类动物在研究人的反应素（IgE）型超敏反应中起着重要的作用。IgE（又称皮肤过敏性抗体）能固定在同源或密切相关种的皮肤及其他组织上（如肺、结肠）。由于狨猴同人在种的发生上有近缘关系，所以它们能用过敏人的血清引起被动转移皮肤过敏（Prausniz-Kustner）反应。

2）胸腺的发育：通过研究食蟹猴胎儿的胸腺，发现孕期35天，胸腔可见矢状上皮芽。孕期50天，出现第一批淋巴细胞样细胞，能少量与HLA-DR发生免疫反应。孕期60天，可以看到胸腺小体前体，出现微弱的T细胞（$CD3^+$ T细胞）免疫反应。孕期第70天，出现第一批巨噬细胞（$CD68^+$细胞）。孕期第85天，出现第一批B细胞（$CD20^+$细胞）。孕期第100天，出现自然杀伤细胞（NK细胞）。上述数据显示猴胸腺与人类非常接近。

3）脾脏的发育：研究者发现恒河猴妊娠第65天时，一些B细胞位于动脉鞘周围，然后随着妊娠的发展，这些B细胞迁入原始白髓周围。在狨猴妊娠早期（第75天）脾脏中主要是$CD20^+$ B细胞，T细胞数量很少。在妊娠第80天时，脾脏形成了白髓和红髓，其比例为1：2，与成熟的脾脏结构相似。在妊娠第80天时，巨噬细胞与树突状细胞的比例为1∶1。到了妊娠第100～145天，巨噬细胞与树突状细胞的比例变为1∶3。巨噬细胞主要位于红髓，少量位于白髓，而树突状细胞位于白髓的T区域。此外，研究发现CD4⁺或CD8⁺单阳T细胞和CD4⁺CD8⁺双阳T细胞在妊娠第80～145天都呈增多状态。

4）淋巴结的发育：在猕猴妊娠第80天时，淋巴结实质中散在分布着巨噬细胞、树突状细胞、T细胞和B细胞。到妊娠第100天时，CD20⁺B细胞在T细胞区域外形成一条较窄的带。到妊娠第145天时，富含B细胞滤泡及富含T细胞的副皮质区均已形成，树突状细胞也主要位于副皮质区，而大多数巨噬细胞位于髓质和外皮层。

（2）免疫系统的功能特征：食蟹猴外周血中CD4⁺CD8⁺双阳性T细胞具有静止记忆表型。尽管它们表达少量的CD28，双阳性T细胞同单阳性T细胞都具有相同的增殖能力和凋亡能力，并且表现出CD4⁺单阳性T细胞的辅助能力和CD8⁺单阳性T细胞毒性活性。尽管双阳性T细胞的辅助能力低于CD4⁺单阳性T细胞，但细胞毒性活性与CD8⁺单阳性T细胞相等。食蟹猴双阳性T细胞主要通过穿孔蛋白-粒酶通道杀死目标细胞。克隆扩增的双阳性T细胞和CD4⁺单阳性T细胞具有类似的TCR αβ，这表明两种表型的克隆也许来源于同一祖先T细胞。

在灵长类中，狒狒、猕猴、狨猴、卷尾猴、狐猴是人类反应素抗体引起的复发性多软骨炎的最好接受者。一些学者证明，灵长类动物是人呼吸道变态反应病及获得性免疫缺陷病的最适合动物模型。

二、组织相容性复合体

各种动物的MHC的作用基本相似，包括如下。①MHC编码的抗原广泛分布于淋巴细胞和其他有核细胞的表面，与同种内移植排斥有关，也是刺激混合淋巴细胞反应（MLR）和移植物抗宿主反应（GVHR）的主要刺激抗原；②控制机体对抗原的免疫应答或免疫抑制，以及免疫活性细胞之间相互作用；③编码补体系统中的某些组分；④MHC中某些抗原出现的频率与对某些疾病易感性有关。

1. 实验动物MHC 哺乳动物中各种属的MHC几乎完全相同。所有哺乳动物都具有两组与H-2K和H-2D相对应的等位基因。在种属非常接近的动物中，如大鼠和家鼠，Ⅰ类和Ⅱ类分子有显著的抗原同源性。人与黑猩猩的抗原关系密切。但是，在相差很远的种属之间亦会出现明显的交叉反应。某些抗H-2血清可以辨别HLA抗原；反过来，抗HLA血清又可与H-2抗原反应，用HLA抗原免疫生成的兔血清可识别H-2K和H-2D分子上的特异性。D区基因也有这种亲缘性。

MHC的古老性和稳定性表现在免疫过程中产生的作用与对胚胎发生的影响。下面概述了目前人们已研究的各种属动物的遗传结构的模式和主要组织相容性复合体特点。

（1）豚鼠GPLA复合体：皮肤移植并不是获得细胞毒抗体的最佳方法，用反复注射带弗氏完全佐剂的淋巴细胞才能获得最佳结果。各种可用反应物能确定由GPLA各位点等位基因表达的抗原。已知B点4个等位基因，S点仅一个等位基因。根据抗原组织分布和生化结构，它们分别与H-2K和H-2D点相同。同源系2和13用得较多。两个品系间免疫接种后产生的反应物都只能抗Ia抗原，因为这两个同源系都带有相同的*B1*等位基因。

与GPLA相关的许多*Ir*基因控制着细胞免疫和体液免疫反应。单克隆抗体已成为这类研究的强大工具，借助于同种血清和单克隆抗体对*Ir*基因的作用方式进行了大量的研究，可以显示个体Ia特异性与特殊*Ir*基因间的对应。对非同源群体和家系的研究指出，B和S位点结合紧密，而I区位于B-S区间之外。I区控制混合淋巴细胞反应和皮内注射淋巴细胞反应。C2、C4和Bf成分也与GPLA相关。

（2）小鼠H-2复合体：小鼠MHC称为H-2复合体，坐落在第17对常染色体短臂外端1/3，包括四个亚区。据估计，H-2基因复合体所含基因多达500多个，每一个区含50～60个基因。与小鼠移植排斥反应有关的两个最重要的MHC基因座是H-2K和H-2D，前文提到的*Ir*基因被定位于MHC内，称为Ⅰ区，Ⅰ区分为I-A、I-E两个亚区，这是由于异系同基因种系间近亲繁殖过程中出现重组而造成的。其后又发现Ⅰ区编码某些细胞表面抗原，这些抗原称为Ⅰ区相关分子或Ia分子。H-2基因复合体的功能一是决定存在于细胞表面的同种异体抗原合成；另一是调控免疫反应（包括免疫反应及免疫抑制），二者之间是有关联的，因为很多免疫学特性是细胞膜功能的反应。

（3）大鼠RT1（AgB、H1）复合体：大鼠MHC称为RT1复合体，定位于大鼠的第20号染色体短臂上。其免疫遗传学分析，几乎基于对同源系的研究。从实验室大鼠中发现了十余种不同的单倍型，这些单倍型后来在野鼠中也见到。与H-2系统不同，RT1的多型性极为有限。大部分血清学鉴定的单体型与混合淋巴细胞反应（MLR）中的一样。但也有例外，寥寥无几地重组，说明RT1复合体由几个区组成。

RT1复合体暂定为三个区：RT1 A区，控制Ⅰ级抗原、皮肤移植急性排斥、轻微混合淋巴细胞反应和妊娠期出现的能抑制淋巴细胞迁移的因子；B区，控制Ⅱ级（Ia）抗原，强混合淋巴细胞反应和移植物抗宿主反应（GVH）；C区，位于RT1 B区旁，激发皮肤移植排斥。

根据免疫沉淀试验，生化结构为一条45 000Da重链和β_2-微球蛋白的控制。利用鼠抗IA血清能与大鼠Ia分子反应的特点，免疫沉淀试验显示出大鼠的Ⅰ区很可能有IA和IE两个亚区。许多*Ir*基因都与RT1-B区相连；乙醛酶Ⅰ的基因离RT1约4.5厘摩尔。

大鼠中有一种利于杂合子配子竞争现象，其决定因素是一个非RT1的强组织相容性系统。在F1杂交种中［BNX（BNXDA）、DAX（BNXDA）］，RT1的不相容可保护胚胎不出现由次要组织相容性系统引起的、被母体淋巴细胞激发的移植物抗宿主反应。因RT1不相容引导消除母淋巴细胞，RT1不相容杂交种的后代的胚体大小、胚胎重量、胎盘都有所增加。

（4）兔RLA复合体：对RLA的认识还很有限。该复合体的多型性很少，MLR位点与其密切相连。RLA-11分子由一条43 000Da的重链和β_2-微球蛋白构成，对N端的分析指出，RLA-11与HLA-BT顺序的相同性为89%，已研究的残基上与HLA-A2的相同性为86%。但与鼠的H-2K^{b}相同性较小，为82%。

（5）猪SLA复合体：猪经常被用于移植研究，这就必须发展对猪组织相容性的认识。血清均是从实验免疫、主要从单体型相同同胞获得。22种SLA特异性受三组紧密相连的等位基因控制，其生化结构与Ⅰ级抗原对应。D位点距SLA区约0.5厘摩尔。该D区控制着Ⅱ级或DR抗原。这种抗原似乎取决于两个不同的位点。

与鸡蛋白溶解酶反应的*Ir*基因与SLA相连，该复合物亦干预补体活性水平。由于种系不同，可以看到极强或其他多变的配子结合，J和C两种血型存在于离SLA约10厘摩尔的连锁组，而J、C之间相距5厘摩尔。另一种次要组织相容性系统与E血清系统密切相连或相对应。

（6）犬DLA复合体：犬被广泛用于实验移植和MHC-DLA的研究。犬部分抗血清均是用注射淋巴细胞和皮肤或器官移植获得，也主要以妊娠后雌犬作为来源。15种Ⅰ级抗原得到鉴定，并受3组等位基因控制。许多重组至少证实其中的两种：DLA-A和DLA-B。带有10多个等位基因的主要位点控制着混合淋巴细胞反应，3个DLA位点中约有1%的重组。控制微弱混合淋巴细胞反应基因在DLA-B旁。与DLA相连的*Ir*基因调节对GT和CA反应。在同一单体型上有与家属*Hh*基因相同且抗同种骨髓移植的基因。与人体相同，DLA和PGM3之间有连锁。在Beagle种和未确定种犬中有不少配子结合。连锁不平衡涉及整个DLA复合体，并表现为非亲缘性，但表现型相近的犬混合淋巴细胞反应阴性率高。这很可能是一种原始基因效应或选择效应。

（7）猕猴RhLA复合体：MHC由一系列在进化过程中保持稳定的常染色体基因构成。若发现灵长目的猕猴及黑猩猩的MHC与人的MHC遗传结构相同，是不足为怪的。最完整的材料是猕猴的RhLA。两组等位基因控制着24个Ⅰ级抗原，现有人提出第三等位基因的可能性。D主要位点距前组约1厘摩尔。12个Ia抗原中的一部分，受到紧靠D位点旁边的等位基因控制。还有第二组等位基因连于 RhLA。D 位点旁，是一些合成聚物（如 [T.G]-A-L、GA、GL）免疫反应基因。与人体相同，RhLA 也有一个翻译成 B 因子的位点（表7-5）。

表7-5 各种实验动物主要组织相容性复合体

动物种类	名称	基因构成	染色体号码
小鼠	H-2	K ⎴ I-A I-J I-E (I) ⎴ C4 Slp B5 C2 TNF (S) ⎴ D Qa Tla	17
大鼠	RT1	A B D E C	14
叙利亚仓鼠	Hm-1	一级抗原及二级抗原同时存在，一级抗原不显示多型性，基因位点还不十分清楚	
豚鼠	CPLA	I S B	
兔	ARLA	A D B	
犬	DLA	D A C B	
猫	FLA	有一级抗原和二级抗原同时存在报道，但基因位点还不十分清楚	
猪	SLA	D B C A	
食蟹猴	CyLA	有一级抗原（A、B、C）及二级抗原（D）同时存在报道，但基因位点还不十分清楚	

2. 小鼠移植抗原 移植的异体组织之所以被排斥，是因为受者的免疫系统对供者的组织发生了免疫反应的结果。引起这种免疫反应的抗原称为移植抗原（transplantation antigens）或组织相容性抗原（histocompatibility antigens）。

在小鼠，这一抗原系统称为 H-2 抗原系统，一个 H-2 抗原分由两个具有 H-2 特异性的肽和二分子 β_2-微球蛋白构成。小鼠 H-2 抗原的分布密度以脾脏为最高，其次为肝、淋巴结、胸腺；再次，以肺、肾上腺、肾脏的顺序递减，脑、睾丸、骨骼肌很少。

近交系和杂交系小鼠异体移植的成败一般决定于下述规律（表7-6）。

表7-6 接受组织移植的规律

供体	受体	接受或排斥
近交系（同性别）	同一近交系	接受
近交系	其他近交系	排斥
近交系	本近交系与另一近交系交配生产的杂交一代（n）	接受
近交系♀	同一近交系♂	排斥
近交系♂	同一近交系♀	排斥

续表

供体	受体	接受或排斥
杂交一代	杂交一代的亲本近交系	排斥
杂交二代	杂交一代	排斥
杂交一代	杂交二代	排斥（少数接受）

同一近交系的 AA 与 AA（或 BB 与 BB）两个体之间进行器官移植时，移植物能够存活。

不同近交系 AA 与 BB 间进行移植总不成功。

AA 与 BB 的杂交 F_1 代（AB）与亲代之间移植，如果 AA—F_1（AB）或 BB—F_1（AB），则因为供者有 F_1 所含有的抗原成分，所以可以成功，但是，如果反过来，F_1（AB）—AA（BB），则不成功。

（AB）之间进行交配所产生的 F2，以及 F3、F4、…、Fn。与 F_1（AB）之间进行器官移植可以成功。

F_1（AB）之间进行交配所产生的 F2 的基因型比例：AA∶AB∶BB=1∶2∶1。将 F1（AB）与 AA 进行回交时，其产生的下代基因型为 AB∶AA（或 AB∶BB）=1∶1。将 AA 的皮肤移植给 F2 时，假定决定主要组织相容性抗原的基因位点只有一个，则 F2 中有 $(3/4)^2$，回交子代中有 $(1/2)^2$ 能接受 AA 供者的组织而不排斥。如相同的基因位点为 n 个，则 F2 接受 AA 移植物的概率为 $(3/4)^n$，回交子代为 $(1/2)^n$。在小鼠，n=4～13（根据实验得出的）。这一事实意味着：在进行同种移植时，即使一定数目的组织相容性位点相同，而其他的位点不相同也有一定的成功概率。

当然，人类在遗传学上是复杂的，所以不能把上述法则推之于人类。如果部分组织相容性抗原相同，用免疫抑制剂还能使异体移植获得成功。

3. 小鼠单倍型　不同品系动物的免疫应答是由遗传控制的，如豚鼠对白喉毒素结核菌素的易感性在不同品系间有很大差异，人类变态反应性疾病的发生与遗传因素有关。但对这一问题的深入研究主要归功于 20 世纪 60 年代后免疫化学研究中合成多肽抗原的应用，以及对 H-2 的深入了解和同源近交系与 H-2 内重组株小鼠的建立。

同源近交系小鼠（congenic mice）是遗传背景完全相同，只是所需研究的某个基因不同的小鼠。建立同源近交系小鼠是诺贝尔奖获得者 Snell 对免疫做出的突出贡献。有了同源近交系小鼠和人工合成多肽抗原，就可深入研究免疫应答的基因控制及与 MHC 的关系。

1. MHC 单倍型研究　如就某一纯系小鼠 H-2 复合体中所有的等位基因而言，就构成了小鼠的单倍型。所谓单倍型乃指染色体上的一组可以共同一道遗传的等位基因，如 C57BL/10 小鼠的单倍型为 H-2^b，BALB/c 小鼠的单倍型为 H-2^d。通过不同的同源近交系杂交，根据交换重组定律，在杂交后代中选择新的 H-2 内重组体（inter H-2 recombinants）。不同的重组株在 H-2 内的一些基因位点具有不同的等位基因，即 H-2 内的一些基因位点具有不同的等位基因，即 H-2 单体型（haplotype）不同。例如，品系 B10.A 单体型为 a，它是由 H-2^k 和 H-2^d 两个双亲单体型在 I-E 亚区和 S 区之间发生交换重组而产生（表 7-7）。

表 7-7　常用近交系小鼠 H-2 复合体的单倍型

近交系	单倍型	H-2 复合体				
		K	A	E	S	D
C57BL/6C57BL/10	H-2^b	b	b	—	b	b
BLAB/CDBA/2	H-2^d	d	d	d	d	d
AKRCBAC3H	H-2^k	k	k	k	k	k
SWR	H-2^q	q	q	q	q	q
SJL	H-2^s	s	s	—	s	s

H-2单倍型不同免疫反应有明显差异。例如，带等位基因H-2^{b}的小鼠（C57BL/6、C57L、129/J）比带有等位基因H-2^{k}的小鼠（C58、AKR、C3H）的抵抗力强，后者对小鼠白血病病毒和肿瘤病毒易感。又如SWR/J对淋巴细胞脉络丛脑膜炎病毒（LCM）敏感，而C3H/J小鼠对该病毒有强大抵抗力。

2. MHC重组体研究 在MHC系统中可发生基因重组。在小鼠的H-2复合体中，染色体之间可以发生基因的互换而产生MHC重组体。基因重组可发生于基因组中的任何一处，且不仅限于H-2复合体之内。重组体等位基因的命名可按产生重组体的原始近交系小鼠而定（表7-8）。

表7-8　H-2重组体的单倍型

重组体	单倍型	原始纯系小鼠单倍型	H-2复合体				
			K	A	E	S	D
B10.A	a	k/d	k	k	k	d	d
B10.HTG	g	d/b	d	d	d	d	d
B10.A（2R）	h2	a/b	k	k	k	d	d
B10.A（3R）	i3	b/a	b	b	k	d	d
B10.A（4R）	h4	a/b	k	k	b	b	b
B10.A（5R）	i5	b/a	b	b	k	d	d
B10.AKM	m	k/q	k	k	k	k	q

选用不同单倍体小鼠，对特定抗原应答性反应进行研究，发现小鼠有类似针对合成分枝多肽（T,G）-A-L抗原的基因（*Ir-1*）与MHC存在着连锁关系，如C57BL小鼠对（T,G）-A-L有高抗体应答，而CBA小鼠则为低应答；对（H,G）-A-L的反应则CBA小鼠为高应答，而C57BL为低应答。以后又检出了一系列对特定抗原高应答、中应答或低应答的小鼠品系。并用回交试验证实小鼠*Ir*基因为单个常染色体显性遗传。

三、免疫缺陷动物

1. 分类 从1962年英国格拉斯哥医院在近交系小鼠中偶然发现无毛小鼠至20世纪90年代初的20多年时间中，经实验动物遗传育种学家的努力，不仅将*nu*基因导入不同近交系小鼠，建立了20多种近交系裸鼠，而且还发现和培育了以B细胞功能缺陷为特征的CBA/N小鼠，NK细胞功能缺陷的Beige小鼠及T、B细胞联合缺陷的SCID小鼠等各类免疫缺陷模型。

目前，世界各国相继培育出一系列免疫缺陷动物，从啮齿类扩展到马和牛等大型哺乳类动物；从单一的T细胞免疫缺陷到几种免疫细胞联合缺陷，如T和NK细胞，T和B细胞及T、B和NK细胞联合免疫缺陷动物；从自发突变的先天性免疫缺陷到后天获得性免疫缺陷（图7-1）。

2. 裸小鼠 先天性无胸腺、无被毛的裸体小鼠，常简称裸小鼠（nude mice）。导致这种异常状态的裸基因（*nu*）是一个隐性突变基因，位于小鼠11号染色体上。目前裸基因已经回交到不同的小鼠品系中，即导入不同的遗传背景小鼠。带有裸基因的小鼠品系包括NIH-nu、BALB/c-nu、C3H-nu和C57BL/6-nu等。各个品系裸小鼠因其遗传背景不同，所表现的细胞免疫反应和实验检查指标也不尽相同。

（1）特征：带有纯合裸基因（*nu/nu*）的小鼠具有六个主要的缺陷特征。①毛囊发育不良，毛发生长发育异常，表现为全身形似无毛，呈裸体外表。②无胸腺，仅有胸腺残迹或异常的胸腺上皮，这种上皮不能使T细胞正常分化，缺乏成熟T细胞的辅助、抑制及杀伤功能，因而细胞免疫力低下，不能执行正常T细胞功能。这种小鼠因为皮肤上皮细胞的遗传性缺陷造成无毛，由于第3、4对咽囊内胚层的缺陷造成胸腺发育不全。有的小鼠有残留的胸腺，但T细胞不能在其中正常

- 先天性免疫缺陷动物
  - T细胞功能缺陷动物
    - 裸小鼠
    - 裸大鼠
  - B细胞功能缺陷动物
    - 性连锁免疫缺陷小鼠（CBA/N小鼠）
    - Arabin马、Quarter马等马属动物
  - NK细胞功能缺陷动物 → Beige小鼠
  - 联合免疫缺陷动物
    - T、B细胞联合免疫缺陷的SCID小鼠
    - Motheaten/Viable Motheaten小鼠
    - 人工培养的联合免疫缺陷动物
    - T、NK细胞缺陷小鼠
    - T、B、NK细胞三联免疫缺陷的小鼠
  - 其他免疫缺陷动物——显性半肢畸形小鼠（无脾小鼠）等

- 获得性免疫缺陷及其相关的获得性免疫缺陷综合征（AIDS）动物模型
  - 小鼠AIDS模型
    - SCID小鼠的AIDS模型
    - LP-BM$_5$MuLV病毒诱发的AIDS模型
    - 转基因小鼠形成的AIDS模型
    - 移植HIV感染的肿瘤细胞胞株形成的AIDS模型
    - 移植HIV感染的原代免疫细胞形成的AIDS模型
  - FeLV病毒诱发的猫AIDS模型
  - 猴AIDS模型
    - D型反转录病毒诱发的猴AIDS模型
    - SIV/SHIV病毒诱发的猴AIDS模型
  - 有蹄动物慢病毒感染模型
  - 黑猩猩的人类免疫缺陷病毒（HIV）感染模型

图7-1　免疫缺陷动物的分类

成熟。外周淋巴组织中缺少或缺乏成熟T细胞，因而所有的T细胞介导免疫应答均不能完成，包括同种移植排斥反应、DTH、对T细胞依赖性（TD）抗原的抗体反应等。当这种小鼠长到约1岁时，可出现成熟T细胞，但T细胞成熟的部位还不明确。③裸小鼠体内的免疫球蛋白主要是IgM，只有极少量IgG。④B细胞功能基本正常，成年裸小鼠（6～8周龄）较普通鼠有较高水平的NK细胞活性，但幼鼠（3～4周龄）的NK细胞活性低下，裸小鼠粒细胞数比普通小鼠低。裸小鼠对很多病原体易感，但奇怪的是它们能清除某些胞内细菌。有人考虑是因为数目正常甚至增多的NK细胞产生的γ干扰素（IFN-γ）激活巨噬细胞并负责清除病原体。NK细胞的存在也说明了裸鼠之所以对特异性肿瘤缺乏易感性的原因。⑤雌性裸小鼠母性差，不会哺乳，杂合子虽带裸基因，但表型同正常动物。因此繁殖用杂合子之间交配或者雌性杂合子与雌性纯合子交配。繁育裸小鼠时，一般以纯合雄鼠与带有*nu*基因的杂合雌鼠（♂*nu/nu*×♀*nu*/+）进行交配，后代中有一半为裸小鼠。⑥裸小鼠对感染性疾病敏感，抵抗力差，在普通动物房内饲养寿命短，但在SPF级屏障环境或隔离器中饲养，其寿命可达到杂合子、正常动物寿命。

目前使用最多的裸小鼠品系是Balb/c-nu，其他如NIH-nu、NC-nu、Swiss-nu、C3H-nu、C57BL-nu等裸小鼠品系也有较多应用。由于背景品系不同，不同品系的裸小鼠往往具有不同的生物学特征，如Balb/c-nu裸小鼠皮肤为浅红色，白眼；C3H-nu裸小鼠皮肤为灰白色，黑眼；C57BL-nu裸小鼠皮肤为黑灰色至黑色。随着裸小鼠年龄的增长或有关因素的影响，其体内正常T细胞会增加，NK细胞活性也会代偿性增高，这可能会对肿瘤的移植产生影响。

（2）应用：由于裸小鼠的T细胞先天性缺少，免疫功能低下，所以是研究病毒、细菌和寄生虫感染机制的良好模型。例如，LCM病毒经脑内接种于无本病毒隐性感染的正常小鼠，可引起脑膜炎；感染细胞被当作靶细胞而遭到攻击，脑、脊髓内出现明显的细胞免疫反应，但在T细胞缺陷的裸小鼠所见却完全相反，未导致动物的死亡，仅出现持续的病毒血症，体内不出现LCM抗

体，也无任何免疫反应。

又如可用于研究乙型脑炎病毒。SA14-14-ZHK·7减毒株为乙脑活毒疫苗的选育株，在正常小鼠体内可产生符合规定的免疫原性，而在胸腺缺少或胸腺发育不良的生物个体免疫原性如何，对于今后现场使用具有参考价值，实验结果可见表7-9，以BALB/（+/+）小鼠为对照。

表7-9　乙脑弱毒株免疫实验结果

小鼠种类	鼠龄（日）	弱毒株批号	弱毒含量 $TCID_{50}$	免疫			免疫后攻击 LD_{50}
				动物数（只）	皮下注射 0.1ml次数	腹腔注射 0.3ml次数	
有胸腺鼠（+/+）	30	SA14-14-ZHK.7	7.0	21	1	1	0.000 303
裸鼠（nu/nu）	30	SA14-14-ZHK.7	7.0	16	1	1	0.012

注：$TCID_{50}$.半数组织培养物感染量

以上结果说明，乙脑病毒感染后所产生的免疫力，主要是细胞免疫，如使T细胞缺陷的裸小鼠体内产生与免疫功能正常小鼠同等水平的免疫力，必须加大40倍的免疫剂量，说明裸小鼠体内还是存在着残余的T细胞。由此推论，在现场人群中产生抗体水平较低者，其T细胞功能是否缺陷，应作为因素之一加以探讨。

又如用裸小鼠研究乙型肝炎的发病机制和免疫功能；用裸鼠进行麻风杆菌的感染实验和LCM病毒感染实验后造成麻风病及脑膜炎的动物模型；用裸小鼠接种卡氏肺囊虫和美洲锥虫后造成卡氏肺囊虫疾病及美洲锥虫病的感染模型等。

3. 严重联合免疫缺陷小鼠

（1）遗传背景：严重联合免疫缺陷小鼠（severe combined immunodeficient mice，SCID小鼠）于1983年由美国费城的FoxChase癌症中心的学者博斯马（Bosma）首先发现于C.B-17Icr近交系（BALB/c的同类系）中，是位于第16号染色体的称为scid的单个隐性突变基因所导致。由于基因发生突变，一种介导TCR和Ig基因重排的重组酶发生异常，造成了编码免疫球蛋白重链（IgH）和T细胞抗原受体（TcR）的基因重排异常，抑制了B细胞和T细胞前体的正常分化，导致小鼠成熟的功能T、B细胞数量大幅度减少，循环中的免疫球蛋白减少或缺损。最近已经鉴定出的另外两种类型小鼠，分别是RAG-1和RAG-2，当被传染给正常情况下缺乏重组酶活性的细胞时，可以激发VDJ重组。RAG-1和RAG-2并不位于16号染色体上。

由于C.B-17品系小鼠是BALB/cAnIcr小鼠的同源近交系，该品系小鼠除了携带的来自C57BL/ka品系小鼠的免疫球蛋白重链Igh-1b等位基因与BALB/cAnIcr不同外，两品系小鼠的其余基因完全相同，故CB-17的突变系SCID小鼠（C.B-17scid/scid）与BALB/cAnIcr的遗传背景基本相同，其H-2抗原均为H-2d。此外，目前已有C3H-scid等其他品系小鼠遗传背景的SCID小鼠出现。

（2）免疫学特性：SCID小鼠外观上与正常小鼠无异，生长发育正常，但胸腺、脾、淋巴结的重量一般为正常小鼠的30%，组织学上表现为淋巴细胞缺失。胸腺多为脂肪组织包围，没有皮质结构，仅留残存髓质，主要由类上皮细胞和成纤维细胞构成，边缘偶见灶状淋巴细胞群。脾白髓不明显，红髓正常，脾小体无淋巴细胞聚集，主要由网状细胞构成。淋巴结无明显皮质区，副皮质区缺失，呈淋巴细胞脱空状，由网状细胞占据。其骨髓结构正常。其外周血白细胞较少，淋巴细胞占白细胞总数的10%～20%，而正常小鼠应占约70%（表7-10）。

表7-10　SCID和BALB/c小鼠体重、胸腺重量和脾脏重量

种名	鼠龄（周）	鼠数	体重（g）	胸腺重量（mg）	脾脏重量（mg）
SCID	4	13	16.5±0.6	3.5±0.3	28.1±2.9
BALB/c	4	11	16.8±0.8	70.2±8.4	83.44±10.7

续表

种名	鼠龄（周）	鼠数	体重（g）	胸腺重量（mg）	脾脏重量（mg）
SCID	6	16	19.4±0.9	3.4±0.4	28.7±3.2
BALB/c	6	12	18.9±1.1	74.6±7.9	86.5±12.1
SCID	8	18	21.42±1.7	3.5±0.4	29.3±3.9
BALB/c	8	14	21.7±1.4	72.34±8.6	92.64±11.8
SCID	10	16	23.7±1.8	3.6±0.2	29.8±3.3
BALB/c	10	10	24.0±1.7	75.2±9.7	96.7±14.5

所有T、B细胞功能测试均为阴性，对外源性抗原无细胞免疫及体液免疫反应，体内缺乏携带前B细胞、B细胞和T细胞表面标志的细胞。除T、B细胞缺失外，SCID小鼠的巨噬细胞、粒细胞、巨核细胞、红细胞等均呈正常状态，NK细胞及淋巴激活因子（LAK）也正常。

少数SCID小鼠可出现极小程度的免疫功能恢复，此即为SCID小鼠的渗漏现象。其渗漏特征不遗传，但与小鼠年龄、品系、饲养环境有关。已有资料表明C3H-scid小鼠的渗漏率低于C.B17-scid小鼠。大约有15%的近交SCID鼠是"逃逸的"，可产生数量减少但足以测出的成熟T或B细胞。这些小鼠的淋巴细胞可表达抗原受体的有限特性。这说明在某些克隆形成过程中，可以产生正常Ig或TCR重组。

SCID小鼠在高度洁净的SPF条件下可存活1年以上，采用scid基因纯合子兄妹交配进行繁殖，平均每窝产仔数5.5只±1.7只，略低于BALB/c小鼠，断乳率约为87.4%，容易死于感染性疾病。

（3）应用：SCID小鼠目前已广泛应用于人类生理学、病理学、病毒学、免疫学和血液病学的研究，也应用于药物筛选和疫苗效应与安全性的试验。① SCID突变基因属于缺陷的DNA修复基因，影响动物对双链断裂的修复能力。②许多人类寄生虫不能感染野生型小鼠，而SCID小鼠不但可被人类丝虫所感染，而且所出现的病变也与人类相似，因此是研究人类寄生虫病的新动物模型。③对人类肿瘤生物学的研究，SCID小鼠肿瘤移植存活率高达36.9%，一般裸鼠为16.8%。对白血病和恶性肿瘤不但转移率高，而且能广泛扩散，与人体肿瘤生物学行为极为相似，其浸润和转移与人类肿瘤自发性转移相似。④SCID小鼠是研究淋巴细胞分化作用和调控作用的主要模型，也是研究免疫缺陷与自发性淋巴细胞瘤之间关系的主要模型。

（4）SCID小鼠人源化：1988年莫热（Mosier）等首次将人外周血淋巴细胞（peripheral blood lymphocytes，PBL）及人胎肝移植于SCID小鼠的皮下和肾包膜下获得免疫重建成功，为淋巴细胞分化、肿瘤生物学、感染性疾病、器官移植等方面研究提供了新的途径。随着SCID小鼠的引入，为人免疫淋巴细胞的获得提供了很好思路，此种鼠机体液的细胞免疫能力均缺陷，难检测到免疫球蛋白的分泌，淋巴器官体积为正常小鼠的1/10，而淋巴细胞稀少，胸腺无皮后，人们通过移植人免疫组织或免疫细胞使SCID小鼠具有了人类免疫系统，并称之为SCID-hu。

目前，重建SCID-hu的免疫器官有外周血淋巴细胞淋巴结，骨髓及胚胎组织，研究最多是PBL，SCID-hu免疫重建小鼠体内存在各类人Ig，其外周血及淋巴器官中可检出人淋巴细胞，且人淋巴细胞的获得提供可能，以hu-PBL-SCID鼠为例，从小鼠脾检出的人淋巴细胞可达80%～90%，在移植后6个月，仍有80%小鼠可从外周血中检出淋巴细胞。同时在淋巴结和外周血中，B细胞和T细胞的比例与脾相同，用FISH分析腹水中人淋巴细胞，发现有的存在到13周，大量人淋巴细胞存在于腹水，而且早期主要在脾外或淋巴结浸润。

SCID鼠由于自身缺乏内源性免疫球蛋白，因此提供了一个生长人、大鼠和小鼠的杂交瘤的环境，这些杂交瘤可分泌高水平，高纯度的单抗，虽然SCID中存在一定数量的NK细胞，但很明显这些细胞介导失败或者说是水平太低，不能阻断肿瘤生长的途径，rat×mouse和mouse×mouse

杂交瘤生产在SCID鼠腹水肿的产量是组织培养的100～200倍，每只鼠产量可达0.5g，h-hu杂交瘤在SCID鼠腹水中产量与组织相比1000倍地增加，用SDS-PAGE和等电聚焦显示抗体为单克隆且不含任何污染蛋白，用醋酸纤维素薄膜分析，纯度可达90%以上。用于治疗的人源性单抗体存在由小鼠产生鼠源性污染问题，诸如内毒素组织培养的方法能避免这个问题，但要求大量的培养基和认真控制环境及有效的细胞数，才能够产生足够水平的抗体，而SCID鼠可以克服这些问题。

1）特征：由于SCID小鼠缺乏有效的免疫系统，科学家通过移植人免疫组织或免疫细胞，使SCID小鼠具有一部分人类免疫系统，称为SCID-hu小鼠。具有人免疫系统的小鼠模型的用途十分广泛，其主要用于下列几方面的研究。①病毒学方面：主要用于HIV、肝炎病毒和致瘤病毒的致病性、致病机制及抗病毒药物的筛选和疫苗制备的研究。②免疫学方面：用于研究人类免疫系统的发育过程及功能，包括疾病如何产生和发展、免疫细胞如何发挥作用等。更为重要的是可以制备人单克隆抗体以解决目前尚不能用人进行的人体内免疫的问题。③血液学方面：给SCID-hu小鼠输入人骨髓干细胞，在其循环血液中可使人类各种血细胞得到发育，故可用于研究人类镰刀性贫血、白血病及地中海贫血等。④其他医学研究方面：移植人肝组织于SCID-hu小鼠，既可用于人肝炎感染的研究，也可进行人肝细胞正常功能的研究，如肝细胞是如何产生胆固醇的研究。糖尿病孕妇流产的胎儿组织也可植入SCID小鼠，以解开糖尿病基因组成之谜。

2）制备人源性单抗：目前在生物医学各个领域中广泛应用的McAb均是由鼠-鼠杂交瘤细胞产生的，是鼠源性免疫球蛋白（Ig），将其用于人体内进行疾病诊断的治疗时，会受到极大的限制，因为它能诱发人体产生抗鼠抗体，这种抗体不仅可使McAb很快失去作用，还容易导致变态反应的发生。为此多年来人们一直试图获得人源性的McAb。但是由于缺乏良好的人骨髓瘤细胞系、融合与建株困难，Ig产量太低，而且其稳定性和亲和力差等原因，至今尚无产生人源性McAb的切实有效的方法。与鼠McAb相比人McAb可以克服鼠McAb用于人体所产生的各种弊端，是人类疾病的诊断与治疗体内稀有抗原的研究，药物导向与追踪的理想手段，但人McAb技术的发展却很慢，主要问题是没有适宜的免疫淋巴细胞，以及抗体分泌阳性瘤细胞的获得率低，合成Ig的量小，以及很易丢失分泌功能等。

事实上免疫重建的SCID-hu很不稳定，小鼠体内的人淋巴细胞是否具有功能，能否形成原发性或继发性免疫反应的研究结果不尽统一，有人认为在SCID-hu免疫重建小鼠体内虽有高水平的抗体，但在外周血中检测的活性B细胞数量极其有限，因而尽管有来自记忆B细胞的继发性抗体反应产生，却难以形成原发性抗体反应。

四、感染性动物模型

1. 实验动物应用

（1）小鼠：对多种病原体和毒素敏感，适宜复制多种细菌性和病毒性疾病模型，特别适用于疟疾、血吸虫病、马锥虫病、流行性感冒、脑炎、狂犬病和其他许多细菌性感染疾病研究及治疗，还可对其他病原体的致病力、宿主抵抗的机制、病理学和治疗进行研究。小鼠对钩端螺旋体不敏感，不宜做钩端螺旋体病研究。

（2）大鼠：对多种细菌、病毒和寄生虫敏感，适宜复制多种细菌性和病毒性疾病模型，是研究支气管肺炎、副伤寒的重要实验动物。出生5天的大鼠接种流行性感冒杆菌用以研究细菌性软脑膜炎。用1岁大鼠静脉内接种大肠杆菌可制备肾盂肾炎病的动物模型。疱疹病毒感染导致的病毒性肝炎研究常用大鼠。旋毛虫、血吸虫和锥虫等病也可用大鼠诱发造成动物模型。

（3）豚鼠：对结核杆菌、白喉杆菌、鼠疫杆菌、勾端螺旋体、布氏杆菌及沙门菌都比较敏感，尤其对结核杆菌有高度敏感性，感染后的病变酷似人类的病变，是结核菌分离、鉴别、疾病诊断及病理研究的最佳动物。幼龄豚鼠用于研究肺支原体感染的病理的细胞免疫。

豚鼠可作为研究乙型肝炎慢性化和免疫耐受机制、整合病毒基因在肝细胞癌发生过程中的作用、Delta联合感染和重叠感染的机制、乙肝疫苗防治和抗病毒化疗药物的筛选等的模型材料。这些研究在人体需观察20～30年，在豚鼠仅需2～4年。

（4）家兔：对多种微生物都非常敏感，因此可建立天花、脑炎、狂犬病、细菌性心内膜炎、淋球菌感染、慢性葡萄球菌骨髓炎和肺吸虫、血吸虫、弓形虫的动物模型，用于研究人体相应的疾病。

（5）猕猴：猕猴能复制其他动物不能替代的某些病毒性疾病，如肝炎病毒、脊髓灰质炎病毒、麻疹病毒、B病毒、马尔堡病毒、艾滋病病毒等。在制造和鉴定脊髓灰质炎疫苗时，猕猴是唯一的实验动物。猕猴对人的痢疾杆菌最易感染，因此在肠道杆菌病和结核病等的医学研究中是一种极好的动物模型。也是研究肺炎球菌性肺炎、野兔热、链球菌病、葡萄球菌病、立克次体病、组织脑浆病、鼠伤寒、沙门菌病等的动物模型。猕猴对人的疟原虫感染敏感，是研究疟疾等寄生虫疾病的理想动物模型和筛选药物模型，也是研究阿米巴脑膜炎、丝虫病、弓形虫病等的动物模型。

2. 动物模型

（1）重症急性呼吸综合征（SARS）病毒感染动物模型：SARS又称非典型性肺炎。自2003年从SARS患者组织样本中分离到一种新的冠状病毒（SARS-CoV），基因组序列分析的结果表明，这种新分离的冠状病毒不同于已知的任何人和动物的冠状病毒。此后又不断从SARS患者的呼吸道样品检测到SARS-CoV的RNA，最终确定了SARS-CoV就是SARS的致病原。为了确定这种新的冠状病毒与SARS之间的关系，国内外学者进行了SARS病毒感染动物模型的研究。到目前为止，共有4种非人灵长类动物和6种啮齿类动物，以及雪貂、家猫等可以作为SARS动物模型用于实验研究。

1）食蟹猴和恒河猴SARS感染模型：年龄为3～6岁的健康恒河猴和食蟹猴，按0.15ml/kg体重的剂量经肌内注射速眠新麻醉，然后经鼻内和气管内感染SARS-CoV BJ01株（10^5, $7TCID_{50}$/ml）。模型动物在攻毒后第2天、5天、7天的咽拭子均分离出病毒，经免疫荧光鉴定为SARS病毒。部分感染猴的脐部有出血点或出血斑。所有感染猴均可出现不同严重程度的多灶性单核细胞性间质性肺炎，表现为肺泡间隔增宽、出血、渗出，肺泡腔内有脱落的肺泡上皮细胞和巨噬细胞，小支气管和细支气管也有上皮细胞脱落；部分肺泡间隔出现少量以淋巴细胞为主的炎症细胞浸润，肺泡腔内偶见透明膜形成。免疫组化可在肺泡巨噬细胞和I型上皮细胞中检测到SARS病毒抗原。感染动物尸检中，在支气管淋巴结和心肌中均能检测到病毒害RNA，并有炎症改变。多数模型动物出现多灶性淋巴细胞性感染为主的肝炎，并伴有个别肝细胞坏死。

2）小动物感染模型：豚鼠、白化仓鼠、黑线仓鼠、大鼠、布氏田鼠和雏鸡6个种属的小动物，经滴鼻分别感染10^5, $7TCID_{50}$/ml SARS-CoVB J201株，感染剂量分别为豚鼠0.5ml、白化仓鼠0.2ml、黑线仓鼠0.2ml、大鼠0.3ml和雏鸡0.2ml，布氏田鼠（成年和幼年）用鼻腔喷雾法。感染后每天详细观察并记录感染动物的临床表现。感染后第14天无痛处死模型动物，解剖后进行肉眼大体观察，并取模型动物肺、脾、淋巴结和咽等组织进行组织病理学观察和病毒核酸的检测。接种感染后豚鼠出现肺水肿；布氏田鼠攻毒后出现死亡，表现为口鼻及肠道出血，肺组织量出血性间质性肺炎改变，肝、脾、肾、胰腺组织均呈淤血性改变；存活动物肺组织表现为间质性肺炎，局灶出血及肺气肿改变。其他动物的组织脏器无任何组织病理损伤。从感染大鼠、豚鼠和布氏田鼠的肺组织中可分别扩增出病毒核酸，其他感染小动物组织的扩增结果则均为阴性。对仓鼠和大鼠感染后2周的血清进行SARS抗体检测的结果均为阳性。

（2）乙型肝炎病毒感染模型：乙型肝炎病毒（hepatitis B virus，HBV）属嗜肝DNA病毒，它属于一种复合体DNA病毒，自20世纪70年代有研究者在电镜下鉴定了Dane颗粒（即HBV颗粒）后，阐明了HBV颗粒的表面成分为HBsAg、核壳成分为HBcAg、核成分为HBeAg。HBV是很小的包膜病毒，HBV DNA和HBV特异聚合酶由核壳包裹成为核心颗粒，再由含HBsAg的脂蛋白外膜包裹。Dane颗粒具有很强的感染性。

1）猕猴乙型肝炎模型：将HBV阳性血清2ml经静脉接种于体重为2～4kg、年龄为1～3岁，经HAV、HBV、HCV标志物检测阴性的健康猕猴。接种的HBV阳性血清取自无症状HBV携带者，其HBsAg、HBeAg，抗-HBc、HBV-DNA呈强阳性。

恒河猴感染HBV后，没有明显的肝炎症状，急性肝炎病变较轻，部分模型动物的ALT有一过性升高。光镜下观察显示部分肝组织呈轻微肝炎病变，肝细胞呈气球样变，部分区域有点状坏死，小叶界板尚完整。电镜下可见较多圆形、管形及乙型肝炎病毒完整颗粒（Dane颗粒），感染1周时Dane颗粒明显减少，8周时仍有少许圆形颗粒，但已无Dane颗粒。免疫组化检测到肝细胞内有HBsAg表达，原位杂交检测到肝细胞内有HBV DNA，HBsAg在血中7～8周可持续阳性。本模型肝组织的病理改变与人类乙型肝炎病理改变基本相似。除猕猴外，黑猩猩、长臂猿和绒毛猴等高等非人灵长类动物也能建立人类HBV感染动物模型，其中黑猩猩最为敏感，但由于道德、经济及实验条件难以控制等原因，这些高等灵长类动物HBV感染模型的应用受到一定限制。

2）树鼩乙型肝炎模型：将树鼩经股静脉接种乙肝病毒表面抗原（HBsAg）及乙肝病毒e抗原（HBeAg）均阴性的乙肝患者血清0.5ml。3天后经腹腔注射等量同样血清1次。10天后，每周抽血1次。接种前1周，给每只动物抽血作自身对照；并且随机取2只动物进行肝活检，作自身组织对照。接种后第3周末，ALT值从3U升至188U。第4周起，树鼩血清出现HBsAg；第8周时出现抗HBc；第14周HBeAg阳性，第30周采血用斑点杂交方法检测血清HBV DNA呈强阳性。另外，用生物素标记的HBV DNA探针进行原位分子杂交，在模型动物的肝细胞胞质中检出HBV DNA。部分模型动物肝组织呈轻度炎性病变，如气球样变、脂肪变性、嗜酸性变、点状或小灶性坏死和炎性细胞浸润等，部分动物的肝细胞轻度肿胀。部分模型动物的肝脏呈慢性肝炎及轻度纤维组织增生；部分肝组织内肝细胞则呈腺管样排列，可见肝细胞增生灶或增生结节，并有少量散在或聚集分布的异型增生的肝细胞。

3）鸭乙型肝炎模型：鸭乙型肝炎病毒（DHBV）感染的接种途径主要有鸭胚静脉注射法、静脉注射法、肌内注射法、腹腔注射法、肝内注射法等。经鸭DHBV阳性血清接种感染，随机挑选部分10日龄感染DHBV阳性鸭长期观察，结果12周后有1/2的DHBV阳性鸭表现为DHBsAg及DHBV DNA转阴。光镜下模型鸭肝组织呈轻度慢性肝炎表现，但肝细胞轻度变性，血管周围有轻度胶原纤维增生，但肝小叶内未见灶性炎症细胞浸润；原位杂交显示DHBV DNA弥漫性分布在肝细胞胞浆。

（3）猴免疫缺陷病毒SIV诱导的猴AIDS模型：白眉猴、非洲绿猴及黑白眉是SIV的自然宿主，其SIV抗体阳性者甚多，但均表现为健康携带者，不出现AIDS症状，因而不适合用来研究发病机制。目前常用恒河猴、食蟹猴以及平顶猴作为SIV感染模型，SIV感染这几种猴会导致免疫缺陷，并出现类似人类AIDS的临床症状。

恒河猴是最常用的研究AIDS非人灵长类模型，从1989年开始，恒河猴SIV感染模型已经被用于测试HIV疫苗的效果，此后恒河猴在内的猕猴SIV感染模型被广泛用于HIV的研究。使用非人灵长类动物模型研究是基于感染宿主的病毒和病毒造成的疾病与人类具有实质性相似。通过该模型研究急性期、无症状期及AIDS阶段的宿主细胞和病毒之间的相互作用，揭示了HIV感染的发病机制与分子作用机制，故SIV/猕猴模型在HIV研究领域被广泛使用。

大部分的猴艾滋模型研究使用SIV_{mac239}和SIV_{mac251}毒株感染猕猴的模型。SIV通过细胞介导和非细胞介导的途径导致急性感染的病毒血症。整个急性期脑脊液（CSF）中可找到病毒，并可持续2～10周。在这一时期，CNS的感染以脑膜炎和脑内单核细胞在血管周围间隙聚集为主要特征。病毒在脑内巨噬细胞中的复制能力与病毒在被感染动物外周血培养的分化的巨噬细胞中的复制能力具有相关性。SIV感染猕猴模型与人类的症状相似，星形胶质细胞和小胶质细胞被激活，后者经常有增殖，导致结节的出现。脑炎的改变包括单核细胞的密集渗透，并在灰质和白质中单核炎症细胞从血管周围向脑内扩散分布。多核巨细胞在炎症细胞中经常出现，在巨噬细胞中有大量的病毒增殖。SIV_{mac251}是双嗜性病毒，能在$CD4^+$ T细胞中复制，也能在巨噬细胞中复制。在SIV_{mac251}导致的急性感染期，病毒的神经侵入性和脑炎的发生与在SIV_{mac239}模型中观察到的模式相同。

尽管SIV感染猕猴的神经性艾滋病模型极大地促进了HIV神经病理的研究，但该模型也有局限性。SIV感染猕猴可诱导神经病理改变，但神经病变率低。与人类感染的情形相似，不是所有的感染猕猴都会按预期发生CNS病变。实际上，发生SIV脑炎（SIV encephalitis，SIVE）的动物只有25%。其次，出现AIDS症状所需的时间较长（1～3年）进一步限制了它的可用性。这就需要克服猕猴模型的SIVE发病率低的缺点，并缩短发病时间，可用如下几种方法被用来规避相对较低的神经感染病变的发生率。例如，通过小胶质细胞连续传代培养产生的毒株，CNS内的病毒复制效率更高，并能提高出现神经病理改变的发生率。剔除$CD8^+$ T细胞可以增加CNS疾病的发生率，且神经病理发生率及疾病发生模式与神经性艾滋病极为相似。使用分子克隆神经毒株$SIV_{mac17E-Fr}$和免疫抑制性神经毒株$SIV_{deltaB670}$共感染猕猴模型，大约90%在3个月内出现了预期的$CD4^+$ T细胞的减少和CNS中巨噬细胞中病毒的高水平增殖。病毒复制水平较高和可预期出现神经性艾滋病的模型是非常有价值的，可用于研究急性感染期和SIVE期CNS中宿主与病毒相互作用事件。在这一模型中，感染终末期CSF中的病毒载量和单核细胞趋化因子在CSF和血浆中的比例可以很好地预测脑炎的严重程度。这些模型系统各有优劣，有助阐明HIV-1导致的CNS病理机制。

猕猴感染SIV_{mac182}也帮助我们更好地理解病毒和宿主之间的相互作用对CNS功能缺失的影响。在这个模型中，在感染的猕猴CSF中和动物尸解后脑内发现了SIV特异性$CD8^+$T细胞的CTLs。这个模型被用于在SIV诱导的疾病的相对早期阶段，研究免疫反应在介导CNS损伤中的作用，以及被用来评估脑组织浸润CNS和外周T细胞的表型。SIV_{mac251}感染猕猴的早期，诱发电位发生改变，脑内出现了独特的内环境细胞因子，激活的具有记忆和溶细胞作用表型的$CD8^+$T细胞急剧增加。这些发现说明SIV感染诱发了CNS中慢性的免疫反应，这一反应造成了脑损伤。

SIV猕猴模型是研究HIV-1和宿主相互作用的重要手段。SIV猕猴模型中，出现全身感染，且病毒在早期入侵脑组织。感染的单核细胞和T细胞穿过血脑屏障（BBB）介导了CNS的感染。尽管HAD的研究已有大量数据，但准确的疾病进展的细胞和分子机制仍然不清楚。最近研究发现，SIV感染的猕猴能提高我们对于毒品滥用与病毒感染具有协同作用的认识，它们共同作用可加速SIV导致的脑炎。由于疾病进程和神经病理进程在不同模型中存在不同，要达到预定研究目标时，选择合适的动物模型是一个关键问题。在研究HIV相关的神经认知功能异常方面，科学家使用SIV或人猴免疫缺陷病毒嵌合载体（SHIV）猕猴动物模型极大地推进了神经病毒和神经免疫的研究。

（刘秀丽　汤宏斌）

第八章 动物实验优化

第一节 实验动物选择

实验室和临床是医学研究的两个基本途径，临床研究离不开实验室研究的可供信息，实验室研究的深入开展也依靠临床研究的启迪，两者缺一不可，互为发展。而其共性是都离不开实验动物。各实验动物品种的生物学特性差异较大，而同品种不同品系间也各有其具备优势的生物学特性。怎样从广博的实验动物资源中选择合适的实验动物进行科学实验研究，是科研工作者在实验研究中首先碰到的问题。必须根据实验动物的特点，结合实验研究的目的，选择最适合该项实验目的的实验动物。实验动物品种、品系选择正确与否，直接关系到研究结果的可信性、可靠性、可比性。为保证动物实验研究中使用最适宜的实验动物，选择实验动物应遵循如下几个原则。

一、实验动物的选择原则

1. 相似性原则 相似性原则是指利用动物与人类某些功能、代谢、结构及疾病特点的相似性选择实验动物。一般来说，动物所处的进化阶段越高，其功能、结构、反应也越接近人类，如猩猩、猕猴、狒狒等非人灵长类动物是最类似于人类的。但实际中，非人灵长类动物属稀有动物，来源很少，又需特殊饲养，选择有很大困难。另外，也并非只有非人灵长类动物与人具有相似性，许多哺乳类实验动物在某些方面也与人类近似。相似性可大致归纳为以下几方面。

1）结构与功能：哺乳动物中有许多解剖上的相似点，因而其生命功能基本过程也很相似。例如，猪的皮肤组织结构与人类相似，其上皮再生、皮下脂肪层、烧伤后的内分泌及代谢等也类似人类，故选用小型猪作烧伤实验研究较为理想。表8-1介绍了人与实验动物在解剖、生理及代谢方面的比较结果。

表8-1 实验动物与人在解剖、生理及代谢方面的比较

实验动物	相似点	相异点
小鼠	老龄肝变化	脾脏、肝脏
大鼠	脾脏、老龄胰变化、老龄脾变化	网膜循环、心脏循环、无胆囊，肝脏、汗腺
兔	脾脏血管、脾脏、免疫、神经分布、鼓膜张肌	肝脏、汗腺、呼吸细支气管
豚鼠	脾脏、免疫	汗腺
犬	垂体血管、蝶骨窦、表皮、锁骨、脂肪分布、鼓膜张肌	心丛、肠道循环、网膜循环、肾动脉、胰管、热调节、汗腺、膈、喉神经、睡眠、淋巴细胞显性
猪	心血管分支、红细胞成熟、视网膜血管、胃肠道、肝脏、牙齿、肾上腺、皮肤、雄性尿道	淋巴细胞显性、脾脏、肝脏、汗腺、丙种球蛋白（新生）
灵长类	脑血管、肠循环（猩猩）、胎盘循环、胰管、牙齿、肾上腺、神经分布、核酸代谢、脑（大猩猩）、生殖行为、胎盘、精子	止血、腹股沟、坐骨区（旧世界猴）

2）时象或年龄状态：不同种属实验动物的寿命长短不一，大多比人的寿命短，但在各相应生命阶段或时象上可相互对应（表8-2，表8-3）。研究老年性或胚胎发育实验课题时，选择生殖和生命周期短的动物，无论从动物的来源或从实验周期的安排上都很容易做到。

表8-2 犬与人的年龄对应

犬龄（年）	1	2	3	4	5	6	7	8	9	10	11	12	13	14	15	16
人龄（年）	15	24	28	34	36	40	44	48	52	56	60	64	68	72	76	80

表8-3 常用实验动物的寿命

实验动物种类	最长寿命（年）	平均寿命（年）
猩猩	37	20
狒狒	24	15
猴	30	20
犬	20	15
猫	30	12
家兔	15	8
豚鼠	7	6
大鼠	5	3
小鼠	3	2
猪	27	16
山羊	18	9

3）群体分布：以群体为研究对象的课题，要选择群体基因型、表现型分布与人相似的实验动物。拟似自然群体基因型的实验动物群有封闭群或远交群动物。

4）微生态和健康状况：在人的生命过程研究中，找到与人类微生态情况相似的替代模型非常重要。在实验动物的遗传背景、营养及环境背景标准化后，其微生物感染状态和健康状况对实验的影响就显得至关重要。现有的无菌/悉生、SPF和普通级实验动物分别代表着不同的微生态模式，具有不同特点，适用于不同的研究目的。例如，SPF动物是正常的健康无病模型，采用该级别动物作实验，能排除疾病或病原体的背景性干扰；无菌动物属超常生态模型，既能排除微生物的干扰，又减少了免疫功能的影响；而普通动物除易获得外，对设施的要求较简便、管理也相对容易，但由于其携带某些微生物，因而实验难以避免微生物的干扰。在选择时应结合课题目标、研究方法、设施条件及经费等作综合考虑。

5）疾病特点：许多自发或诱发性疾病动物模型，能不同程度地反映与人类类似的疾病过程表现。这些疾病特点，有的经过各种遗传育种方法可在子代中稳定遗传，有的则可用各种手段在动物身上诱发复制。因而可根据实验目的，选用适当的疾病动物模型来进行实验研究。

6）操作实感：为临床操作打基础的动物实验，如外科手术性的操作模型或教学示范，体型大的实验动物比体型小的在实感上更接近人类，对于培养操作技能和实操信心有好处。例如，模拟人类心脏移植的动物手术练习操作，可选择猪做材料，因其心脏的形态大小与人很接近。

2. 差异性原则 各种实验动物在基因型、表现型、组织型、代谢型、易感性方面有明显的不同，那么在实验因素的作用下，其反应有非常接近于人类的，也有比较接近于人类的，可能还会遇到与人类的反应截然相反的。不同种类实验动物对药物的不同反应，以及不同种动物的基础代谢与人类的差异对实验产生的较大影响，这就要求我们不能忽略这些由于种属不同造成的反应差异性。利用这一差异性，人们可能找到对人类毒性小而对病原微生物或肿瘤细胞杀伤力强的药物；利用不同的动物属种对病原的易感差异性，来生产弱毒疫苗。例如，百白破三联疫苗的制作，就是利用马对白喉、百日咳、破伤风病原菌敏感性低的特性，将病原菌给马注射，经过几次传代使病原菌毒性减弱，再采马血清制成弱毒疫苗，给人接种预防疾病（表8-4）。

表8-4　人类与某些实验动物在同一刺激物作用下的反应

刺激物	对人类的作用	与人类不同的动物反应
吗啡	中枢抑制	对小鼠、猫的主要作用为兴奋
安妥明	降血脂	可使家犬下肢瘫痪
鹤草酚	驱绦虫及血吸虫	可损害家犬的视神经并引起失明
氯苯氧异丁酸乙酯	降胆固醇、毒性作用不大	对犬毒性作用大
阿托品	敏感	家兔极不敏感
雌激素	无终止妊娠作用	可终止大、小鼠的早期妊娠
苯	白细胞减少，造血器官发育不全	引起犬白细胞增多及脾和淋巴结增生
苯胺及其衍生物	产生变性血红蛋白	家兔不易产生变性血红蛋白，小鼠则完全不产生变性血红蛋白

　　同一种药物使用在不同种类的实验动物身上，其反应既有共同性，又有特殊性。相对而言，在动物实验研究中研究不同种类的实验动物对同一药物反应的特殊性更有比较价值，因此，选择实验动物要根据被研究物质的理化特性和实验设计的要求，选择对该物质最为敏感实验动物（表8-5）。

表8-5　常用动物实验与主要实验动物品种的选择关系

研究方向	宜使用的实验动物品种	宜选择的主要原因	禁用或不宜使用的实验动物品种	不宜选择的主要原因
呕吐实验	犬、猫	明显的呕吐反应	家兔、豚鼠	草食动物无明显的呕吐反应
放射实验	犬、猴、猪、大鼠、小鼠	皮肤组织结构、与人类基因的部分同源性	豚鼠、家兔	放射源照射下动物易休克性死亡
皮肤烧伤实验	猪	皮肤组织结构与人类极为类似	—	—
气体、蒸气对黏膜的刺激	猫	其黏膜对刺激反应极为敏感		
动脉粥样硬化动物模型	家兔、鸡、鸽子、猴	其主动脉壁在胆固醇摄入状况下易形成该病变	大鼠、小鼠、犬、树鼩	其主动脉壁在胆固醇摄入状况下不易形成该病变
肝炎病理机制	鸭、树鼩	人类肝炎病毒易在动物体内移植成功	小鼠、大鼠	
血凝作用	鸡	其红细胞核大且呈椭圆形，易于观察	—	—
热原反应	家兔	体温变化极为敏感	大鼠、小鼠	体温调节不稳定
药物皮肤毒理	豚鼠、家兔	其皮肤对刺激物的反应近似于人	—	—
药物对血压的影响	犬、大鼠、家兔	其颈总动脉、股动脉、主动脉易于手术操作且其血压变化较稳定	小鼠	—
致敏反应	豚鼠、家兔、犬	其接受致敏物的反应较强	小鼠、猫、青蛙	其接受致敏物的反应相对较弱
物质致癌模型	大鼠、小鼠	—	C3H小鼠	该种系的自发性肿瘤发生率高
发汗机制研究	—		犬	犬无汗腺
实质性脏器毒理	大鼠、小鼠	该品种在毒性物质作用下易发生病理学改变	—	—

　　不同种属的实验动物基础代谢率，在实验设计和实验结果的比较讨论分析中起到非常重要的

作用。一般说来，动物的体积越小，所需单位体重的药物剂量越大。常用的实验动物中，以小鼠的基础代谢率最高，鸽、大鼠、豚鼠、家兔、猫、鸡、犬、黑猩猩、山羊、绵羊、母猪、公猪、公牛次之，马和母牛最低，其中小鼠的单位体积所需的给药量是人类的10倍以上。

3. 易化原则　选择进化程度高或结构功能复杂的实验动物作模型，有时会使实验条件的控制和实验结果获得变得很困难。这种情况下，应遵从易化原则，在确保实现研究目标的前提下，选择那些结构、功能较简单的实验动物。例如，人们利用果蝇寿命短（12天）、染色体少（4对）等特点，成功地进行了遗传学研究，并确定了染色体的连锁互换定律。同样方法若改用灵长类动物其难度是很难设想的。另外，有时为了避免系统背景作用而对某器官或某功能进行研究时，可用离体方法进行易化。易化原则与3R原则相一致。

4. 相容或匹配性原则　所谓"相容"或"匹配"是指所用动物的标准化品质应与实验设计、技术条件、实验方法等条件相适应。要避免用高精仪器设备、试剂与低品质动物相匹配，或使用低性能测试手段与高品质动物相匹配。高品质的实验动物所蕴含的实际价值远不是所销售的价格能相符合的。品质越高，其内含的科技资源也越丰富，那么在选择使用时就要与科研处理条件相匹配，与使用的仪器相匹配。不能在仪器设备尚未完全准备好或检测方法尚未确定的情况下就使用高品质实验动物，以避免资源浪费。

5. 易获性原则　在进行生命科学研究过程中往往会受到实验室环境、经费支持、设施条件、研究方法等方面的限制。在选择实验动物时，既要注意选用与实验研究目的相符合的实验动物，又要注意在不影响实验质量的前提下，选用最易获得、最经济、最易饲养管理的实验动物来做实验研究。这样可以减少实验研究中的许多困难，大大增加实验研究的可行性和易获性。例如，在研究中犬和大鼠都可以使用的情况下，应选择大鼠。因为其相对的易获性、易管理性及所需的饲养场所比犬要简单得多，且营养控制、系统误差的控制都较容易，所需经费大为减少。

6. 重现性、均一性原则　重现性和均一性是实验结果可靠、稳定的保证，为此，使用标准化实验动物是极其重要的。只有选用经遗传学、微生物学、环境及营养控制的标准化实验动物，才能排除微生物及潜在疾病对实验结果的影响，排除因遗传污染而造成的个体差异。理论上说一定的基因型产生一定的表现型和演出型，因此，选择基因型一致的近交系和杂交F1代动物，是保证实验结果可靠、稳定的重要措施。

二、影响动物实验的个体因素

1. 年龄与体重　年龄是一个重要的生物量。实验动物的解剖生理特征和反应性随年龄而明显变化。在实验动物的发育上，有的以日计龄，有的以月计龄，有的以年计龄，也就是说，同日龄但不同种的动物之间其相对年龄可能大不相同。当然，同品种不同日龄反映的相对生理状态也大为不同。所以在选择实验动物时，注意各种实验动物之间、实验动物与人之间的年龄对应关系相当重要。在生命科学的实验研究中，年幼动物常较成年动物敏感，这可能与机体发育尚不健全、解毒排泄的酶系尚未完善有关。所以一般认为幼年动物的实验结果与成年动物不一致。老年动物的代谢功能低下，反应不灵敏，除非特别需要，一般不选用。因此，一般动物实验设计时应当根据实验目的选择适龄动物，除研究目的特殊的实验外一般选用成年动物用于实验。慢性实验因为观察的时间较长，最好选用一些年幼的实验动物。制备Alloan糖尿病模型和进行一些老年医学的研究应选用老年动物。另外，研究目的人群中的年龄分布和所选择的实验动物中年龄一定要相对应（表8-6）。

表8-6　人和实验动物生命过程中某些数据比较

种类	妊娠期（天）	哺乳期	性成熟	寿命（年）
人	280	—	13.5年	70
猕猴	170	3个月	♂4.5年，♀3.5年	20

续表

种类	妊娠期（天）	哺乳期	性成熟	寿命（年）
犬	63	1个月稍多	6个月	15
猫	57～63	1个月稍多	7个月	10
兔	30～32	42天	7.2个月	7～8
豚鼠	60～72	15天	♂60～70天、♀40～50天	4～5
金黄地鼠	15～18	15～20天	5～8周	2.5～3
大鼠	18～22	20～25天	♂60～80天、♀50～80天	2～3
小鼠	18～22	17～21天	40～50天	2～3
猪	114	30天	8.5个月	16
山羊	152	30天	6～7个月	8～10
绵羊	149	30天	6～7个月	10～15

在实验动物年龄方面，毒理学研究选用未成年的实验动物较为合适。因为在动物迅速生长时期进行药物的毒性试验，可以发现药物对生长及各器官包括性器官成熟的影响。慢性试验开始时选择的小鼠年龄最好在2～3周、体重为8～9g，大鼠不超过3周、体重为50～60g。避孕药物的毒性实验要求使用性成熟动物，如小鼠应是至少60日龄、体重在24g以上，大鼠至少120日龄、体重在250g以上（表8-7）。

表8-7 急、慢性试验中动物适宜体重

		小鼠（g）	大鼠（g）	豚鼠（g）	家兔（kg）	犬（kg）	猫（kg）
急性试验	♂	20～26	200～250	450～700	3.0～4.0	12～15	2.0～2.5
	♀	18～22	180～220	300～500	2.0～3.0	9～12	1.5～2.0
慢性试验	♂	16～18	80～90	180～200	1.6～1.8	8～9	1.2～1.5
	♀	14～16	90～100	150～180	1.5～1.6	7～8	1.0～1.2

实验动物的年龄与体重一般呈正相关，各品种或品系可根据其各自的年龄与体重正相关状况来推算其年龄。但实验动物的体重和动物品系、性别、营养状况、饲养管理有密切关系，实验动物的正确年龄仍应以其出生日期为准，同批实验的动物年龄应尽可能一致，体重应大致相近，一般相差不超过10%。

2. 性别 实验结果表明，性别不同的实验动物对同一药物的感受性有差异，对各种刺激的反应也不尽一致。例如，大鼠皮下注射150～300mg的乙醇溶液，雄性大鼠死亡率为84%左右，而雌性大鼠死亡率只为30%左右。药物反应有性别差异的例子很多。特别是在一些麻醉药的使用上，性激素影响麻醉药的功效。又如，激肽释放酶能增加雄性大鼠血清中的蛋白结合碘，减少胆固醇值，然而对雌性大鼠，它不能使血清中的蛋白结合碘增加，反而使之减少。麦角新碱对5～6周龄的雄性大鼠可见明显镇痛效果，如给雌性大鼠则没有镇痛效果。雌性动物性周期不同阶段和妊娠、授乳时的机体反应性有较大改变，所以在科研实验研究中，如无特殊需要，一般优先选用雄性动物或雌雄各半做实验。而不受性别影响的药物研究，可以雌雄不拘。

一般认为，动物对激素的依存性，是其药物毒性反应性别差异的主要原因。例如，研究发现，小鼠对氨基比林、氨基蝶呤、三氯甲烷，大鼠对巴比妥酸盐类、野百合碱、印防己毒素和海葱，犬对地高辛等的毒性反应的性别差异，都与性激素有关。研究表明雄性激素能促进细胞色素P450的活力，药物在雄性实验动物体内易于代谢，如在雄性大鼠体内把DDT转化成DDE的能力就比雌鼠强。雄性大鼠对环己巴比妥的代谢比雌性大鼠要快，因而雌性大鼠的睡眠时间比雄鼠长。对硫磷在雌性大鼠体内比雄性较快被代谢为对氧磷，而对氧磷的毒性大于对硫磷，因此雌性大鼠对该药物较雄性敏感。也有学者认为，药物毒性性别差异是微粒体药物代谢酶的质和量或活力差异的缘故。但多数药物代谢性别差异的原因目前尚不清楚。

因此，在药品安全性评价研究中，通常选择实验动物雌雄各半。例如，三氯甲烷对小鼠肾脏的毒性作用，只在雄性小鼠表现。若发现有明显的性别差异时则应分别测定不同性别实验动物的 LD_{50} 值（表8-8）。

表8-8 实验动物药物敏感性的性别差异

药物	动物种属	较敏感性别	药物	动物种属	较敏感性别
肾上腺素	大鼠	雄	铅	大鼠	雄
乙醇	小鼠	雄	二硝基苯酚	猫	雌
野百合碱	大鼠	雄	固醇类激素	大鼠	雌
四氧嘧啶	小鼠	雄	麦角固醇	小鼠	雄
氨基比林	小鼠	雄	士的宁	大鼠	雌
氨基蝶呤	小鼠	雄	麦角	大鼠	雌
巴比妥酸盐类	大鼠	雌	碘胺	大鼠	雌
苯	家兔	雄	乙基硫氨酸	大鼠	雌
四氯化碳	大鼠	雄	乙苯基	大鼠	雌
印防己毒素	大鼠	雄	哇巴因	大鼠	雌
钾	大鼠	雄	新肿凡钠明	小鼠	雌
三氯甲烷	小鼠	雄	烟碱	小鼠	雄
地高辛	犬	雄	海葱	大鼠	雌
硒	大鼠	雌	叶酸	小鼠	雌

3. 生理及功能状态 实验动物在处于特殊的生理状态如妊娠、哺乳时，其体重及某些生理生化指标将有所不同。例如，在妊娠期间，许多酶的活性降低，肝微粒体单胺氧化酶对某些外来物的代谢作用亦减弱。此时，它们对外界环境因素作用的反应性亦与非妊娠期、非哺乳期的实验动物有着较大差异。因此，一般实验研究不宜采用妊娠期、哺乳期的实验动物。但为了某种特定的实验目的，如为了阐明药物对妊娠及产前胎儿的影响时，就必须选用这类实验动物。妊娠期和哺乳期大鼠和小鼠最适合进行这类实验。

实验动物由于所处的功能状态不同，对药物的反应也常受到影响。例如，动物在体温升高的情况下对解热药比较敏感，而体温不高时则不敏感；血压高时对降压药比较敏感，而在血压低时对降压药敏感性就差。

4. 健康状况 实验动物的健康状况对实验结果有直接的影响。一般情况下健康动物对药物和实验刺激的耐受力比患病的动物要大，实验结果稳定。所以患病动物易于中毒死亡。动物发炎组织对肾上腺激素的血管收缩作用极不敏感。患病或营养条件差的家兔不易复制成动脉粥样硬化动物模型。实验动物的潜在性感染也会对实验研究带来严重干扰。

由于科研用大、小鼠我国已基本普及SPF动物，其健康状况较好。但大动物如家兔、犬等在现阶段仍大部分使用普通动物，由于客观环境因素、微生物因素的影响，在使用前应对实验需用的每只动物进行仔细的健康检查（其主要检查项目如表8-9）。为保险起见，可根据具体情况相应多购入部分动物，做好实验前检疫。实验前通常要观察7~14天，除一般表现如摄食量与活动度及两便外，应每隔1~2天称体重和测体温。发现不健康动物应予以剔除。

表8-9 临床观察指标

部位	指标评价
体型	头、胸、腹、臀部位，结构紧凑，四肢匀称，背平直不下陷
被毛	光亮洁净，不蓬乱，紧贴全身，无脱毛现象
眼睛	明亮，无分泌物，眼睑无发炎
耳	耳道无分泌物溢出，耳廓里无脓疮
鼻	湿润，无喷嚏及分泌物流出
皮肤	无创伤、脓疮、疥癣、湿疹
呼吸系统	呼吸正常，不发出声音
消化系统	粪便颜色及形状正常，肛门周围洁净
神经系统	敏捷活泼，无震颤、不全性麻痹
外生殖器	雄性睾丸对称，阴囊皮肤细致，阴茎发育正常；雌性外阴洁净，乳房发育良好并突出

对于犬、猫、猴等大动物的检疫，有时需要在实验分组前检查实验动物的血常规、血清生化指标（谷草转氨酶、谷丙转氨酶、碱性磷酸酶、尿素氮、肌酐）外加实验动物的二导心电图。

第二节 3R 原 则

3R原则一直影响西方发达国家有关实验动物法规，还影响到部门规章或行业规定的制订，以及为数众多的生物医学研究中科研计划与实验程序的论证和实施程序等。科研人员尽管有按照自己独特的方法开展研究的权利，但他们只能在动物福利法规的框架范围内享有学术自由和最优化地使用动物。动物试验研究方案拟定和申请的整个过程已成为良好科研实践的重要组成部分。

一、减 少

3R原则中减少（reduction）的含义是指在科学研究中，使用较少的动物获取同样多的实验数据或使用一定数量的动物能获得更多实验数据的方法。如果某一研究方案中必须使用实验动物，同时又没有可靠的替代选择方法，则应考虑把使用动物的数量降低到实现科研目的所需的最小量。

减少动物使用量的伦理和经济目标，是在保证科学研究的可靠性和可行性（获得正确的实验结果）的前提下，使遭受疼痛和不安的动物数目减至最少，避免动物、药品和实验用品等资源的无谓浪费。减少动物使用量的方法可大致分为5类。

1. 利用已有数据 在许多情况下，是否要进行某一项动物实验取决于以往的动物实验结果能否满足需要，重复性研究无任何科学价值，因此，充分利用可靠的科学文献资料将会减少无谓的动物使用。已公开的信息资源可从科学杂志、会议、书籍、专题报告等途径获取，也可从电子出版物获得，但在利用文献前应分析文献的参考价值。

2. 重复使用（re-using）动物 不同的科研实验项目，按照不同的研究目的，尽可能地合用动物，可以减少科研活动中的动物使用数量。但是动物重复使用会增加对单个动物的伤害和痛苦，国外对动物重复使用的建议也比较谨慎。对于动物的重复使用，《关于各成员国有关用于实验和其他科目的动物的保护法律、法规和行政规章接近的理事会指令》（86/609/EEC）条款9.1有这样的阐述："实验结束后，即使动物依然存活，若动物将持续遭受痛苦也应该处死。动物的重复使用应符合法律规定，特别是在实验中会导致动物产生严重痛苦或相似的不适时，动物不能被重复利用。"动物重复使用还受动物大小的影响，小动物（小鼠和大鼠）寿命短而且能提供的血液样品和组织样品有限，通常难以重复使用，犬和猴等大动物的重复使用更为普遍。遥感检测和成像技术等新的和较少侵害性技术的应用增加了动物重复使用的可能性，但是对于动物重复使用的情形进行个案分析的时候，必须考虑对单个动物福利的影响。有时，已经用于非介入性研究的动物可能被重复进行其他研究，如在处死或已死亡的动物身上进行外科手术实习。另外一个应考虑的问题是，在动物被重复使用的情况下，如果被重复使用的动物背景变化较大（标准化程度降低），应评估这种降低对预期数据和实验结果的影响，估计是否由于个别动物标准下降反而需要增加每个实验组的动物数量以获得统计学意义的结果。

3. 实验数据共享 实验室数据的共享可减少不必要的动物实验，从而减少动物的使用。欧洲《关于化学品注册、评估、授权和限制的法规》（简称REACH法规）建议，加强化学物质分类评估的全球协作，实现毒理学数据的全球共享，减少不必要的重复实验。

4. 使用高质量实验动物 事实证明，用遗传背景均一、微生物质量级别高的动物做实验，所用动物数量可以减少。但绝不允许用数量代替质量，用大量劣质动物所获得的结果既不能达到科学上的可靠性，也是不准确的。

5. 合理设计实验方案和科学分析结果 科学合理的实验设计及结果统计分析，可以有效地控制实验中的生物学变异，减少实验动物的使用量，获得相同水平的研究结果。反之将会导致不必要的实验动物消耗和浪费。动物实验之前，应对影响动物实验的生物学变异因素给予充分考虑，如动物的种类、品系、年龄、性别、体重、分组等。选择敏感性高的动物、合理的实验分组、减少对照组的设置、必要的预试验等都是有效减少实验室生物学变异的方法。如果动物实验设计周密，可以利用比较少的人力、时间和比较少的实验动物获得可靠而丰富的实验数据。例如，急性经口毒性试验中，采用改良后的固定剂量法代替经典的LD_{50}急性毒性试验，可有效减少实验动物数量40%。

二、优　化

所谓优化（refinement）是指通过改善动物设施、饲养管理和实验条件，精细地选择、设计技术路线和实验手段，精练实验操作技术，尽量减少实验过程对动物机体的损伤，减轻动物遭受的痛苦和应激反应，使动物实验得出科学的结果。优化的内容是比较广泛的，简单概括就是科学设计实验方案、规范动物实验条件、人道的实验操作。

1. 科学设计实验方案 实验动物的选择（种类、品系、年龄、性别等生物学特性）应符合实验的要求，选择非侵入性的实验方法（如示踪、遥感和成像技术）可减少对动物机体的侵袭，提高实验质量。例如，使用磁共振成像（MRD）技术，只需1只动物而不需处死就能获得过去需要处死很多动物分析组织样品，才能获取的药动学曲线。采用导管介入装置，可在1个动物体内重复、反复注射，而不需要更多的动物。

2. 规范动物实验条件 实验条件是影响动物实验及其结果的重要因素。实验条件的波动和实验操作的随意性，通常使受试动物很难维持其正常的血压、心率、激素水平、免疫耐受力、消化、食欲和行为表现。动物饲养和操作过程中的许多因素改变，可引起动物精神状态或机体健康受到损害，导致动物神经内分泌、免疫和行为生理学方面的异常。用这类动物做实验可能得不到可靠的结论。因此，符合有关法规和标准的实验动物设施，既能满足动物福利的基本要求，也是动物实验科学性的需要。同时，一些新的设备和技术的应用可改善动物实验条件，如实验动物设施中采用光纤、激光、影像等电子设备，通过遥感采集数据，可大大减少应激和不必要的痛苦。

3. 人道的实验操作 使用减轻动物痛苦和不适的技术，实验过程中合理、及时地使用麻醉药、镇痛药或镇静剂，可减轻动物在实验过程中遭受的不安、不适和疼痛。应注意选择合适的麻醉药、麻醉药量和麻醉方式，否则达不到减轻动物痛苦的目的，重则还会造成动物死亡，也直接影响到实验的成败和结果。例如，研究发现，咪达唑仑、氯胺酮、美托咪定（medetomidine）比使用苯巴比妥更加安全有效；另外对小鼠使用三溴乙醇，对大鼠使用布托啡诺（butorphanol）代替舒芬太尼（sufentanil）更符合动物福利的要求。

改善实验动物的抓取固定和操作（如取样、注射/灌胃和手术），既对实验结果起到良性影响，也符合动物福利的要求，而且是花费最小、最安全有效的手段。不正确的固定或不熟练的操作可使动物产生强烈的应激反应，甚至引起窒息和尾部皮肤剥落（如大、小鼠）等，进而导致免疫系统功能的抑制和一系列不真实的实验结果。经过训练的动物会消除由恐惧引起的应激反应，适应甚至能配合实验人员的各种操作处置。实验操作者与实验动物之间建立某种熟悉、友好的关系将对动物精神和心理行为产生良好作用，结合娴熟、精细的实验操作，可减轻或消除动物的恐惧和应激，确保实验的顺利进行。

在动物试验的优化方面，比较成功的例子是代替传统皮肤致敏试验的局部淋巴结测试（LLNA），LLNA方法可有效减少动物使用。该方法已被经济合作与发展组织（OECD）认可。

三、替　　代

根据美国《机构间替代方法验证协调委员会授权法案》（2000），替代（replacement）是指一项新的或修订的实验方法能减少动物使用数量，或能优化试验程序以减轻或消除动物痛苦、不适或增加动物福利；或者能用非动物系统或者系统发生学上比较低等的动物种类代替高等动物进行实验，如用无脊椎动物代替哺乳类动物。

1.分类

（1）相对替代和绝对替代：根据是否使用动物或动物组织，替代可分为绝对替代和相对替代。前者指使用脊椎动物细胞、组织及器官进行体外试验研究，或用低等动物替代高等动物；而后者则完全不使用动物，如采用培养的细胞或组织、计算机模型等。

（2）部分替代和完全替代：根据替代的程度，替代可分为部分替代和完全替代。前者指利用其他实验手段代替动物实验中的一部分或某一步骤，后者指用新的非动物实验方法取代原来的动物实验方法。

（3）狭义替代和广义替代：狭义替代（replace）是指用新建立的不用动物的方法或用低等动物的方法代替传统的活体动物实验，即所谓的代替替代（replacing alternative）。广义的替代（alternative）不仅包括代替替代，还包括减少替代（reducing alternative）和优化替代（refining alternative）。

2.实验动物替代的方法

（1）体外培养物代替实验动物：体外培养的生物系统，包括细胞和组织培养物、短期维持的组织切片、细胞悬液和灌注器官及亚细胞结构部分等，常用于单克隆抗体生产，病毒疫苗制备、毒理学实验和其他科学研究等。特别是各种类型的人类细胞的广泛应用，不仅是动物实验的良好替代选择而且极大地缓解了物种外推的困难。人类组织库的建立、器官型三维培养模型（如人类皮肤替代物）和细胞培养技术的改进将推动体外试验方法的发展。

（2）低等动物代替高等动物：脊椎动物早期发育胚胎和只具有限知觉的"较低等生物"被应用。如果蝇用于遗传学研究及致畸、致突变和生殖毒性研究，已成为法定检验方法的埃姆斯（AMES）实验，就是利用鼠伤寒沙门菌测定化合物的致突变性。

（3）人群研究资料：包括采用志愿者、患者及流行病学调查等。

（4）数学模型应用：如定量结构活性关系模型、计算机图像分析应用、生物医学过程模拟等。

（5）物理化学技术应用：如使用物理和机械学系统模拟心肺复活过程；免疫化学中用结合力很高的抗体来搜寻抗原，鉴定毒素的存在，以代替大量小鼠的接种；采用非介入性的方法监测动物的生理状态（如遥测体温、血压、行为等）；检测器官/组织的生物学特性（如物理方法检测皮肤结构和功能）；采用化学分析法检测海洋生物毒素代替传统小鼠生物试验等。

四、减少、替代和优化的相互关系

减少、替代和优化三者是彼此独立又密切关联的。实验科学的发展、技术方法的优化和替代方法的应用，客观上减少了实验动物使用数量，提高了实验动物的使用效率。例如，在毒理学、药理学和其他医学研究领域中，细胞、生物化学方法及计算机技术的应用，不仅大大减少实验动物使用数量，也促进了替代方法的研究和创新。可以认为，以减少、优化和替代为核心的3R原则实践应用，是实验动物学科发展的方向和必然结果。

3R原则中所讲的替代是相对的，对于关系到人类健康和生命安全的实验，如人类疾病模型、关键的药效学实验和毒理学实验等，实验动物模型是最好的人类替身。实验动物替代是漫长和循序渐进的过程。3R原则鼓励采用科学、合理、有效和人道的方式使用动物，必要的动物实验必须提出正当的理由和合理的设计，实验过程中应尽量减少对动物造成不必要的痛苦和伤害，尊重动物生命并善待动物等。这些要求都是科学和合理的，也是与实验动物科学的目的一致的，是推动实验动物科学发展的动力（图8-1）。

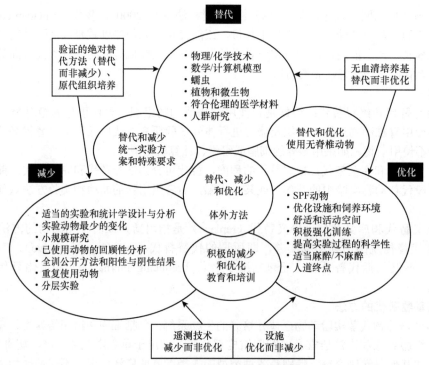

图 8-1　减少、优化和替代之间的关系

第三节　动物实验优化设计

一、优化设计的原则

动物实验设计的正确与否取决于两个方面：一是熟悉实验动物科学及相关学科专业知识，遵循动物伦理原则，善待实验动物；二是符合统计学要求，满足数量和取材的需要，而不是仅在实验后做统计处理。现代伦理学认为，实验动物也能感受欢乐与痛苦。有些极端人士反对进行动物实验，而理性思维认为，作为人类的替身，动物实验可以进行，但必须权衡动物承受痛苦与实验结果价值间的利弊，不可滥用实验动物。动物实验的设计方案要交由各设施的伦理委员会进行评估后决定是否值得进行实验。

善待实验动物是指在饲养管理和使用实验动物过程中，采取有效措施，使实验动物免遭不必要的伤害、饥渴、不适、惊恐、折磨、疾病和疼痛，保证动物能够实现自然行为，受到良好的管理与照料，为其提供清洁、舒适的生活环境，提供充足的、保证健康的食物、饮水，避免或减轻疼痛和痛苦等。科学、合理、人道地使用实验动物。

实验动物应用过程中，应将动物的惊恐和疼痛减少到最低程度。实验现场避免无关人员进入。在符合科学原则的条件下，积极开展实验动物替代方法的研究与应用。

在对实验动物进行手术、解剖或器官移植时，必须进行有效麻醉。术后恢复期应根据实际情况，进行镇痛和有针对性的护理及饮食调理。

保定实验动物时，应遵循"温和保定，善良抚慰，减少痛苦和应激反应"的原则。保定器具应结构合理、规格适宜、坚固耐用、环保卫生、便于操作。在不影响实验的前提下，对动物身体的强制性限制宜减少到最低程度。

处死实验动物时，须按照人道主义原则实施安乐死。处死现场，不宜有其他动物在场。确认动物死亡后，方可妥善处置尸体。

在不影响实验结果判定的情况下，应选择"仁慈终点"，避免延长动物承受痛苦的时间。

灵长类实验动物的使用仅限于非用灵长类动物不可的实验。除非因伤病不能治愈而备受煎熬者，猿类灵长类动物原则上不予处死，实验结束后单独饲养，直至自然死亡。

二、动物使用的合理性

1. 方案中对动物使用合理性的说明　实验设计方案应阐述使用动物的理由、目的；应阐述所用动物种类和数量的合理性，即使用最少数量的动物获得有效的结果。如可能，通过统计学方法证明所需动物数量的合理性；对动物造成长时间或严重疼痛和痛苦操作的替代方案；无替代方法的书面说明；使用非侵害性操作、其他物种、离体器官、细胞或组织培养物等体外生物学方法或计算机模拟方法的可能性或可行性；能否保证研究工作避免不必要的重复；动物生活条件和兽医护理是否适宜，是否符合无菌手术标准及使用人道的安乐死方法。

为此，研究者必须对检索的文献、咨询的结果及其他信息进行描述，并满足以下要求。

（1）研究项目不需要重复既往研究（包括已发表和未发表的研究）。

（2）已经寻找并考虑过使用替代方法来代替有知觉的实验动物，尤其是可能会对动物造成疼痛或痛苦的研究。

（3）已经寻找并考虑过使用能减少动物数量的替代方法，尤其是可能会造成动物疼痛或痛苦的研究。

（4）已经寻找并考虑过优化可能造成动物疼痛或痛苦的实验步骤。

将上述说明形成书面材料，提交伦理委员会并获得批准后方能实施实验方案。

2. 动物种类的合理性　选择何种实验动物是专家及同行评议时众多项目中的一项内容，考虑合理选用动物种类的理由应包括下述方面。

（1）利用该种动物建立的动物模型是否能在文献中查阅到？

（2）该种动物的体型/体重大小是否适合采集标本或开展操作？

（3）该种动物是否有研究所要引入的或天然存在的某种基因？

（4）该种动物能否简便、安全、人道地在实验动物设施中饲养？

（5）该种动物是否是管理部门或基金资助机构所要求的？

（6）该种动物是否为濒危动物？

伦理委员会将考虑并直接负责审核：实验动物设施是否适合饲养该种动物？研究者及辅助工作人员是否有充分的经验操作和饲养该种动物？

3. 替代方法　能够完全代替动物的非动物模型和能够减少动物使用数量并减轻动物遭受疼痛及痛苦的代替方法。包含替代、减少和优化的3R原则，三者之间有时有重复或相互包含。

（1）代替性替代方法：是指替代有知觉的动物、替代造成疼痛或痛苦的实验方法等策略。替代方法包括"在保证研究目的的同时，为将动物的疼痛和痛苦降至最低而进行的代替、减少或优化的方法"。代替性替代物：指用无知觉物替代有知觉的动物获得研究数据的方法，包括经过组织培养建立的研究用细胞（体外技术）、开发计算机模拟技术、更好地利用人类流行病学教具和志愿者，或在教学中使用无生命的模型。例如，通过细胞培养生产单克隆抗体，不再从小鼠腹水中获得。虽然细胞的来源仍然是动物，但有知觉的动物遭受痛苦的实验被替换为体外实验。代替性替代物面临的更大难题是当用知觉（本书特指感受疼痛和痛苦的能力）较低的动物替换知觉较高的动物时，与哺乳动物相比，蛙类、鱼类和章鱼是否如目前所认为的那样知觉水平更低？在哺乳动物中，是否有数据能证明啮齿类动物的知觉水平显著低于犬、猪或灵长类动物？

（2）减少性替代方法：包括降低使用动物数量的所有努力。这通常意味着要重新考虑统计学检验，使用恰好满足统计学要求的动物数量。要达到减少的目的可能依赖于对研究的优化，如使用更健康、遗传学上更相近的动物以降低组内差异。适当时还可能依赖于对以往对照数据的分析。

（3）优化性替代方法：优化性替代方法最为多样，包括所有为了减轻动物可能遭受的疼痛或痛苦而改进的动物管理及使用的方法。下面列举了一些例子（表8-10），首先，观察动物生活的所有阶段，包括从接触动物开始（动物出生或刚到动物设施）直至动物被安乐死或离开动物设施。列出该过程中所有可能引起动物明显疼痛或痛苦的来源，不论是否与饲养环境或实验操作相关。然后，针对可能造成动物疼痛或痛苦的每个环节，检索文献、咨询使用优化方法的同行或兽医及动物管理人员。研究者还应尽可能创造性地自主建立优化实验方法。

表8-10 减轻动物疼痛或痛苦的优化替代方法

序号	优化替代方法
1	在动物发生疾病或死亡之前选择实验终点
2	改进麻醉药和止痛药的使用
3	采用群饲方式来饲养群居动物
4	使用柔软的绳类代替坚硬的固定动物的设备
5	用内镜技术代替开放式手术
6	提供辅助性兽医护理
7	防止动物感染
8	设计能满足动物挖洞、奔跑、攀爬、躲避等天性的笼具
9	训练动物配合实验操作
10	经常检测动物体重或其他健康指标
11	在行为学研究中使用正强化方法
12	使用痛苦最小的方法处死动物

4. 3R原则之间替代方法的互补、冲突 一方面，减少、替代、优化三个概念相互之间并不排斥。在研究中用其他方法替代动物实验会减少使用动物的总数量。优化样品的采集方法可以减轻动物的疼痛和减少所需的动物数量。例如，一种检测方法需要1000μl小鼠血液，目前可以被另一种只需10μl血液的方法替代，使利用少数动物进行连续研究成为可能，而无须在每个时间点处死小鼠以获取血液样本和数据，因为通常无法以非安乐死方式从一只小鼠中采集1000μl血液。对同一动物连续研究可避免个体间差异，依据统计学原理，在每个时间点采集样本所需的动物数量也会减少。此外，可采用非侵害性操作如尾静脉或下肢静脉采集10μl血液，而不是采用造成更大伤害的方法采集所需的1000μl血液。

另一方面，寻求替代方法时必须考虑到福利成本增加的风险。如果研究者通过对少数动物进行操作频度高的研究来减少动物总量，则这些动物可能处于需接受更多操作而损害其福利的风险之中。替换动物种类也可能导致类似问题，如用小鼠代替犬开展研究，很大程度上会增加所需动物的数量，如需要在不同时间点采集大量血液的研究，可能要在每个时间点都处死一只小鼠才能满足实验要求。对于犬，固定其前肢进行操作较为容易，动物遭受的疼痛也小（如采血），但对体型较小的动物来说，可能就需要麻醉并采用侵害性技术才能达到相同的目的。用小鼠或大鼠取代犬甚至是猴的理由很多（包括成本、公共关系考虑、管理问题、训练要求、健康和安全问题及实验设计等考虑），但国外许多专家仍对仅仅认为小鼠的知觉远低于较大哺乳动物这一理由而用前者替代后者持怀疑态度，尤其是在大大增加动物数量的情况下。

5. 替代方法的查找 在考虑疼痛和痛苦操作的替代方法时，数据库检索仍然是最为有效的方法。常用资源如下，美国动物福利信息中心、欧洲替代方法共识平台，中国替代方法研究评价中心。

6. 科学价值在动物使用合理性审核中的作用 科学价值包括所提出问题的重要性和研究项目解答问题的可能性两部分。动物实验方案应明确考虑到实验与人类或动物健康、知识创新或造福社会的相关性。伦理委员会不一定是评估科学价值的主体，但负责审核是否已有能够回答重大科学问题的研究结果，从而避免重复研究。此外，委员会还负责对拟定研究项目中，解答科学问题可能性的一些辅助问题（如有关人员的资质等）进行审核。但不要求伦理委员会审核拟用的基本方法是否可以解决所研究的问题。

从伦理角度出发，对动物使用合理性的审核包含成本效益评估：相比研究结果潜在受益者可能获得的益处而言，动物遭受的疼痛、痛苦或死亡是否值得？因为无价值研究不可能合理地伤害动物，所以科学价值无疑是评估动物使用合理性的必要内容。考虑到待审核研究的领域和动管会的组成，动管会可能并没有丰富的专业知识使其在较深层次上评估研究内容或拟采用方法的价值。即使有一两位动管会成员具备相关的专业知识，可能也不及审核研究项目的专家组。基于这些考虑，多数情况下动管会尊重资助机构同行评议专家组的意见。

尽管动管会不是评估研究项目科学价值的主体，但应了解项目是否已经经过同行评议。动管会应理解由其认可的主题进行的同行评议是有益处的。负面的同行评议结论也可能有意义。

动管会也可能会审核和批准未经过资助机构同行评议的研究。如为了成功申请课题，机构内部给研究者提供经费开展必要的前期研究。这种情况下，可组织内部评审，动管会采纳这些审核意见。

三、动物使用数量的合理性

在动物实验中，所需样本数对实验结果影响很大。一般来说，实验中样本越大则越可靠，但也与实验方法和实验设计方法有关。如果实验样本过多，势必造成人力、物力、财力的紧张和浪费，有时反而不能达到迅速、精密、简单和经济的目的。这在科研经费不太充足的时候更要注意避免。但是，如果实验组与对照组相差不大，那么所用动物太少，就无法得出显著差别的结果，只有加大样本（动物数）才有可能得出有显著性差别的实验结果。所以，实验中究竟需要多少个实验单位是一个值得研究的重要问题。估计动物实验样本数必须确定以下两个基本条件：一个是了解SD、SE或P值约为多少。如果没有过去的经验参考，要先用少量动物做一个预备实验。预备实验的全过程要与将要进行的正式实验基本一致。另一个是突出标准性的范围，保证95%或99%的准确性。

现介绍一种动物实验样本含量的计算公式：

$$n = \frac{2\sigma^2 \left(t_\alpha + t_\beta\right)^2}{\delta^2}$$

式中，σ 为标准差；t_α 取显著性 $\alpha=0.05$ 时分布值，$t_{0.05}=1.96$；t_β 为无显著性的 t 分布值，$1-\beta$ 为实验检验能力，动物实验一般取 $1-\beta=0.80$，$t_{0.20}=0.842$；δ 指处理组与对照组均值之间的差异，δ 值可从预

实验或文献资料中获得。由以上参数可计算正式实验所需样本含量。例如，对某种实验动物喂饲一种新型饲料，30g±15g（均值±标准差），设显著水平为95%，检验能力为80%，则正式实验所需样本含量 n 为3.93。

$$n = \frac{2 \times 15^2 (1.96 + 0.842)^2}{30^2}$$

即每组仅需4只实验动物。

由以上公式及有关计算可知，优化了实验操作，使获得的数据波动（即标准差）越小，实验结果的一致性越好，要求的样本含量就越少；处理组与对照组实验结果间的差异（即 δ 值）越大，所需样本含量亦越少，从而有利于减少动物用量。样本含量多少与统计显著性要求相关，如提高显著性水平和检验能力的要求，则所需动物数量就增多。

对任何一个研究课题来说，都必须考虑选择数量合理的研究对象。合理的样本量对保证研究结果的有效性及最大程度减少研究中受伤害或受潜在危害个体的数量都非常重要。为此，课题设计要确保动物使用数量的合理性——动物数量过少会带来统计学问题。虽然动物要遭受到疼痛甚至失去生命，但在知识增长方面却仅获得微不足道的进步，且不能得到科学性的结论；另外，使用超过实际需求量的动物会带来伦理问题，因为没有必要让过多的动物遭受相同的伤害。

1. 实验方案中的动物使用量 动物实验方案必须有"物种选择和大致的动物使用量"和相应合理解释，包括"为获得有效的实验结果，实验操作要选用的合适的动物种类和动物质量，以及最少的动物使用量"，形成合理性说明上报动管会，获得批准后方能实施实验方案。

国外相关实验方案中经常出现"近似值"一词，即在某些情况下所需动物的数量只是粗略估计，因在实际操作中，动物死亡、实验失败、发生未知情况或出现新的研究方向等都会影响需要的动物数量，通常借助修改方案来弥补因这些不可预见的事情或实验数据的不稳定而引起的动物数量变化，这时则需要增加每组动物的数量。

（1）动物使用需求量的合理解释：如此数量的动物能回答哪些未知问题，以及为什么不能再减少动物数量。

除连续性研究和需要不断拓展的研究项目以外，其他研究在描述使用动物时是非常简单明了的。而在前一种情况下，则要尝试提供研究的每一步骤及期望达到的目的。仅提出需求的动物总量，但对每一阶段的研究内容没有做出解释，则很难对所需动物数量的合理性作出判断。例如，国外曾邀请四位评论员（在3篇文章中）对一项连续3年的研究计划需要使用5500只小鼠的实验方案进行审核并予以回复。该项目已有NIH项目提出所需动物数量的理由：每周需要使用的动物数量乘以52周再乘以3年即为3年所需全部动物数量。于是问题围绕着使用如此大数量的动物仅做出这样的解释是否过于草率进行讨论。其中一位评论员在考虑到NIH审查小组对此满意的情况下，对这个解释给出肯定的答复，仅要求提供几个研究案例；持第二种意见的评论员（2位评论员持有这种意见）提出多种问题，主要是围绕研究人员是否可以采用某些方法减少所需动物量，或者能详细地说明每周所需动物数量的合理性。如是否可通过改进技术，从每个动物中获取更多的细胞。如果这些实际问题得到满意回复，不知道这2位评论员能否批准这项未详细解释使用动物数量理由的研究继续进行。第三种意见是不同意。焦点是如果研究者不能明确指出该研究能在3年内完成，那么只能批准能够提前做出计划的那个阶段所需的动物使用量，需要时再通过修正案增加动物数量。

个别研究解释特定动物使用量的合理性很困难，而且还没有完美的方法解决这一问题。以往类似的研究可能有一定的帮助，但也仅限于为判断目前研究的动物使用量提供大致指导。即使统计分析（如规模效应价值）需要做，但是往往被认为带有主观性，需要自己通过其他数据做出估算的假设。

（2）三种具体方案：所需样本量的理由应确保研究人员理解并尽量避免引起误解。给予适度的细节说明就可以做到这一点。以下是三种具体的方案，条件合适时其中任何一种都是可行的。

1）功效分析报告能提供足够的信息，表明研究人员知道如何分析数据及使用功效分析技术。简化功效分析报告的方法或许是可行的，但有经验表明，简化功效分析通常会造成描述混乱或关键信息缺失。

2）如有充分的资料表明该研究在思路和方法上都类似于以往研究，可以参照以往研究作为确定当前研究动物数量的理由。

3）有些研究不需要统计分析（如组织学特性研究），根据所需标本的量即可推算出动物使用量。这种情况下，要明确指出为什么需要如此数量的标本，以及为什么所申请的动物量恰好能提供所需标本量。

有调查表明，研究人员主要根据组织学或生物化学分析所需标本的量来决定动物数量，且多数伦理审查机构（53%～55%）对动物需求量的合理解释仅提出中等水平的要求。

（3）不同物种动物使用量的规范要求：我们对动物的定义也因种类的不同而变化，但是对动物使用量进行理性说明没有差别。例如，在证明动物数量合理性时，对同样具有知觉的动物来讲，并不因动物的不同进化水平而有区别。

根据替代原则的要求，应当使用知觉低的物种（如昆虫）。该指导方针对在从同样有知觉的物种中（如哺乳动物和鸟类）选择时似乎并不奏效。研究人员有时会用"最低等生物"这种表述作为选择物种的理由，但除非非常明确使用的低等生物（如昆虫或蠕虫）感受的痛苦会比高等生物弱，否则并未要求在同样有感知的动物范围内，针对"较高等"生物的使用数量合理性说明要比"较低等"生物的更加充分和细致。

处理涉及濒危物种，根据《濒危野生动植物种国际贸易公约》（CITES），对使用濒危动物的数量或将实施安乐死的动物数量可能会有更严格的要求。因为濒危动物的研究标准比其他常用动物更严格一些。

除了濒危物种以外，对使用其他物种开展研究所需动物数量合理性说明的要求几乎没有差别。因为无论从伦理学、人道主义还是从管理的立场来说，证明使用100只小鼠的合理性与证明使用100只犬的合理性同等重要。虽然上述的动物定义不包括无脊椎动物，但给予某些有明显知觉和智力的无脊椎动物（如章鱼）与脊椎动物相同的考虑似乎是合理的。当然，必须选择适宜的物种用于研究工作。

是否需要根据智商水平对动物做一划分，说明杀害在此水平之上的动物是不合理的？相对于10只小鼠来说，使用10只猿及对其实施安乐死则需提供更多的理由说明其合理性吗？虽然法规中没有做这样的区分（至少在证明动物使用量合理性方面），但在实际中却有一种固有想法，即从动物实验中获得的知识必须足以抵消对每个动物的影响。为了维持这种（获得的知识与对动物的影响）平衡，每个动管会都需要决定是否要对高智商的物种做特殊考虑。这对统计分析没有影响，但或许对决定这项研究是否实施是有影响的。

2. 统计方法对动物使用量合理性的证明

1）使用检验效能分析方法证明动物使用量合理性，研究人员想要实施并提出全面可行的检验效能分析方法时，有以下问题需要重点考虑：研究人员应该对适用的统计方法有全面的理解或是有意识地寻求统计分析专家的帮助。很多需要使用统计方法的基础研究往往会涉及分组，有时还有一系列不同时间点。这类研究需要高级的统计分析技术，如方差分析（ANOVA）及特定的后续试验（如Tukey检验）。当主要问题涉及两个独立变量的交互作用时，可以用双向方差分析（two-way ANOVA）方法。统计方法的选择对检验效能分析具有重要作用。一项统计分析复杂的研究，如果仅仅使用两组间的比较估计效能，研究人员可能会得到错误的结论。通常，经验丰富的统计学家可以将复杂的问题简单化，即用简单的方法估算样本量，但这需要他对统计问题有很好地理解。

应详细描述研究中涉及的统计学分析，以便使动管会（或其他）评审员理解并且明白检验效能分析是如何与将要采用的统计分析匹配的。

动物实验方案必须提交并证明检验效能分析的特定参数和假设都是合理的。这通常包括评估效能分析（如两组间的平均差）和变量（如标准差）。不同统计分析方法对检验效能有不同要求，因此统计方法必须在检验效能分析前确定。经验的积累、研究理论的掌握和预实验数据对检验效能分析都是很有帮助的。

2）生物统计学家在评估动物需求量合理性时的作用：生物统计学家经过专业培训，能通过各种计算方法确定所需动物量。他们可以指导研究者正确分析数据，并帮助书写分析报告及实验方案中涉及动物使用量的说明。同时，生物统计学家也应熟悉动管会及任务，也应了解实验研究的专业领域，因为统计学家的评论会涉及这些科学知识。无论是对动管会还是对研究者，统计学家都会起到很大的帮助作用。既然建立统计方法和实施检验效能分析都是长期任务，那么动管会都要与统计学家（不论是不是委员会中一员）建立良好的合作关系，提供经费支持、做好合理的安排，以便统计学家能够承担这些工作。

3. 预实验动物数量的合理性说明

1）预实验动物数量的合理性说明及意义：预实验通常只使用少量的动物（很少超过10只），目的是证明某项技术的可行性或在进行统计分析之前估计实验数据的可变性，是提交给动管会的实验方案中的一部分，因此也需要合理性说明。预实验中动物使用量合理性说明不需要像"整个"研究那么详细，即使只写"这是进行预实验所需的最少动物量"，也可以的。预实验除了在动物使用量合理性说明方面要求较为宽松外，其他方面的要求等同于正式实验，应遵循实验的指南或标准操作规程。

值得注意的是，预实验对于估计实验数据的可变性比确定研究效果意义更大，而后者需要一种比预实验范围更广的研究。如果预实验是用于估计组间差异的大小或是决定某项研究是否值得进一步探索，那么预实验中使用的动物不应计入随后正式研究中。如果预实验仅用于估计研究数据可变性或证实某项技术在实验室的应用情况（如可通过特定设备获得可靠结果），那么这时预实验所使用的动物或许应计入正式研究中。

2）一项分四组、每组10只动物的研究是预实验吗？一般很难理解为什么预实验需要这么多动物或为什么需要分四组。通常通过一组（或最多两组）动物就可以充分估计数据的可变性。技术的可变性同样可以通过一或两组测试出来。但并非每种可能的情况都是可预测的。举例来说，一位研究人员在四项技术上都存在困难，但在开展更大规模研究之前必须证明这四项技术都可以应用。可以想象，在这种情况下，预实验分为四组是合理的。

3）委员会能同时批准预实验和正式动物实验吗？预实验结果有可能说明技术还不成熟，因此整个研究还不能开展。在其他情况下，预实验的目的是评估实验数据的可变性，同时该数据也是检验分析的基础。在得到这些数据前，批准开展整体研究所申请的任何数量的动物都是不合理的，还会传递错误信息并导致混乱。在整体研究实施之前，许多研究机构都要求研究者提供初始报告，有人将提交初始报告误认为是有效的"技术审批"，其实这并不是它的真正目的。正确的观点是，只有充分证明了动物数量合理性的研究项目才能获得批准。

4）委员会对研究人员开展预实验的要求：动管会有权力和责任要求研究人员提交动物使用数量合理性的说明材料。如果研究者不能提供，动管会可以拒绝该申请。如果预实验结果能够作为解释合理性的材料，对动管会和研究人员来说都是很好的选择。

动管会有责任确保使用动物数量合理，如果预实验对证明其合理性是必需的，那么在预实验完成之前，动管会可以拒绝该申请。如果研究人员同意开展预实验，那么该预实验也要先得到动管会的批准。在实际工作中，动管会可以要求研究人员开展预实验，因为动管会只有在预实验完成之后才会批准正式实验，所以它需要收到预实验的实验报告。

4. 某研究申请使用的动物数量少于完成该研究所需的有效数量 首先要考虑的是解释所需动物数量的理由是否充分。如果不满足这个前提，动管会应该要求研究人员改进实验方案。如果改进后仍达不到要求，动管会则要在得到满意结果之后才能批准。使用过多或过少的实验动物都是不恰当的。如果申请使用的动物数量少于动管会所认为的数量，研究者必须解释该数量的动物如何能满足实验的要求。

5. 动物胎儿和新生幼仔在使用动物数量合理性时的计算 大多数情况下，胎儿应该计算在内，因为至少它们已经能够感受疼痛和痛苦。这处于伦理学而不是法律和社会规范的角度，但是这种符合伦理的行为也可能是很好的法律实践。动管会的目的是保证研究机构中的动物福利，因此如果动物胎儿也能感到痛苦，那么就应该引起动管会的注意。由于我们对许多物种神经系统发育的详细情况知之甚少，因而制订全面、系统的防止胎儿疼痛的指南是很困难的。

如果晚期的动物胚胎或新生动物是研究对象，那么应当将它们计算在样本数量范围之内。在这种情况下，动物使用数量合理性说明的关键是由动物胚胎的需要量决定的。一种小鼠品系，出生后小鼠的死亡率为80%，从伦理学角度分析该研究，出生的所有动物都应该算在内而不仅仅是存活的20%的动物用于后续实验。

6. 减少动物使用数量的方法 为了减少动物的使用数量，一只动物可用于多项应用：所有死亡动物的组织都应用于其他更多的研究；当实验不会对动物产生额外疼痛和痛苦时，一只动物可进行多次实验。虽然仅在很少的情况下会对动物进行第二次存活性手术，但是如果第二次实验不会给动物造成伤害，二次利用动物可以减少研究机构实验动物的使用总量。例如，一只经历了存活手术后不需被安乐死的动物，再做一项简单的行为学研究可能就是合适的。

仔细考虑减少动物使用数量的方法是非常值得的，很多研究者已把一些推荐方法作为标准方法：如标准操作规程。使用健康的、遗传相似的动物，良好的术后护理可以减少动物的死亡。其他建议还包括共享动物的组织、动物临终的处理方式、合理地选择对照组和通过优秀数据软件最大化地利用数据。

其他方法：如某种药物在使用过程中被认为毒性非常大，甚至每六个受试个体中就会有一个出现严重的副作用。按顺序对六只动物进行测试是有意义的，一旦有一只出现副作用则应停止研究。

预实验能有效防止潜在问题的发生，而且其实验数据也能用在正式研究中。需注意的是如果预实验仅仅用来测试实验过程或估计数据的可变性，那么研究人员能在正式实验中使用预实验数据。但是当预实验用来判定实验结果时，如判定一系列药物中哪一种药物有疗效，研究者需要重新进行独立重复的实验。研究人员将预实验数据和正式实验数据混合使用之前应该先请教统计学家。

7. 兽医和设施人员在减少动物使用量中的作用 动管会有责任监督生物学研究中合理使用实验动物，这与兽医和动物管理人员有密切的关系。兽医和动物管理人员有责任保证从高质量动物供应商那里获得动物，依据供应商的报告审查引进动物的健康状况，确保动物进行适当的检疫和隔离并开展不同品系动物的净化。他们也有责任制订预防性医疗程序并经常监督动物实验操作。使用健康的、得到良好照顾的和良好饲养管理的实验动物均有助于减少重复研究中动物的使用数量。

兽医和动物设施人员还能协助制订术前、术中和术后方案以确保动物存活率，以进一步减少动物使用量。

第四节 动物实验替代

一、替代实验的发展

20世纪80年代，在动物福利运动和3R原则的推动下，欧盟率先通过了《用于实验和其他科学目的的脊椎动物保护欧洲公约》，随后颁布了《关于与各成员国有关用于实验和其他科学目的的有动物保护法律、法规和行政规章接近的理事会指令》（86/609/EEC）。有关实验动物替代技术的开发和应用提高到了法律的层次，从此，欧洲的替代方法研究从民间的自发行为，正式成为政府工作职责的一部分。

1. 欧盟化妆品指令对动物实验替代的规定

（1）76/768/EEC：1976年7月27日制定的《关于使各成员国有关化妆品立法接近的理事会指令》。1986年至1989年，欧洲通过了使3R原则更为具体化的动物保护法，在此期间，成立了毒理学实验替代方法的研究小组，1992年欧洲议会通过了有关化妆品76/768号修正法令，凡是化妆品的原料含有"经动物实验合格的化学药物"，自1998年1月1日起再不得上市。1993年成立了有15个国家参加的欧洲替代方法验证中心（ECVAM，设在意大利）。2000年4月欧洲议会再次宣布，自2000年7月1日，禁止成员国用动物进行化妆品原料和化妆品的安全性检验，并要求在化妆品的标签上注明没有使用动物进行安全性试验，否则将不能进入欧洲市场，并将其作为WTO双边协议的条款。由于技术方面的原因和世界各国反应非常强烈的缘故，在同年的6月28日宣布，将日期推至两年后，即2002年7月1日。2002年11月7日欧洲议会与欧盟理事会在布鲁塞尔达成协议，决定从2009年起在欧盟范围内禁止用动物进行化妆品毒性和过敏试验，也不允许成员国从外国进口和销售违反上述禁令的化妆品。其根本目的就是要推动动物实验替代方法研究和应用。这也是替代方法作为贸易中的技术壁垒，对世界各国震动最大的一个事例。

（2）2003/15/EC：2003年，欧委会通过了关于76/768/EEC第七次修订，即2003/15/EC指令。该指令明确了取消动物实验的时间表。新指令主要涉及动物测试化妆品与化妆品成分，以及以其他测试方法取代动物实验等事宜。该指令指出欧盟各国不得允许国内以动物实验测试化妆品；自2004年9月起，在已有其他认可实验方法的情况下，以动物实验测试最终配方的化妆品或含有以动物实验测试成分或成分组合的化妆品不得在欧盟销售；自2009年3月11日起，除重复剂量毒性测试、生殖毒性和毒代动力学测试外，禁止使用动物进行化妆品急性毒性、眼刺激和过敏试验，2013年将全面禁止在动物身上进行化妆品和原料的安全性测试，也不允许成员国从外国进口和销售违反上述禁令的化妆品。该规定对欧盟内部成员国和非欧盟国家进口的产品的要求是一致的。

（3）1223/2009/EC：2009年12月，欧盟发布新的化妆品法规123/2009/EC，取代实行了30多年的76/768/EC指令，成为欧洲的化妆品统一法律。法规最主要的变化增加了"动物实验"的内容，保留禁止动物实验的规定，同时对禁止动物实验的情形和豁免条件做出了规定。

2. 世界各国对动物实验替代的规定　为有效管理和控制化学品市场准入，欧洲议会和欧盟理事会于2006年12月18日颁布了REACH法规1907/2006（EC），该法规于2007年6月1日起生效，2008年6月1日起进入实施。该法明确体现了替代实验的3R原则。例如，第47条规定，根据第86/609/EEC号指令的规定，有必要替代、减少或优化脊椎动物实验。只要有可能，本法规应基于使用适宜的替代实验方法就化学品的健康和环境危害进行适当的评估。借助欧盟委员会或其他国际机构确认的替代实验方法或欧盟委员会和化学品管理局认可的符合本法规信息要求的替代实验方法，避免动物实验。

1996年，美国成立了一个专门机构——机构间替代方法验证协调委员会（ICCVAM），协调各有关部门对替代方法的认可，鼓励研究替代性方法和（或）改善实验方法，成立了全国毒理学规划机构，总部设在北卡罗来州国家科技园区的国家环境卫生科学研究院（NIEHS）。

2006年9月，科技部发布了《关于善待实验动物的指导性意见》，其中提到，要优化动物实验程序和技术，"在符合科学原则的条件下，应积极开展动物实验替代方法的研究与应用"，这是我国第一个关于实验动物福利和动物实验伦理的法规性文件，这个指导意见不仅有利于科学研究的发展和规范实验动物的应用，而且有利于推动我国动物实验替代方法研究的开展。动物福利内容出现在动物相关法案中，在我国尚属首次。

2008年，中国建立了替代方法研究评价中心的网络平台——CCARE，承担动物实验替代方法的法规宣传、标准推进、技术服务和知识普及的职责。

我国替代方法经过20多年的研究，在多个领域取得了进展。近年来部分检验检测机构加大了替代方法的研究力度，并积极推动替代方法的标准化，有关研究活动得到了国家认证认可监督管理委员会、科技部和地方科技主管部门的支持。许多替代方法已在企业和实验室内部使用，有的已成为国际通行的标准，我国已加快了国际标准的转化，已获得国外机构验证和认可的替代方法标准已转化为国家标准，但对于自行研发或等同于国外同类标准的方法应给予支持，经过严格验证评估可形成标准推广应用，同时鼓励替代方法创新项目的研究，因此，应加快替代方法标准的吸收、转化、研发、制订和推广工作，实现与国外先进方法的同步接轨。

二、动物实验替代方法研究的意义

1. 提升突破技术壁垒的能力　WTO成员在经济互利互惠的基础上使用各种可能的手段保护各自的经济利益。在以知识经济为特征的现代经济中，技术壁垒已成为各国科技产业领域重要的保护手段。该规定对欧盟内部成员国和非欧盟国家进口的产品的要求是一致的。

技术壁垒一直是妨碍我国商品出口的障碍之一。特别是在我国加入WTO后，它所带来的影响更为巨大。过去由于检测方法本身存在的问题或者检测方法和国际上的要求不一致的原因，在我国化妆品和药品出口过程中都曾遇到过这种技术壁垒的阻挡，有些很好的产品就是由此原因而无法进入国际市场。从这一点上看，3R研究及研究成果的应用对我国经济发展有着非常重要的意义。

2. 产生新思路和新方法　在一定时期和一定的知识背景下，对科学实践中存在的科学问题的求解已不能沿用原有的研究路径，或者说原有的科研思路已经不符合现有科学问题的内在规律，要求人们摆脱固有的模式，以一种全新的思维方式去观察和思考问题的本质，只有这样，才能从一种全新的角度和新的层次上提出解决问题的方法。纵观3R概念的提出和3R研究的发展，可以说它一方面是为了适应动物保护主义运动的一种需要，缓和了动物保护与动物实验之间日益尖锐的矛盾冲突；另一方面，从3R研究成果的应用来看，确实对科学的发展起到了很大的推动作用。因此说，3R研究更是科学发展的需要。有许多事例可使我们清楚地了解到3R与生命科学研究之间的内在联系。例如，利用携带有人脊灰病毒受体的转基因小鼠（TgPVR），替代猴子做口服活脊灰疫苗的神经毒性试验（安全性试验），不仅解决了灵长类动物的来源问题，也使用于疫苗检定的动物质量得到保证，检定结果的可靠性也大大提高。在生物学和药学研究中，利用遥测技术测定不同品系高血压大鼠在正常生活条件下的各种生理指标（包括收缩压、舒张压、心率等），从而解决了必须对动物进行麻醉和固定，在这种非正常条件下获取动物各种生理参数的问题，使获得的数据更加准确。利用亲和层析技术对梭状芽孢杆菌菌苗生产过程中所产生的毒素和类毒素进行检测及定量分析，减少了常规方法中动物的使用数量。利用人全血细胞实验替代兔法和鲎试剂法，检查药品和生物制品中的热原，不仅减少动物的使用，而且避免鲎试剂法的漏检。由此说明，3R的研究不仅可以达到优化试验程序、通过替代达到降低实验费用等目的，更重要的是通过对3R的研究，改变了人们观察科学问题的视角，产生了新的思维方式，开拓人们的科研思路、考察思考科学问题的方式方法和角度，提高解决科学问题的能力。通过3R的研究，使科学研究方法更加完善、科学，最终达到推动科学发展的目的。

3. 规范科学研究行为，提高动物实验质量　从3R研究内容可以看出，它既是对科学发展过程中研究方法的有效补充与完善，是实验科学技术方法不可分割的重要组成部分，也是从另外一个侧面不断推动动物实验技术规范化、保证动物实验质量和实验结果科学可靠的有效方式。在当今科技发展的时代，动物实验作为一种研究方法，在众多研究领域，特别是在生命科学研究中占有重要位置。要通过动物实验获取准确可靠的结果，就应对各种影响因素实施有效的控制。其中，作为动物实验实施主体的研究人员应了解3R中有关优化的内容,掌握动物生物学特性和基本需求,在符合科学原则的前提下,关注动物福利,提供能够满足动物各种需求的条件;通过有关知识学习和技能培训,提高实验操作水准,避免给动物造成与实验目的无关的伤害和疼痛。由此看出,3R研究除了研究替代方法,以减少动物使用量以外,也是推动动物实验不断规范化、科学化和保证动物实验研究结果科学性与准确性的研究活动。

4. 时代发展、社会进步在科学技术上的一种体现 人们对动物保护已经形成共识,但对动物实验仍有不同看法。一些动物保护组织和个人持极端的观点,反对进行动物实验。他们认为,动物实验是非人道的做法,主张取消动物实验。在全球经济一体化的同时,开放的世界文化格局也已形成。公众意识相互影响,这种动物保护主义和动物解放运动的影响也逐步波及全世界。由此,各国的动物实验研究领域都受到了不同程度的限制。为了科学的发展和人类的文明进步,虽然绝大多数人对动物实验持肯定态度,但迫于社会舆论的压力,一些国家政府在动物实验方面一直采取非常慎重的态度。例如,2000年6月12日,100多名英国著名的科学家(其中包括五名诺贝尔医学奖得主)联合控告英国政府妨碍他们的科学研究,理由是英国政府对动物实验和研究进行了严格的限制。科学家在进行动物实验之前,必须先取得进行科研的许可及进行此项动物实验的项目许可。而获得这些许可需要一个漫长的审批过程,而且还要经过动物种族委员会的同意才行。整个审批过程最长可达九个月。因此,为了科学的发展,为了调和动物保护与科学实验之间的矛盾,积极对待和大力推动3R的研究,将科学发展与动物保护和动物福利相结合,应用实验动物替代品及动物实验替代方法,将会对调和和缓解这一矛盾起到积极的作用,也可以说是一次"绿色"动物实验技术的革命。

5. 替代实验方法简单、易于操作、结果客观 动物替代实验方法相对于整体动物实验简单、操作容易、结果客观,避免了人判断结果的主观性。例如,用重建人表皮实验方法替代家兔皮肤刺激/腐蚀性实验,采用细胞技术模拟建立人的皮肤组织块,通过加药后用MTT法检测样品对皮肤组织的细胞毒性,方法简单、有具体的试验数据,避免了采用家兔皮肤刺激/腐蚀性实验时人结果观察的主观性。

6. 替代实验可节约动物资源,节约实验成本 动物替代实验多采用细胞或离体器官,细胞可经过冻存、复苏及传代来满足实验的需要;某些离体器官实验例如离体鸡眼实验、牛眼实验等都是通过屠宰场宰杀动物时获得的动物组织;大鼠经皮电阻实验、离体回肠实验等一只动物的皮肤或回肠可以完成一批或数批样品的检测,这些都大大节约了动物资源,同时也节约了试验成本。

三、替代实践

（一）眼刺激性/腐蚀性替代方法

尿囊绒膜血管实验(chorioallantoic membrane vascular assay,CAMVA) 该实验方法和兔眼刺激实验的最大平均分值(MAS)有很好的相关性,可正确将受试物分类为刺激物和非刺激物。水溶性和脂溶性物质都可用于检测,更适合检测水醇类物质。总体上讲,适合作为化妆品和个人护理用品配方、醇类物质和表面活性剂的刺激程度的筛选方法,最适合用于评价轻度到中度范围的刺激性物质。

尿囊绒膜(chorioallantoic membrane,CAM)的血管分布与眼部的血管分布类似,血管活性物质作用于平滑肌细胞,使毛细血管扩张或收缩,出血表明内皮细胞和周围组织细胞发生溶解。本方法通过观察受试物对血管的作用评价潜在的眼刺激性,取10天龄鸡胚,受试物直接接触CAM的小片区域,暴露30分钟后观察CAM血管变化,如出血或充血(毛细血管扩张)、血管消失(鬼影血管),使50%的受精卵出现这些损伤的受试物浓度(RC_{50})被认为是毒性终点。RC50为使50%的蛋产生阳性反应的浓度,可以通过概率分析或回归分析计算出RC50值。RC50 < 1%时,判断为有刺激(图8-2)。

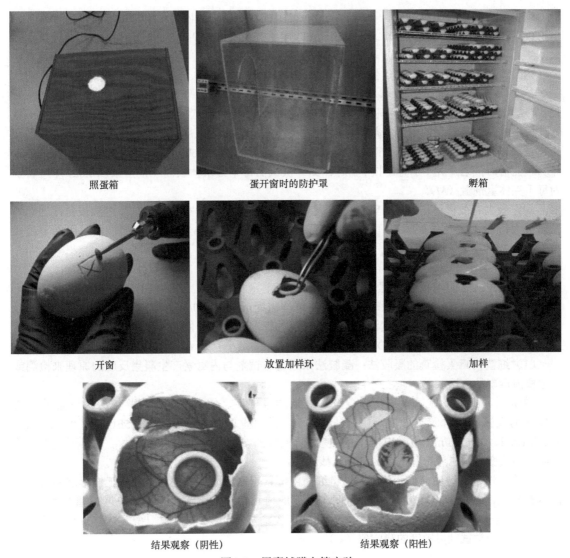

照蛋箱 　　　　蛋开窗时的防护罩 　　　　孵箱

开窗 　　　　放置加样环 　　　　加样

结果观察（阴性） 　　　　结果观察（阳性）

图8-2 尿囊绒膜血管实验

（二）家兔热原替代方法

1. 细菌内毒素检查法 细菌内毒素检查法又称鲎试剂法，是利用鲎试剂来检测或量化由革兰氏阴性菌产生的细菌内毒素，以判断供试品中细菌内毒素的限量是否符合规定的一种方法，已被《中国药典》收录。自20世纪60年代鲎血凝聚机制的发现和鲎实验方法建立以来，细菌内毒素检查法在药品的热原限量控制中得到了广泛的应用和发展。与家兔热原法相比，细菌内毒素检查法具有操作简便、实验成本低、快速灵敏、重现性好等特点。细菌内毒素检查包括两种方法，即凝胶法和光度测定法，后者包括浊度法和显色基质法。供试品检测时，可使用其中任何一种方法进行试验。当测定结果有争议时，除另有规定外，以凝胶法结果为准。

原理：本法系利用鲎试剂来检测或量化由革兰氏阴性菌产生的细菌内毒素，以判断供试品中细菌内毒素的限量是否符合规定的一种方法。

标准品：细菌内毒素的量用内毒素单位（EU）表示，1EU与1个内毒素国际单位相当。细菌内毒素国家标准品系自大肠杆菌提取精制而成，用于标定、复核、仲裁鲎试剂灵敏度和标定细菌内毒素工作标准品的效价。细菌内毒素工作标准品系以细菌内毒素国家标准品为基准标定其效价，用于实验中鲎试剂灵敏度复核、干扰试验及各种阳性对照。细菌内毒素检查用水系指内毒素含量小于0.015EU/ml（用于凝胶法）或0.005EU/ml（用于光度测定法）且对内毒素实验无干扰作用的灭菌注射用水。

内毒素限值的确定：药品、生物制品的细菌内毒素限值（L）一般按以下公式确定：

$$L=K/M$$

式中，L为供试品的细菌内毒素限值，以EU/ml、EU/mg或EU/U（活性单位）表示；K为人每千克体重每小时最大可接受的内毒素剂量，以EU/(kg·h)表示；M为人用每千克体重每小时的最大供试品剂量，以ml/(kg·h)、mg/(kg·h)或U/(kg·h)表示，人均体重按60kg计算，人体表面积按1.62m^{2}计算。注射时间若不足1小时，按1小时计算。供试品每平方米体表面积剂量乘以0.027即可转换为每千克体重剂量（M）。

确定最大有效稀释倍数（MVD）：最大有效稀释倍数是指在实验中供试品溶液被允许达到稀释的最大倍数（1→MVD），在不超过此稀释倍数的浓度下进行内毒素限值的检测。用以下公式来确定最大有效稀释倍数：

$$MVD=cL/\lambda$$

式中，L为供试品的细菌内毒素限值；c为供试品溶液的浓度，当L以EU/ml表示时，则c等于1.0ml/ml，当L以EU/mg或EU/U表示时，c的单位需为mg/ml或U/ml；λ为在凝胶法中鲎试剂的标示灵敏度（EU/ml），或是在光度测定法中所使用的标准曲线上最低的内毒素浓度；如供试品为注射用无菌粉末或原料药，则MVD取1，可计算供试品的最小有效稀释浓度$c=\lambda/L$。

（1）细菌内毒素检查的凝胶法：凝胶法系通过鲎试剂与内毒素产生凝集反应的原理来检测或半定量内毒素的方法。

鲎试剂灵敏度复核试验：在本检查法规定的条件下，使鲎试剂产生凝集的内毒素的最低浓度即为鲎试剂的标示灵敏度，用EU/ml表示。常用鲎试剂的灵敏度有0.5EU/ml、0.25EU/ml、0.125EU/ml、0.06EU/ml、0.03EU/ml。当使用新批号的鲎试剂或实验条件发生了任何可能影响检验结果的改变时，应进行鲎试剂灵敏度复核试验。

根据鲎试剂灵敏度的标示值（λ），将细菌内毒素国家标准品或细菌内毒素工作标准品用细菌内毒素检查，制成2λ、λ、0.5λ和0.25λ四个浓度的内毒素标准溶液。当最大浓度2λ管为阳性，最低浓度0.25λ管均为阴性，阴性对照管为阴性，实验方为有效。按下式计算反应终点浓度的几何平均值，即为鲎试剂灵敏度的测定值（λ_c）。

$$\lambda_c=antilg(\Sigma X/4)$$

式中，X为反应终点浓度的对数值（lg）。反应终点浓度是指系列递减的内毒素浓度中最后一个呈阳性结果的浓度。

当λ_c在0.5λ～2λ（包括0.5λ和2λ）时，方可用于细菌内毒素检查，并以标示灵敏度λ为该批鲎试剂的灵敏度。

干扰实验：细菌内毒素实验是鲎试剂在无干扰的条件下与内毒素的一种凝集反应，当进行新药的细菌内毒素检查实验前，或无内毒素检查项的品种建立内毒素检查法时，须进行干扰实验。当鲎试剂、供试品的配方、生产工艺改变或试验环境中发生了任何有可能影响实验结果的变化时，须重新进行干扰实验。实验方法如下。

按表8-11制备溶液A、B、C和D，使用的供试品溶液应为未检验出内毒素且不超过最大有效稀释倍数的溶液，按鲎试剂灵敏度复核试验项下操作。

表8-11 凝胶法干扰试验溶液的制备

编号	内毒素浓度/被加入内毒素的溶液	稀释用液	稀释倍数	所含内毒素的浓度	平行管数
A	无/供试品溶液	—	—	—	2

续表

编号	内毒素浓度/被加入内毒素的溶液	稀释用液	稀释倍数	所含内毒素的浓度	平行管数
B	2λ/供试品溶液	供试品溶液	1	2λ	4
			2	1λ	4
			4	0.5λ	4
			8	0.25λ	4
C	2λ/检查用水	检查用水	1	2λ	4
			2	1λ	4
			4	0.5λ	4
			8	0.25λ	4
D	无/检查用水	—	—	—	2

注：A为供试品溶液；B为干扰实验系列溶液；C为鲎试剂标示灵敏度的对照系列溶液；D为阴性对照溶液

只有当溶液A和阴性对照溶液D的所有平行管都为阴性，并且对照系列溶液C的结果在鲎试剂灵敏度复核范围内时，实验方为有效。按下式计算对照系列溶液C和干扰实验系列溶液B的反应终点浓度的几何平均值（E_s和E_t）。

$$E_s=\text{antilg}(\Sigma X_s/4)$$
$$E_t=\text{antilg}(\Sigma X_t/4)$$

式中，X_s、X_t分别为对照系列溶液C和干扰实验系列溶液B的反应终点浓度的对数值（lg）。

当E_s在$0.5\lambda\sim2\lambda$（包括0.5λ和2λ）及E_t在$0.5E_s\sim2E_s$（包括$0.5E_s$和$2E_s$）时，认为供试品在该浓度下无干扰作用。若供试品溶液在小于最大有效稀释倍数的稀释倍数下对实验有干扰，应将供试品溶液进行不超过最大有效稀释倍数的进一步稀释，再重复干扰试验。

可通过对供试品进行更大倍数的稀释或通过其他适宜的方法（如过滤、中和、透析或加热处理等）排除干扰。为确保所选择的处理方法能有效地排除干扰且不会使内毒素失去活性，要使用预先添加了标准内毒素再经过处理的供试品溶液进行干扰试验。

3）凝胶限度试验：按表8-12制备溶液A、B、C和D。使用稀释倍数为最大有效稀释倍数并且已经排除干扰的供试品溶液来制备溶液A和B。按鲎试剂灵敏度复核试验项下操作。

表8-12 凝胶限度试验溶液的制备

编号	细菌内毒素浓度/被加入细菌内毒素的溶液	平行管数
A	无/供试品溶液	2
B	2λ/供试品溶液	2
C	2λ/检查用水	2
D	无/检查用水	2

注：A为供试品溶液；B为供试品阳性对照溶液；C为阳性对照溶液；D为阴性对照溶液

结果判断：保温60分钟±2分钟后观察结果。①若阴性对照溶液D的平行管均为阴性，供试品阳性对照溶液B的平行管均为阳性，阳性对照溶液C的平行管均为阳性，实验有效；②若溶液A的两支平行管均为阴性，判供试品符合规定；③若溶液A的两支平行管均为阳性，判供试品不符合规定；④若溶液A的两支平行管中的一管为阳性，另一管为阴性，需进行复试。复试时，溶液A需做四支平行管，若所有平行管均为阴性，判供试品符合规定；否则判供试品不符合规定。

（2）细菌内毒素的光度测定法：光度测定实验需在特定的仪器中进行，温度一般为37±1℃。

细菌内毒素的光度测定法分为浊度法和显色基质法。

浊度法：系利用检测鲎试剂与细菌内毒素反应过程中的浊度变化而测定细菌内毒素含量的方法。根据检测原理，可分为终点浊度法和动态浊度法。终点浊度法是依据反应混合物中的细菌内毒素浓度和其在孵育终止时的浊度（吸光度或透光率）之间存在着量化关系来测定细菌内毒素含量的方法。动态浊度法是检测反应混合物的浊度到达某一预先设定的吸光度所需要的反应时间，或是检测浊度增加速度的方法。优点是定量快速（一般少于20分钟），灵敏度高（可达0.005EU/ml），仪器价格低，但过程复杂、测定范围窄。

显色基质法：系利用检测鲎试剂与细菌内毒素反应过程中产生的凝固酶使特定底物释放出呈色团的多少而测定细菌内毒素含量的方法。根据检测原理，分为终点显色法和动态显色法。终点显色法是依据反应混合物中细菌内毒素浓度和其在孵育终止时释放出的呈色团的量之间存在的量化关系来测定细菌内毒素含量的方法。动态显色法是检测反应混合物的色度达到某一预先设定的吸光度所需要的反应时间，或检测色度增长速度的方法，优点是快速、灵敏度高（可达0.001EU/ml），测定范围宽。终点显色基质法抗干扰能力强，动态显色基质法易受各种因素的干扰，但两者使用的仪器和试剂都很昂贵，且对实验用水要求很高，因而限制了它的使用范围。

2. 人全血实验（whole blood test，WBT） 家兔热原测定法虽然能引起哺乳动物复杂的升温反应过程，但这一检查方法也存在许多缺点，由于动物个体差异导致精密度差，难以达到标准化的要求，少数药品本身的药理活性干扰家兔体温，需要一定规格的动物室和实验设备，另外其检测周期长；细菌内毒素法与家兔热原实验相比虽然有一定的优势，但缺点是细菌内毒素实验所用鲎试剂量的标准化程度有待提高，仅能检出革兰氏阴性菌的内毒素，实际检测中存在漏检的可能性，现在科学家致力于热原检测的另外一种体外替代实验——人全血实验的研究，该方法还在进一步的研究中，还未被验证和法规认可。

原理：外致热原进入机体，激活产内源性致热原细胞，内源性致热原细胞产生内源性致热原（endogenous pyrogen，EP），内源性致热原通过PEG2—EP传导信号，从而提高视丘下部优先区的温度调定点，调定点上移使体温升高。内源性致热原包括白介素-1（IL-1）、白介素-6（IL-6）、白介素-8（IL-8）、肿瘤坏死因子-α（TNF-α）等，主要由巨噬细胞、单核细胞产生。体外人全血热原实验通过检测致热细胞因子（内热原）的含量定量或定性反映样品中所含各种热原质的量。

全血细胞与受试物一起孵育，当受试品中存在热原质，则直接作用于血液中的单核细胞和巨噬细胞，使内源性致热原IL-1、IL-6、IL-8、TNF-α等的释放量增加，用酶联免疫吸附试验对IL-1、IL-6、IL-8、TNF-α等进行检测，从而对受试物中有无热原做出判断。

第五节　替代方法的验证

一、验证的概念

随着生命科学研究和计算模拟技术的发展，目前在药品、化妆品、农药、生物制品等安全性评价领域，越来越多的实验室和研究机构从事动物实验替代方法的研究。在应用新的实验方法替代这些传统的动物实验时，对该方法进行适当的验证研究，以证明新方法的相关性和可信性，符合特定的目的，才有可能被管理部门接受纳入法规管理的范围，成为有效的替代方法。验证是一项严谨的科学研究过程，要摒弃那种认为只要研发中的替代方法证明可靠就自然会符合法规要求的错误认识。因为尽管在科研机构和企业中有许多体外试验方法被开发和应用，但只有很少的一部分经过科学验证和被法规认可能用于替代动物实验。

实验动物替代方法的验证概念最初是由斯卡拉（Scala）提出，之后，弗拉齐耶（Frazier）受OECD委派，于1990年发表了体外毒性试验验证的科学标准一文，进一步扩展了验证的理论。同年，在美国霍普金斯动物实验替代法研究中心和欧洲毒理替代方法研究小组共同主办的专题讨论会上，正式提出了有关验证的具体方法。

验证（validation）的定义也是不断完善的。1995年，ECVAM的定义是"为着特定的目的对一种实验方法的可靠性和相关性进行评价的过程"，2003年，ICCVAM的定义基本与ECVAM相似，2005年，OECD扩展了实验方法的范围，验证的定义也扩大为"为着明确的目的，依据科学的程序而评价和确定新方法的可靠性及相关性的过程"。相关性：是指实验方法的科学价值，某种方法或实验系统的科学基础和相关模型的预测能力，替代方法的最终目的是将数据转化为动物或人体生物学效应的作用终点。替代方法所获得的结果应该能够准确地预测体内生物学效应，只有满足这一条件，该方法才具有科学意义和实用价值。可靠性：是指实验结果的可重复性，即指在不同时间、实验室内和不同实验室之间验证结果的重复性，如果一项替代方法对同一受试物的检测不能获得一致性结果，那么该替代方法在进行生物效应评价时则缺乏可靠性，可靠性通过实验室内和实验室间的再现性，以及实验室内的重复性进行评价。替代方法的可重复性主要体现在两个方面：首先，在替代方法所要求的条件和检测范围内，实验室内部和不同实验室在不同时间采用该方法对任一受试物进行检测均能获得一致性结果；其次，采用该替代方法获得的检测结果对动物实验的预测结果也具有重复性，由于替代方法的最终目的是用于预测动物实验结果，如果替代方法不能对受试物的动物体内生物学效应做出可重复性预测，那这一替代方法同样是不可靠的，因此，在替代方法的验证过程中，对替代方法进行可靠性验证应充分考虑上述两方面因素。

二、验证的目的

验证的目的是指替代方法关于某一特定方面的体内毒性（毒性类型、靶器官、毒性程度、受试物种类等）的相关性和可靠性。验证实验旨在提供新替代方法的目标信息以表明该方法的可靠性，该方法在不同实验室间的可重复性，另外还表明该方法的相关性以帮助实验人员对受试物的危险性做出正确的判断。验证实验结果必须提供充足的证据，表明被验证的替代方法的预测能力及预测结果的准确性和重复性，才能科学合理地界定该方法有效可行。

三、验证遵循的原则和基准

目前实验方法验证的基准和原则是由OECD、ECVAM和ICCVAM三个组织共同开发，在20世纪90年代的历次会议和工作报告的基础上发展起来的。1996年，OECD在瑞典索尔纳（Solna）召开工作组会议，提出了一套验证的原则，即Solna原则，作为新的或修订的实验方法的验证基准。

随着替代方法的原理、目的及用途有所不同，验证原则的符合程度也有差异，因此，对一个替代方法进行评定时要有一定的灵活性，但一般需要符合基本的验证原则和基准。实验方法验证的Solna原则和基准如下。①替代方法应当合理可行，替代方法应该能够提供充分的科学依据、法规认可基础和必要性。②应当描述替代方法的检测终点与所指向的生物学效应之间的相互关系。③替代方法应具有详细可行的操作规程，必须提供详细的实验方案，包括所需材料的描述（如实验中可能用到的特殊类型细胞、构建的或来自动物的组织等）、检测指标及测定方法的描述、数据分析方法、数据评价的判定标准（如阴性和阳性对照的结果）及实验方法可接受的执行标准，并指出实验方法是否存在不足之处，描述已知的缺点（如体外实验和其他非动物实验可能不能完全复制化学物在体内代谢的过程）等。④必须证明替代方法在实验室内和实验室间的重复性，应提供一段时间以内实验室内和实验室间实验数据的再现性与变异性的水平，并说明此差异对实验结果重复性的影响。⑤替代方法必须经过有代表性的参考物质的对照实验，其中应包含已知的阳性对照和阴性对照物质，以证实方法的可行性，参考物质的数量应足够并应进行编码以排除偏倚。⑥应当对替代方法的实施效果进行评估，即与拟替代的动物实验的相关信息和现有的相关毒性试验资料比较，包括历史对照数据和可接受的质量要求。⑦理想情况下，支持实验方法有效性的所有数据和报告都应符合药物非临床研究质量管理规范（GLP）要求，不按GLP操作收集的数据及潜在影响必须详细阐述。⑧提供支持替代方法验证评价的所有数据，而且包括详细的实验操作方案。数据应当是易于获得并通过公共渠道可获取，实验方法的描述应足够详细，便于独立的实验遵循该实验程序获得同等的数据，并能自行评估与标准方案的吻合程度。

ICCVAM和ECVAM替代实验验证的基准与OECD类似，ICCVAM强调对替代方法局限性的描述，而ECVAM则强调预测模型的作用，即要说明体外实验数据与体内毒性终点的关系。

四、验证的程序

一个新的动物实验替代方法从提出概念、研究开发至最终被法规认可通常要经过五个主要阶段，即替代方法的研究与开发、预验证、正式验证、同行评议和法规认可程序。严格讲，只有完成了正式验证程序的替代方法才能被评估并纳入法规管理程序。虽然验证的过程被分为几个阶段，但实际上验证中的各种要素是紧密联系的，每一个阶段的设计和运行都是建立在其他阶段工作基础上的。替代方法的验证是对替代方法的操作、优点与不足等特征的科学评价过程，重点考察替代方法的预测能力、可靠性和相关性。替代方法的验证需要在国际范围内进行，但不同的验证机构对替代方法的验证过程可能存在差异，一般而言，验证的流程如下。

1. 替代方法的研究与开发阶段　在考虑将一个实验列于验证研究之前，首先，必须将该实验适当地开发出来，在替代方法的研究与开发阶段，我们首先要确定替代方法的目的，确定是哪种类型的毒性试验替代方法，包括实验方法的化学、生物化学或生物学基础的阐述，实验方法测定的终点与所关注毒性效应之间的相关性和合理性，因为替代方法的目标不同，对其评价的基准也不同，因此必须确定目标。其次，是实验方法的建立，替代方法的研发阶段应确定实验系统（如细胞株、动物种类等）、受试物、测定指标和数据分析方法，建立起实验替代方法预期目标的最基本的实验程序并且对替代方法的可行性做一定程度的确认。再次，在替代方法的研发阶段要确定好受试物的选择，必须充分了解适合该替代试验的受试化学物的性质和范围，还应掌握受试物的相关毒理资料。在设计受试物的组合时，应考虑到阳性物和阴性物的适当搭配。最后，确定与之比较的数据，应掌握被替代实验方法的数据，以便与替代实验结果进行比较。替代方法在研发过程中最好同时进行传统的动物实验，以更好地利用体内实验数据进行比较，但考虑到动物福利等因素，也可以使用已有的动物实验历史数据或已有的同类方法的体外实验数据。

2. 预验证阶段　替代方法开发出来以后，在考虑进行正式验证前要开展预验证。预验证通常在开发替代方法的实验室内进行。预验证的研究内容包括验证申请书的优化、替代实验方法的优化和标准化、制订替代实验标准操作规程、确定实验系统（如细胞和培养基等）和实验条件、确定参考化学物质和标准物质类型。预验证研究可为下一阶段大规模的实验室间正式验证积累经验和提供信息，如摸索多实验室操作的实验条件、提供实验方案合理性的预测、为质量控制积累历史资料、获得实验方法普适性、再现性和可靠性的初步评价信息，了解实验结果的偏离情况，对初步设立的结果判定标准进行优化，了解替代方法的局限性等。

预验证程序可分为连续数期，即替代实验方案优化期、替代实验方案转移期和替代实验方案实施期。预验证程序通常采用有限数量的编码物质在至少三个实验室内完成。预验证完成后，应对其结果全面评估，评估结论有四种：①利用选定的实验方案和标准操作规程继续进行正式的实验室间验证研究；②建议进一步研究开发或改进实验方法；③在预验证研究数据、现有资料和对实验机制充分了解的前提下，替代实验方法可能不经过正式验证而直接进入独立评估程序；④不能进一步验证而放弃替代实验方法。

3. 正式验证阶段　正式验证的目的是测定替代实验方法的可靠性、有效性，与现行的动物实验方法有很好的相关性和一致性，其结果能够较好地预测受试物体内的生物学效应，以及实验室内部和实验室间的可重复性，因此根据事先确定的评价指标，在双盲条件下，对相同编码的受试物进行检验，评价各式各参与实验室间检测结果的一致性。为了确保正式验证工作的高效可靠进行，我们需要做好以下几方面工作。

（1）成立验证管理小组：正式验证是整个验证研究的核心阶段，在验证准备阶段，应成立验证管理小组，验证管理小组负责制订验证实施的计划书及验证方案，内容包括替代方法的选择、确定主导实验室和核定验证的标准操作规程、选定参与实验室、选定供盲样测试的受试物，并对其进行统一编码、分发，提供质量保证和安全指引，还要制订统一的实验测试方法、数据结构样式、统计分析方法、验证报告的汇总及最终的归档。

（2）制订翔实可行的验证计划书及方案：验证计划书及方案应当使所有参与验证的各方对验证工作有清晰的认识，应得到主导实验室及其他参与验证的实验室、管理小组、资助者和同行评议专家的认可。

验证计划书应包括参与实验室的基本信息，列明其职责和任务，计划书应随着验证研究的进展而更新。验证计划书应重点阐明以下几个方面：①明确替代方法验证研究的目标，明确替代方法的优点和局限性及替代方法的适用范围；②验证方案的设计和计划应足够周密与详细，便于各参与实验室执行；③验证研究的参与各方包括管理组、主导实验室及参与实验室应明确分工与职责；④明确验证研究的组织结构和管理形式；⑤统一规定参考物质的发放，以便能得到正确的检测结果；⑥明确参与实验室的验证时间表，保证在规定的时间内按时完成检测任务，提交实验资料；⑦统一验证数据的统计方法、结果解释和资料处理分析程序。

验证实验方案必须明确表明验证实验的目的，方案的内容必须包含确定受试物给药剂量或浓度的正式标准、实验结果的评价标准、数据统计分析方法、数据和实验结果可接受与否的判定标准，如果实验过程中发生偏倚，应该如实记录并阐明偏倚对实验结果可能产生的影响，各参与实验室都应严格按照验证方案开展验证实验研究。

（3）参与实验室：参与验证研究的实验室应满足资质、人员、设备、安全和动物福利等方面所应具备的要求，应建立质量保证体系。参与实验室应能承担并胜任被验证方法的实验，一般情况下，通常优先选择具有验证经验的实验室，所有参与实验室应明确其特定的义务和权利，严格执行验证实验方案、按规定时间提交资料和研究结果等。不同实验方法要求参与实验室的数量有所不同，ECVAM推荐每项验证实验应该包含至少四家不同实验室，以充分评价实验方法的实验室间变异性。此外，每个实验室应该指定一名负责人，主导实验室通常由管理者指定，应当在验证和实验方面具有专业经验，并适当培训参与验证的实验人员，每个实验室的研究负责人应确保与验证管理者间保持联系。

（4）参考化学物的选择和管理：管理组负责参考化学物的选择，参考化学物的选择应根据验证研究的目的、替代方法的类型确定，化学物的种类和数量根据实验方法预测能力的大小而不同，且应建立有关化学物购买、编码、供应和安全的信息。化学物的选择应满足以下原则：能代表实验方法所能预测和检测的效应范围内的化学物质；被验证的方法与被替代的方法能产生一致的实验结果；能反映被验证方法的精确性；包含足够数量的阳性和阴性物质；毒性相关资料明确可靠；化学结构、纯度或组分明确；所有实验室尽可能使用同一批次的参考物；在明确的条件下稳定储存；无严重危害或不产生昂贵的处理费用。在验证过程中，要求使用足够数量的对照化合物，几种类别的化学物分别需要10～20种，通过这些实验数据得出替代实验方法可能存在的假阴性和假阳性的发生率。用于验证的受试物应当统一编码。

（5）实验室验证：实验室内和实验室间的可重复性评价应该严格遵循验证方案及标准操作规程，在操作准确无误的情况下，结果可在一定范围内出现变异。一般而言体内实验比体外实验结果变异大，这是因为整体动物更容易受遗传和生理因素的影响。一方面要求样本量应该达到一定的要求，如果变异太大，则有可能要求进行更严格的统计学分析，必要时应再增加受试样本。另一方面，如果实验结果在实验室内和实验室间均出现太大变异，且变异呈现良好的重现性，则可能要求对原有实验方案进行调整或修改，甚至终止验证。实验结果的变异程度可影响体外实验与体内实验的相关性。

（6）资料收集和分析：验证研究得到两类数据，即测定实验方法可靠性或再现性的数据及相关性数据，参与验证的每个实验室独立分析测定实验结果的相关性，包括实验操作的精确性和对参比物质的预测能力。资料的统计应选用最常用的方法，评价敏感性和特异性的定性或分类的资料通常采用科伯（Copper）的统计学方法。

4. 同行评议阶段　替代方法的验证实验结束后，要求同行专家对实验方法的具体方案、实验结果进行严格的评议并做出结论，同行评议的结果对于判定替代方法的验证成功与否至关重要，因此对同行评议专家的选择及专家评价结果的综合分析都应十分谨慎。同行评议专家应对替代实验方法所涉及的领域非常熟悉，专家组成员不能与待评定的验证方法存在任何利益关系，以排除人为因素的影响，同行评议专家组应该综合每位专家的评议意见，确保评议整体意见不含有个人偏见。

同行评议的第一步是提交完整的实验方法任务包给评议专家，任务包括验证研究报告和其他文件，评议过程都是公开透明的。专家评议组对验证研究的评价应包括被评价的实验方法的重复性、相关性，根据验证的目的进行评议，凡是在验证研究计划书和验证方案中明确阐述的各项内容都属评审范围，并对管理组及参与实验室的表现进行评议。评议组的首要任务是要确定验证研究的目标是否达到；其次是对已完成科学验证的替代方法与其他实验方法相比是否具有优势做出评价；最后还要对该替代方法作为法规认可方法的必要性和可行性进行评价。

新的替代实验方法因使用目的的不同，对其评价也不一样，理想的替代方法假阴性和假阳性都应控制在合理的范围内，而且应具有高的重复性和再现性、与被替代的实验相关性高等特点，同时替代方法是否快速、简便、经济，是否反映了 3R 原则等，也都是同行评议的重要考虑因素。

5. 法规认可阶段　经过科学验证研究确实能够替代现有实验方法的替代方法应当尽可能地获得国际范围内的法规认可。1996 年，OECD 在瑞典的 Solna 召开了关于毒性试验替代方法验证和法规认可的国际协调会议，OECD 成员国、替代实验研究机构及部分行业协会的代表就替代方法的验证与法规认可的原则和标准进行了讨论，于 1999 年提出了指南，作为替代方法认可的指导原则。根据 OECD 的规定，只要依照 GLP 的原则，并严格按照 OECD 指南进行实验，其替代实验结果在成员国之间能够互相认可。

有效的替代实验方法并不是自动被管理机构接受，它们需要适合法规管理的结构。提交给法规管理机构认可的替代实验方法总体上应符合以下几点。①同行专家已经对替代实验方法进行了同行评议，评议专家对实验方法非常熟悉且与实验无关，其经济利益不受评议结果的影响。②认可申请材料必须提供详细的实验方案和标准操作规程、一份实验操作清单，以及判断实验操作和结果的标准。③所用替代实验方法所获得的实验结果应该足够用于检测或预测实验终点，并说明新的替代方法与已有的方法之间的联系或新的替代方法与体内效应的相关性。④验证方法产生的数据应当是充分的，无论是对于预测关注终点，还是证明新的替代方法和已有实验方法之间的联系，或是用于证明新实验方法和靶物种效应之间的关系。⑤实验结果应当有助于化合物的危险度评价，如危险性识别、剂量-反应关系等。⑥替代方法必须有较强的适应性，在设备简陋和优良的实验室之间是可以转移的，易于在不同实验室推广应用，实验方法最好经过标准化。⑦替代方法应当耗时少且费用低。⑧与现有方法相比，新的替代方法应当提供公正性的资料，如更具有科学性、伦理性和经济性，特别是对于动物福利和减少、优化、替代的 3R 原则的考虑应当说明。

经过验证的替代方法，可由某一成员国的国家协调员或直接由 OECD 的执行秘书递交提案，申请将替代实验列入更新程序中，由专家组来进行替代方法的认可。

（黄先菊）

第九章　疼痛与麻醉

第一节　疼痛识别和评估

由于动物不能报告他们的主观体验，要清楚地确定在其他动物身上是否存在或发生疼痛就困难得多。虽然动物无法用语言沟通，但它们可以表现出与人类疼痛反应相同的运动行为和生理反应，这些行为包括简单的回撤反射、较复杂的先天行为如发音或逃避等，从这些行为我们可以推断动物正在经历疼痛。换句话说，非人类动物也会有痛觉和其他不愉快的体验，甚至是痛苦的感受。因此，决不能因为一个个体缺乏交流能力而拒绝承认它正有着痛体验，需要适当缓解疼痛治疗的可能性。

人类疼痛的描述既有感官成分，又有心理成分。国际疼痛研究协会（the International Association for the Study of Pain，IASP）将疼痛描述为"与实际存在或潜在的组织损伤（或类似的损伤）相关的令人不愉悦的感觉和情绪体验"。这个定义虽然得到了广泛的认同，但是在很大程度上，该定义依赖于具有语言交流的能力，因此更适用于人类。2005年，莫顿（Morton）等认为，动物疼痛可定义为一种不愉快的感觉和情绪上的感受（一种感知），它能够促使动物采取保护性动作或行为，产生习惯性回避，并可改变行为的种属特异性，包括社会行为。疼痛的感受包括神经系统对组织伤害的识别、对疼痛的有意识的感知、行为改变，以及机体对疼痛的反应。

一、动物的疼痛应激

疼痛对于动物个体适应其生活环境具有重要作用，痛觉可作为机体受到伤害的一种警告，引起机体一系列自然防御性保护反应。动物遭受伤害性刺激后，在中枢神经系统的识别和组织下，机体对刺激产生一系列有规律的应答反应，主要包括局部反应、反射性反应和行为反应。局部反应是指无须中枢神经系统参与就能完成的、局限于受刺激部位对伤害性刺激做出的一种简单的反应方式，如受刺激局部出现程度不等的红、肿、热及血管扩张等。反射性反应是指在中枢神经系统的参与下，机体对刺激所作出的有规律的应答活动。反射性反应包括躯体反射性反应和内脏反射性反应两种。机体的任何部位受到刺激都可以引发躯体反射性反应，主要表现为骨骼肌收缩，使动物得以避开有害刺激。当作用于体表的伤害性刺激比较强烈时，往往在诱发躯体反射性反应的同时，还会诱发一系列内脏反射性反应，主要表现为心率加快、外周血管收缩、血压升高、肾上腺髓质分泌增加等。行为反应是指机体表现为对伤害性刺激所作出的躲避、逃跑、反抗或攻击等整体性的反应，它由一系列的躯体和内脏反射性反应组合而成。这是动物最常见的缓解疼痛应激的方式。疼痛初始阶段引起的是收缩性、保护性反应，后期会出现逃避、运动模式改变（如跛行）、减少活动量等反应。

1. 疼痛对神经内分泌系统的影响　动物受到疼痛刺激后，机体的神经系统、免疫系统和内分泌系统共同发挥作用，调节机体以适应强烈的应激反应，维持器官功能和正常生命活动。

（1）对交感神经-肾上腺髓质轴的影响：当应激源作用于机体时，中枢神经系统将信息传递至下丘脑，下丘脑通过兴奋交感-肾上腺系统，释放大量儿茶酚胺类物质，并靶向作用于心、脑及骨骼肌等多个组织和脏器，表现为心率加快、血压升高、支气管扩张、血糖升高及游离脂肪酸增加等。但是该反应也有对机体不利之处，如组织缺血、耗氧量增加等。

（2）对下丘脑-垂体-肾上腺皮质轴的影响：处于疼痛应激状态的动物，其下丘脑分泌的神经递质可兴奋垂体-肾上腺系统，导致促肾上腺皮质激素释放激素（CRH）、促肾上腺皮质激素（ACTH）和糖皮质激素大量分泌，广泛影响机体各系统的功能。疼痛应激时，血浆皮质醇的浓度变化最为明显，可作为疼痛评估指标。并且，强烈的焦虑和恐惧是疼痛体验及反应的重要的组成部分，通过刺激皮质极大增强了下丘脑反应。无痛焦虑可引发的交感-肾上腺系统的兴奋程度要大于直接作用于下丘脑的伤害性刺激诱发的皮质醇和儿茶酚胺的反应。此外，焦虑导致皮质介导的血液黏度、凝血时间、纤维蛋白溶解和血小板聚集时间的增加。疼痛引发的反应总结见表9-1。

表9-1　疼痛引发的神经内分泌和代谢反应

节段反射和超节段反射	交感神经张力增加 血管收缩（包括皮肤和内脏） 心率和心排血量增加；全身血管阻力增加 代谢率和耗氧量增加 骨骼张力增加 胃肠道张力下降
内分泌反应	促肾上腺皮质激素、糖皮质激素和生长激素增加 儿茶酚胺、肾素和血管紧张素Ⅱ增加 醛固酮、胰高血糖素和IL-1增加 胰岛素和睾酮减少
代谢反应	血糖升高 糖原分解和糖异生 肌肉蛋白质代谢增加 脂肪分解增加
通气	中枢性过度通气 节段性通气不足 支气管痉挛
间脑和皮质反应	焦虑和恐惧增加交感神经反应 血液黏度和凝血时间增加 纤维蛋白溶解和血小板聚集时间延长 恢复时间延长 恢复正常行为的速度变慢

　　这些反应可以使动物处于防御、逃跑或攻击的有利状态。但是较强或较持久的疼痛应激反应，可引起机体生理功能的紊乱和失衡，严重时可引发病理性改变。

　　2. 疼痛对动物行为的影响　　行为改变是最常见的缓解疼痛应激的方式，在疼痛的不同阶段，动物表现多种不同的行为反应。

　　（1）防御行为：动物受伤后，会对受伤部位的触诊作出抗拒的反应，表现出警惕人的存在，远离同类、恐惧等情绪。

　　（2）活动量改变：有些动物疼痛时活动会减少，喜欢躲在角落，饮食饮水减少，导致体重下降甚至死亡。

　　（3）声音：急性疼痛时动物会发出尖叫或嚎叫。

　　（4）异常行为：动物长期处于疼痛状态，性情和行为往往发生改变，如出现攻击性行为、吃仔等。

　　动物具有与人相似的疼痛应激机制，能够感受疼痛，并表现出类似的疼痛行为。了解疼痛应激对动物机体系统和行为造成的不良影响及生理生化指标的变化，为预防和减少动物疼痛提供理论依据，对改善动物福利具有重要的现实意义。

二、疼痛的识别

　　所有动物都会经历疼痛，尽管它能帮助动物在以后的生存过程中学会避免危险，保护受伤组织，但疼痛会让动物感到不适，其本身对身体的损害也是毋庸置疑的。虽然动物不能直接用语言描述其主观感受，但由于疼痛在体内引起一系列生理生化反应，导致动物外在行为发生相应的变化，影响动物的生活质量和动物实验结果的准确性。动物在遭受疼痛时会发生下列一些变化，如皮毛粗糙、觅食量下降、尿液粪便量减少、体重下降、体质改变、自残疼痛部位、对人类触碰的物理性反应异常、生理生化指标异常等。因此，评价动物的疼痛时，可选择以下一些行为和生理变化作为观察指标。

1. 活动性　疼痛时动物的活动性多数会减少，主要表现如下：①大多数动物喜欢躲在笼子的角落里；②有的动物也会表现出烦躁不安、紧张；③动物走路的姿势和步态改变，如出现共济失调、身体晃动，拱背等现象；④也可能会出现一些特殊动作的减少，如攀登、后腿站立、抓痒等也会减少（图9-1）。

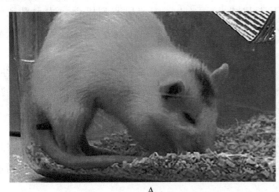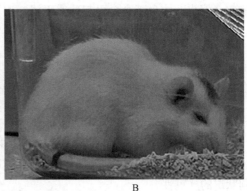

图9-1　动物在疼痛时行为的改变

A. 大鼠背部拱起，可能与腹部疼痛有关；B. 大鼠休息时的正常姿态

2. 外观　疼痛使动物的梳理活动减少，从而导致皮毛蓬乱、肛门污浊、眼睑关闭，还会使眼睛、鼻子和嘴巴周围的分泌物增加。在大鼠眼睛或鼻子周围会产生一层黑的物质，即哈德腺分泌的卟啉，如果用湿棉球擦拭会变红。该现象属于非特异性的应激反应，这种应激反应反映一定程度的疼痛（图9-2）。

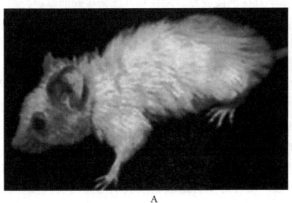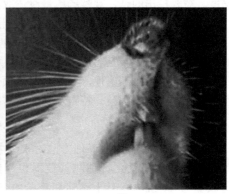

图9-2　动物在疼痛时外观的改变

A. 小鼠的毛发竖立蓬乱；B. 大鼠鼻部卟啉增多

3. 性情　动物感觉到疼痛时，性情常会发生改变。温顺的动物会表现好斗、咬人和抓人，或者活泼好动的动物变得非常淡漠、试图躲避、挣脱束缚。对这类行为的解释还是需要考虑动物个体所处的年龄、性别和物种正常情况下的表现。

4. 声音　急性疼痛时可能会引起动物吼叫。疼痛的动物受到饲养人员的触摸时也会发出异常的吼声。尖叫是一种异常行为，还会伴有撕咬饲养员或逃跑的企图。多数动物疼痛时很少持续地吼叫，只有犬会持续地嚎叫和呜咽。啮齿类动物疼痛时，多数情况下的叫声很低，应注意仔细分辨。

5. 非刺激行为 非刺激行为包括与同类个体互动交流的社会行为及发声状态。疼痛会导致动物与其他个体的互动交流的社会行为减弱，如互相追逐玩耍、互相梳理毛发行为的减少，甚至厌恶同类，并可能改变原来的发声方式和状态，发出的声音可以用哭喊、尖叫、嚎叫或狂叫来描述。

6. 对刺激的反应 对刺激的反应主要是指受到外界刺激时动物的反应行为表现。经历疼痛的动物在受到外界刺激时的反应一种是反应性行为降低甚至没有任何正常的行为反应；另一种是肢体警戒姿态、攻击性行为、吃仔或抓咬挣扎。

7. 饮食和体重 动物感觉到疼痛时，其对水和食物的摄入量会减少，严重疼痛会导致摄食饮水的完全停止。饮食减少会引起体重卜降，皮卜脂肪减少。因此，应每日监测摄食、饮水量和体重。摄食饮水减少，还表现在收集的粪尿量减少，甚至引起脱水，表现为皮肤弹性丧失、皮肤易被捏起拉高和黏膜干燥。

8. 生理变化 疼痛使动物的呼吸频率增加、呼吸幅度减弱，呼吸时常伴有呼噜声；还会影响心血管系统，导致心率加快。严重疼痛甚至会引起循环衰竭，伴有肢端苍白、外周脉搏减弱等症状；有时会出现体温升高或降低现象。体温的改变会伴随着活动水平的降低，体温下降超过正常水平的10%可能预示着即将死亡。生理变化不容易察觉，有时需要适当的辅助设备。

9. 临床化学和血液学指标 不同的临床化学物、泌尿及血液学参数也能反映动物的健康状况。例如，器官（如肾脏、肝脏）功能紊乱或坏死、贫血、败血症、脱水等可以用来检查和确定不同状况的严重性。

观察以上指标要注意观察频率的问题。在短期研究中使用干预因素（如使用药物）后，在开始的30分钟内至少对每个动物观察1次，在第一个24小时内定期观察，在前4小时内要特别注意。然后，对所有动物每天至少观察1次。对于长期研究，动物在使用药物后不需要立即增加观察，但是至少每天要观察其临床症状。毒性研究中的动物在开始出现异常的临床症状后，需要增加详细观察的频率。在评价严重性时，综合的症状和持续时间非常重要。所有症状的总和及持续的时间要被设想为动物所忍受的疼痛和痛苦的总和，或者是动物此时在该点所受疼痛和痛苦的严重性及强度。需要指出的是，观察频率最终还取决于具体的研究项目和计划及动物福利的要求。

综上所述，利用动物的行为和生理变化评价动物的疼痛，具有方法简单、观察指标直观的特点。但由于动物个体和观察者的差异性，也存在一定的局限性。不同种动物或同种动物的不同个体对同一疼痛刺激的反应性不同；另外，对同一动物的行为变化不同的观察者之间也有差异。因此，为了提高评价的准确性，要求观察者预先熟悉某一特定年龄、性别、种类的动物的正常行为，而且在实验之前应熟悉某一特定个体的正常行为。

三、疼痛的表现和评估

建立科学有效的疼痛评估方法对于动物福利意义重大，但是目前还没有建立详细的标准化的动物疼痛评估方法，评估测量仪器也相对匮乏，这在一定程度上妨碍了疼痛的控制和管理。美国农业部（USDA）对于疼痛和痛苦的分级，以及可能会造成相应级别疼痛的实验操作详细叙述如下。

等级B（category B）：繁殖或维持种群的方案或操作，如仅仅进行繁殖代养实验。

等级C（category C）：仅有瞬时或轻微的疼痛或应激反应，且不使用减缓疼痛的药物；或者不存在疼痛或应激反应，如安乐死取组织、常规操作、注射及采血。疼痛等级C的操作：①在教学或科研活动中保定或称重动物；②注射、采血或通过表浅血管植入导管；③对动物进行文身；④对啮齿类动物进行耳朵打孔；⑤常规体格检查；⑥观察动物行为；⑦不会导致临床健康问题的喂食实验；⑧安乐死程序等。

等级 D（category D）：使用麻醉药、镇痛药和（或）镇静剂或其他方法适当地减轻疼痛或应激反应。疼痛等级 D 的操作：①诊断性检查程序，如腹腔镜检查或穿刺活检；②存活性手术；③非存活性手术；④手术后疼痛或应激反应；⑤眼部采血；⑥终末心脏采血；⑦任何由明显疼痛、不适或诸如与食欲/活动水平下降、对触摸、开放性皮肤伤口、脓肿、跛行、结膜炎、角膜水肿及畏光等相关的应激反应所导致的后果；⑧因导管植入而暴露血管；⑨麻醉状态下放血；⑩适当的时候采用合适的麻醉和术后镇痛来控制诱发的感染或抗体产生。

等级 E（category E）：不通过麻醉药/镇痛药和（或）镇静剂或其他方法来减轻疼痛或应激反应或潜在的疼痛或应激反应。疼痛等级 E 的操作：①毒理学或微生物学检测、需持续进行直至出现明显临床症状或死亡的癌症研究或感染性疾病研究；②眼部或皮肤刺激性试验；③禁食或禁水超过了普通的手术前准备时间；④使用有害性刺激，如电击，如果动物无法避免或摆脱刺激和（或）刺激太严重足以造成伤害或非一过性的疼痛或应激反应；⑤因创伤或烧伤而导致的感染；⑥长时间的限制；⑦因理由充分的实验目的所需，而必须保留使用镇静剂、镇痛药或麻醉药的任何操作流程；⑧使用麻痹或固定药物用于限制动物活动；⑨暴露于异常或极端环境条件下；⑩精神病样的行为提示疼痛或应激状态；⑪不人道的安乐死方法。

评估疼痛的理想行为模型应该具有以下特征：①它应该能够区别无害刺激反应和有害刺激反应；②在刺激阈强度到刺激耐受范围内，行为反应或所测得的各种反应应该在数量上随刺激强度的变化而改变；③应该用多种阈刺激和阈上行为测定来推断疼痛；④模型应该对能改变有害刺激感知强度的行为和药理措施敏感；⑤应该能够区别由非感觉变量引起的行为反应变化（如注意力、动机及运动能力）和对感觉能力的反应；⑥重复刺激应该无组织损伤。

1985 年，Morton 和格里菲思（Griffiths）建立了目前广泛应用的评估动物疼痛的方法，这种方法采用体重、外观、临床症状、先天性行为和对刺激的反应等 5 项数据来评估动物在实验过程中所遭受的疼痛。

1. 大鼠疼痛程度评估表（表 9-2）

表 9-2 大鼠疼痛程度评估

	评估项目	轻微疼痛	中度疼痛	严重疼痛
体重（不包含暂时性体重减轻）	体重	体重减少原体重的 10%	体重减少原体重的 10%～25%	体重减少原体重的 25% 以上
	食物/饮水消耗	72 小时内仅摄食正常量的 40%～75%	72 小时内摄食低于正常量的 40% 以下	7 天内摄食低于正常量的 40%，或食欲不振超过 72 小时
外观	身体姿态	短暂拱背，特别是在给药后	间歇性拱背	持续性拱背
	毛发竖起情形	部分毛发竖起	明显皮毛粗糙	明显皮毛粗糙，并伴随其他症状如拱背、反应和行为迟钝
临床症状	呼吸	正常	间歇性呼吸异常	持续性呼吸困难
	流涎	短暂的	间歇性地弄湿下颚附近的皮毛	持续性地弄湿下颚附近的皮毛
	震颤	短暂的	间歇性	持续性的
	痉挛	无	间歇性（每次 10 分钟以下）	持续性的（若每次超过 10 分钟，则建议安乐死）
	静卧	无	短暂（1 小时以下）	持续超过 1 小时以上（若每次超过 3 小时，则建议安乐死）
先天性行为	社会化行为	与群体有对等的互动	与群体的互动较少	没有任何互动

续表

	评估项目	轻微疼痛	中度疼痛	严重疼痛
对刺激的反应	受刺激时行为反应	变化不大	受刺激时会有较少的反应（如被人捉拿）	对刺激或外部行为无任何反应

2. 小鼠疼痛程度评估表（表9-3）

表9-3 小鼠疼痛程度评估

	评估项目	轻微疼痛	中度疼痛	严重疼痛
体重	体重	体重减少原体重的10%	体重减少原体重的10%～25%	体重减少原体重的25%以上
外观	身体姿态	短暂拱背，特别是在给药后	间歇性拱背	持续性拱背
	毛发竖起情形	部分毛发竖起	明显皮毛粗糙	明显皮毛粗糙，并伴随其他症状如拱背、反应和行为迟钝
临床症状	呼吸	正常	间歇性呼吸异常	持续性呼吸困难
	流涎	短暂的	间歇性地弄湿下颚附近的皮毛	持续性地弄湿下颚附近的皮毛
	震颤	短暂的	间歇性	持续性
	痉挛	无	间歇性（每次10分钟以下）	持续性的（若每次超过10分钟以上，则建议安乐死）
	静卧	无	短暂（1小时以下）	持续超过1小时以上（若每次超过3小时，则建议安乐死）
先天性行为	社会化行为	与群体有对等的互动	与群体的互动较少	没有任何的互动行为
对刺激的反应	受刺激时行为反应	变化不大	受刺激时亦压抑行为反应（如被人捉拿）	对刺激或外部行为无任何反应

3. 豚鼠疼痛程度评估表（表9-4）

表9-4 豚鼠疼痛程度评估

	评估项目	轻微疼痛	中度疼痛	严重疼痛
体重	体重	体重减少原体重的10%	体重减少原体重的10%～25%	体重减少原体重的25%以上
	食物/饮水消耗	72小时内摄食正常量的40%～75%	72小时内摄食低于正常量的40%以下	7天内摄食低于正常量的40%，或食欲不振超过72小时
外观	皮毛状况	局部掉毛	明显皮毛粗糙、脱毛	明显皮毛粗糙，并伴随其他症状如拱背、反应和行为迟钝
	身体姿态	短暂拱背，特别是在给药后	间歇性拱背	持续性拱背
临床症状	呼吸	正常	间歇性呼吸异常	持续性呼吸困难
	流涎	短暂的	间歇性地弄湿下颚附近的皮毛	持续性地弄湿下颚附近的皮毛
	震颤	短暂的（特别是在处理动物的时候）	间歇性	持续性
	痉挛	无	间歇性（每次10分钟以下）	持续性的（若每次超过10分钟，则建议安乐死）

续表

评估项目		轻微疼痛	中度疼痛	严重疼痛
临床症状	静卧	无	短暂（1小时以下）	持续超过1小时以上（若超过3小时，则建议安乐死）
先天性行为	社会化行为	与群体有对等的互动	与群体的互动较少	没有任何的互动行为
	发声状况	发出正常音频的叫声	受刺激的时候发出间歇性的、悲伤的、沉闷的叫声	发出悲伤的、沉闷的叫声，亦可能完全不叫
对刺激的反应	受刺激时行为反应	变化不大	受刺激时会有较小且温和的反应	对刺激或外部行为无任何反应

4. 地鼠疼痛程度评估表（表9-5）

表9-5　地鼠疼痛程度评估

评估项目		轻微疼痛	中度疼痛	严重疼痛
体重	体重	体重减少原体重的10%	体重减少原体重的10%~25%	体重减少原体重的25%以上
	食物/饮水消耗	72小时内摄食正常量的40%~75%	72小时内摄食低于正常量的40%以下	7天内摄食低于正常量的40%，或食欲不振超过72小时
外观	皮毛状况	正常	皮毛无光泽，较少整理皮毛	严重皮毛粗糙，完全不整理皮毛，并伴随其他症状如拱背、反应和行为迟钝
	身体姿态	短暂拱背，特别是在给药后	间歇性拱背	持续性拱背
临床症状	震颤	短暂的	间歇性	持续性
	痉挛	无	间歇性（每次10分钟以下）	持续性的（若每次超过10分钟，则建议安乐死）
	静卧	无	短暂（1小时以下）	持续超过1小时以上（若超过3小时，则建议安乐死）
先天性行为	发声状况	发出正常音频的叫声	间歇性地发出悲伤的、沉闷的叫声	发出悲伤的、沉闷的叫声，亦可能完全不叫
对刺激的反应	受刺激时行为反应	变化不大	受刺激时会有较小且温和的反应	对刺激或外部行为无任何反应

5. 家兔疼痛程度评估表（表9-6）

表9-6　兔疼痛程度评估

评估项目		轻微疼痛	中度疼痛	严重疼痛
体重	体重	体重减少原体重的10%	体重减少原体重的10%~25%	体重减少原体重的25%以上
	食物/饮水消耗	72小时内摄食正常量的40%~75%	72小时内摄食低于正常量的40%以下，或食欲不振超过48小时	7天内摄食低于正常量的40%，或食欲不振超过72小时
外观	皮毛状况	正常	皮毛无光泽，较少整理皮毛	明显皮毛粗糙，完全不梳理皮毛，并伴随其他症状如拱背、反应和行为迟钝
	身体姿态	短暂拱背，特别是在给药后	间歇性拱背	持续性拱背

续表

	评估项目	轻微疼痛	中度疼痛	严重疼痛
临床症状	呼吸	正常	间歇性呼吸异常	持续性呼吸困难
	流涎	短暂的	间歇性地弄湿下颚附近的皮毛	持续性地弄湿下颚附近的皮毛
	震颤	短暂的	间歇性	持续性
	痉挛	无	间歇性（每次10分钟以下）	持续性的（若每次超过10分钟，则建议安乐死）
	静卧	无	短暂（30分钟以下）	持续超过30分钟以上（若超过1小时，则建议安乐死）
先天性行为	社会化行为	与群体有对等的互动	与群体的互动较少	没有任何的互动行为
	发声状况	无	无	发出类似悲伤痛苦的叫声
对刺激的反应	受刺激时行为反应	正常反应	受刺激时亦压抑行为反应	对刺激或外部行为无任何反应

6. Beagle犬疼痛程度评估表（表9-7）

表9-7 Beagle犬疼痛程度评估

	评估项目	轻微疼痛	中度疼痛	严重疼痛
体重	体重	7天内减少原体重的10%	7天内减少原体重的10%～25%	7天内减少原体重的25%以上
	食物/饮水消耗	72小时内摄食正常量的40%～75%	72小时内摄食低于正常量的40%以下，或食欲不振超过48小时	7天内摄食低于正常量的40%，或食欲不振超过72小时
外观	皮毛状况	正常	皮毛无光泽，较少整理皮毛	皮毛状况非常差，完全不整理皮毛，并伴随其他症状如"hang dog"症状、反应和行为迟钝
	身体姿态	正常	间歇性呈葡萄（hang dog）姿势	持续性"hang dog"症状
临床症状	呼吸	正常	间歇性呼吸异常	持续性呼吸困难
	震颤	短暂的	间歇性	持续性
	痉挛	无	间歇（每次10分钟以下）	持续性的（若每次超过10分钟以上，则建议安乐死）
	静卧	无	短暂的（1小时以下）	持续超过1小时以上（若超过2小时，则建议安乐死）
先天性行为	社会化行为	与群体有对等的互动	与群体的互动较少	没有任何的互动行为
	发声状况	正常或短暂的呻吟或呜咽	间歇性呻吟或呜咽	持续性呻吟或呜咽
对刺激的反应	受刺激时行为反应	受刺激时有温和且正常反应	受刺激时有较小的反应	对刺激或外部行为无任何反应

四、疼痛的表现和评估

1. 简单反射测定法 这些方法包括甩尾反射实验、肢体回撤反射实验和张爪反射实验。大多数情况下，是通过测定潜伏期来评估反射反应。甩尾反射实验是将辐射热刺激聚焦到尾部涂黑区域，动物通过甩其尾巴以躲避刺激。阿穆尔（Amour）和史密斯（Smith）介绍了这种用以确定镇痛作用的技术。在这个模型中，镇痛药的药效与它们缓解人类疼痛的效果是非常一致的。近来，这个方法还用于评估脑刺激、应急或微量注射阿片或其他化学介质所引起的疼痛。肢体回撤反射实验，典型的采用热或电刺激，并用活跃运动反应的潜伏期作为行为的终点。也可以通过将肢体和尾巴浸没在47℃水浴中来研究肢体回撤及甩尾反射。电刺激牙髓可引起张爪反射，且用肌电图描记器描记爪肌活动可用以评估行为。这些简单反射测定法允许动物自身控制刺激的强度，这样确保动物能控制疼痛的水平。所以将这些方法用于有意识的动物，仅存在很小的伦理问题。而甩尾反射更有其优点，因为在轻度麻醉的情况下就可以激活该反射，并且在轻度麻醉的状态下甩尾反射的潜伏期还较清醒动物更短暂。

　　作为疼痛行为测定法，反射反应有许多局限性。它们是一种反射活动的测定法而不是痛觉测定法。例如，甩尾反射可以在脊椎动物上激活。尽管人类的止痛作用与甩尾潜伏期是高度相关的，但有害刺激引起的人类反射活动与同样刺激引起的痛觉是分离的。运动及感觉加工过程的改变也能引起反射活动的变化，所以那些影响运动神经元或肌肉功能的药物，也可以通过与止痛药相似的方式来改变反射的潜伏期。反射的潜伏期也不可能与刺激强度相关。事实上，大多数研究者经常依据以往工作经验，选择一个方便的终点和使分布正常化的方法以避免在大组动物中产生基线可变性的问题。

　　2. 有条理的先天行为　较复杂的有条理的先天行为经常用于疼痛的测定，因为它们涉及需要脊椎上感觉处理过程参与的有意识有目的的行为。常用的方法是啮齿类动物的热盘测试，即将大鼠或小鼠放到一个预热至50～55℃的盘子上，检测舔爪反应（通常是后爪）。热盘反应的另一方式是大鼠经受面部热刺激后的擦面逃避反应。

　　另一种方法是让大鼠自由地站在塑料盒里，通过一个玻璃盘给予辐射热刺激。大鼠反射地回撤肢体，并且表现较复杂的有条理的先天行为，如舔爪和肢体的防护行为。爪回撤的潜伏期和回撤持续时间（即多长时间肢体开始离开玻璃盘）可用来推断疼痛。这种方法尤其可用于评估由炎症或部分神经损伤所引起的痛觉过敏。图9-3显示了用此方法测定辐射热对炎症和盐水处理大鼠爪皮肤温度的影响。角叉菜胶组较盐水处理组有较高的初始温度。此外，刺激角叉菜胶组其疼痛回撤潜伏期较刺激盐水处理组更短，并且这个较短的潜伏期与其较低的温度阈值相一致。图9-4是利用该模型对回撤潜伏期和较复杂的有条理的先天行为如回撤持续时间和舔爪进行比较。炎症诱发后行为变化的发生与反射测定即撤爪潜伏期相似，但回撤的持续时间明显延长。由于该模型具有评估多种推断疼痛方法的能力，从而提高了这个模型的可靠性。

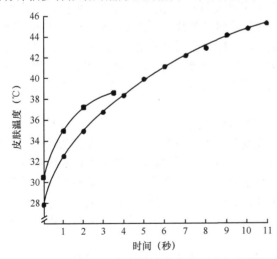

	盐水处理组	角叉菜胶组	P
起始温度（℃）	27.9	30.5	<0.001
甩爪温度（℃）	45.2	38.5	<0.01
甩爪潜伏期（秒）	10.9	3.5	<0.001

图9-3　辐射热对盐水处理和角叉菜胶诱发炎症的大鼠后爪皮肤温度的影响

动物放在封闭的塑料盒内，辐射热刺激定位于后爪直接下方的玻璃板下，测定两组的平均起始温度、大鼠撤后爪时的平均温度（甩爪温度）和平均回撤潜伏期

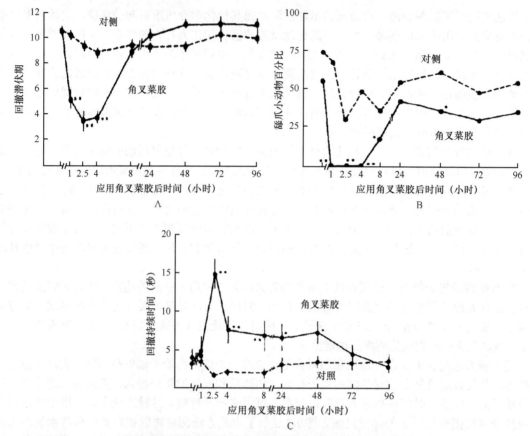

图9-4 在角叉菜胶的炎症模型中痛觉过敏的不同行为测定

将角叉菜胶注入16只大鼠的后爪，并比较实验爪与对照爪的反应。A. 角叉菜胶对爪回撤潜伏期的影响；B.角叉菜胶对回撤后舔爪行为的影响；C.角叉菜胶对爪回撤持续时间的影响

*表示差异有统计学意义，$P < 0.05$，**表示差异有统计学意义，$P < 0.01$

目前在清醒自由活动的大鼠，利用自然的、可重复的刺激（结肠直肠扩张），已经建立了一个内脏痛的动物模型。结肠直肠扩张能产生可用被动逃避实验检测出的厌恶行为。若给予30mmHg以上的扩张压，则实验的潜伏期单调地随扩张等级的变化而改变（图9-5）。内脏刺激也可产生强有力的压力反应和心动过速，它们也随结肠直肠扩张强度的增高而增强。这些实验大鼠还证明了包括腹部和后肢肌肉系统收缩的内脏运动反应。伤害感受的调质如吗啡和辣椒素只略微影响对刺激的反应，这与对结肠直肠扩张反应是由有害性刺激所引起的结果是一致的。精神生理学研究表明同样的刺激对受试人也是有害的。

所有以上的有条理的先天行为使动物能够控制刺激的强度和作用时间，因为该行为可以去除不良刺激。相反，也有一些动物不能控制刺激强度和作用时间的评估方法，如通过给啮齿动物腹腔注射致痛化学物质而产生的翻滚反应。由注射而引起的急性腹膜炎产生以单足内旋转、弓背、向一侧滚动并伴有腹部收缩为特征的反应，翻滚反应被认为是内脏痛的动物模型。用这种方法除了动物不能控制刺激强度之外，实验者也不能控制刺激的持续时间。发声是另一个常用的对疼痛刺激的先天反应。所用的刺激强度必须能够引起动物出现发音反应，刺激可以用于身体的任何部位。

3. 有条理的后天行为 后天的或操作性反应是一个独立的行为范畴，通过这些行为可以推断动物是否疼痛。最常见并且最简单的方法是动物通过运用后天行为如穿过障碍或压一根小棒来逃避有害刺激。例如，将电击传到笼子底面的滤线栅，动物可以被训练跳跃一个障碍以逃避刺激，

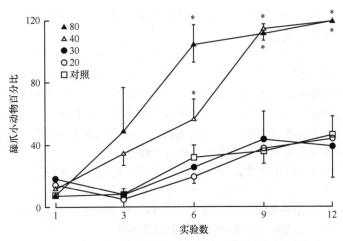

图9-5　等级结肠直肠扩张对大鼠被动逃避行为的影响

测定从一个平台下降的潜伏期。当管腔内结肠直肠扩张压是40mmHg或80mmHg时，大鼠通过停留在平台上逃避结肠直肠扩张。当压力是20mmHg或30mmHg时，实验大鼠与未接受扩张或在不同环境接受扩张的对照大鼠没有行为差别，数据用均数±标准差表示

*表示差异有统计学意义，$P < 0.05$

通常测定其潜伏期。Vierck和库珀（Cooper）利用猴子赋予这种模型以更复杂的内容，在这种模型中有动物逃避行为的多重测定方法。另一个利用电刺激的操作性过程是电击控制法。动物通过按压一个小棒以降低持续增高的刺激强度。动物常可以控制刺激强度在有害水平或接近于有害水平。然而，这种模型常用于评估回避行为而不用于评估逃避行为，因此确定动物所控制的是在有害范围之内的刺激还是在有害范围之下的刺激是非常困难的。

其他的更复杂的实验方法包括反应时间实验，在这个实验中动物可以探测或辨别有害刺激。利用相互对立的范例，动物学会完成一个实验以获得回报，而且在实验中动物接触的是有害刺激。在每一次测试中动物都必须在接受回报和逃避有害刺激之间进行选择。这种方法在动物中产生的是逃避行为而不是回避行为。当猴子和人用有害刺激完成这样的实验时，它们表现了相似的逃避阈。利用这种模型的行为和神经的相关研究，已经证明有髓的机械热伤害感受器的活动足以解释该实验中的正确行为表现。

通过训练猴子在有害热刺激范围内探测刺激而建立起反应时间的测试方法。设计该实验的目的是仅探测有害范围之内的刺激，并且先前的无害刺激不能提供任何暗示。这个行为测试的另一个优点是它可以和探测无害刺激联合应用。通过比较药物对无害刺激和有害刺激的影响，可以排除药物改变动物行为的注意力、动机或运动方面的可能性，而药物只影响动物对有害刺激的感知强度。图9-6显示的是在45℃和46℃为初始温度，并在有害热刺激范围内逐渐升高温度时，所测得的行为探测的潜伏期（用反应速度来表示）。从46℃或47℃的初

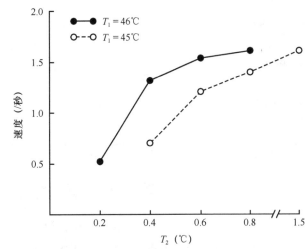

图9-6　有害热探测实验的行为探测潜伏期

潜伏期用反应速度（潜伏期的例数）来表示，并作为从45℃或46℃第一个温度变化（T_1）的第二个温度变化的（T_2）函数作图。数据用均数表示。反应速度与强度相关，并是第一个温度水平的函数。反应速度间接测定刺激的感觉强度

始温度开始升高温度，猴子能够探测出0.1～0.2℃的温度升高，因神经元参与该编码过程，所以猴子通过该过程可以感知这些感觉。

与疼痛相关的先天行为相比，所有以上的操作性反应过程仅提供间接的疼痛测定法，如潜伏期或运动反应的可能性。然而，它们具有优于较简单先天行为的优点，即其行为变化的幅度可以随着刺激强度的变化而变化，并且它们能提供更可靠的证据，即其行为的变化反映对有害刺激的感知，而不是反映运动表现的一个变化。动物的复杂操作性实验也允许实验者排除那些与注意力和动机相关的改变而不是与感觉感知变化相关的改变。应当记住这些操作性过程容许动物将刺激和其他实验参数控制到与人类实验性疼痛研究相同的程度。

表9-8列出了部分以上讨论过的疼痛评估法，说明了它们怎样才能符合所描述的理想疼痛评估法的标准，此外，表9-8指出了动物能够控制疼痛水平的方法，这些方法确保动物经受最弱的疼痛，应当认为与运用麻醉药和镇痛药控制疼痛相似。在利用那些动物不能控制的疼痛水平时，研究者应该确立动物对于完成实验研究所必需的最弱的疼痛。

表9-8　疼痛评估方法及其特征

疼痛评估方法的特征	反射测定			先天有条理行为								后天有条理行为			
	甩尾	肢体回撤	张颚	热盘	炎症模型	翻滚反应	发声	福尔马林实验	关节炎模型	完全传入神经阻滞	部分传入神经阻滞	逃跑	休克控制	反应时间冲突实验	探测实验
1. 无害和有害刺激反应之间的区别				×				×			×			×	×
2. 反应随刺激强度的变化而变化								×						×	×
3. 可获得的多重行为测定							×		×					×	×
4. 对行为和药物措施敏感	×	×	×	×	×	×	×	×	×	×	×	×	×	×	×
5. 区别非感觉变量和感觉效应														×	×
6. 无或少量的组织损伤	×	×	×	×			×*						×	×	×
7. 动物能控制刺激强度和（或）持续时间	×	×	×	×	×								×	×	×

×表示特性适合某个评估方法，*表示依赖于所用的刺激

第二节　疼痛控制和管理

一、控制和管理疼痛的意义

围绕是否应该进行动物实验一直都存在很大的争议，大多数的观点认为，我们有利用动物进行科学研究的权利，但与此同时，我们也对动物负有不可推卸的伦理学责任，而动物实验伦理关注的最重要的内容就是实验动物是否存在疼痛及其他不愉快或不舒适的感受。因此控制和管理动物的疼痛，最大程度地减少与研究相关的疼痛和痛苦有非常重要的现实意义。

1. 法律法规的要求　在动物福利立法方面，著名的3R原则出现在国内外许多法律法规条文中。3R原则即优化（refinement），改善实验方法减轻动物疼痛或痛苦；减少（reduction），在保证不影响实验结果前提下，尽量减少动物使用数量；替代（replacement），使用无生命物质替代动物进行实验。由此可见3R原则的任何一项都可以减少疼痛和痛苦，其根本目的也在于此。并且，很多法律和规范都明确涉及动物疼痛管理的范畴。例如，美国在《动物福利法》明确提出"实验动物不应经受过量或持续性的疼痛"，还指出"要依照主治兽医的意见，适当使用麻醉药、止痛药或镇静剂等药物"，还有我国的《关于善待实验动物的指导性意见》中提出"在饲养管理和使用实验动物过程中要采取有效措施，使实验动物免遭不必要的伤害、饥渴、不适、惊恐、折磨、疾病和疼痛。"等。因此，控制和管理疼痛是动物福利法律法规的基本要求。

2. 保障动物福利　动物福利，是指让动物在康乐的状态下生存，其标准包括动物无任何疾病行为、无行为异常、无心理压抑和痛苦。目前普遍认可的动物福利是"五大自由"即"5F"：免受饥渴的自由；生活舒适的自由；免受痛苦、伤害和疾病的自由；免受生活恐惧和不安的自由；表达天性的自由。因此，避免和减轻疼痛是保障动物福利的基本要求。

3. 保证动物实验结果真实性和可靠性　实验动物的疼痛及其他不愉快或不舒适的感受不仅对实验动物福利有很大的影响，而且还严重干扰实验结果，影响研究工作的科学性和真实性。疼痛导致的机体变化不容轻视，它会引起动物体内一系列生理生化反应，导致动物行为学、生理和（或）生化方面的改变，并发展为全身性影响，如免疫应答及愈合率下降、术后肿瘤转移率升高等，显著影响科研数据的质量，降低实验结果可靠性。而且疼痛作为一种精神紧张因子，剧烈的疼痛会导致动物无法忍受的精神创伤和痛苦，带来窘迫、恐惧、失眠等，如果不能缓解，甚至可能导致死亡。

二、动物疼痛的控制与管理

1. 动物实验中的疼痛控制与管理　实验操作是引起动物疼痛和痛苦的主要因素，各种不同的操作引起的疼痛和痛苦的严重程度相差甚远。常见的一些实验操作导致的疼痛级别可参见本章内容"疼痛的分级"部分。需要说明的是，这些操作的分级是基于由专业人员操作的前提，如果是非专业人员操作，则引发的动物疼痛和痛苦会升级。

在动物实验研究中，经常要采取一些外科手段，包括大手术和小手术。小手术不会暴露体腔，很少或不会引起结构损伤。但大手术要暴露体腔或大范围的组织剥离或切割，如开颅、开胸、开腹等手术操作，这些操作引发的一些副作用，如炎症反应、出血、创伤、疼痛等，必然对动物正常组织结构、多个器官的生理功能产生较大影响。手术及其副作用既会干扰动物实验结果，同时也引起动物伦理问题。

因此在外科手术及术后保健研究方案实施的各个阶段，适当地注意术前计划、人员培训、麻醉技术、无菌技术及外科技术、动物福利的评估、镇痛药的合理使用和动物生理状态监测，才能保证外科手术的成功。要保证手术顺利，缓解和减轻动物遭受的疼痛，应充分考虑以下几个方面。①术前准备，包括对参与手术人员进行适当培训和合理制订术前计划。培训的内容应包含无菌操作、组织处理、合理使用器械、妥善止血等。术前计划应确定拟进行操作的程序、所需设备、手术期间和术后护理、麻醉药使用等。②手术实施，尤其涉及大手术，创伤大，副作用多，应充分准备，认真实施手术方案。术中监测措施包括核查麻醉深度和生理学功能。使用平稳的麻醉，包括在麻醉药中使用镇痛药，也有助于减少动物在手术中的生理波动。③术后护理，术后护理的要点是在麻醉和手术的康复过程中，对动物进行观察和必要的干预处置。应注意麻醉复苏过程的体温调节，心血管和呼吸系统功能及术后疼痛与不安的处理。

站在人道和动物福利的立场，在条件允许的情况下要及时地减少动物的疼痛。应根据兽医专业判断来选用最适宜的镇痛药和麻醉药，既能最大限度地满足临床和人道方面的要求，又充分考虑了研究方案的科学性。选择合适的麻醉与镇痛药取决于许多因素，包括动物的物种、年龄、品系；疼痛的性质和程度；具体药物对特定器官系统的可能作用；手术或诱发疼痛的操作所持续的时间和性质；药物对动物的安全性等。超前镇痛（包括术前和术后镇痛的管理）有利于提高手术中动物的稳定，以及通过降低术后疼痛来优化术后护理和动物福利。

（1）疼痛不予治疗的后果：动物个体受到损伤后产生疼痛，并引发机体的防御性保护反应，本质上是机体的一种预警和保护机制。如果只是短暂的疼痛，没有造成或仅造成轻微的组织损伤，即为生理性疼痛。如果疼痛并伴有组织损伤则为病理性疼痛。患病动物的病理性疼痛会引发一系列后果，包括（但不限于）生理性代偿、疾病症状、慢性疼痛和神经系统症状、神经内分泌反应、应激、不适和无力等。

有些可引起神经系统持续性刺激的组织损伤，可导致神经元和疼痛神经通路发生结构和功能的变化，并维持一段时间，这种变化称为神经系统的可塑性，它可引发急性和慢性疼痛的超敏反应。外周神经元和中枢神经元都具有可塑性，组织损伤可导致一些损伤细胞和（或）炎症细胞释放细胞因子和介质（前列腺素、白细胞因子、5-羟色胺、组胺、神经生长因子、P物质等），其中一些可形成致敏原，增加伤害感受器的敏感性（降低痛阈）。更重要的是，持续性的疼痛输入，可使背角神经元对低强度的刺激变得极其兴奋与敏感。同时，疼痛还可引发交感神经的兴奋，导致血管收缩、心肌收缩，从而增加心肌耗氧量。疼痛刺激引发的神经体液的变化，包括ACTH的释放、肾上腺素升高、胰岛素的降低等，这些变化将会导致分解代谢系统的平衡，增强应激反应。如果应激反应持续时间过长，将会导致死亡率增加。另外，患病动物可能由于疼痛不愿意或不能进食，或者引发失眠，继而动物出现体重下降。更重要的是，动物忍受疼痛的过程是痛苦的，因此，通过充分地缓解疼痛和支持性治疗来减轻应激反应，缓解疼痛是提高动物生活质量至关重要的措施。

（2）镇痛药物的应用：正如预防性使用抗生素能预防感染一样，超前使用镇痛药来预防可能发生的疼痛也是可行的，尤其是对于围手术期（急性疼痛）的镇痛。镇痛药物主要包括抑制疼痛或诱导镇痛的药物（表9-9～表9-11）。

表9-9 动物常用的镇痛药物分类

分类	药物
阿片类药物	吗啡、氢吗啡酮、芬太尼、哌替啶、美沙酮、喷他佐辛、纳布啡、丁丙诺啡
水杨酸类	阿司匹林及其他水杨酸盐
对氨基苯酚衍生物	对乙酰氨基酚和非那西丁
非甾体抗炎药	保泰松、甲氯芬那酸、氟尼辛、卡洛芬、酮诺芬、依托多酸、美洛昔康
局部麻醉药	普鲁卡因、利多卡因、甲哌卡因、丁卡因和布比卡因
α_2肾上腺素能受体激动剂	甲苯噻嗪、地托咪定、美托咪定和罗非定

表9-10 常见小动物的麻醉与镇痛药物

药物	小鼠	大鼠	豚鼠	兔子
阿片类				
丁丙诺啡 buprenorphine	0.1mg/kg 皮下注射	0.05mg/kg 皮下注射	0.05mg/kg 皮下注射	0.01～0.05mg/kg 皮下注射
布托啡诺 butorphanol	1～5mg/kg 皮下注射	2mg/kg 皮下注射	2mg/kg 皮下注射	0.1～0.5mg/kg 皮下注射
吗啡 morphine	2～5mg/kg 皮下或肌内注射, q4h	2～5mg/kg 皮下或肌内注射, q4h	2～5mg/kg 皮下或肌内注射, q4h	2～5mg/kg 皮下或肌内注射, q4h

续表

药物	小鼠	大鼠	豚鼠	兔子
哌替啶 pethidine	10～20mg/kg 皮下或肌内注射，q2～3h	10～20mg/kg 皮下或肌内注射，q2～3h	10～20mg/kg 皮下或肌内注射，q2～3h	10～20mg/kg 皮下或肌内注射，q2～3h
非甾体抗炎药（NASID）				
卡洛芬 carprofen	5mg/kg bid 皮下注射或口服	5mg/kg bid 皮下注射或口服	?	1.5mg/kg 口服 qd 4mg/kg 皮下注射 qd
氟尼辛 flunixin	2.5mg/kg bid 皮下注射	2.5mg/kg bid 皮下注射	?	1.1mg/kg bid 皮下注射
酮洛芬 ketoprofen	?	5mg/kg肌内注射	?	3mg/kg 肌内注射
美洛昔康 meloxicam	?	1.0～2.0mg/kg 皮下注射或口服 qd	?	0.2mg/kg 皮下注射 qd

注：？表示到目前为止使用剂量并不清楚；qd为每天1次；bid为每天2次；qXh为每X小时给药1次

表9-11　常见大动物的麻醉和镇痛药物

药物	猫	狗	猪	羊
阿片类				
丁丙诺啡 buprenorphine	0.005～0.01mg/kg 肌内、皮下或静脉注射 q6～12h	0.005～0.02mg/kg 肌内、皮下或静脉注射 q6～12h	0.005～0.01mg/kg 肌内或静脉注射 q6～12h	0.005～0.01mg/kg 肌内或静脉注射 q4h
布托啡诺 butorphanol	0.4mg/kg 皮下注射 q3～4h	0.2～0.4mg/kg 皮下或肌内注射 q3～4h	?	?
吗啡 morphine	0.1mg/kg 肌内注射 q4h	0.5～5mg/kg 肌内注射 q4h	0.2～1mg/kg 肌内注射 q4h	0.2～0.5mg/kg 肌内注射 q4h
哌替啶 pethidine	2～10mg/kg 肌内或静脉注射 q2～4h	10mg/kg 肌内或静脉注射 q2～4h	2mg/kg 肌内或静脉注射 q2～4h	2mg/kg 肌内或静脉注射 q2～4h
非甾体抗炎药（NASID）				
卡洛芬 carprofen	2～10mg/kg 肌内或静脉注射；1次	4mg/kg 皮下或静脉注射 qd	2～4mg/kg 肌内或静脉注射 qd	1.5～2mg/kg 皮下或静脉注射 qd
氟尼辛 flunixin	2～10mg/kg 皮下注射；1次	1mg/kg 肌内或静脉注射 q12h	1mg/kg 皮下或静脉注射 qd	2mg/kg 皮下或静脉注射 qd
酮洛芬 ketoprofen	2mg/kg 皮下注射；qd	2mg/kg 皮下注射；qd	3mg/kg 皮下注射；1次	?
美洛昔康 meloxicam	0.3mg/kg 皮下注射	0.2mg/kg 皮下注射；qd	0.4mg/kg 肌内注射；qd	?

注：？表示到目前为止使用剂量并不清楚；qd为每天1次；bid为每天2次；qXh为每X小时给药1次

1）阿片类药物：阿片类药物是许多手术麻醉方案的重要组成部分，也是最有效的术后镇痛药。阿片类药物作用于神经末梢、脊髓和棘突上，具有非常明显的止痛效果，其存在的不良反应也是可以治疗的。根据其对阿片受体的选择性和活性不同可分为不同的类别，不同类别的药物在效力和持续时间方面有所不同。目前使用的阿片类镇痛药分类：①μ受体激动剂（如吗啡、氢化吗啡酮、芬太尼、氧吗啡酮、美沙酮和可待因等）；②部分μ受体激动剂（如丁丙诺啡）；③κ受体激动剂/μ受体拮抗剂（如布托菲诺）。

A. μ受体激动剂：典型的μ受体激动剂适应于中度到严重疼痛的镇痛，与部分μ受体激动剂或κ受体激动剂和μ受体拮抗剂相比，存在明显的不良反应。很多不良反应并没有明显的种属差异，如心动过缓、呼吸抑制、呼吸困难、呕吐、肠道迟缓、便秘和尿潴留等。但有些不良反应的种属差异性比较大。同一种药物对某些种属的动物表现为较强的镇定作用，而对其他一些种属的动物镇定作用较弱，甚至可能出现兴奋作用。例如，阿片类镇痛药物诱导灵长类动物、犬、大鼠和兔子伴有瞳孔缩小、体温过低、心动过缓和呼吸抑制的中枢神经系统抑制症状。但是在马、猫和猪中，有可能出现瞳孔散大、心动过速、烦躁不安、体温过高和出汗等兴奋症状。理论上，阿片类药物诱导的兴奋作用可发生在任何物种中，但当该类药物用于疼痛动物（而不是健康动物）或与其他镇静剂联合使用时，诱发兴奋的情况并不常见。研究表明，种属之间药物作用的差异性，很可能与特异性阿片受体的类型、数量和分布有关。对阿片类药物抑制的物种（如灵长类动物和犬）的杏仁核和额叶皮质中阿片受体的浓度几乎是那些对阿片类药物反应兴奋物种（如马、猫等）的两倍。

B.部分μ受体激动剂：部分μ受体激动剂（如丁丙诺啡）与μ受体具有一定的亲和力，但内在活性低，与受体结合后只能产生较弱的效应。即使浓度增加也不能达到激动剂那样的最大效应，只能提供中度的镇痛效果。

C.κ受体激动剂/μ受体拮抗剂：κ受体激动剂/μ受体拮抗剂（如布托菲诺、纳布啡）通过κ受体起到中度止痛的作用，并可拮抗μ受体激动剂的活性。部分μ受体激动剂与κ受体激动剂/μ受体拮抗剂在药效方面有两个相似点：一是两类药均可通过与受体结合而拮抗完全μ受体激动剂作用；二是两类药均只适用于轻到中度的疼痛。

阿片类药物是治疗所有急性疼痛（中度至重度）的主要镇痛药物。在使用过程中，要根据动物种属的不同选择合适的药物和剂量，以减少或避免不良反应。对于肺功能受损的动物，要慎用阿片类药物，因为药物会抑制呼吸和咳嗽中枢，并可能诱发支气管痉挛。具有呕吐功能的动物种属，可能会发生恶心和呕吐症状。小鼠和大鼠对阿片类激动剂的耐受和身体依赖性形成较迅速。

2）NSAID：NSAID和抗生素一样，是使用率增长最快的兽用药物，广泛用于解热、镇痛和抗炎。NSAID经过了以下的发展历程：①第一代，如阿司匹林、保泰松等；②第二代，如卡洛芬、美洛昔康等；③第三代，如替泊沙林、非罗考昔等。

组织损伤会引发细胞膜持续降解产生花生四烯酸，经环氧合酶（COX）通路代谢为前列腺素，经脂氧合酶通路代谢生成白三烯。这些前列腺素类终产物是炎症的重要介质，直接或间接地影响组织损伤引发的炎症过程相关疼痛的严重程度。而非甾体抗炎药是通过抑制环氧合酶的功能发挥主要作用的。环氧合酶至少存在两种同工酶：COX-1和COX-2。之前有观点认为，COX-1介导生成的是生理性的前列腺素，介导身体组织中的基本生理反应；COX-2由炎症细胞表达，介导生成的前列腺素主要参与急性和慢性炎症过程。但近来我们也逐渐意识到COX-2也在中枢神经系统感受疼痛刺激、避免肾功能障碍、胃肠道损伤修复及繁殖中发挥作用。值得一提的是，新一代高选择性的考昔类NSAID药物，可以在有效的缓解疼痛的同时降低胃肠道副作用的风险。

鉴于NSAID具有抗炎、镇痛和退热的功能，而没有炎症发生的手术操作几乎不可能，因此NSAID广泛用于动物手术前的预防性给药。手术动物如果在围手术期使用NSAID，必须对动物进行充分补液。这是由于吸入麻醉药可能引发肾脏灌流不足，同时肾脏会合成前列腺素以帮助灌流，而NSAID有抗前列腺素的作用，则可能增加动物急性肾功能障碍的风险。

NSAID最常见的不良反应通常与胃肠道、肾脏、肝脏和呼吸道有关。其引发的胃肠道问题可能仅仅是反胃的症状，也可能出现胃溃疡或胃穿孔的严重后果。出现与NSAID有关的胃溃疡等风险因素最常见的原因：①剂量过大；②同时使用多种NSAID；③NSAID与类固醇类药物同时使用。要想尽可能降低NSAID的不良反应，则应尽量遵循下列用药原则：①按照最低有效剂量给药；②避免和多种NSAID联合使用；③避免和类固醇类药物一同使用；④对动物进行适当的生化或尿液检测；⑤对于使用NSAID有风险的动物，给予胃肠道保护剂；⑥对于给予NSAID药物后进行手术的动物需要补充足够的水分。

3）α₂肾上腺素能受体激动剂：α₂肾上腺素能受体激动剂（如甲苯噻嗪、地托咪定、美托咪定、罗非定等）能产生抗焦虑、镇静、镇痛及抗交感（低血压和心动过缓）等多种作用，不仅可以用于手术期间以满足不同的需要，甚至还被证明可以缓解阿片类药物依赖者的戒断症状。

大脑的蓝斑中有大量的去甲肾上腺素能细胞群，目前已知它对睡眠有调节作用，而且这可能是α₂肾上腺素能受体激动剂产生催眠作用的主要位点。α₂肾上腺素能受体激动剂通过刺激大脑中α₂肾上腺素能受体，减少去甲肾上腺素的释放，从而发挥镇静作用。α₂肾上腺素能受体激动剂的镇痛作用主要位点在脊髓水平，总的来说，α₂肾上腺素类药物的脊髓水平的抗伤害感受性作用主要是由于突触后抑制产生的。激活肾上腺素能受体能触发背角内的钾离子内流从而引起突触后背角神经元超极化，因此可以降低兴奋性，产生镇痛作用。临床研究证明，给予α₂肾上腺素能受体激动剂已被证明可以缓解阿片类药物依赖者的戒断症状，同时还可以增强阿片类药物诱导的镇痛作用，尤其是长期用药后已经减弱的止痛效果。阿片类药物和α₂肾上腺素能受体激动剂联合使用已应用于兽医实践，包括猫、犬和马，证实这类组合可以增强镇痛作用效果并延长作用时间。

甲苯噻嗪是兽医中常用的镇静剂，静脉给药起效快速，种属敏感性和对甲苯噻嗪的反应存在较大差异。美托咪定是迄今为止兽医实践中最有效和选择性最强的α₂肾上腺素能受体激动剂。除了具有镇静和镇痛活性外，α₂肾上腺素能受体激动剂诱导心血管和代谢反应也与外周肾上腺素作用有关。给药后，动脉血压降低，心排血量减少。α₂肾上腺素能受体激动剂具有典型的抑制呼吸和抗交感神经作用，可引发心动过缓。美托咪定似乎比甲苯噻嗪有更多的优点，如围手术期甲苯噻嗪会出现心律不齐的现象，美托咪定则不会。美托咪定在围手术期作为镇痛药使用越来越广泛。在与阿片类药物联合使用时，所需剂量范围远远低于单独使用的剂量范围。由于α₂肾上腺素能受体激动剂和阿片类药物具有潜在的呼吸抑制作用，因此用药过程需要给氧。

4）局部麻醉药：局部麻醉药既可用作全身麻醉的辅助手段，也可用于缓解术后疼痛。镇痛可通过局部浸润、局部神经阻滞、硬膜外或鞘内注射局部麻醉药来诱导伤害性神经或神经束的阻滞。如此诱导的镇痛在受阻区域是完全的。目前已鼓励将肋间神经阻滞和胸腔内局部麻醉应用于缓解开胸术后的疼痛。使用利多卡因和布比卡因的手指神经阻滞和肢体远端阻滞用于猫术后疼痛的效果良好，但应用于啮齿类动物的数据还比较有限。

动物疼痛的药物治疗要注意以下几点。①时间的选择，对有疼痛的动物要果断的采取镇痛治疗，减轻痛苦，如在动物手术前应给予一定的镇痛药物预防动物疼痛；②药物选择的原则，不同程度的疼痛，需按照从非阿片类到弱阿片类再到强阿片类的原则选择镇痛药物，用药的剂量从小到大；③在治疗过程中，选择什么药物，用多大剂量、多长时间，应在兽医师指导下选用；④耐受性的预防，为了防止或减少药物耐受性，尽量综合应用辅助药物，以加强镇痛效果；⑤不良反应的对策，一些止痛药物可能会产生某些不良反应，如麻醉止痛药可引起呕吐等症状，应及时停止该药物，咨询兽医更换其他药物；⑥大多数麻醉药会引起动物药物依赖性抑郁，这种变化会因麻醉药的不同而出现差异。在评估麻醉方案的适用性应考虑以下因素：意识水平；抗伤害感受（即对有害刺激缺乏反应）的程度；动物心血管、呼吸、肌肉骨骼和体温调节系统的状态。

2. 其他原因引起的疼痛及控制措施　疼痛是由发生或可能发生损伤的组织的刺激作用引起的一种典型的复合型感受。毋庸置疑，动物实验操作是导致动物痛苦的重要原因，除此之外，所有可能影响动物生活的因素如环境的改变、实验动物饲养管理及环境设施等许多细节方面的不当都可能引起或增加动物疼痛和痛苦。因此，了解动物痛苦产生的原因非常重要，只有全面而准确地了解动物疼痛和痛苦产生的原因，而不仅限于它们的临床表现，才能更好地帮助动物，使其保持健康舒适的状态，满足动物福利的要求。

造成和增加动物疼痛的原因很多，主要有以下几个方面。

（1）动物饲养环境与管理：动物饲养环境由多种因素组成，影响动物生活环境的主要因素如下：温湿度、照明、噪声和振动、通风措施和空气质量、笼具和垫料、饲养密度、营养因素等。值得说明的是，当这些参数偏离正常范围或是发生改变，就有可能成为潜在的应激因子，导致动物在极端环境或是新环境中处于疾病状态，导致疼痛和痛苦。例如，低温是动物感冒、支气管炎和肺炎等疾病的直接诱因。换气次数少导致空气质量差，容易导致呼吸系统疾病的发生，甚至死亡。动物饲养过程中的一些常规操作，如换窝、分窝、更换垫料、喂食、喂水等也是明显的应激源。

控制措施：通过标准化的管理对动物生活的环境进行严格控制，可以使动物避免经历许多潜在的应激因子，可以解决动物在极端环境中引起的疼痛和痛苦。因此，必须严格按照相关规定和标准设置动物的生活环境，具体细节参考相关章节。值得注意的是，如果动物的生活环境发生改变，那么就必须给予一定的时间以适应和习惯新环境（即适应期）。在动物的饲养管理方面，应按照相关规定建立标准化操作规程并严格贯彻执行，包括饲料、饮水、居住条件和生活环境的运行管理。

（2）动物运输：运输是一种综合应激因素，对动物福利产生直接的影响。如果使用这些动物或其子代进行实验，所获得的数据的有效性也值得商榷。运输过程包括许多潜在的应激因素。①运输前准备过程：包括搬运、与同伴隔离或单独饲养、被装载在不熟悉的运输笼具中。②运输途中：运输工具的运动和振动（包括加速和减速）、为保持平衡导致的紧张（大动物更适用）、温湿度的波动、不熟悉的声音和气味等。③接收单位提供的新环境：包括饲养环境和操作程序，不熟悉的社会环境（如新的同伴）等。其中运输笼具引起动物应激和痛苦的主要原因是空间太小、动物正常活动受限、空间小、密度大、空气不流通导致缺氧、笼内温度过高、没有饮水和饲料、微生物感染患病等。

许多研究发现，运输导致了许多生理、生化和免疫指标的改变，并且这些参数恢复到正常水平所需要的时间各不相同。例如，有证据表明，小鼠的NK细胞活性和血浆皮质酮水平在运输后24～28小时可恢复到正常水平。不同的应激状态，导致不同生理指标的改变。例如，饥饿状态会引起游离脂肪酸、血糖和尿素均升高，而恐惧状态会导致皮质醇和红细胞比容升高，而脱水则引起渗透压和白蛋白升高，而红细胞比容下降。因此，运用这些指标及时评估应激状态有利于动物运输后的恢复。

控制措施：有研究表明，运输过程对动物来说是一种明显的应激、疼痛和痛苦的经历。因此，要减少动物疼痛和改善实验动物福利必须考虑实验动物运输保障，保证动物以安全无应激的方式从供货商运送到使用机构。对动物的运输而言，许多国家的动物福利法律或法规都有条款规定，我国的相关法律规范如《中华人民共和国动物防疫法》等从各方面对全部或特定的实验动物的运输提出监管要求。实验动物运输过程的相关措施如下。①动物包装：根据运输动物的种类选择相应的符合要求的笼具。运输笼具应具备以下功能：防逃逸功能；能提供足够的通风；有饲料和饮水供给装置；运输密度不能过高；运输容器应该容易清洁消毒；保护运输人员免遭动物抓咬伤等。②运输过程：包装好的动物根据运输距离选择适宜的运输工具，拟定运输路线（最好是有专用的实验动物运输车将动物直接运送到实验室），尽量缩短运输时间（如啮齿类动物超过4小时必须提供饮水，超过8小时还必须提供饲料）。在运输途中，要注意控制运输温度（尽量接近动物最适温度），注意空气流通，保持运输过程平稳，减少噪声等有害因素对动物的影响，减少动物惊吓和痛苦，降低疾病感染的概率。③动物接收：运输到达目的地前，要先通知实验动物接收人员做好准备，包括设施、笼具、饲料和饮水，缩短交接时间，使动物尽快到达目的地。

（3）实验方案的优化：一般来讲，每个实验开展之前，都会针对使用实验动物进行研究的科研项目制订科学、合理、可行的实施方案，该方案经动管会批准才会组织实施。这里需要指出的是，随着研究人员对动物模型的经验积累及科学文献报道的新发现，以及随着实验数据的收集和分析，项目负责人常常会不定期地修订他们已获批的实验方案。实验方案的修订不仅可以更好地开展实验以达到预期的科研目标，同时也能更好地体现动物福利，使研究者有机会通过减少或消除动物的疼痛和痛苦来优化其实验。

《动物福利法实施条例》（*Animal Welfare Act Regulations*，AWAR）规定，IACUC必须确认所申请的活动和进行中的活动的重大修改符合以下要求，包括对疼痛和痛苦的处理、疼痛程序的替代步骤、动物死亡和兽医关怀、人员培训和资质、手术标准，以及适当的安乐死技术。目前IACUC将法规没有指明的一律认定为重大改动：如研究目的的改变；由非生存手术变为生存性手术；某一步骤的创伤程度或动物的舒适性的改变，实施新步骤或改变既有步骤（如增加疼痛性步骤）；所用动物种类或数量的改变（如动物数量大大增加、增加农业农村部管理的动物品种等）；动物实验人员的改变、所用的麻醉药、镇痛药的改变或使用方法的改变；安乐死方式的改变、动物实验相关步骤的持续时间、频率和次数的改变。因此，基于伦理和科学两方面的原因，从实验前计划的制订到实验过程中计划的修订均应该考虑的核心内容就是降低或消除疼痛和痛苦的方法。

（4）仁慈的终点（安乐死）：如果在饲养或实验过程中动物的疼痛已经达到无法缓解的程度（如使用镇痛药、镇静剂或其他措施无效），或者在研究方案结束时，在不影响实验结果判定的情况下，都应该选择"仁慈的终点"（安乐死），以减少动物承受痛苦的时间。所谓安乐死，即以人道的方式使动物死亡，使动物处于最低程度的疼痛、应激、不安和恐惧，并在最短的时间内失去知觉和痛觉。因此，安乐死也是控制和管理动物疼痛的一个重要的方法。

值得注意的是，第一，执行安乐死之前要根据安乐死的标准对动物的身体和心理状况进行严格的评估。第二，安乐死的方法也必须符合动物福利相关法规的要求，并且具体的最终实施方法必须由兽医和IACUC审阅和批准。迄今为止，多个国家有关动物福利的法律法规都对动物安乐死的方法做了强制性规定，如英国的《动物实验科学法》（1986）和美国的《动物福利法》（1966），以及经济合作与发展组织这一国际组织于2000年发布的《识别、评估和使用临床症状对试验用动物在安全状态下实施仁慈终点的指导文件》。第三，执行安乐死的场所也应该考虑到其他动物，不引起其他动物焦虑及不安，应选择远离同种动物的非公开场所执行。第四，安乐死必须由熟悉针对该类动物种类所用方法的专业人员来实施，并且必须抱有同情心的态度进行操作。最后，执行安乐死后必须确认动物死亡，不能仅以呼吸停止判定死亡，执行人员必须确认动物心搏已经完全停止，确保其死亡。

第三节　麻醉基础

麻醉的目的主要是有效地消除手术时动物的疼痛感觉，消除动物的不适、恐惧和骚动，使其安静地配合手术，以保证手术顺利完成和术中人与动物的安全。从这个意义上来说，给动物麻醉和给人麻醉不尽相同，动物麻醉除了要达到手术部位无痛的作用，还要达到化学保定的目的。

动物麻醉所用的药物都对动物（无论健康或患病）生理功能带来某些不利影响，然而这些影响又都应是可逆的，其影响程度常因麻醉者运用药物种类和方法熟练程度的不同而有明显差异。手术对动物生理潜能实际上是一种消耗，所以麻醉和手术时必须重视对全身及各重要器官生理功能的调节，减少生理功能的无谓消耗。麻醉和手术都为了同一目的，二者必须密切配合，方能获得最佳效果。

一、麻醉的概念

麻醉是指用物理的或化学药品的方法，暂时性抑制动物体全身或局部的痛觉或痛觉传导，使痛觉消失或痛觉迟钝，以便顺利进行手术。麻醉技术的日臻完善为动物外科手术的迅速发展提供了重要保证，在安全、无痛和肌肉松弛的麻醉条件下，在动物体上实施手术的范围越来越广。

在进行手术时，经常会刺激传入神经和分布在动物体各部的感觉神经末梢。当强烈疼痛持续地传入大脑皮质时，会引起大脑皮质的抑制，使其失去对皮质下中枢的调节作用，而导致机体的生理功能发生障碍，甚至发生休克危及生命，因此实施外科手术时麻醉是不可缺少的。正确地选择和运用麻醉方法，可以消除疼痛以保护大脑的正常调节功能，消除对中枢神经的刺激，防止因剧烈的疼痛而引起的休克；可减少动物因疼痛干扰所导致的人畜意外损伤事故和创口感染的危险；动物麻醉后安静便于手术顺利进行，给无菌手术操作创造有利条件，而且保定人员也可减少；麻醉后可按需要将动物体位保持一定位置，同时肌肉松弛便于手术操作，使愈合迅速，预后良好；麻醉过程中仍能保持呼吸、循环和代谢的正常生理功能。此外，许多实验动物性情凶暴，容易伤及操作者，需要实施麻醉。同时，基于人道主义角度的考虑，麻醉也是动物福利所必须采取的措施。但是麻醉药均有毒性和副作用，特别是全身麻醉如果掌握不好可能引起中毒甚至死亡。因此要求我们对不同的动物，要选择恰当的麻醉方法和计算麻醉药药量，以保证麻醉的安全。麻醉在实验动物研究中也在不断推广应用，已经在犬、猴、兔等多种常用实验动物中使用，并针对不同的品种、日龄、生理状态和实验目的摸索出一套可靠、实用的麻醉方法。

二、麻醉的风险

由于实验动物品种之间存在差异，结合不同的实验目的、实验动物种类、日龄及健康情况等因素进行综合考虑，决定选用的麻醉方法和麻醉药。但是，仍不可避免会发生一些意外情况，如在实验进行中因麻醉方法选择不合适或麻醉过量可导致动物血压急剧下降甚至测不到，呼吸不规则甚至呼吸停止，心脏停搏等临床死亡症状。这就要求在实验动物麻醉过程中特别注意各种麻醉药的剂量和给药途径，应准确按体重计算麻醉药量。由于动物存在个体差异，文献介绍的剂量仅能作为参考，所以在麻醉药物注射时应缓慢，并随时观察动物的肌肉紧张性、角膜反射、呼吸频率、夹痛反应等指标。动物麻醉后体温下降，要注意保温。一旦麻醉过量，应根据不同情况及时采取措施。

三、麻醉前的准备

现代实验室中的实验研究必须对实验动物进行符合标准要求的麻醉，实验动物麻醉前的准备是相当重要的。良好的麻醉前准备可以减少麻醉过程中许多并发症的发生，完备的仪器设备也可以使研究过程更顺利。麻醉前准备不应局限于被麻醉的实验动物，还应包括实验过程中涉及的仪器、设备、药物与人员。

使用健康的动物是减少麻醉相关风险的重要因素。确保将被麻醉动物的健康状况良好，无亚临床疾病。任何时候，尽可能用健康状况良好的动物做实验，这样可消除呼吸系统或其他系统疾病的发生。若被麻醉的动物发生内源性感染，即使未导致明显的疾病，其病死率和发病率也会明显升高。除了浪费资源和不利于动物保护之外，还会使研究数据差异性增大而需加大动物样本数。

1. 驯化　实验动物应在实验前7天，至少4天到位，以便给它们一段对新环境的适应期。不同的规定要求也不尽相同，研究者应参照实际情况。经过这段时间，由于运输应激引起的代谢和激素改变将回归正常，同时还可监测动物有无疾病征象，动物饲养员和研究者可获得动物的行为学及一些特殊的特征，记录动物的体重、生长速度、摄食量和饮水量。这些数据对于那些手术后需要麻醉苏醒的动物是宝贵的，因为有些对术后疼痛的评估方案依赖于对这些参数的认识，因此获得并记录这些数据是很重要的。即使对于那些不需术后恢复的动物，评估摄食量和饮水量或生长速度也可从另一方面证实动物是否处于良好的健康状态。

对于那些能与饲养者迅速发展良好关系的动物，如犬、猫、猪，驯化过程具有减少麻醉诱导和苏醒过度紧张的优点。对于多数动物，包括小的啮齿类动物，定期的接触可使动物适应这种过程，因此动物更易固定、更配合，麻醉诱导更安全。

2. 健康检查　不管动物的健康状况如何，麻醉诱导前通常进行某种形式的健康检查。多数的研究者通常只熟悉正常动物的行为和表现，不太熟悉患病动物的行为和表现。如果发现动物有异常，可以请动物技术人员和兽医进行会诊。如动物眼或鼻部有渗出物，这些区域的毛无光泽，肛门周围被粪便污染，提示应进一步检查。如果动物的整体表现异常，或者出现上述任何症状，麻醉诱导应推迟，直至得到专家的确诊。

上面提到，术前数天监测摄食量、饮水量和体重等数据，这有助于判断摄入是否正常，同时也有利于动物术后恢复的监测。

3. 术前禁食　为了减少麻醉诱导和苏醒期呕吐的危险，猫、犬、灵长类和猪麻醉前8～12小时应禁食。兔和啮齿类动物无须麻醉前禁食，因为这些动物麻醉诱导时不发生呕吐，但豚鼠常把食物留置在咽部，麻醉诱导时偶尔会呕吐，可短期禁食6～8小时。如果要实施胃肠手术，所有动物均应禁食。此外，还应注意兔和啮齿类动物有食粪癖，所以应采取有效措施防止它们摄食自己的粪便，保证胃的排空。个别术后并发症和这些动物的日夜习性有关。虽然术后迅速补充了食物，但这些动物一定要等夜幕降临（它们的活动期）才摄食。另外，术后疼痛、手术应激和麻醉恢复延迟可抑制动物对食物和水的摄取，这种抑制甚至持续至术后24小时以上。若合并术前禁食，将导致严重的代谢紊乱，影响实验数据的正确性和危害动物的安全。因此，最好只针对特定的实验动物实施禁食。除了较特殊的反刍动物和豚鼠，所有的妊娠动物禁食均会产生严重的代谢紊乱。

给所有动物提供饮水直到麻醉诱导前1小时。如果动物摄水减少，或者出现呕吐、腹泻、出血，必须进行术前的补液治疗。麻醉前动物均应称重，既有利于帮助准确计算用药剂量又可以帮助评价术后的体重变化。

第四节　实验动物麻醉分类

一、全身麻醉

全身麻醉是利用麻醉药物对中枢神经系统产生暂时的抑制作用，使动物丧失意识而不感疼痛，但是仍保持延髓（呼吸、心血管运动中枢）和平滑肌组织的功能。这种麻醉称为全身麻醉。

根据麻醉药物进入体内的途径不同，全身麻醉可分为吸入性全身麻醉和非吸入性全身麻醉。

1. 吸入性全身麻醉药物　许多因素影响各种吸入麻醉药的效能和效价。不同药物的效能由最小肺泡有效浓度（MAC）来反映。

MAC是指在一个大气压下50%的动物有伤害刺激下，不出现运动反应的肺泡气中麻醉药的浓度。MAC反映了麻醉药的强度，MAC越小，麻醉药的效能越大。不同吸入麻醉药的诱导和维持浓度有所不同。

（1）安氟醚：安氟醚为无色透明液体，无明显刺激味，化学性质稳定，遇空气、紫外光、碱石灰不分解，对金属、橡胶无腐蚀作用。临床使用浓度不燃、不爆。常用浓度为0.5%～2%，麻醉诱导的短时间内可达4%。安氟醚全身麻醉效能高，强度中等；对中枢神经系统的抑制与剂量有关；对循环系统有抑制作用，对呼吸道无明显刺激，不增加气道分泌，可扩张支气管，较少引起咳嗽、喉痉挛；对呼吸有明显的抑制作用，强于其他吸入麻醉药。

不良反应：安氟醚对呼吸、循环的抑制作用较强，应控制吸入浓度，防止麻醉过深；可轻度抑制肾功能。

（2）异氟醚：异氟醚是安氟醚的同分异构体，理化性质与安氟醚相似，但在任何温度下的蒸气压均高于安氟醚。化学性质非常稳定，临床使用浓度不燃、不爆，暴露于日光或与碱石灰接触也不分解，不腐蚀金属，有轻微刺激气味。常用浓度为0.5%～1.5%，麻醉诱导时可达3%。在实验动物使用异氟醚的主要优点是，它比其他药物经过更少的生物转化，并且在呼出的空气中几乎完全消除，这表明对肝微粒体酶的影响很小，因此对药物代谢或毒理学研究的干扰最小，适用性很强。

不良反应：不良反应少而轻。异氟烷可引起犬的剂量依赖性通气性降低。异氟醚和七氟醚对猫也有类似的呼吸抑制作用。过量还可以引起呼吸、循环衰竭。对呼吸道有一定的刺激性，诱导期可有咳嗽、屏气（表9-12）。

表9-12 吸入麻醉药的相关代谢产物和潜在毒性

吸入麻醉药	代谢率（%）	代谢副产物	潜在毒性
异氟醚	0.2	二氟甲醇、三氟乙酸、氟离子	因钠石灰和氢氧化钡引起的一氧化碳中毒
七氟醚	5	有机和无机氟离子、六氟异丙醇	因钠石灰和氢氧化钡反应产生一氧化碳，可燃性有机化合物，不饱和烃（肾毒性）
一氧化二氮	0.004	—	溶解度是氮气的30倍

（3）七氟醚：使用七氟醚动物比使用异氟醚动物更快地从麻醉中恢复，并且麻醉深度可以非常迅速地改变。临床使用浓度不燃、不爆，七氟醚比其他药物刺激性药小得多，并且采用面罩诱导方式在很多物种中具有良好的耐受性（兔子和豚鼠除外）。七氟醚的主要优点是更容易将麻醉深度与手术刺激程度相匹配，并且可以非常快速和平稳地恢复。如果不受干扰，许多动物从七氟醚诱导的麻醉中恢复过来，不会产生一段时间的非自愿兴奋。目前已被成功用于长时间的手术，以及需要快速诱导和短时恢复的手术。

不良反应：七氟醚相对昂贵，并且在钠钙存在下不稳定，钠钙是闭合呼吸系统麻醉中最常用的二氧化碳吸收剂。分解产物可引起肾损伤，但在实验动物使用过程中产生的分解产物的浓度不太可能产生显著毒性。

（4）一氧化二氮：一氧化二氮俗名笑气，为无色、带有甜味、无刺激性的气体，常温常压下为气态，通常在高压下为液态储于钢瓶中以便运输。无燃烧性，化学性质稳定，与碱石灰、金属、橡胶等均不起反应。一氧化二氮在血液中溶解度很低，故诱导、苏醒均很迅速。优点是毒性低、镇痛作用强，全身麻醉效能低。本品不能单独用于麻醉，一般与含氟全身麻醉药合用。由于一氧化二氮对呼吸和心血管系统的影响最小，因此可用于降低其他药物所需的浓度，从而降低特定麻醉深度下血压或呼吸的总体抑制程度。对肝、肾、胃肠道无明显作用。

不良反应：一氧化二氮是唯一能高浓度吸入的全身麻醉药，诱导期可达80%，容易发生缺氧现象，这是由于一氧化二氮从血液迅速扩散到肺泡，导致肺泡氧张力降低导致。因此，在停止长时间一氧化二氮给药后，应施用100%氧气以防止弥散缺氧。

2. 非吸入性全身麻醉药物 非吸入麻醉是将某种全身麻醉药通过皮下、肌内、静脉或腹腔等途径注入动物体内而产生麻醉作用的方法。其特点是操作简便，不需要特殊的麻醉装置，一次给药可维持较长时间，麻醉过程较平稳，动物无挣扎现象，因此是目前临床上常用的麻醉方法。缺点是苏醒较慢，麻醉深度和使用剂量较难掌握。常用药物包括比妥类的衍生物，如苯巴比妥钠、戊巴比妥钠和硫喷妥钠等，还有氯胺酮、芬太尼等。根据麻醉药进入体内的途径不同，分为静脉麻醉、肌肉内麻醉、内服麻醉、直肠内麻醉、腹腔内麻醉等（表9-13）。

表9-13 实验动物非吸入性全身麻醉药用量与用法

麻醉药	动物	给药方法	剂量（ml/kg）	常用浓度（%）	维持时间
戊巴比妥钠	犬、猫、兔	静脉	1.0	3	2～4小时，中途加1/5量可维持1小时以上，麻醉力强，易抑制呼吸
		腹腔、皮下	1.4～1.7	3	
	大、小鼠、豚鼠、鸟类	腹腔	2.0～2.5	2	
		肌内	2.5～5.0		
硫喷妥钠	大鼠	静脉、腹腔	5.0～10	1	15～30分钟，麻醉力强，宜缓慢注射，维持注射剂量按情况掌握
	犬	静脉	1～1.2	20	
	猫	腹腔	4.0	5	
		口服	4.0	10	

续表

麻醉药	动物	给药方法	剂量（ml/kg）	常用浓度（%）	维持时间
巴比妥钠	兔	腹腔	4.0	5	4～6小时，麻醉诱导期较长，深度不易控制
	鸽	腹腔、肌内	6.1	3	
	鼠类	皮下	2	10	
苯巴比妥钠	犬、猫	腹腔、静脉	2.2～3.0	3.5	4～6小时，麻醉诱导期较长，深度不易控制
	兔	腹腔	4.3～6.0	3.5	
	鸽	肌内	5.0	5	

（1）苯巴比妥钠：苯巴比妥钠作用持久，应用方便，在普通麻醉用量情况下对于动物呼吸、血压和其他功能影响较小。通常在实验前0.5～1小时用药。使用剂量及方法：犬、猫腹腔注射80～100mg/kg体重，静脉注射70～120mg/kg体重；兔腹腔注射150～200mg/kg体重；鸽肌内注射300mg/kg体重。

（2）戊巴比妥钠：戊巴比妥钠为中效巴比妥类药物。一次给药的麻醉有效时间可延续3～5小时，十分符合一般实验要求。给药后对动物循环和呼吸系统无显著抑制作用，用时配成1%～3%生理盐水溶液，静脉或腹腔注射后很快就可进入麻醉期。使用剂量和方法：犬、猫、兔静脉注射30～35mg/kg体重，腹腔注射40～45mg/kg体重，皮下注射40～50mg/kg体重；鼠类静脉或腹腔注射35～50mg/kg体重；鸟类肌内注射50～100mg/kg体重。

（3）硫喷妥钠：硫喷妥钠为淡黄色粉末，有硫臭，易吸水，装在安瓿瓶中保存。其水溶液不稳定，故必须在临用时配制，常用浓度为1%～5%。其配制溶液在0～4℃冰箱中保存，可置7天，在室温则只可保存24小时。此药静脉注射，药液迅速进入脑组织，诱导快，动物很快麻醉，但苏醒也很快，一次给药的麻醉时效仅维持30～60分钟。在时间较长的实验过程中可重复注射，以维持一定的麻醉深度。此药对胃肠道无副作用，但对呼吸有一定抑制作用，注射时必须缓慢。使用剂量和方法：犬、猫静脉注射20～25mg/kg体重；兔静脉注射7～10mg/kg体重，静脉注射速度为15秒注射2ml左右；小鼠1%溶液腹腔注射0.1～0.3ml/只；大鼠1%溶液腹腔注射0.6～0.8ml/只。

（4）巴比妥钠：使用剂量和方法如下：犬静脉注射225mg/kg体重；猫、兔腹腔注射200mg/kg体重；鼠皮下注射200mg/kg体重；鸽腹腔或肌内注射189mg/kg体重。

（5）丙泊酚：丙泊酚注射液（迪施宁）为静脉全身麻醉药，用于麻醉和镇静的诱导与维持。丙泊酚注射液常可辅助用于脊髓和硬膜外麻醉，并与常用的术前用药、神经肌肉阻断药、吸入麻醉药和止痛药配合使用。犬：5%葡萄糖注射液与丙泊酚小于4∶1用前混合，5～7.5mg/kg静脉注射。猪：0.5%或1%盐酸利多卡因注射液与丙泊酚小于1∶20用前混合，2.5～3.5mg/kg静脉注射。灵长类，5%葡萄糖溶液或0.9%氯化钠溶液或4%葡萄糖盐水（0.18%氯化钠）通过Y管联结合并给药，7.5～12.5mg/kg静脉注射。

（6）氯胺酮：氯胺酮是一种短效的分离麻醉药，起效快，能从中枢神经系统快速的再分布，在肝脏中代谢。与硫喷妥钠类似，作为单一的诱导麻醉药，氯胺酮静脉注射给药作用持续时间为15～20分钟。作为一种分离麻醉药，该麻醉药注射后可以很快使动物进入浅睡眠状态，但不引起中枢神经系统深度抑制，一些保护性反射仍然存在，所以麻醉的安全性相对较高。分离麻醉药具有强烈的短时体表镇痛效果，它主要是阻断大脑联络路径和丘脑反射到大脑皮质各部分的路径，一般多用于犬、猫等动物的基础麻醉和啮齿类动物的麻醉。本品能迅速通过胎盘屏障，影响胎儿，所以应用于妊娠的动物时必须慎重。

氯胺酮可通过直接刺激中枢神经系统引起交感神经活性增高，对心血管活性的影响包括血压增高、心率加快、心排血量增加，氧消耗量增加。心脏收缩力增加是由于刺激中枢神经系统引起，但是氯胺酮对于心肌的直接影响是负性肌力作用。使用氯胺酮时，由于缺少进一步升高交感活性的能力（如儿茶酚胺耗尽或交感紧张最大化的危重动物），动物将表现心排血量减少，血压对氯胺酮的反应下降。由于氯胺酮可以增加外周血管阻力，因此对于有心脏病的动物不宜使用。

（7）舒泰（Telazol）：舒泰由替拉他明（分离麻醉药）和唑拉西泮（苯二氮䓬类药）1∶1（质量/质量）组成。舒泰的成分在不同品种动物体内半衰期不同。替拉他明比氯胺酮具有更长的麻醉时间，也具有更长的镇痛作用。对于轻度疼痛手术过程，舒泰镇痛充分，其中唑拉西泮可提高肌肉松弛效果，并使诱导和苏醒更为平稳。舒泰对心肺的影响和氯胺酮相似，且呈剂量依赖性。大多数动物对舒泰的生理反应类似于氯胺酮-地西泮或氯胺酮-咪达唑仑组合。该产品在低剂量时通常具有良好的血流动力学稳定性。

二、局 部 麻 醉

局部麻醉是利用某些药物有选择性地暂时阻断神经末梢、神经纤维及神经干的冲动传导，从而使其分布或支配的相应局部组织暂时丧失痛觉。其特点是动物保持清醒，对重要器官功能干扰轻微，麻醉并发症少，是一种比较安全的麻醉方法。适用于大中型动物各种短时间内的实验。

1. 局部麻醉药　常用的局部麻醉药有普鲁卡因、利多卡因和丁卡因。

（1）普鲁卡因：普鲁卡因为对氨苯甲酸酯，是无刺激性的局部麻醉药，麻醉速度快，注射后1～3分钟内就可产生麻醉，可以维持30～45分钟。普鲁卡因对皮肤和黏膜的穿透力较弱，需要注射给药才能产生局部麻醉作用，它可使血管轻度舒张，易被吸收入血而失去药效。为了延长其作用时间，常在溶液中加入少量肾上腺素（每100ml加入0.1%肾上腺素0.2～0.5ml）能使麻醉时间延长1～2小时。常用1%～2%普鲁卡因溶液阻断神经纤维传导，剂量应根据手术范围和麻醉深度而定。猫、犬的局部麻醉用0.5%～1%普鲁卡因注射。普鲁卡因的副作用：在大量药物被吸收后，表现出中枢神经系统先兴奋后抑制。这种作用可用巴比妥类药物预防。

（2）利多卡因：利多卡因常用于表面浸润、传导麻醉和硬脊膜外腔麻醉。利多卡因的化学结构与普鲁卡因不同，它的效力和穿透力比普鲁卡因强两倍，作用时间也较长。利多卡因阻断神经纤维传导及黏膜表面麻醉浓度为1%～2%。

（3）丁卡因：丁卡因化学结构与普鲁卡因相似，但其能穿透黏膜，作用迅速，1～3分钟发生作用，持续60～90分钟。其局部麻醉作用比普鲁卡因强10倍，吸收后的毒性作用也就相应加强。

三种药物比较见表9-14。

表9-14　三种常用局部麻醉药的特点比较

	普鲁卡因	利多卡因	丁卡因
组织渗透性	差	好	中等
作用显效时间	中等	快	慢
作用维持时间	短	中等	长
毒性	低	略高	较高
用途	多用于浸润麻醉	多用于传导麻醉	多用于表面麻醉

2. 实验中的局部麻醉　局部麻醉法的发展给外科手术创造了极为有利的条件。不仅是简单的小手术，就是较复杂的一些大手术如开腹、胃切开等手术也可在局部麻醉下进行。有时在全身麻醉过程中往往也需要局部麻醉的配合。根据给药途径和操作方法的不同，局部麻醉又分为表面麻醉、局部浸润麻醉、区域阻滞麻醉和硬膜外麻醉。

（1）表面麻醉：表面麻醉是将局部麻醉药滴、涂布或喷洒于黏膜表面，利用麻醉药的渗透作用，使其透过黏膜滞留在神经末梢而产生麻醉作用，多用于眼结膜与角膜及口、鼻、直肠、阴道黏膜的麻醉。做结膜与角膜麻醉时，可用0.5%丁卡因或2%利多卡因溶液。做口、鼻、直肠、阴道黏膜麻醉时，可用1%～2%丁卡因或2%～4%利多卡因溶液。间隔5分钟用药一次。

（2）局部浸润麻醉：将局部麻醉药沿手术切口线皮下注射或深部分层注射，阻滞周围组织中的神经末梢而产生麻醉，称局部浸润麻醉。可按手术需要，选用直线浸润、菱形浸润、扇形浸润、基部浸润等方式。常用0.25%～1%普鲁卡因溶液。注意勿将麻醉药直接注入血管，以免产生毒性反应。也可采用低浓度麻醉药，逐层组织麻醉后方可进行手术，麻醉药液浓度小，且随切口流出或被纱布吸走，不易引起机体中毒。为减少药物的吸收和延长麻醉时间，可加入适量的肾上腺素。

（3）区域阻滞麻醉：将局部麻醉药注射到神经干周围，使其支配的区域失去痛觉而产生麻醉，称为区域阻滞麻醉。该法可使少量麻醉药产生较大区域的麻醉。常用2%～5%普鲁卡因或2%利多卡因。

（4）硬膜外麻醉：将局部麻醉药注射到硬膜外腔，阻滞脊神经的传导，使其所支配的区域无痛而产生麻醉，称硬膜外麻醉。其适应证为犬、猫的后肢手术，难产救助及尾部、会阴、阴道、直肠与膀胱的手术。但在休克、脊柱肿块与骨折、脊髓疾病、腰部感染性皮肤病时禁用。注射部位为第7腰椎至第1骶椎，第3骶椎至第1尾椎，第1尾椎至第2尾椎。犬、猫的硬膜外麻醉以腰椎间隙最为常用。犬、猫麻醉时伏卧于检查台上，动物两后肢向前伸屈并由一助手固定，腰背弓起。其注射点位于两侧髂骨翼内角横线与脊柱正中轴线的交点，在该处最后腰椎棘突顶和紧靠其后的相当于腰间孔的凹陷部。穿刺部剪毛、消毒后，以大约45°向前方刺入套管针头，可感觉弓间韧带的阻力，至感觉阻力突然消失。确定刺入硬膜外腔后，抽出针芯，缓慢注入麻醉药液。常用2%利多卡因、2%甲哌卡因、0.5%布比卡因。按动物枕部至腰间部的长度，使用剂量为0.3～0.5ml/10cm，相当于每千克体重0.15～0.2ml。其有效麻醉时间分别为60分钟、120分钟和180分钟。犬、猫的最大剂量分别为6ml和1ml。

三、常用复合麻醉方法

在实验动物临床实践中，对于较简单的手术或者病情较轻的动物，往往只采用单一的麻醉方法即能取得较好的麻醉效果。然而对于较复杂的手术，单一的麻醉方法往往难以达到目的，故多采用复合麻醉的方法。

1. 局部麻醉的复合　在神经传导阻滞麻醉或硬膜外麻醉时，为了增强麻醉效果，可采用复合局部浸润麻醉。另外，为了避免某种局部麻醉药的毒性作用，可同时应用两种麻醉药的混合溶液，以便充分利用各自不同的药理特性，相互弥补其不足。既能使麻醉效果迅速出现，又能延长麻醉作用时间；既能增强麻醉效果，又能降低其毒性反应。例如，用普鲁卡因和丁卡因混合溶液或者普鲁卡因和利多卡因混合溶液等。

2. 局部麻醉和全身麻醉的复合　此法是在局部麻醉前，先进行肌内注射硫喷妥钠；或在全身麻醉后，再进行局部麻醉。例如，在全身麻醉下进行胸腔、腹腔或其他手术时，在敏感区施行局部浸润麻醉或神经传导阻滞麻醉，以减少刺激向中枢神经的传导。

3. 全身麻醉的复合　全身麻醉的复合方法较多，常应用于动物医学临床，其方法包括气管内吸入麻醉药+肌内或静脉注射麻醉药的复合、经静脉给予两种或两种以上麻醉药的复合、静脉注射麻醉药+肌肉松弛剂的静脉复合麻醉等。全身麻醉的复合药物较多，常用的吸入麻醉药有安氟醚、异氟醚、一氧化二氮等；常用的静脉麻醉药物有安神镇静药、镇痛药、肌肉松弛药等。

肌肉松弛药在全身麻醉时的复合应用是临床上较广泛应用的方法。肌肉松弛药不仅可使肌肉松弛，便于麻醉和手术操作，而且可减少全身麻醉药的用量，降低其对机体的不良影响，增加麻醉和手术的安全性，因此即使是在浅麻醉下，也可完成复杂的手术。

肌肉松弛药可分为非去极化药物、去极化药物和双向作用药物。非去极化药物作用在神经终板，与运动终板膜的胆碱受体结合，阻止了随正常神经冲动所释放的乙酰胆碱对运动终板所起的去极化作用，因而肌肉呈松弛状态。常用药物有筒箭毒碱、琥珀酰胆碱等。

去极化药物如氯化琥珀酰胆碱，其作用则类似乙酰胆碱，可使神经终板的去极化作用延长，肌肉先抽搐后麻痹松弛。

双向作用药物如氨酰胆碱，开始出现去极化作用，而后出现非去极化作用。肌肉松弛作用既迅速又持久。

神经安定镇痛术（简称NLA），是近来常用的一种复合麻醉法。即用神经安定药氟哌利多和镇痛药芬太尼，按照50：1的比例混合起来的一种合剂，称依诺伐，将该合剂与其他全身麻醉药（如氧化亚氮等）进行复合麻醉的一种方法。

第五节　实验动物麻醉监护

一、麻醉监测

1. 体位监护　动物麻醉诱导后，应将动物摆放为合适体位。该体位既要满足外科手术者的要求，同时也要尽量避免干扰动物躯体系统的功能。特别要注意头和颈部保持舒展，以免舌或软腭阻塞喉部。绑缚动物四肢时，应不影响胸廓呼吸运动。术中必须小心，勿使胸壁或腹部承受过度的压力。应尽量避免术中常见到使用的牵引器或术者胳膊放在动物胸部上。对小动物使用弹性绷带固定常导致四肢张力过高，干扰呼吸运动。同样，用弹性绷带包扎腹部也常干扰横膈运动、腰背部及腹部内脏静脉回流。

2. 全身麻醉深度　在动物麻醉过程中，剂量掌握十分重要。麻醉过深会导致动物死亡，过浅又不能获得满意的麻醉效果。目前临床上描述全身麻醉深度的"四期模式"仍然是以乙醚吸入产生的临床表现为依据，主要以呼吸、眼球、瞳孔、血压、肌肉紧张度等变化为准。但进行手术时，这些指标因手术刺激，加之血中氧和二氧化碳浓度、酸碱失衡、失血、丧失体液等因素的干扰，症状表现千变万化。实验外科全身麻醉又由于动物种属间的差别较大，分期更为困难。麻醉深度判定指标见表9-15。

表9-15　麻醉深度判定指标

	浅麻醉	中麻醉（最佳）	深麻醉
呼吸方式	不规则（由痛反射可致呼吸数增加）	规则的胸腹式呼吸，呼吸数、换气量减少，血压、心搏数一定	腹式（横膈膜）呼吸，换气量明显减少，心搏数减少，血压下降
循环系统表现	心搏频率低，血压下降（由痛反射可致心搏数增加）	—	
眼的表现	眼睑对光有反射，眼球向内下方运动，瞳孔收缩，结膜露出，流泪	眼球置于中央，反射迟钝，对光反射迟钝，瞳孔稍开大	眼睑对光的角膜反射消失，瞳孔散大，角膜干燥
口腔反射	尚有下咽及喉头反射	—	
肌松弛	有	腹肌明显	腹肌异常运动
其他表现	流涎、出汗，多排便、排尿	内脏牵引引起的迷走神经反射、收缩反射消失	—

3. 呼吸系统　许多临床观察指标都可以帮助发现动物呼吸功能的不良改变，如呼吸频率、深度和模式等。对大多数动物，可使用听诊器监听呼吸音和心音。

4. 心血监护

（1）心电图：可用来监测心脏电生理活动。用于人类的心电图监测仪可用来监测动物，但其显示的最大心率是200次/分或250次/分。而啮齿类小动物，心率通常超过250次/分，这就限制了这些仪器的使用。现有专门为动物设计的心电图仪，可以测量低电压心电信号和快速的心率。对较大的动物，剃除相关皮肤区的所有毛发后，可将心电图电极粘于皮肤。人类儿科心电图电极可用于猫、兔和小的灵长类动物，对于啮齿类小动物则要使用针或特制电极。电极一般放于左、右前肢和右后肢，可以得到一个仿人类标准的心电图。

（2）血压：对大多数种类动物可以直接或间接地得到体循环动脉压。直接测量法是有创测压，需在动物身上施行动脉插管。插管既可以通过手术切开暴露出合适的动脉后进行，也可以通过使用导管皮下穿刺进行。对犬、猪、绵羊和较大的灵长类动物进行股动脉插管相对容易，而对猫和兔进行股动脉穿刺插管则需要一定的技术。对兔和绵羊，中央耳动脉是一个很方便穿刺置管的血管。无创测压仪的主要缺点就是获得的信息是间断的。现应用最广泛的自动测压仪使用了电子示波技术测量血压变化。它最多只能每隔1分钟读取1次血压数值。当心血管系统不稳定时，这种间隔对监测血压是不利的，此外，当血压偏低时，可能测不到较微弱的信号。

5. 体温　体温是麻醉过程中容易监测的一项生理指标。常用直肠温度计测量直肠温度，但这种温度计测量的低限是35℃，小动物的体温很容易低于此值。使用测量范围大的电子体温计，可以较理想地持续监测动物的体温。直肠通常是放置体温计探头最方便的位置，但常会对深部体温和中心体温估计偏低；若体温计恰好放在粪便中，那么它对体温变化的反应会很慢。现在倾向于在食管内放置体温探头，但为了避免呼吸道呼吸气体的冷却作用，必须放置到较深的部位。

测量动物的体表温度也有一定的价值，这可以在动物趾端方便测得。对一个健康的麻醉动物，外周体温与中心体温间的差值很少超过2～3℃，这个差值上升提示外周动脉出现收缩，应该寻找可能的原因。

较为精确的电子体温计专门设计有多种探头，已用于小鼠、大鼠、兔和大动物的直肠体温的监测。此外还有皮肤表面体温探头、针形探头及其他特殊用途的体温探头。更有测量骨膜体温的体温计，反应非常灵敏。

6. 麻醉设备功能的监测

（1）呼吸回路脱落：可以使用一种安全锁定式的接头来减少麻醉过程中呼吸回路与动物的连接或与麻醉设备的连接等脱落的危险。最易脱落的连接点是回路和气管插管连接处。可在呼吸回路上放置一个热敏电阻裂的呼吸暂停警报装置，一旦管道脱落，它可以发出警报。当麻醉较大型的动物时，在呼吸回路上使用压力监测器，既可监测因管道脱落导致的低压，又可监测因呼吸瓣膜功能不良等原因引起的高压。在呼吸回路的进气管上放置氧分析仪，可以监测出回路管道与麻醉机的脱落及供氧系统异常。有些机器还装有声音报警系统，一旦回路中氧分压低于限定值就可引发报警。

（2）输液泵：如果是采用静脉内持续注射的麻醉方式，必须配备一个可检测输液泵出现故障的报警系统。现在微处理器控制的输液泵多装备监测泵功能障碍的多种报警系统。

7. 尿量　对于肾功能受损及存在低血容量风险的患病动物，应对尿量进行监测（每千克体重1ml/h）。

8. 中心静脉压　中心静脉压（CVP）在没有其他因素（插管末端有血凝块或插管贴到血管壁）影响的前提下，是右心房压力的反映。中心静脉压用于估测血容量及指导血容量减少时的输液疗法。尤其是静脉回流量（前负荷）的增加可以提高心排血量。如果患病动物对低血压的治疗没有反应，中心静脉压可以提供非常有用的信息（如促进心收缩的药物在血容量不足时不起作用）。中心静脉压也可以用于证明正在发生的失血或由于主要液体转移或丢失所造成的血容量持续下降。很多情况下，中心静脉压可以通过静脉插管来测量。

综上所述，监测应在麻醉诱导时即开始，一些监测仪器（如心电图）应在动物麻醉前放置，直到麻醉动物苏醒。特殊动物还应增加监测内容。监测工具和监测技术见表9-16。

表9-16　围手术期对动物的监测和支持疗法

对所有动物的基本监测	心率和心律
	脉搏和脉象
	黏膜颜色及毛细血管再充盈时间

对所有动物的电子监护	心电图 血压 脉搏血氧饱和度 潮气末二氧化碳（建议）
对所有动物的基本支持疗法	静脉输液（晶体液、胶体液、血液制品） 温度调节系统的主动支持疗法、 氧和通气支持疗法
特殊动物的监护	尿量 中心静脉压 血压的有创性监测 动脉血气 连续的电解质浓度监测 支持疗法（正压通气、电解质补充、正性肌力药、抗心律失常药、抗生素等）

二、抢　救

实验或手术过程中，由于动物个体对药物耐受性的不同或其他原因而导致过量麻醉，其临床表现明显，应及时采取复苏和抢救措施。急救方法应根据具体情况，采取对症治疗的措施。

针对犬、兔、猫常用的急救措施如下。①针刺。针刺人中穴对抢救兔效果较好。对犬用每分钟几百次频率的脉冲电刺激膈神经效果较好。②注射。a.注射强心剂：可以静脉注射0.1%肾上腺素1ml，必要时直接心脏内注射。当动物注射肾上腺素后，心脏起搏心搏无力时，可从静脉或心腔内注射1%氯化钙5ml。b.注射呼吸中枢兴奋药：可从静脉注射尼可刹米，每只动物一次注射25%的尼可刹米1ml。c.注射高渗葡萄糖液：一般常经动物股动脉逆血流加压、快速、冲击式地注入40%葡萄糖溶液。③人工呼吸：可采用双手压迫动物胸廓进行人工呼吸，如有呼吸机，可行气管内插管后，再连接呼吸机进行辅助呼吸。一旦见到动物自动呼吸恢复，即可停止人工呼吸。

1. 呼吸停止　呼吸停止可出现在麻醉的任何一期，如兴奋期，呼吸停止具有反射性质；在深度麻醉期，呼吸停止是延髓麻醉的结果，或由麻醉药中毒时组织中血氧过少所致。

（1）临床症状：呼吸停止的临床表现主要是胸廓呼吸运动停止，黏膜发绀，角膜反射消失或极低，瞳孔散大等。呼吸停止的初期，可见呼吸浅表、频数不等而且间歇。

（2）治疗方法：必须立即停止注入麻醉药，先打开动物口腔，拉出舌头到口角外，应用5%二氧化碳和60%氧气的混合气体间歇性人工呼吸，同时注射温热葡萄糖溶液、呼吸兴奋药、心脏急救药。

（3）呼吸兴奋药：此类药物作用于中枢神经系统，对抗因麻醉过量引起的中枢性呼吸抑制，常用的有尼可刹米、戊四氮、贝美格等。

1）尼可刹米：又名可拉明，人工合成品。直接兴奋呼吸中枢，使呼吸加深加快，安全范围较大，适合于各种原因引起的中枢性呼吸衰竭。每次用量0.25～0.5g，静脉注射。大剂量使用可致血压升高、心悸、心律失常、肌颤等。

2）戊四氮：为延髓兴奋药，选择性直接作用，能兴奋呼吸及血管运动中枢，对抗巴比妥类及氯丙嗪等药物过量所致的中枢性呼吸衰竭，对呼吸中枢作用迅速而有力，是呼吸中枢抑制的急救药。每次用量0.1g，静脉注射或心内注射。可以重复使用，但大剂量可导致惊厥。

3）贝美格：与戊四氮相似，作用较短，安全范围较戊四氮宽。主要用于巴比妥类和水合氯醛中毒的解救。每次用量50mg，静脉缓慢注射。过量使用可引起肌肉抽搐和惊厥。

2. 心搏停止　在吸入麻醉时，麻醉初期出现的反射性心搏停止通常是由于剂量过大的原因。还有一种情况，就是手术后麻醉药所致的心肌急性变性，心功能急剧衰竭所致。

（1）临床症状：呼吸和脉搏突然消失，黏膜发绀。心搏停止的到来可能无预兆。

（2）治疗方法：立即停止进入麻醉药，未气管内插管的应立即插管。吸入麻醉的应通过气囊排出气体麻醉药，以便减轻麻醉；静脉麻醉的将麻醉药倒掉并换成生理盐水或葡萄糖溶液等液体维持静脉通道。同时迅速按摩心脏并注射心脏抢救药。心脏按摩方法：用掌心（小动物用指心）在心脏区有节奏地敲击胸壁，其频率相当于该动物正常心脏收缩次数。

（3）心脏抢救药

1）肾上腺素：用于提高心肌应急性，增强心肌收缩力，加快心率，增加心排血量。用于心搏骤停急救，每次0.5～1mg，静脉注射、心内或气管内注射。肾上腺素也有一定的复搏作用，用于治疗窦性心动过缓、心室颤动等。氟烷麻醉中毒时禁用。

2）碳酸氢钠：是纠正急性代谢性酸中毒的主要药物。首次给药用5%碳酸氢钠溶液按1～2ml/kg体重注射。对于心脏停搏的动物，可于首次注射肾上腺素以后立即静脉给药，因为酸中毒的心肌对儿茶酚胺反应不良。

3. 液体平衡　通过纠正液体失衡来支持循环极其重要。低血容量被认为是引起心脏衰竭的首要原因，而手术中血容量减少是逐渐发展的，所以对血容量减少的估计往往不准确。即使收集所有的减少液称重，也只能对血容量的减少做出粗略估计。此外，还有一些血液渗入外科切口、体内腔隙及外科铺巾上丢失。在长时间的腹部手术时，血液会渗入创伤组织及外周间隙。另外，通过呼吸道、外科伤口及暴露的内脏挥发的失水会进一步增加细胞外液的丢失。作为常规，可按10ml/kg体重每小时的量输入生理盐水。

一个健康的未麻醉的动物可耐受快速丢失循环血量的10%。一旦超过15%，低容量血症和休克即可能出现。在麻醉的动物中，许多维持心血管稳定的生理机制都被抑制，因此低于此值的失血也可能产生严重后果。若失血量超过循环血量的20%，需要立即补充全血。若较小量地丢失，可输入晶体盐或扩容剂。

全血的补充速度应按每30～60分钟补充血容量的10%。若有快速而严重的失血，应按估计的失血量尽快输入。若无全血，库存血浆或血浆扩容剂也可应用，如羟乙基淀粉。在输入库存血浆前应将其加热至体温。若以上液体均无，或失血不十分严重，也可输入生理盐水。晶体液的输入量估计为失血量的3～5倍。之所以需要这样的剂量，是因为这些晶体液会在细胞外液中重新分布，不像血、血浆或血浆代用品那样长时间保留在循环系统中。关于在严重失血后输入晶体液还是血浆代用品恢复血容量尚存有争议，但这些争议并不妨碍液体治疗，因为输液要比容量不足好。

对于小动物，静脉内输液治疗有一定困难。可以通过向腹腔内输入加热的0.1%氯化钠溶液补充术中失血量。通过皮下注射0.18%氯化钠与4%右旋糖酐溶液来补充术中失水和预期的术后缺水量。这些方法吸收较慢，对治疗心脏衰竭没有立即生效。

4. 体温过低　体温过低增加挥发性麻醉药的效能，使苏醒时间延长，是导致麻醉死亡的常见原因。延长麻醉作用现象在小动物及禽类中较常见，但也可出现于大动物。小型哺乳动物和禽类因为体表与体重的比率大而丢失热量较快，加之麻醉时体内控制体温平衡的机制受到抑制，因此小动物身上很快出现体温过低现象。例如，小鼠麻醉后，10～15分钟体温可降低10℃。吸入麻醉药本身也加剧了体温的下降。另外，手术前的备皮去掉了动物保暖的毛，加之使用冷的消毒剂，均进一步加重了热量丢失。在手术过程中，内脏暴露及使用浸泡了冷盐水的盐纱，或静脉内输入冷的液体都使动物降温。

因此，大多数动物需要额外加温，并采取一定的保温措施以减少热量丢失。以棉毛织品盖住动物再以铝箔包住或使用包装实验设备备用的泡沫制品及其他的隔热材料，都可以有效地使动物保温。

将动物包于隔热材料中后，可在手术区域开一个窗，以减少热量的丢失且不影响手术操作。在对啮齿类动物进行保温时，要确保尾巴也被盖住，因该部分散热也不少。

用加热灯或加热毯给动物保暖时，一定要小心，不要烫伤动物。最好应用温度计监测，防止温度过高，合适的温度不超过40℃。不加控制地加热可引起体温过高，导致动物死亡。为了避免此类问题，应提供有效且控制良好的加热，最好使用恒温的加热毯。

5. 呕吐和反流　呕吐和胃内容物反流可发生于麻醉诱导期或苏醒期，这是一个潜在的严重问题。若吸入胃内容物，可引起呼吸道梗阻、窒息甚至死亡。

若发现动物呕吐，应立即将其置于头低位，并吸出嘴和喉内的呕吐物。若无有效的吸引装置，可临时用大口径导管和50ml空针筒代替。吸引设备应作为麻醉准备室和苏醒室的标准装备。

若动物已吸入呕吐物，发生呼吸窘迫，应给氧进行通气，给予广谱抗生素，并立即静脉注射皮质醇。若注射延迟，即使使用类固醇也可能无效。严格术前禁食，并尽可能对实验动物进行快速插管，可防止呕吐和误吸的发生。

三、术后麻醉苏醒期处理

术后麻醉苏醒期处理是麻醉技术自然而必要的延续。如果处理不好，忽视动物的需要，则不可避免地会延迟动物的麻醉苏醒，将加剧和延长手术所致的代谢紊乱，甚至导致动物死亡。在术后麻醉苏醒期，动物通常需要一个特殊的苏醒场所。不同于一般动物饲养房，苏醒场所应具备动物苏醒需要的环境条件，为需要苏醒存活的动物提供极大的关心和照顾。

1. 苏醒环境　对于实验动物来讲，苏醒室应该温暖、安静，灯光应尽量柔和但必须充分，以便观察动物。高强度的照明设备也应该准备，以便于进行细致的体检和一些操作，如静脉注射等。术后早期由于动物正处于麻醉苏醒过程中，动物的体温反应处于抑制状态，对于成年动物，要求环境温度维持于27～36℃，对于幼仔则应维持于35～37℃。

绝大多数情况下，小动物可置于平时饲养的笼中，在苏醒室或动物孵箱中苏醒。但小啮齿类动物和兔的苏醒不能置于以木屑和刨花为衬垫物的笼中，因为此类衬垫物经常会黏附在动物的眼睛、鼻子和嘴上，应该用更舒适的垫料来替代衬垫物。有一种适用于各种动物的合成衬垫物，其质地类似羊皮，可以清洗、高压灭菌消毒，特别耐用，可为动物提供一个舒适的铺垫。如果没有这种垫料，也可以用毛巾或毯子。纸巾可用作啮齿类小动物的衬垫物，但效果要差一些，因为动物在麻醉苏醒过程中常会把它推到一边，最终躺在被粪尿污染的塑料笼底上。一种不会黏附于动物孔口和伤口的碎纸也可以使用，因为它可以提供一个温暖和舒适的窝（如纸刨条等）。兔和豚鼠的麻醉苏醒不能置于铁栅底的笼子中，而应该直接放于孵箱或临时的塑料或硬纸盒中。

2. 动物护理　不同种类的动物与人类接触，其反应也不尽相同。对一些小的啮齿类动物和兔，过度接触和关心会产生有害的应激效应，但大多数动物还是能从安慰性的护理中获益。对各种动物而言，术前经常而规则地触摸可以降低术后接触动物所产生的恐惧程度，这种术前习惯性训练是术前准备的重要内容之一。

多数猫和犬对抚摸及安慰性的熟悉声音都有反应。如果苏醒期延迟，某些动物，如猫和犬对于护理人员定时的梳理反应良好。对于术后无食欲的猫和犬，必须花费一定时间去鼓励它们饮食，方法：用手喂食而诱使它们饮食；给食物加热常可以增进动物的食欲；通过动物熟悉的工作人员进行喂食。对于习惯与人接触的猪，上述方法也很有用。各种动物包括啮齿类动物和兔，每天至少应检查两次，要特别注意眼睛、鼻子和嘴巴的清洁，这些部位容易被干的黏液和其他残余物阻塞。监测体重、检查伤口和外科移植物也是术后护理的重要内容。对啮齿类动物，通常用碗装一些温水泡软的食物小球放于笼底喂食，因为这时它们多数不愿伸头吃东西。

术后常规护理非常重要，应指派专人观察，并做好每日的详细记录，以便其他人员了解动物的治疗和恢复过程。

（张　晶）

第十章 实验动物伦理

第一节 实验动物生命伦理学

一、生命伦理学的概念及基本原则

生命伦理学（bioethics），也可以被译为"生物伦理学"，是在解决科学和生物技术中所遭遇的重大伦理问题而产生并发展起来的。生命伦理学一词出现在20世纪60年代，被普遍认为由范·伦塞勒·波特（van Rensselaer Potter）提出。1970年他发表了一篇题为《生命伦理学，生存的科学》（*Bioethics, the Science of Survival*）的文章。1971年Potter出版了《生命伦理学：走向将来的桥梁》一书，在这本书中他定义了他所理解的生命伦理学。1971年4月，美国的《时代》周刊刊登的一篇文章引用了波特的《生命伦理学：走向将来的桥梁》一书的书名，由此公众知道了"生命伦理学"这个概念。

露丝·查德维克（Ruth Chadwick）在《应用伦理学百科全书》中的"生命伦理学"条目中解释：生命伦理学是研究产生于生物学实践领域中伦理学问题的学科。它的研究范围很广，除了生物科学研究中的伦理学，还包括环境伦理学，性、生殖、遗传及人口中的伦理问题和各种社会政治道德问题，如失业、贫穷、歧视、犯罪、战争和迫害对人群健康的负面效应。涉及此科学的人员也很广，除了医生、护士、生命科学家、患者、受试者外，在学术领域还涉及哲学、道德神学、法学、经济学、心理学社会学、人类学和历史学。美国生命伦理学家沃伦·赖克（Warren Reich）在1994年出版的《生命伦理学百科全书》中将"生命伦理学"定义为运用种种伦理学方法，在跨学科的条件下，对生命科学和医疗保健的伦理学维度，包括道德见解、决定、行动、政策，进行系统研究的学问。

1. 生命伦理研究范围 生命伦理学的学术研究领域往往与国家的发展政策相结合，生命伦理问题不仅涉及生物科学问题，还涉及医学、材料科学、哲学等领域，同时还有法学界、政界、宗教界的多方参与，与人们的日常生活息息相关。按照当前国内外的研究范畴，大致可以分为三个主要方向。

（1）生态伦理：基于当前工业社会的迅猛发展，人与赖以生存的自然环境的冲突越来越严重。主要研究人与自然的道德关系，是人类共同面临的生态问题和对生态问题的伦理反思。根本目的在于确定人对自然的道德义务与道德关怀。通过完善人的价值观和生产生活方式建立化解生态危机的根本出路，最终实现人与自然的协调发展。

（2）生命道德伦理：主要研究涉及生命体的道德问题。生命道德伦理关注诸如生存与死亡、人与动物、医疗与实验等活动中，人类行为的"道德边界"。敬畏生命、关怀生命，以不伤害生命为宗旨，终极追求是体现生命主体的生命质量（此处的生命主体包括人、动物等其他生命体）并维护生命主体的生命尊严，维护人与自我、与其他生命体的和谐相处。

（3）科技伦理：科技的发展日新月异，深刻改变和影响着人们的现实世界与价值观念，科技的创新速度远远超过了科技伦理的发展速度，同样的，也引发了诸多科学技术导致的伦理问题。科技伦理就是研究科技与人的相互作用，规范科学行为或消除科学技术的消极影响。科技伦理是开展科学研究、技术开发等科技活动需要遵循的价值理念和道德行为规范，是促进科技事业健康发展的重要保障。2022年3月20日，中共中央办公厅、国务院办公厅印发了《关于加强科技伦理治理的意见》，这份文件为前沿科技伦理规则制定提供了"指南针"，在生命科学研究的历史上具有里程碑式的意义。

2. 生命伦理学中的基本原则

（1）尊重原则：尊重（respect）一词解释为"尊敬重视"，即恭敬地对待他人，并且对人或事物认为重要而特别对待。"尊重"的对象包括两种，一种是人；另一种是所谓的"事物"，我们也可以将其理解为除去人以外的自然界。传统意义上，对人的尊重是根据一定的道德原则和规范对己对人及其价值的认识所产生的内心体验，而这需要以人对特定社会中占统治地位的尊重标准的理解和掌握为转移。不同历史时期、不同的阶级或社会集体，有着不同的尊重标准和行为规范。对物的尊重，我们可以引用生态伦理学的一个派别——尊重生命的伦理学。它的代表人物——法国伦理学家施韦兹（Schweizer）认为，道德的对象应当包括一切有生命的事物；将生命分为高价值和低价值是一种主观的划分，是由于我们对各种生物在生命循环中所起的作用知之甚少所致。应尊重所有的生命，不管它们是否有苦乐感受能力。

知情权、隐私权及自主性是尊重的三个方面。谈到尊重，首先应尊重人的自主性。自主即自己做决定，是一个人按照他/她自己的价值和计划决定他/她的行动方针的一种理性能力。其次是知情权，知情同意包括四个必要条件，即信息的告知、信息的理解、自由的同意、同意的能力。《纽伦堡法典》对自愿同意的含义进行了解释：指有关人员在法律上有资格提供同意，并应处于能行使自由选择的权利的境况下，而没有暴力、欺骗、欺诈、强迫、哄骗及其他隐蔽性的强制或强迫等因素干预，应该对所涉及的问题有充分的认识和领会，使他能够做出理解和明智的决定。最后是隐私权，隐私是指不允许他人侵入的领域。只有尊重他人的隐私才能尊重他人的自主性。

（2）不伤害原则：伤害是指使其受到身体损害（包括疼痛和痛苦、残疾和死亡）、精神损害及其他损害，如经济上的损失等。伤害是对生命的一种扭曲、折磨，是一种被道德所不允许的行为。不伤害原则（non-maleficence）也可称为避害原则。不伤害主要指任何治疗和实验都要尽量避免对患者和受试者造成伤害。不伤害原则是强调培养为患者高度负责、保护患者及受试者健康和生命的医学伦理理念与作风。善待研究对象，在生物医学研究或医疗过程中，一切应该以受试者的利益为重，一旦造成伤害就要停止。这就要求相关人员做到以下几点：①培养为患者/受试者的健康和福利服务的动机及意向；②提供病情需要的医疗护理；③做出风险或伤害/受益评价。

（3）有利原则：有利原则（principle of beneficence）比不伤害原则更广泛，它要求所采取的行动能够预防伤害、消除伤害和确有助益，如认真的治疗、细心的护理、必要的援助等。有利原则包括确有助益和权衡利弊两个要求。

在生物医学研究中，确有助益表现为有些受试者自身并不得益，但研究可以给更广泛的后人、患者带来福音。在生命伦理学上，对这种研究的辩护：有利于他人的义务是相互的，人们从社会进步中得到好处，也应促进社会的利益。现在的患者从过去的研究中获益，他们也有社会义务来使未来的患者获益。当然，这并不是说对研究中给参加研究的人带来的危险和损害可以采取疏忽的态度。

权衡利弊的有利判定原则要求使患者或受试者能够得到最大可能的受益或好处，而带来最小可能的害处或风险。在生物医学研究中，既要考虑对受试者有利，也要考虑是否能在未来对其他患者提供更为有效的治疗，或能否推进科学技术的进展，如果答案是肯定的，那么使受试者忍受一些并不严重且可逆的不适，甚至最低程度的伤害是可以的。但如果答案是否定的，那么哪怕使受试者忍受最小程度的伤害都是不可以的。此项原则在动物实验的伦理评价中也具有重要意义。

（4）公正原则：公正原则（justice）在人体医学研究中指在医疗和科研中公平、正直地对待每一位患者。它首先体现在有同样医疗需要的患者应该得到同样的医疗待遇，力求做到人人享有基本的医疗保健，并以同样的服务态度、医疗水平对待有同样医疗需要的患者，不能因为医疗以外的其他因素亲此疏彼。其次，公正原则还体现在对不同医疗需要的患者给予不同的医疗待遇。

在动物实验研究中，同样也应该公平地对待实验中所有实验动物，不能因实验的重要性或动物的价值而对动物采取不同的饲养和护理要求。当然，也不存在绝对的公正，3R原则中的替代原则所描述的低等级动物替代高等级动物，这是基于科学的理由和动物实验不可替代的前提下，从动物群体整体的公正性和群体利益来说是合理的。

二、实验动物生命伦理

实验动物生命伦理即指人类对待实验动物的相关道德和行为规范。具体反映在实验人员的道德水准、动物实验方案的审批、实验动物的福利水平及生存条件、实验动物人道终点和安乐死等方面。

1. 道德约束对动物伦理的作用

（1）道德修养高低决定对待动物的方式：人类公认自身是最有理性、有道德观的生物，就更应该用道德来约束自己的行为。既然人类与动物本是道德共同体，那么人在对待同类和对待动物方面不应该存在本质区别。人类的发展史证明，道德高低和人类施与动物的行为方式呈现正相关。例如，一个道德思想觉悟高的人，通常对待动物的方式应该是"关心""友善""和平共处"等。反之，一个道德修养差、觉悟较低的人常常不自觉地认为"动物低于人类""人类掌握一切生杀权"。一个虐待动物和残忍对待人类的人，是无法被人类最基本的道德修养规范所认同的。

（2）道德约束推动实验动物福利的提高：实验动物福利就是人类合理、人道地利用动物，并尽可能地善待实验动物，尽力保证那些为人类作出贡献的实验动物享有最基本的权利。实验动物福利的实施主体是人类，是在道德约束下人类必须履行的义务。由于现阶段主宰地球的生命体是人，所以实验动物被动地被施予人类的"恩惠"。道德修养高低决定对待动物的方式，欲提高动物的福利待遇，则应该首先提高人的道德修养。

2. 动物实验的争议　各类实验动物在生命科学研究中作为"不可替代的活的精密仪器"被大量使用。作为人类和高等级动物的替身，被迫地承担着活体实验等各类科学实验的伤痛和死亡的危险。随着人类文明的发展和社会的进步，实验动物的福利伦理问题引起越来越多的关注。

活体实验的后果主要是指对研究对象造成的伤害和死亡。进行活体实验，有时不可避免会对研究对象造成某些心理上或身体上的伤害，甚至还会造成活体研究对象的死亡。因此，自古至今活体实验都是一个有争议的问题，人们对它的可行性的态度受到各地社会文化、心理、风俗和宗教等方面的影响。人类实验在这一方面得到的重视明显高于动物活体实验。国内外都对人类活体实验都做出了相应的规定，如《纽伦堡法典》《赫尔辛基宣言》。对于人体实验，目前在国际上较为公认的应遵守的原则：第一，医学目的原则；第二，维护受试者利益的原则；第三，知情同意原则。而相比之下，有关实验动物的福利伦理问题没有得到很好的解决。实验动物在实验中意外死亡、以实验为目的而造成动物肢体残疾、遭受疼痛折磨的现象还时有发生。随着社会的进步和法制的完善，忽视动物的伤痛和生命、虐待动物、违反伦理道德的现象将受到越来越多的谴责甚至责任追究。

3. 实验动物福利对生命伦理学的重要性　实验动物福利属于动物福利的一个重要范畴。它的发展标志着人类对动物及人与自然认识的加深，也意味着人类已将动物划归于道德共同体和生态共同体。而早期的生命伦理学实际上的研究主体是聚焦于人类的。当人与动物在道德层面被人类放置于同一水平线上比较和研究时，说明生命伦理研究的界限被拓宽了。人们不再拘泥于"物种主义"对生命所赋予权利的狭隘释义，而是将眼界放远，将所有的生命形态都囊括为其研究对象。这无疑是对生命伦理学研究的一种重要补充，使人类在哲学层面对生命伦理的理解更加透彻与完善。实验动物福利的发展将推动生命伦理学的完善。

4. 禁止虐待实验动物，满足实验动物基本生存需求，提供良好的兽医护理是实验动物生命伦理的基础　实验动物由于种类繁多，所以它们所需的生活和福利标准是存在种间差异的。例如，实验灵长类和小鼠需要的生活空间相差悬殊；又如实验人员不可能以相同的饲养标准对待一只3月龄的实验犬和一只3岁的实验犬；再如体重悬殊的同一种实验动物，它们生活必需的环境条件也不尽相同。但是，对不同的实验动物的福利要求是有共性的，如"保证实验动物生存时（包括运输中）享有最基本的权利，享有免受饥渴、生活舒适自由，享有良好的饲养和标准化的生活环境，各类实验动物管理要符合该类实验动物的操作技术规程"。

（1）充足适宜的水和食物：充足适宜的水大致上分为两类：第一类是保证动物正常生理需求的饮用水，应充足、洁净、温度适宜。饲养人员除了应按时更换动物饮水器皿中的水，保证其充足和新鲜以外，还应注意饮用水温度适宜，以免造成动物应激反应。第二类是在需要的地方提供动物洗浴用水。在自然条件下，野生动物可以自行找到水源自我清洁，但是在人工饲养条件下，这些往往需要人类提供。洗浴用水同样需要保证充足、清洁和温度适宜，特别是对有戏水天性的实验动物更是如此。

充足适宜的食物应该满足营养需要和健康需要，易消化，外观和气味可增强食欲，适合牙齿、口腔、嘴等咀嚼又可滋润动物的消化道。

（2）适当的生活栖息场所：不同动物所需要的生活栖息环境有所不同，因此实验室或饲养室环境也应随着饲养动物的种类不同而变化，如温度、湿度、通风、氧气浓度、光照和良好的围栏及地面条件。生活栖息场所除了客观环境条件以外，还应包括足够的空间和丰富的环境，允许并保证动物能够表达那些本身特有的或维持健康生活所必需的自然行为，特殊实验条件下除外。恶劣的饲养条件不仅危害动物的健康，并且在这样的条件下饲养出来的动物也很可能使日后实验数据产生严重的偏差。另外，适宜的栖息场所还要求动物与其他动物适当的接触。

（3）适当的医疗待遇：所有动物都有可能生病，虽然在野外环境下只能靠动物自身的免疫能力和进食某些"草药"自我治疗，但是在被人类圈养后，动物丧失了寻找"草药"的机会，因此人类应对其提供适当的医疗待遇。这里所谈及的"适当"是因为在某些实验条件下，由于某些在动物体内蓄积的药品很可能会影响后续实验数据，所以是不允许提供给动物过多药物治疗的，这就要求实验人员在可能的情况下权衡利弊，尽可能使动物获得医疗，以免除疾病的痛苦。

（4）避免使动物遭受各种额外的痛苦：在大多数情况下，科学实验对动物都会形成不同程度的伤害。所以在既定实验之后应确保动物不会受到额外痛苦，特别是疼痛的折磨或身体的虐待和损伤。应当注意的是，"额外的痛苦"应与"充分利用实验动物"相区别，如无意义的电击对于一只刚施行完睾丸摘除术的实验兔来说是额外痛苦，而对另一只兔子在麻醉条件下实施几个既定的复合手术则应被认为是"充分利用"。

5. 实验动物的人道终点和合适安乐死的实施是对生命体的尊重　各类实验动物在生命科学研究中作为"不可替代的活的精密仪器"被大量使用。作为人类和高等级动物的替身，被迫地承担着活体实验等各类科学实验的伤痛和死亡的危险。随着人类文明的发展和社会的进步，实验动物的福利伦理问题引起越来越多的关注。活体实验的后果主要是指对研究对象造成某些心理上或身体上的伤害，甚至还会造成死亡。

（1）死亡与安乐死：在生理学上，"全身死亡"是传统意义上对死的理解，指心肺功能的不可逆终止。到了20世纪中叶，"脑死亡"的概念首先出现在法国，指作为整体的大脑功能的不可逆终止；在哲学领域内，一个具有自我意识的人才是人的关键特征，所以，只有人的这一能力完全地和永久地丧失，才能标志着一个人的死亡。

安乐死指以有意导致一个人的死亡作为提供给他的医疗的一部分，有时也译为"无痛苦致死术"。在生命伦理学中，一个恰当的安乐死只能在以下情形下才能出现：①患者在当前医学条件下确实已经毫无救治可能，并且正遭受着难以忍受的痛苦；②实施死亡的首要理由是终止患者的实际上难以忍受的痛苦；③实施安乐死必须是根据患者诚恳的要求而进行的，医生必须能够确信患者正在做出的决定是一个有行为能力的人做出理性的决定；④实施安乐死不能是自己，必须是另外一个医生，医生的行动与患者的死亡有着直接因果性关系；⑤引起死亡的手段必须有压倒一切的理由可以证明是选择了尽可能无痛的方法。动物的安乐死实际上还有一层含义，即不经动物同意而采取医学手段结束其生命，即仁慈杀死，亦称非自愿的安乐死。在科学研究的实际操作中，人们往往利用这条原则对实验动物进行人道的处死。

（2）安乐死与道德的冲突：历史上，苏格拉底、柏拉图和斯多雅派都认为安乐死在道德上是允许的，莫尔甚至提出"节约安乐死"的概念，即社会可以用某种手段了结那些"不适当地"耗费有限资源的生命；与此相反，洛克主张生命是不可剥夺的权利，既不能被剥夺，也不能放弃。有关安乐死的伦理问题通常突出表现在对主动和被动、通常与非常、有意与无意、自愿与非自愿等问题的讨论之中。由于安乐死议题所涉及的个体通常是无正常行为能力的人，以及不可以表达思想感情的动物，自愿与非自愿成了很难界定的概念，因此不仅出现了一大批反对非自愿安乐死的人，就连自愿安乐死的反对者也比比皆是。他们有五个主要的理由：①每一个无辜的人都有权利活着，活着总比死好；②自愿难以确定；③医生在诊断和预后上可能有错误；④医学技术的发展可使绝症不绝；⑤如果允许自愿安乐死，就会滑向非自愿安乐死，如果同意非自愿安乐死，就会进一步滑向"草菅人命"。当然，这个概念还将延伸向"草菅一切生命"。虽然这些理由在伦理学上都是可以反驳的，如"痛苦的空虚生命并不比尊严的死亡更好""人们今天的行动不能受明天的束缚"等，但是这些反对的声音的确引发了人们在道德层面的无限思考，特别是对于那些受人类掌控的动物个体，安乐死的实施绝不能草率。

第二节　动物伦理审查

一、对科学工作者行为的限制

20世纪以来，科研活动已经从以个人兴趣为中心、强调只有探索和学界自治的业余活动，发展为高度专业化的一种社会建制。随着科研从业人员的不断增多，科研资源相对稀缺，对学术荣誉及与之密切相关的各种利益追求也日益激烈，产生了导致科研不端行为的职业和社会诱因。

1. 科学精神　科学精神是指约束科学家的价值和规范的综合体，科学共同体理想化的行为规范可概括为普遍性、公有性和有条理的怀疑性，被科学家内化形成科学良知。科学精神的规定性如下。

（1）追求真理：不懈追求真理和捍卫真理，体现为继承与怀疑批判的态度，科学尊重已有认识，同时崇尚理性质疑，不承认有任何亘古不变的教条，认为科学有永无止境的前沿。

（2）尊重创新：科学尊重首创和优先权，鼓励发现和创造新的知识，鼓励知识的创造性应用。创新需要学术自由，需要宽容失败，需要坚持在真理面前人人平等，需要有创新的勇气和自信心。

（3）方法严谨缜密：每一个论断都必须经过严密的逻辑论证和客观验证才能被科学共同体最终承认。任何人的研究工作都应无一例外地接受严密的审查，直至对它所有的异议和抗辩得以澄清，并继续经受检验。

（4）普遍性原则：科学作为一个知识体系具有普遍性。科学的大门应对任何人开放，而不分种族、性别、国籍和信仰。科学研究遵循普遍适用的检验标准，要求对任何人所做出的研究、陈述、见解进行实证和逻辑地衡量。

（5）科学家：是追求真理的化身，他们肩负着民族的希望，自身有更高的道德水准。在当前时代，科学研究更多是由不同国家和地区科学家共同合作开展的。

2. 科学道德　科学道德准则主要包括如下内容。

（1）诚实守信：是保障知识可靠性的前提条件和基础，从事科学职业的人不能容忍任何不诚实的行为。科研工作者在项目设计、数据资料分析、科研成果公布及求职、评审等方面，必须实事求是；对研究成果中的错误和失误，应及时以适当的方式予以公开和承认；在评议评价他人贡献时，必须坚持客观标准，避免主观随意。

（2）信任与质疑：源于科学的积累性和进步性。信任原则以他人用恰当手段谋求真实知识为假定，把科学研究中的错误归于寻找真理过程的困难和曲折。质疑原则要求科学家始终保持对科研中可能出现错误的警惕，不排除科研不端行为的可能性。

（3）相互尊重：是科学共同体和谐发展的基础。相互尊重强调尊重他人的著作权，通过引证承认和尊重他人的研究成果和优先权；尊重他人对自己科研假说的证实和辩驳，对他人的质疑采取开诚布公和不偏不倚的态度；要求合作者之间承担彼此尊重的义务，尊重合作者的能力、贡献和价值取向。

（4）公开性：一直为科学共同体所强调与践行。传统上公开性强调只有公开的发现在科学上才被承认和具有效力。在强调知识产权保护的今天，科学界强调维护公开性，旨在推动和促进全人类共享公共知识产品。

2018年5月30日，中共中央办公厅、国务院办公厅印发《关于进一步加强科研诚信建设的若干意见》的通知。分别从总体要求、完善科研诚信管理工作机制和责任体系、加强科研活动全流程诚信管理、进一步推进科研诚信制度化建设、切实加强科研诚信的教育和宣传、严肃查处严重违背科研诚信要求的行为、加快推进科研诚信信息化建设、保障措施等八个方面提出了意见。

科研诚信涉及四个不同层面：①防治科研不端行为（伪造、篡改和剽窃），同时重视和治理科研中的不当行为；②制定和落实一般科研活动的行为规范准则及与生命伦理学研究相关的规章制度和行为指南；③规避和控制科研中由于商业化引起的利益冲突，同时注意来自政治、经济发展等方面压力对科研的影响；④既强调与科研人员道德品质和伦理责任相关的个人自律，也关注科研机构的自律、制度建设和科技体制改革问题。在这种意义上，"科研诚信"与"科研伦理"和"科技伦理"等概念几乎可以等价使用。

2006年科技部颁布《国家科技计划实施中科研不端行为处理办法（试行）》，其中"违反实验动物保护规范"是六种科研不端行为之一。

二、伦理审查的基本原则

动物实验伦理审查是指在保证动物实验结果科学、可靠的基础上，按照实验动物福利伦理的原则和标准，对使用实验动物的必要性、合理性和规范性进行的专门检查和审定。

为科学、合理、人道地饲养和使用实验动物，维护实验动物福利，更符合动物伦理，根据《实验动物管理条例》《关于善待实验动物的指导性意见》和有关文件规定，所有实验动物饲养和动物实验前都应进行福利伦理审查。

1. 必要性原则　实验动物的饲养、使用和任何伤害性的实验项目应有充分的科学意义及必须实施的理由为前提，禁止无意义滥养、滥用、滥杀实验动物，禁止无意义的重复性实验。

2. 保护原则　对动物实验目的、预期利益与造成动物的伤害、死亡进行综合评估，禁止无意义滥用、滥杀实验动物，制止没有科学意义和社会价值或不必要的动物实验，倡导3R原则。

3. 福利原则　采取有效措施，为实验动物提供充足的、保证健康的食物、饮水，以及清洁、舒适的生活环境，保证动物能够实现自然行为和受到良好的管理与照料。按照科学合理的操作技术规程进行实验动物管理。

4. 伦理原则　尊重动物生命和权益，遵守人类社会公德，制止针对动物的野蛮或不人道的行为，实验动物项目的目的、实验方法、处置手段应符合人类公认的道德伦理价值观和国际惯例。实验动物项目应保证从业人员和公共环境的安全。

5. 利益平衡　各类实验动物的饲养和应用或处置必须有充分的理由；兼顾实验动物和人类利益，全面、客观地评估实验动物所受的伤害和应用者由此可能获取的利益。

6. 公正性 审查工作应该保持独立、公正、科学、民主、保密的原则，不受商业和自身利益的影响。

7. 合法性 项目目标、动物来源、设施环境、人员资质、操作方法等各个方面不应存在任何违法违规或相关标准的情形。

8. 符合国情 福利伦理审查应遵循国际公认的准则和我国传统的公序良俗，符合我国国情，反对各类激进的理念和极端的做法。

三、实验动物福利伦理审查机构

IACUC，也可以称为实验动物管理委员会、实验动物道德委员会或实验动物伦理委员会，该机构由本级实验动物主管机构或从业单位负责组建和人员聘任。

实验动物生产单位及使用单位应设立IACUC。其主要任务是保证本单位实验动物设施、环境符合善待实验动物的要求，实验动物从业人员得到必要的培训和学习，动物实验实施方案设计合理，规章制度齐全并能有效实施，并协调本单位实验动物的应用者之间尽可能合理地使用动物，以减少实验动物的使用数量。

委员会成员应包括如下。

1. 主席（主任委员） IACUC的主席（或主任委员）应是博学而积极的领导者，在业界具有声望，并获得机构负责人的全力支持。

2. 副主席（副主任委员） 根据IACUC的实际工作需要设定，当主席不在时，可以授权副主席主持开展工作。

3. 兽医 IACUC应有一位兽医执行相应业务。最高管理者可以委任多位兽医参与IACUC，但一定要指定一位责任兽医。担任此职务的兽医必须经过实验动物及医学相关学科的训练并具备丰富的经验，或对机构使用的动物和种类具有相关的管理经验。

4. 实验动物专家 从事实验动物科学或实验动物管理的专家，具有丰富的实验动物管理经验。

5. 机构外委员 此职位表达公众的兴趣和关注，提出外行人的见解，体现委员会行使监督检查机制的客观性和广泛性。

6. 研究人员与非科学研究人员 IACUC成员中要至少包含一位实际运用实验动物进行科学实验的人员和一位非从事科学研究的委员。前者应以专业背景与本单位研究相关者为优先考虑，后者可为伦理学家、律师、牧师及图书管理员等。

四、审查内容

1. 人员资质 实验动物从业人员，应通过专业技术培训，获得从业人员相关资质和技能。实验动物从业单位应根据实际需求，制订实验动物专业培训计划并组织实施，保证从业人员熟悉实验动物福利伦理相关规定和技术标准，了解善待实验动物的知识和要求，以及动物实验操作技术。实验动物机构应配备必要的专业技术人员，包括兽医、饲养员、设施维护人员等，并保证这些人员得到持续的培训。

2. 设施条件 实验动物生产和使用设施条件及其各项环境指标，应达到国家标准GB 14925和《关于善待实验动物的指导性意见》等有关规定，设施应有与动物相应的行政许可证书。实验动物笼具的面积和高度等最小空间指标，尽量满足动物的生物学特性和天性。制造工艺水平应满足国家标准和相关法规的规定，不会对动物造成意外伤害。笼具应定期更换、清洗和消毒灭菌，保持笼具清洁和舒适。辅助设施条件应满足实验动物生产和使用的需要。

3. 动物来源 禁止使用来源不明的动物，包括来源于偷盗或流浪动物及濒危野生动物。如必须使用野生动物，应采用合法渠道和人道技术捕获，并考虑人类及动物的健康和安全。使用国家保护的野生动物，应依法按照审批流程办理相关使用手续。

4. 动物运输 应根据动物的种类、微生物等级和运输距离等因素，选择最优的运输条件。运输的笼具应满足动物的最低生理需求，保证动物在运输途中有充足的食物和饮水。运输的笼具应符合国家相关标准。运输动物的人员应经过专门培训。

5. 管理体系文件 实验动物的设施管理、饲养管理、使用管理等质量管理文件，应符合国家实验动物管理要求，以及实验动物福利伦理规范。所有管理体系文件应经过IACUC审查。

6. 动物饲养 实验动物的饲养方式应满足实验动物的生物特性，提供符合要求的环境、空间要求，尽量采取丰富环境的措施。要做好动物防疫，并保证动物健康和福利。对特殊的实验动物（如自发性突变的转基因动物）或特殊阶段的动物（如哺乳期动物），要有专门的饲养要求。

7. 动物使用 实验动物的使用应具有必要性，应开展替代方法的检索，在实验过程中按照3R原则，采取优化实验设计，提高操作技术水平，优化外科手术及护理，使用合理的麻醉镇痛和安乐死方法等措施，尽量减少动物数量，减轻动物的痛苦。

8. 健康和安全 应识别动物实验中的各类安全风险，特别是针对危险实验材料的使用，包括感染性物质、放射性物质、剧毒化学品、易制毒麻醉药和镇痛药、易燃易爆化学品、非药品级试剂等。应建立完整的职业健康及安全管理规定和技术操作规范。对实验人员开展有组织的安全培训和演练。确保动物安全、人员安全和环境安全。

9. 总结审查 项目结束时，项目负责人应向IACUC会提交该项目福利伦理回顾性总结报告，接受IACUC终结审查。对于违反动物福利伦理要求的，不予通过审查，对于未发现明显违反动物福利伦理要求的，应通过伦理审查，并出具终审报告。

五、实验项目的管理、跟踪检查、终结审查

IACUC对所有批准的项目具有跟踪审查的责任和权力。项目获批后，研究者即可开始实施实验研究，由于实验过程中可能会出现偏差或不良事件，因此实验项目在开展动物实验过程中出现大量问题或在遇到任何未能预料的伤害问题时应随时报告。IACUC需对审批通过的研究项目定期追踪随访，直至研究结束或终止。

IACUC跟踪审查的职责范围：实验方案的修改须经过IACUC的再审查；实验过程中出现偏差或不良事件，IACUC拥有暂停或终止实验的权力，在研究者做出适当整改后，实验可能恢复，否则将被终止；IACUC应根据审查时的情况及时制订后续跟踪检查计划。对已批准的实验至少应跟踪检查一次，超过1年的应每年跟踪检查一次。

IACUC跟踪审查的形式：根据研究方案的性质和可能发生的不良事件，在批准研究时确定跟踪审查计划；现场跟踪审查，到达实验研究现场，检查研究是否遵循实验方案、相关规范和IACUC批件的要求；听取研究项目机构的年度工作总结和研究进展报告；对接到举报的实验应及时进行检查；对发现已存在问题的实验应加大检查的频率和检查的范围；收到申请人实验完全结束的通知和伦理终结报告后，应对实验过程和结果做出评估，写出跟踪检查总结报告后方可终结跟踪检查。

项目结束时，项目负责人应向IACUC提交该项目伦理终结审查申请，接受IACUC终结审查。对于连续项目，每年进行一次终结审查。

第三节 兽医护理

用于教学和科研的动物可能会发生自发疾病，或偶尔遇到动物因受特定程序而产生的相关问题。鉴于这些原因，为了确保能够人道地对待这些动物，必须给予它们有效适当的兽医护理。需要强调的是患病动物的特定治疗必须在兽医职业判断的指导下进行。

一、兽医护理的概念

1. 兽医护理计划 兽医护理（veterinary medical care）是实验动物福利的重要组成部分，是实验动物健康的重要保障，兽医保健主要由实验动物兽医负责实施。兽医的首要职责是监督用于研

究、实验、教学及生产中动物的福利和兽医护理，该职责包括监控和提高动物在整个使用过程中及整个生命阶段的福利。动物福利评价包括生理的、心理的和行为学的指标，而兽医保健计划的目标就是确保在生理、心理和自然行为上满足动物福利的要求，对于任何用于实验的动物，兽医一定要给所饲养的动物提供一个符合动物福利要求的高质量的兽医保健计划。就这一点，主治兽医（attending veterinarian，AV）有责任保证动物的福利、促进机构遵守规章，以及协助科研人员的研究工作。

实施兽医保健计划是兽医人员的职责。兽医人员应持有兽医执业证书，或在实验动物科学和医学或对现用的动物种类的保健方面经过培训或具有经验。每个实验动物设施都应配备一个主治兽医，以保证兽医保健计划的实施。兽医保健计划的有些方面可由兽医以外的其他人员来承担，但应建立一套完善的管理制度，以保证兽医人员及时而准确地掌握有关动物保健的信息。主治兽医必须对参与动物管理及使用的研究人员和所有工作人员提供指导，以保证合理地进行饲养、操作、医学处理、保定、麻醉、镇静、镇痛和安乐死。一个合理的兽医护理程序取决于主治兽医的职业判断，应该包括兽医护理程序回顾性评估的相关记录的范围和准确性、协助主治兽医和研究者给予动物适当护理的人员数目和培训、问题报告机制、主治兽医及其下属对信息的反应。

兽医护理计划包括对兽医护理的规程描述。对于一个实验动物设施，制订一个兽医护理的程序是有必要的，这样的文件可以作为设施动物护理规程的基础。尽管文件的内容应针对不同的设施而有所不同，但应包含以下内容：动物健康的日常评估、预防、控制、诊断和疾病治疗；动物保定、麻醉、止痛和安乐死的方法；对研究人员进行正确手术和操作的培训；紧急情况的应对；对手术操作和手术后护理的监控。

通常来说，标准操作规程的功能是提供详细的书面指导以使拥有适当教育、培训和经验的人员能够根据标准操作规程进行操作。一个实验设施应建立不限于以下方面的标准操作规程，并使兽医护理的有关方面出现在标准操作规程中。

（1）动物房间的准备。

（2）动物护理。

（3）实验样品和对照样品的接收、鉴定、储存、处理、混合及采样的方法。

（4）实验系统的观察。

（5）实验室操作。

（6）在研究期间濒死或死亡动物的处理。

（7）动物解剖和死后动物的剖检。

（8）样品收集和鉴定。

（9）组织学。

（10）数据处理、储存和恢复。

（11）仪器维护和校准。

（12）动物转移、正确安置和鉴定。

（13）紧急情况的应对。

2. 兽医护理内容　兽医护理的充分性是每一个动物护理程序的主要部分。在《实验动物饲养管理与使用指南》中，完善的兽医保健计划至少应包括以下几个方面的内容：①动物采购和运输；②预防医学（隔离、检疫、适应）；③疾病监控；④外科手术；⑤麻醉和镇痛；⑥安乐死。

尽管充分的兽医护理有最低的可接受标准，但所有的动物设施还是应尽力超过这一水平。充分的兽医护理应该从三个方面进行考虑：动物饲养、动物健康和研究调整。

1. 动物饲养　远不止清洁笼具和饲喂动物如此简单。预防疾病和损害是动物饲养管理程序的一个主要目标。与兽医护理相关的领域如下。

（1）动物采购：如果没有投入相当的精力来选择供应商，新购进的动物可能会将疾病引入已建立的群体。健康监测程序筛选或监控引入的动物或潜在的供应商，用以选择合适的动物来源。所有的动物都应在到达设施时观察是否存在疾病的迹象。

（2）适应和隔离：一般来说，在到达设施后，应该允许动物有一段适应期和生理稳定期，以便它们从运输应激中恢复并适应新的环境。应该隔离已知或怀疑来自传染源的动物，从而把其他动物的感染风险降到最低。隔离通常采取特殊措施，包括限制人员进出、维持设施内不同区域的气压差，以及严格的消毒措施。

（3）不同品种和不同来源动物的隔离：不同品种和不同来源的动物最好饲养在隔离单元里。按照品种隔离动物有助于减少种间冲突造成的焦虑，并使疾病在种间传播的可能性降至最低。同样的，应将不同来源的动物分离开，以控制传染性疾病在不同群体之间传播的可能性。可以通过将动物饲养在独立的房间、独立的格子或各种隔离器中以实现隔离目的。

（4）动物日常护理：所有的动物都应饲养在与其品种大小和类型相匹配的笼具中，并且按照操作规程进行清洁和维护。此外必须每天观察所有的动物，确保健康状况和生活条件在可接受的范围内。使用标准操作规程中用于动物护理的方法和设备，有利于遵守指定的标准。应将动物或室内条件进行评估的时间和护理相关操作的时间记录在检查表上，该表可以作为一份永久的记录用以评估动物护理随时间推移的一致性。

2. 动物健康　与兽医护理密切相关。在必要时，生病或受伤的动物必须尽可能立即接受医疗看护。需要处理的重要问题如下。

（1）观察：必须每天观察所有的动物，出现任何意外死亡和偏离正常的行为或表现都必须向兽医报告。应及时关注患病或受伤的动物。

（2）动物健康问题的报告：必须明确的一点是报告和记录那些需要兽医重点关注的动物的变化情况。可以使用电子记录保存系统或在笔记本、笼卡或动物健康表格上记录下来。兽医检查、建议及进展情况的书面记录是协助IACUC评估兽医护理充分性的一种有效方式。

（3）麻醉和止痛：在进行可能造成短暂疼痛和痛苦操作时，必须给予动物适当的麻醉和止痛。一般要求进行可能会对动物造成甚至短暂或轻微疼痛和痛苦操作时，必须配合使用合适的镇静剂、止痛药或麻醉药，否则要给出不给予这些药物的科学理由。与此相似，《实验动物饲养和使用指南》强调"站在道德和科学的角度上，对研究用动物恰当地给予麻醉药和止痛药都是必需的。"兽医有责任指导研究人员正确地使用这些药物，以确保动物得到充分的医治。应该细致地用文字记录这些药物的使用情况。

（4）存活手术：主治兽医的一个主要职责就是要确保存活手术是在合适的设施内由专业人员使用适当的方法进行的。同样，操作记录和人员从业资格证可用于IACUC评估这方面的兽医护理。

（5）术后和操作后护理：通常，动物经历了手术和其他麻醉状态下的侵入性操作后需要额外的护理和关注。例如，手术后立即需要的护理包括补液、给予止痛药和其他所需药物；监测重要的临床指征如体温、脉搏和呼吸；如果动物体温低，则需要给予辅助热源；不断地观察动物直到其苏醒并开始活动。长期护理包括管理抗生素和其他药物的使用，评估手术部位的情况（是否裂开和感染），以及始终持续关注动物的基本医疗需求。就所有的术后和操作后护理来说，保留准确记录是非常重要的，以便发现问题后进行回顾评估。该记录也用于IACUC评估这方面的护理。

3. 研究调整

（1）研究前的兽医咨询：研究者与兽医讨论其研究计划是兽医护理充分性的一个重要构成部分，当研究可能导致动物出现短暂的疼痛和痛苦时尤为重要。兽医护理程序包括项目负责人和其他进行动物的管理、保定、麻醉、止痛、镇静及安乐死等操作的与动物护理和使用有关的人员。

（2）培训和技能评估：通过对每个拟开展动物研究的人进行培训和评估，可以极大地提高兽医护理水平的充分性。作为兽医护理程序的一部分，主治兽医应采用适当的程序来完成。

二、兽医护理人员的职责

1. 主治兽医 IACUC必须至少有一名在实验动物科学或医学领域经过培训或经验丰富的兽医，兽医对研究设施内涉及动物的活动负有直接或被委派的责任。根据定义，通常是指主治兽医，其他涉及动物活动、有被委派责任的兽医也可以作为IACUC的兽医代表。并且主治兽医必须接受过兽医学的正规教育。IACUC必须明确"动物可以得到有效的医学护理，并且必要时由合格兽医提供"，即使文件没有对"合格"兽医做出特别的定义。《实验动物饲养管理和使用指南》（Guide for the care and use of laboratory animals，以下简称《指南》）规定，主治兽医必须具有兽医博士学位，并且曾经接受过实验动物科学或医学领域的培训或有丰富的经验。《指南》没有特别要求主治兽医担任IACUC的兽医成员。

因此，主治兽医应该是一名经过专业化培训或经验丰富的专家。他有可能同时是几个领域的专家，包括实验动物科学和医学，因此可以接受一位顾问担任主治兽医，即使他/她将大多数精力投入在兽医的其他领域。主治兽医在设施中通常有几种作用，如确保对某种动物进行适当的饲养管理；负责制订和执行预防兽医程序以减少动物发生临床疾病的概率；指导动物临床疾病的诊断和治疗工作；通常为研究人员和IACUC在减轻或降低动物疼痛和痛苦、手术期间护理和手术操作的方法方面给予建议；还必须熟悉实验动物法规的应用范畴，包括颁发许可证的要求。总之，主治兽医的作用是确保动物健康及在合法和人道的情况下使用动物（表10-1）。

表10-1 主治兽医的职责

责任的类型	责任的特别方面
诊断程序	指导或执行程序以鉴定病因
提供医学护理	开处方治疗患病动物
预防医学	开展检疫和隔离、考察供应商、监测群体健康和常规免疫及寄生虫控制程序
麻醉药、止痛药、镇静剂、安定剂的使用	建议和确保研究人员使用正确的方法减轻或降低疼痛和痛苦
手术期间的护理	监督动物的手术前准备
安乐死	确保在适当时候以人道的方式对动物实施安乐死
动物饲养	确保消毒、房舍、营养、繁殖和环境丰富的程序是合适的
危害物的使用	与危害物监管人员一同工作以确保安全使用生物、放射性和化学危害物
动物使用	对特殊技术方法的适当性、替代动物的可得性和非动物模型向研究人员和ICACUC提供建议
职业健康	在职业健康程序方面向IACUC和健康职业人员提供建议

2. 辅助人员 包括兽医技术员、研究技术员和经过培训的动物管理技术员。这些人员与动物密切接触，是进行动物健康观察的首要责任者。提供充分的兽医护理所需人员的多少完全取决于动物设施的大小和复杂性。所有饲养在动物设施内的动物每天至少要被检查一次。检查次数需要依据创伤性操作或有潜在麻烦的研究结果而增加。未报告或未处理的疾病、不充足的饲喂和供水，或者不充分的饲养都可以归结为不充分的动物观察。

辅助人员能够诊断疾病是有价值的但非最重要的事。相反他们更应熟悉在动物被怀疑有疾病时报告兽医人员的程序。报告的严谨性依特定的研究而有所不同，如一个有皮肤擦伤但其他均正常的动物应引起兽医人员的注意，但不会构成一次紧急状况。对于某些动物模型，辅助人员还需学会识别针对该特定模型的医学差别，如血友病模型，辅助人员应理解一个尽管看起来是微小的创伤但本质上却是非常紧急的状况。同样帕金森病模型中，辅助人员应知道四肢颤动是一种预期的现象。

3. 研究项目负责人 研究人员在兽医护理方面发挥着间接但重要的作用。关键问题是要认识到兽医护理不仅是治疗患病动物，还包括正确地护理和使用动物保持健康并使其从实验操作中恢复正常。研究人员和他们的技术员可以在实验期间密切观察动物，这样有利于将潜在的问题报告给兽医人员。例如，在一个笼具内群体饲养的动物发生体重减轻若没有引起动物管理员的注意，那么研究人员写有动物体重的研究笔记可以记录到问题的存在。项目负责人或他们的技术员可以按照兽医的处方负责给予动物治疗，并且当他们发现动物的临床条件很差时，知道按照程序联系兽医人员。因此将项目负责人和他的人员看作是兽医护理的提供者或协助者非常关键。尽管主治兽医最终提供合适的兽医护理，但其他人有责任正面影响实验动物的健康和福利。

三、实验动物的采购和运输

1. 实验动物采购

（1）采购的基本要求：实验动物的来源关系实验动物的健康和福利。所有的实验动物必须通过合法的途径获得，接收实验动物的机构应当保证涉及动物采购的所有程序合法合规。在制订实验动物采购计划之前，应对实验动物供应商的资质和信誉进行评估，如确认供应商是否具有所购买动物对应的实验动物生产许可证，对于国家保护动物（如非人灵长类动物等），是否具有野生动物驯养繁殖许可证。如果动物接种了疫苗（如狂犬病疫苗），应提供相应的免疫证明。每批动物都应具有实验动物质量合格证。最好能向供应商索取该批动物最近的检测报告，如有第三方出具的检测报告更好。

对于从本机构外的科研机构引进的实验动物（如基因工程小鼠），应向该科研机构索取该批动物的健康监测报告，明确该批动物可能携带的病原微生物，以免将本机构内没有的病原微生物引入本机构的实验动物设施。在科学研究中，可能会用到非标准化的实验动物，如蟾蜍、羊、牛等，对于此类动物的购买，应经过IACUC的批准，从信誉良好的供应商处购买，且需要经过动物检疫部门的检疫。

通常不建议研究人员因各种原因在IACUC批准实验方案之前而提前购买或通过其他渠道获得动物。首先，这样可能会导致研究人员无意识、被诱导或准备使用未经批准的动物。其次，如果在申请方案被批准前获得动物，但随后IACUC未批准申请或要求减少使用数量，这可能使动物数量的管理出现问题，并且违反关于使用动物数量以达到实验目的最小量的要求。

（2）供应商需具备的条件：动物供应商应具有一定经验，能够持续生产特定基因型的动物，动物的健康状况符合法律、法规及研究机构的要求，经过政府的行政许可。还应考虑，是否具备充分的兽医护理计划，是否能够持续满足客户对动物的要求和期望。对于啮齿类动物供应商，还应通过定期的健康监督计划和合适的方法（包括抽样技术、策略、适当的诊断试验、足够频率的检测、值得信赖的实验室和及时的动物状态变化报告）确保动物的健康状况并形成书面记录。多数情况下，对动物供应商的评估和考虑应在IACUC的监督下进行并在兽医护理计划范围内处理。

2. 实验动物运输

（1）运输对实验动物的影响：运输对动物来说是一种应激，会对动物的生理和心理造成一定的影响，动物运输过程的许多方面直接影响福利。这些包括路线或日程安排、容器设计、运输工具设计、司机或承运者及其他参与运输人的能力和态度、旅行时间和食物和水供应。高强度的长时间运输也会对动物福利造成不良影响，因此运输后不应该立即进行实验，而应该给予动物适宜的适应期以消除应激的影响并适应新的生活环境和工作人员。实验动物运输可分为两种，即从实验动物供应商到实验设施或实验设施（研究所/大学）之间的运输。所涉及的实验动物特别是所使用的基因工程动物的数量的快速增长、复杂繁琐的相关国际国内法律法规、高品质实验动物运输服务的匮乏、缺乏基于科学的良好规范和相关生物安全标准等，使得实验动物的运输颇具挑战性，亟待实验动物运输业与时俱进尽快地实现专业化和规范化，进而更好地为科研服务。实验动物兽医的职责应该是制订或指导制订相关的标准操作规程来指导动物的运输工作（运输工具的审查和批准、运输前的准备、运输过程中的动物照料、运输人员的相关培训、防动物逃逸措施、人员安全等），并协助或主导与相关行政管理部门的工作对接以办理相关的认证（如隔离检疫设施的审批）和证书（购买许可、检疫证、运输证等）。

运输首先会造成动物的应激，应激会造成动物的生理系统参数（如激素水平、体重、免疫状态、正常行为等）的改变，增加动物患病的发生率，增加动物的痛苦，也会导致实验数据的不准确性（表10-2）。

为了减少运输应急对动物的影响，需要关注以下几点。

表10-2 动物运输的潜在压力源

抓取、固定操作
从熟悉的同种的分离
监禁在一个陌生的运输容器
装卸
在旅程期间的运动和震动，包括车辆的加速和减速
因保持平衡造成的身体紧张（尤其是大型动物）
陌生的环境，声音和气味
温度和湿度的波动
没有食物和饮水
正常白天黑夜规律的中断
需要在目的地适应新的居住环境和保健方案，包括可能是不熟悉的人和新的社会群体或层次结构

1）运输途中动物的健康和福利。

2）设计和材料的容器，包括可提供用于加载的降低动物不适至最低程度的措施，以及在运输过程中检查动物的措施。

3）容器中的动物数量应满足每个动物对空间的需求。

4）动物容器内的环境条件应满足动物的需求。

5）运输容器内的筑巢材料、食品和水（或替代供应的液体）的质量和数量。

6）运输旅程的持续时间。

7）运输工具更改或中途停车的次数（尤其是卸载和重装是必需的）。

8）运输工具的类型。

9）人员处理和运送动物的经验、态度和培训。

10）如何将帮助动物适应和如何将监测其到达目的地后的恢复情况。

如果注意以上几点，可以尽可能地减少因运输应激对动物造成的痛苦。另外，用于动物运输的笼具也非常重要，合适的笼具将影响实验动物的舒适性和福利，常用运输笼具见图10-1至图10-5。

（2）国内实验动物运输管理：目前，我国还没有颁布实施动物运输方面的基本法律法规。有关动物运输福利保护的规定则散见于一些相关法律法规、规章之中。

《实验动物管理条例》（1988年）第二十一条规定："实验动物的运输工作应当有专人负责。实验动物的装运工具应当安全、可靠。不得将不同品种、品系或者不同等级的实验动物混合装运。"另外，《实验动物环境及设施国家标准》（GB 14925—2001）中指出："9.1动物运输应符合

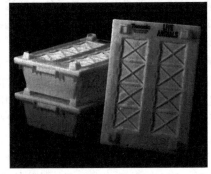

图10-1 常用于啮齿类动物国际运输的运输箱

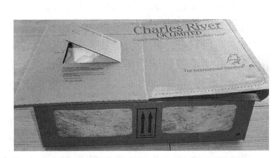

图10-2 带观察窗的啮齿类动物运输箱

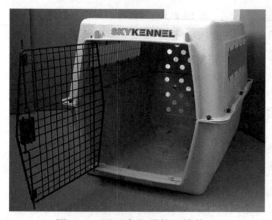

图10-3 用于狗和猫的运输箱

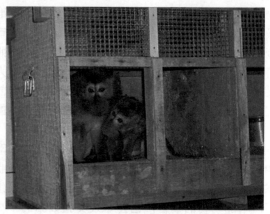

图10-4 用于实验猕猴的运输笼

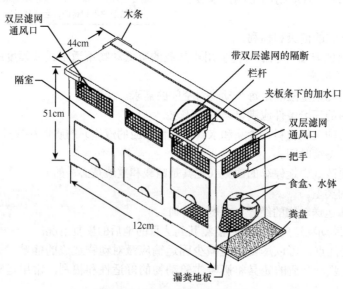

图10-5 实验猴运输笼结构图

安全和微生物控制等级要求。不同品种、品系和等级的动物不得混合装运。9.2动物运输应配置专用车辆,专人负责,定期消毒、保洁,车辆应装有空调设备。9.3运输笼具须经消毒、灭菌后方可回收使用。"《关于善待实验动物的指导性意见》(2006年)第二十条规定:"实验动物的国内运输应遵循国家有关活体动物运输的相关规定;国际运输应遵循相关规定,运输包装应符合IATA的要求。"第二十一条指出:"实验动物运输应遵循的原则:①最直接的途径本着安全、舒适、卫生的原则尽快完成;②运输实验动物,应把动物放在合适的笼具里,笼具应能防止动物逃逸或其他动物进入,并能有效防止外部微生物侵袭和污染;③运输过程中,能保证动物自由呼吸,必要时应提供通风设备;④实验动物不应与感染性微生物、害虫及可能伤害动物的物品混装在一起运输;⑤患有伤病或临床的怀孕动物不宜长途运输,必须运输的,应有监护和照料;⑥运输时间较长的,途中应为实验动物提供必要的饮食和饮用水,避免实验动物过度饥渴。"第二十二条列出了实验动物的运输应注意的事项:①在装、卸过程中,实验动物应最后装上运输工具。到达目的地时,应最先离开运输工具。②地面或水路运送实验动物,应有人负责照料;空运实验动物,发运方应将飞机航班号、到港时间等相关信息及时通知接收方,接收方接收后应尽快运送到最终目的地。③高温、高热、雨雪和寒冷等恶劣天气运输实验动物时,应对实验动物采取有效的防护措施。

④地面运送实验动物应使用专用运输工具，专用运输车应配置维持实验动物正常呼吸和生活的装置及防震设备。⑤运输人员应经过专门培训，了解和掌握有关实验动物方面的知识。特别是在第二十七条指出，在动物运输过程中，违反该意见规定，给实验动物造成严重伤害或大量死亡的视为虐待实验动物。情节较轻者，由所在单位进行批评教育，限期改正；情节较重或屡教不改者，应离开实验动物工作岗位；因管理不妥屡次发生虐待实验动物事件的单位，将吊销单位实验动物生产许可证或实验动物使用许可证。

《中华人民共和国进出境动植物检疫法》（1992年）规定的检疫对象为进出境的动植物、动植物产品和其他检疫物，装载动植物、动植物产品和其他检疫物的容器、包装物，以及来自动植物疫区的运输工具。在监管体制和监管职权方面，该法规定国务院设立动植物检疫机关（目前为国家市场监督管理总局），统一管理全国进出境动植物检疫工作。在进口检疫方面，该法规定输入的动植物、动植物产品和其他检疫物当在进境口岸实施检疫。输入动植物，需隔离检疫的，在口岸动植物检疫机关指定的隔离场所检疫。在出境检疫方面，规定货主或者其代理人在动植物、动植物产品和其他检疫物出境前，向口岸动植物检疫机关报检。出境前需经隔离检疫的动物，在口岸动植物检疫机关指定的隔离场所检疫。在应急措施方面，该法规定，国外发生重大动植物疫情并可能传入我国时，国务院应当采取紧急预防措施，必要时可以下令禁止来自动植物疫区的运输工具进境或者封锁有关口岸；邮电、运输部门对重大动植物疫情报告和送检材料应当优先传送。《动物检疫管理办法》（2010年）规定：出售或者运输的动物、动物产品经所在地县级动物卫生监督机构的官方兽医检疫合格，并取得动物检疫合格证明后，方可离开产地。经铁路、公路、水路、航空运输依法应当检疫的动物、动物产品的，托运人托运时应当提供动物检疫合格证明。没有动物检疫合格证明的，承运人不得承运。货主或者承运人应当在装载前和卸载后，对动物、动物产品的运载工具及饲养用具、装载用具等，按照农业农村部规定的技术规范进行消毒，并对清除的垫料、粪便、污物等进行无害化处理。经检疫合格的动物、动物产品应当在规定时间内到达目的地。经检疫合格的动物在运输途中发生疫情，应按有关规定报告并处置。

《动物防疫法》（2021年）规定的与动物运输有关的动物防疫内容主要如下。动物、动物产品的运载工具、垫料、包装物、容器等应当符合国务院农业农村主管部门规定的动物防疫要求。染疫动物及其排泄物、染疫动物产品，运载工具中的动物排泄物及垫料、包装物、容器等被污染的物品，应当按照国家有关规定处理，不得随意处置。发生一类动物疫病时，县级以上地方人民政府应当立即组织有关部门和单位采取封锁、隔离、扑杀、销毁、消毒、无害化处理、紧急免疫接种等强制性措施。在封锁期间，禁止染疫、疑似染疫和易感染的动物、动物产品流出疫区，禁止非疫区的易感染动物进入疫区，并根据需要对出入疫区的人员、运输工具及有关物品采取消毒和其他限制性措施。发生二类动物疫病时，县级以上地方人民政府根据需要组织有关部门和单位采取隔离、扑杀、销毁、消毒、无害化处理、紧急免疫接种、限制易感染的动物和动物产品及有关物品出入等措施。发生动物疫情时，航空、铁路、道路、水路运输企业应当优先组织运送防疫人员和物资。经营和运输的动物产品应当附有检疫证明、检疫标志。经航空、铁路、公路、水路运输动物和动物产品，托运人托运时应当提供检疫证明；没有检疫证明的，承运人不得承运。运载工具在装载前和卸载后应当及时清洗、消毒。人工捕获的野生动物，应当按照国家有关规定报捕获地动物卫生监督机构检疫，检疫合格的，方可饲养、经营和运输等。

《中国民用航空货物国内运输规则》（1996年）规定：动物运输必须符合国家有关规定，并出具当地县级（含）以上检疫部门的免疫注射证明和检疫证明书；托运属于国家保护的动物，还需出具有关部门准运证明；托运属于市场管理范围的动物要有市场管理部门的证明。托运人托运动物，应当事先与承运人联系并定妥舱位。办理托运手续时，须填写活体动物运输托运申明书。需专门护理和喂养或者批量大的动物，应当派人押运。动物的包装既要便于装卸又需适合动物特性和空运的要求，能防止动物破坏、逃逸和接触外界，底部有防止粪便外溢的措施，保证通风，防止动物窒息。动物的外包装上应当标明照料和运输的注意事项。托运人和收货人应当在机场交运和提取动物，并负责动物在运输前和到达后的保管。有特殊要求的动物装舱，托运人应当向承运人说明注意事项或在现场进行指导。承运人应当将动物装在适合载运动物的飞机舱内。动物在运输过程中死亡，除承运人的过错外，承运人不承担责任。

《活体野生动物运输要求》（中华人民共和国林业行业标准LY/T 1291-1998）规定了活体野生动物的运输要求和运输中所使用的运输容器的设计原则、结构和规格等。该标准适用于哺乳类、鸟类、两栖类和爬行类活体野生动物在中国国内的空运、海运、陆运和国际联运。该规定制订了托运者和承运者守则。国内运输需提交由国家林业局统一印制编号的"陆生野生动物或其产品出省运输证明"。活体野生动物出境运输时，必须提交由中华人民共和国濒危物种进出口管理办公室签发的"出口或再出口证明书。如被运输活动物属于《濒危野生动植物种国际贸易公约》附录中的物种，必须出具"允许进口或出口、再出口证明书"。如属非上述物种，可出具"野生动植物允许进口或出口、再出口证明书"。该行业标准列出了运输途中对活体野生动物的健康保护措施和工作人员的保健措施；运输容器的设计原则及运输途中的照料通则等。运输途中实验用动物和无特定病原体（SPF）动物的运输容器不应打开，它们必须在特定的条件下控制喂食。《中华人民共和国野生动物保护法》（2022年）第三十四条规定："运输、携带、寄递国家重点保护野生动物及其制品，或者依照本法第二十九条第二款规定调出国家重点保护野生动物名录的野生动物及其制品出县境的，应当持有或者随有本法第二十一条，第二十五条，第二十八条或第二十九条规定的许可证，批准文件的副本或者专用标识。"

（3）国外实验动物运输管理：在美国，实验动物及其组织器官的运输由不同的联邦机构来监管。这些机构都有相关联邦法律的授权。《动物福利法》对动物的人道护理、饲养管理、治疗和运输等作了规定。该法授权给农业部长并由美国农业部（USDA）动植物检疫局（APHIS）的动物处实施。因此，实验动物的运输（美国境内运输、进境、过境和从美国起运）受该法律制约。关于动物的运输，该法包含了运送（运送动物到起运地点）、运输笼具、运输工具、运输过程中饲料和饮水、目的地设施、转运过程中的护理和处理等。该法律针对不同物种的运输有相应的标准。疾病预防控制中心（CDC）通过许可证制度、登记和检疫等行政手段来负责监管任何可能携带人兽共患病的动物或动物产品的进口（但它不监管动物的饲养管理和福利）。CDC监管犬、猫、乌龟、非人灵长类动物和其他动物的进口。犬和猫要在入境口岸接受CDC检查。犬必须有疫苗接种证明，证实其在入境美国前至少30天内接受过狂犬病疫苗注射或在入境美国前在无狂犬病地区饲养至少6个月。犬或猫进口到美国并不需要CDC许可证或其他文书。如犬太小还未到接种年龄或没有有效的狂犬病免疫接种，其责任人可签署一份相关文件。如果出现对人类健康的新风险/隐患，CDC也可对有些动物实施进口禁令。例如，2004年1月，CDC因为SARS而禁止了果子狸进口。然而，如果进口动物是为了科研、展览或教育用途则可获得CDC的书面许可进口。猴和其他非人灵长类动物不能作为宠物进口，因科研、展览或教育用途而进口则是允许的，但必须依照《美国联邦检疫法》到CDC的国际检疫部门（DGMQ）登记备案并：①证明该进口的动物只能用于科研、展览或教育用途。②实施疾病控制措施以尽量减少运输、隔离、检疫过程中动物与人类的接触。③隔离非人灵长类动物31天，进行动物疾病监测、结核病检测，保持有关疾病和死亡的记录，以及丝状病毒感染检测（如在检疫期间出现疾病或死亡）。④向CDC报告可疑的人兽共患病。⑤保存记载每批动物去向的记录。DGMQ对进口动物的设施在其注册之前和之后进行定期的检查和审查其业务，包括评估运输及疾病控制措施和审查动物健康记录。对于每批进入美国的非人灵长类动物，CDC必须审查相关的项目计划和监测在入境口岸和检疫设施的相关程序。 CDC禁止相关动物的进口，而FDA禁止这些动物的州内和州际运输。如有特例，则需要获得FDA的书面许可。书面申请必须发送到FDA兽医中心。在美国，每个州都有关于动物（可能涉及实验动物）入境的管制条例。例如，加利福尼亚州卫生部门要求有许可证才能运输非人灵长类动物进入加利福尼亚州。

在欧盟，卫生和消费者保护总局（Health and Consumer Protection Directorate General，HCPDG）负责监管实验动物运输。以下三个相互关联的政策是与实验动物运输相关的：消费者政策；公共卫生；食品安全、动物健康、动物福利和植物卫生。理事会指令77/489/EC是欧盟第一个动物运输保护立法。此后，它被更详细的理事会指令91/628/FC所取代，其中引入了重要的变化，诸如运输者的批准、路线计划、装载密度和运输时限等。欧盟关于活体动物运输的立法适用于为商业目的运输的所有动物。理事会指令91/628/EC第一章E部分规定，动物应在适宜的集装箱、圈栏等里运输，至少符合国际航空运输协会的现行的活体动物运输条例。须采取预防措施，以避免在运输过程中极端的温度（应考虑到种属差异），也应避免极度的气压波动。在货运飞机中，应携带经权威主管机关批准的设备仪器，以在必要时进行动物屠宰。为了保护用于实验和其他科学用途的动物，1986年11月颁布了理事会指令86/609/EEC。它为动物饲养管理、实验人员和动物实验管理人员的培训等设立了最低标准，但它没有提供动物运输的具体标准。理事会法规1/2005在各会员国于2007年生效，引入了改善动物福利和相关执法的规定，但没有改变现行指令对于动物运输最长时间的规定。

综上所述，实验动物兽医应该熟知有关实验动物运输的国内国际法律法规管理等，以便对动物运输提供指导和监督。监督主要是是否执行了相关法律法规和标准操作规程，如动物装运直至出发之间的时间间隔；运输工具的温度控制；笼具及每个动物可有的空间大小；运输工具（飞机货运仓、火车车厢、汽车车厢、海运集装箱、笼具）等所用的材料；装运工具的通风；动物没有饲料和饮水供应的最长时间；运输过程中间隔多长时间检查一次动物；避免粗暴对待动物；健康和其他证书/文件是否齐全；人员和环境安全等。

四、预防医学

预防医学即疾病的预防，有效的预防医学计划可通过确保动物健康及尽量减少因疾病和隐性感染造成的非研究方案因素的差异从而提高动物的研究价值，同时也减少了动物的浪费，降低对动物福利造成潜在影响的风险。预防医学计划应包括各种政策、程序，以及按种类、来源和健康状况对动物进行检疫、稳定、隔离等，所有的内容组成了一个系统，也是生物安全计划的重要组成部分。

1. 生物安全计划 动物的生物安全是指采取一切措施鉴别、控制、预防和消除已知或未知的感染，因为这些感染可能会引起动物的临床疾病、改变其生理及行为反应或令动物不再适合用于研究，所以实验动物生物安全也关系到实验动物的健康和福利。实验动物的生物安全涉及实验动物设施的设计和布局、管理制度、人员、动物来源、疾病预防措施、消毒卫生等。特别是在大规模饲养的实验动物（如啮齿类）及与人类相近的实验动物（如非人灵长类），特别应注重生物安全的实践。

动物生物安全计划不限于包括以下几点。

（1）保证在规定的区域内开展相关的工作，如不能在饲养间开展外科手术。

（2）确保只有达到所需健康标准的动物才能进入动物房，如避免普通级小鼠进入SPF级动物的实验环境。

（3）保证人员及物资，尤其是消耗品不能被污染，如垫料的灭菌处理及定期的验证措施。

（4）如果意外引入了感染源，要有方法降低交叉污染的可能性。

（5）要有一个能评估所有动物健康状况（如果需要并能控制和消除已引入感染源）的综合的持续性系统，如定期的微生物学检测。

（6）评估及挑选合适动物供应商的方案（如果是未知供应商，这可能包括了对动物健康状况的判断及动物检疫），如向项目负责人推荐经过评估的实验动物供应商。

（7）尽量减少动物或其产品面临疾病风险的处理措施，包括对环境、人员、物品和动物的所有监控措施。

（8）一个可包含对野生动物进行健康状况评估的全面虫害防治计划，如设立挡鼠板，灭蚊灯等。

（9）能够确保动物实验中使用的所有生物制品均是无污染的方案，如对一些用于肿瘤模型的鼠源或其他来源的细胞检测，确保不携带危害实验动物的病原微生物。

（10）不同设施之间和一个设施之内的动物运输方案（如将动物运输到实验室或动物房外的其他设施就会面临动物生物安全的风险）。

（11）人员进出实验动物设施的控制，不同微生物级别的实验区域，避免人员交叉。例如，养普通动物的人员尽量不要去接触基因工程动物。

2.检疫、稳定和隔离

（1）检疫：检疫就是将新接收的动物与设施中原有的动物隔离并进行检验评估，确定该新进动物的健康和可能携带的微生物状况。因为运输会对动物产生应激并且可能诱发本处于亚临床感染状态的动物感染发病，所以必须对新接收的实验动物进行检疫，以排除危害设施内原有实验动物的可能性。

有效的检疫计划能够最大限度地降低外来病原体引入已有动物群体的风险。兽医人员应该对动物健康进行评估，甚至可以对动物所携带的微生物情况进行分析，评估动物的健康状况并对作出检疫结论。有效的检疫程序有助于发现动物携带的人兽共患微生物及可能影响动物健康的微生物，如结核分枝杆菌、猴疱疹病毒（B病毒）、鼠痘等。除此之外，合适的检疫程序可以确定在将动物解除检疫前是否需要治疗及对于啮齿类动物为了排除某种特定病原是否要进行重新净化（利用剖宫产术或胚胎移植技术），以便于兽医和项目负责人作出对动物如何处理的意见。

如果啮齿类动物的供应商或提供者提供的动物健康资料是最新的，能够让兽医人员准确地判断引进动物的健康状况，并且排除了运输过程中遭受病原体侵染的可能性，那么这些啮齿类动物可以不需要检疫。若确定需要检疫，每个批次的动物应该单独处理或与其他批次的动物进行隔绝检疫，从而排除两批次动物之间的感染传播。

除了需要对新进动物进行检疫外，对任何移出饲养设施用于实验（如影像学或行为学实验）的动物，根据动物群体的健康状况，需要遵照已有的动物生物安全计划，将移出的动物与原群体分开饲养，进行检疫评估，直至重新接收的动物的健康状况符合要求。动物的检疫期一般为30～45天，对于从野外捕获的用于人工繁殖的野生动物（如非人灵长类动物）可能需要更长的时间，至少需要经过90天的检疫期。

（2）稳定：不管动物是否需要被隔离检疫，新进动物在使用前，都应有一段生理学、心理学和营养条件的稳定期。动物在经过运输或改变其饲养环境后，在心理、生理（血液学、血液生物化学、激素水平等）方面会发生一些改变，这些改变会对动物的健康产生不利影响，也会对科学实验的结果产生干扰，因此，在实验开始之前，动物必须经过一段适应稳定期。稳定期的长短依据动物运输的方式和时间、种类和预定用途而定，啮齿类动物经过短途运输，一般至少需要3天的稳定期，经长途汽车、飞机等长途运输则需要更长的时间，一般需要7～14天的稳定期；动物的等级越高，所需要的稳定期越长，高等级的实验动物（如非人灵长类动物）可能需要数周或者数月的稳定期，必要时，可对动物的相关生理指标进行检测，以确定动物是否恢复到正常的生理状况。

（3）隔离：隔离的目的是防止疾病的传播和动物间相互影响，疾病传播和相互影响可能是不同种属之间、不同来源的动物之间、不同质量标准的动物之间。某些种类或质量标准或来源的动物可能具有亚临床性或隐性传染病，一旦传播于其他种类或种群时，就会引起临床发病。为了消除因种间冲突而引起的生理和行为学变化，建议动物按种类进行隔离饲养，隔离的方式，通常是以不同的房舍饲养不同种类的动物，然而，空气层流器、IVC和隔离器也都是适合的替代措施。在有些情况下，也可容许将不同种类的动物饲养在同一室内。例如，病原体状况相同和行为上相协调的两种动物。

3. 疾病控制　完善的预防医学和动物生物安全计划并不意味着可以100%避免动物不遭受疾病的侵袭，病原微生物可能随人员或物品进入设施，或被漏检的实验动物引入动物群，除了感染性疾病以外，动物还可能发生一些非感染性疾病，如自发性肿瘤、外伤等。因此，对疾病的监视、诊断、治疗和控制也是兽医保健的重要内容，有利于保证动物的福利。对所有动物的护理都应由受过培训、熟悉疾病症候的兽医人员来实施。

（1）疾病基础：动物疾病大致可分为传染性的和非传染性的两大类。传染性疾病是由于各种各样的生物，如病毒、细菌、真菌和寄生虫等引起的。实验动物是否被感染取决于病原体（如毒力、剂量等）和动物宿主（种系相关的易感性高低、免疫力健全与否、应激与否、营养状况等）等相关的多种因素。

如果动物被感染则可能产生几种可能的结果：①感染可能是隐性的或潜在的，在这种情况下，动物没有临床症状；②感染可能导致动物呈现多种临床症状/疾病。疾病可能经过治疗而痊愈或没有治疗但自愈，或留下损害（如后遗症或持久的病理变化），甚至导致动物死亡。任何恢复的和有隐性感染的动物都可能成为病原的携带者。传染病可通过各种机制威胁到实验动物种群。显而易见，临床患病动物因为其生理生化的改变/紊乱而不能用于实验。患病动物的恢复时间可能会很长，并且恢复的动物通常持续携带、排出病原，进而成为其他健康动物的传染源。隐性感染的动物也可能因其生化和免疫系统的改变而对实验结果产生不利的影响。

为了有效地控制传染病，重要的是要知道疾病如何传播、感染的途径和被感染的动物排泄病原的途径。就感染途径而言，病原体感染动物的门户就是有限的几种，最常见的当属通过吸入的方式而进入和经口吸收而进入胃肠道系统。经皮肤感染则更多的是一些较特殊的例子，如昆虫叮咬或针头扎伤，然后发展涉及别的系统。有些疾病经过交配传播。经由皮肤、眼睛、耳朵等的感染有时可能会蔓延至其他器官系统。病原从动物体排出的途径是多种多样的，如通过咳嗽、打喷嚏从肺部排出或通过粪便经由胃肠道排出。病原体可能通过尿液、唾液、奶和脓等排出，也可通过生殖道排出或通过蚊子等媒介传播。皮肤性疾病（如真菌感染）可能导致病原从皮肤排出。动物之间（或人与动物之间）疾病的传播方式只有有限的几种，如动物之间的直接接触、通过环境或污染物等而传播等。通过直接接触而传播的疾病，其传播的前提是动物之间要有直接的接触，特别适用于皮肤疾病（如癣），但也包括性传播疾病。有些疾病，尤其是呼吸道疾病，也可通过环境即"间接接触"而传播，如呼吸道疾病的传染性病原微生物存留在空气中进而被吸入。实验动物的饮水和垫料也可以划分为环境的一部分，如果被污染则可引发疾病的传播。污染物是无生命的物体，因为被污染而在"无意中"成为病原体传播的载体。污染的动物笼具或饲料（包括水果、水果干等）或饲料盒/槽等器皿，还有很多动物可能接触到的物件，都可帮助传染性病原的传播。

（2）监测：外伤或异常行为等病症通常应逐日进行观察，有时还需要更频繁地观察，如在动物手术后的康复期。当动物处在实验终点时，应依靠专业判断能力来确保动物观察的频率和性质，尽量减少动物的痛苦，不能妥协于实验研究。除了对动物病症的监视观察，有条件时，还应对动物进行定期的微生物学或生理学的检查，以发现潜伏或隐性疾病的存在。

对于动物中的意外死亡和发病、痛苦或其他偏离正常状态的各种病候，都应及时报告和检查，以保证适当而及时地开展兽医护理。隔离表现出传染性疾病症状的动物，应对所有接触过的动物进行医学评估，如果已知或认为全部的动物都已受到传染性因子的影响，应对所有的动物群体进行诊断，以便采取合适的治疗和控制措施。

有些微生物可引起没有明显症状的隐性感染，但在动物经受应激（如手术和运输）后导致发病。有些微生物可能存在于动物体且不会造成任何疾病，但仍然因为对免疫系统的影响而不适宜用于实验。这些隐性感染通常没有任何临床症状，有些甚至可传染给人类并造成严重疾病。由于病原体对动物、人和实验都有影响，而且现在实验动物尤其是基因突变/疾病模型小鼠的交换/运输越来越频繁，所以必须建立科学的疾病监测计划。该监测计划应侧重在"寻找"某种特定病原体如病毒、支原体、细菌、体内外寄生虫、真菌等"存在"的证据，可采用血清学、微生物培养、PCR技术、显微镜、组织病理学等方法评价动物的健康状况。检查的病原体项目可因动物种属、品系、实验设施和实验类型/目的等不同而异。

至于某特定动物群疾病监测的频率取决于很多因素，如果一个种群经常从不同的供应商或其他动物种群引进动物，则需要适当增加监测的频度，如果该设施有良好的隔离检疫和其他管理措施，则可适度地减少监测频率。国家标准规定的检测频率：普通动物、清洁动物和SPF动物为每3个月至少检测动物一次；无菌动物为每年检测动物一次，每2～4周检查一次动物的生活环境标本和粪便标本。应在每一生产繁殖单元的不同位置（如四角和中央）选取动物。有的疾病监测可能只需要从种群里选取一定数量的动物进行血清学检测和（或）微生物培养等即可，如大型动物，即羊、牛、猪、犬、非人灵长类；而对于小型的啮齿类动物种群，一般常采用哨兵动物计划，通过哨兵动物的疾病监测进而推定这些哨兵动物所"代表"的动物群的健康状况。如果不采用哨兵动物，而直接从啮齿类动物群中取样监测，则需要注意样本量的大小要适宜（也要考虑到疾病的流行率的影响），以确保监测的结果有足够高的可信度。样本量可以根据下面的公式来计算：

$$样本量 = \lg(1-置信度)/\lg(1-阳性结果\%)$$

例如，某疾病在动物群中的流行率（即阳性结果%）是30%，置信度为95%，检出一只患病动物至少要检9只动物。国家标准还规定了实验动物不同生产繁殖单元的取样数量。如果直接选用种群中的动物，一般挑选年老的动物作为样本。这么做的理论基础是年老的动物在一个设施里面饲养的时间长，有更多的机会被感染。这样做的缺点是在组织病理学观察中会有一些与衰老相关的形态学变化。需要注意的是，年老的动物可能对某些病原体不敏感因而不能用于检测这些病原，如肠道原虫多见于刚断乳的而不是老龄鼠，大鼠呼吸道病毒（基于病理学诊断，尚未分离到轮状病毒病原体）的病变多见于8～12周龄的大鼠等。

如果选用哨兵动物来进行健康监测，则必须保证哨兵动物本身是"足够"健康的（即至少没有设施所不允许存在的那些病原体，因为哨兵动物也可能成为传染源）、易感的且能产生抗体。哨兵动物购买进来后最好是取样先做全面监测，确定哨兵动物的健康状况，同时也作为一个基础数据，以便将来可以确定哪些病原是哨兵动物在进入设施前就有的，哪些是在设施内感染的。应该考虑的是，让哨兵动物有尽可能多的机会被感染而且产生可以检测到的"指标"如抗体等。疾病监测最常用的方法还是用血清学方法检测抗体，而有些转基因动物或免疫缺陷动物因不产生抗体，故不宜用作哨兵动物。一般一个哨兵笼可代表一定数量的笼的动物，当然这要依据笼具系统的不同而异，如使用IVC笼具，一般可在笼架的两侧各设一哨兵笼。疾病的传播方式有多种，理论上讲，几乎所有方式都可用来将疾病传播给哨兵动物。如将哨兵动物直接和它们所代表的动物饲养在一起，使多种疾病传播方式同时起作用，是最有效的方法。缺点是哨兵动物同时也有可能将其携带的疾病传播给其他的实验动物，这样就得不偿失了，而且这种方式必须对有哨兵动物的笼盒都要采样，很烦琐。同时研究人员也不喜欢去"打扰"他们的实验动物，因这样有可能引起动物之间的争斗。通常的做法是将哨兵动物和别的动物分开饲养，换笼时取其他动物的脏垫料（特别是怀疑有疾病的笼内垫料）适量放置于哨兵动物的笼内（如果垫料太湿则应掺入适量的干净垫料以保证哨兵动物的福利）。这种"脏垫料"的方法是最常用的方法，一个笼内的哨兵动物可以监测很多笼的动物健康状况。该方法的缺陷是依赖于感染动物处在排毒期，即病原体能够随粪便/尿等排出，病原体未被灭活（如采集新鲜粪便）且量要足够（要超过最小感染量），以及哨兵动物要发生血清转阳即产生抗体而且开始排毒（1～8周滞后时间）等。另外，纤毛相关的呼吸道杆菌（CAR bacillus）和乳酸脱氢酶病毒（LDV）是不通过此"脏垫料"方法传播的，有些病原体经过此途径传播的效率很差，如仙台病毒和螺杆菌（helicobacter）。为了使哨兵动物尽量暴露给其他动物呼出的气体（或产生的气溶胶），哨兵动物一般饲养在笼盖没有滤膜的开放式笼具内，并放在接近出风口的地方。如果是放在层流架上，则应该设计为让所有的气体在排出前经过哨兵动物的笼子，然后再排放。可采用PCR方法检查处于检疫期的动物粪便，以评估动物的健康状况，其结果也可作为解除检疫期的有力依据。

对检测出现的阳性结果需要重复测试（最好运用一种原理不同的检测方法），以确认检测结果的可靠性。如果阳性结果得到确认，则应根据该病原所引起的疾病、传染性/传播能力、所涉及的动物种类、对实验的影响、对设施内其他动物的影响等进行风险分析以决定采取何种措施。可能采取的措施：如果该病原对实验、其他动物和人没有影响，则可"容忍"其存在；或将被感染的动物（群）隔离以限制该病的传播；或者淘汰已感染和疑似感染的动物，彻底清洁消毒后（很多时候需要将动物房空置一段时间以便病原自己灭亡）再引入新的动物。当然在动物群恢复重建前要筛查寻找疾病的来源，如动物的来源、运输、人、细胞系等，以避免重蹈覆辙。

随着转基因动物的大量生产和使用，非传染性疾病也变得越来越重要，因为这些"次要"的疾病经证实可能会影响这些动物的福利，进而影响应用这些动物的实验研究，因此有必要建立一个内容更加全面的健康监测管理规程。针对非传染性疾病，需要强调日常的饲养管理和临床观察，及时发现患病动物并及时由兽医诊治等，需要隔离患病动物或有必要安乐死部分患病动物以确诊疾病。监测报告只是采样检测当时动物群体健康状况的一个"快照"，流行率低的感染或疾病尚处于潜伏期而没能检测到，并不能反映整体情况。在日常的疾病监测计划外，对患病动物进行诊断显得很重要，结合定期检测结果，便可获得一个较完整的、动态的群体健康状况。

（3）诊断与治疗：诊断即对疾病进行判断和总结，通常由兽医实施。疾病的准确诊断除了需要兽医的专业知识、经验和责任心，也需要诊断实验室的检验能力。诊断实验室的检验有助于兽医进行兽医诊断和护理，其中包括病理学、临床病理学、血液学、微生物学、寄生虫学、临床化学、分子诊断学和血清学。诊断还可以通过确认病因或病原，从而找到兽医保健中可能存在的问题和漏洞。

若在动物群体中确定了某个疾病或病原，在用药或治疗方案的选择方面，应由兽医与研究人员进行磋商后确定。若该动物需要用于研究，治疗方案应尽量不要干扰到实验研究。对于传染性疾病，特别是人兽共患病和烈性动物传染病，应对感染动物群进行更新，对环境进行充分的消毒，否则可能对整个动物设施造成毁灭性的损失。所有的治疗和预防措施，其最终的目的是兽医能更好地控制疾病的发生。无论是通过治疗、隔离，还是对动物进行安乐死，都是为了防止疾病在动物设施内的蔓延，减少疾病发生概率，保证动物的健康和福利。

4. 临床保健制度　良好的动物保健是保证高质量动物实验研究的前提条件。有一定数量且具有资质的兽医参与的兽医保健计划应满足动物保健和实验研究的要求，虽然这些要求会随着研究机构、动物的种系、动物使用性质的不同有所不同，但共同的要求是保证动物的健康。为了提供良好的临床保健，兽医应熟悉在研究机构的研究、教学、测试或生产计划中所用到动物的种类及不同用途，并且兽医应有权查看实验计划、实验记录和动物医疗记录。

（1）保健措施：反映动物有关的健康问题、行为或福利异常的问题，不仅仅是兽医的责任，任何参与动物饲养、动物实验和管理的人员都有报告发现问题的责任。对于这些反映的问题，兽医应客观地评估，从而做出合适的决定和行动。饲养人员、兽医和项目负责人之间应有及时的沟通方式，当发现问题时，应得到及时的解决和反馈。

兽医应可以随时得到实验计划，并了解实验计划中对出现问题的应急方案和处理措施。兽医应和项目负责人共同讨论确定问题的解决方案，对实验中一些经常出现的健康状况及快速处理方法，可以建立标准操作程序，对于一些不在实验计划之内的处理方案，应提交IACUC审核后实施。

（2）紧急护理：除了在工作时间应提供合适的兽医护理，在非工作时间也必须有紧急兽医护理的措施，如建立节假日兽医值班制度。所有的紧急护理措施必须确保动物饲养员及研究人员能够及时地汇报动物的受伤、疾病或者死亡情况。兽医或其指派人员必须能够快速而有效地评估动物的病情、对动物进行治疗、调查意外死亡动物或建议实行安乐死。在处理紧急健康问题时，若项目负责人不在或项目负责人与兽医在疾病治疗或对动物的处置上无法达成共识时，兽医必须被高层管理部门和IACUC授权可以采取恰当的措施减少动物的痛苦和疾病的加重或扩散。

（3）记录保存：医疗记录是兽医保健计划中的关键要素，所有对动物处置的医疗记录都应被妥善地归档和保存，记录的保存对于动物的健康保健、福利及科研结果的溯源等都有重要的意义。对于大动物（如犬、非人灵长类动物等），应针对单独每个动物个体建立医疗记录档案。对于药品的使用和保存也应有详细的记录。所有医疗记录的保存年限应满足科学研究或测试实验标准（如GLP标准，生物安全实验室标准）的要求。

兽医记录包括以下内容。

1）动物的身份。

2）描述有关任何疾病、伤害、痛苦和不正常行为，以及任何引起注意问题的解决方案。

3）所有医学相关的观察、检查、实验和其他类似操作的时间、细节和结果。

4）所有治疗的时间和其他细节，包括名字、剂量、给药途径、频率和药物或药剂处理时间。

5）在适用的情况下，包括诊断和预后在内的治疗计划；还必须有关于任何治疗的类型、频率和持续时间的详细信息，以及主治兽医的评价标准和（或）时间表；另外，还必须包括主治兽医对动物活动水平或限制的建议。

任何记录保存系统的目的都是为了记载一个规程、结果或事件。所有的记录都必须足够详细以便让熟悉实验内容的人充分地了解在动物身上发生了什么。兽医护理的记录应该包括以下方面。

1）标准规程和动物健康：通常需要每天检查并记录诸如动物观察、喂水、喂料、运动、提供环境丰富度和评估环境参数的活动。制订一个详细的动物日常饲养的标准操作规程非常有用。可以用一个日常的检查表来记录发生的操作规程。许多设施使用一种月度护理表来记录较少发生的活动，如更换笼具或消毒。

2）兽医护理记录：任何动物如果表现出不正常的行为或暗示患病的症状，应该向兽医人员报告。书面文件应描述兽医的发现、诊断程序、治疗、诊断和预后、跟踪护理和动物健康进展。此外，注明为动物提供的预防兽医护理的记录也很重要，包括身体检查、免疫、驱虫剂给药、蹄或指甲的修剪、美容和其他针对该种动物的健康护理的典型程序。记录还应标明研究方案编号和在动物上进行的实验步骤。应记录安乐死和安乐死的方法，以及任何剖检的结果。

3）动物群体：维持一个长期的动物群体需要有另外水平的记录保存，如一个繁殖群体的生产记录可能会为疾病传播或遗传变异提供线索。维护犬、猫、灵长类动物和有些农场动物的个体动物记录是非常需要的，这些个体记录为生长、发育、健康相关观察和预防医学护理提供参考。

4）手术和手术（操作）后护理：记录应详细解释动物手术前准备、麻醉药的使用、止痛药和其他药物的使用、动物手术期间和恢复期的监察。记录应足够详细和有条理，以便IACUC确定进行的操作是否使动物的疼痛和痛苦最小化。另外需要明确的是，兽医对任何问题都应迅速做出反应。

五、外科手术

实验动物外科手术是医学实验中的重要内容之一。通常通过外科手术来建立某种疾病动物模型，或者利用动物来评价某种手术方案的效果。外科手术往往会对实验动物造成一定的损伤和痛苦，影响动物的健康状况和福利。良好的外科手术方案和护理措施也是动物福利的重要组成部分。

在制订外科手术及术后保健方案、实施手术方案时，应适当地注意术前计划、人员培训、麻醉镇痛技术、无菌技术及外科技术、动物福利的评估、镇痛药的合理使用，以及动物生理状态监测等因素，这些是保证成功外科手术的必要条件。由于所使用的动物不同，手术部分不同，需要不同专业的有经验的人员组成协作小组共同参与一项外科手术方案，往往又会提高手术的成功率。

对手术的评估也非常重要，对手术结果应进行及时的评估，这需要兽医、技术人员、研究负责人及IACUC之间的不断沟通，随时对动物健康进行评估，及时修正手术方案中存在的问题，减少因手术原因造成的动物伤害和死亡。

1. 术前计划

（1）术前培训：对参与手术的人员必须进行适当的培训，这些培训内容包括实验动物的解剖和生理知识、无菌操作技术、组织处理、切割和缝合技术、器械使用知识、止血技术、麻醉技术、应急处置等。由于手术人员的专业背景不同，但至少需要有医学教育的背景。手术的类型不同，对手术实施者的要求也不同，小手术（如血管结扎等）可能需要简单的培训，大手术（如器官移植）则需要更正式的培训，甚至对手术实施者的经验和资历也要提出更高的要求。无论如何，在手术之前应进行一定的培训，必要时，通过手术预实验提高手术实施者的技术也是可以的，这样可以避免正式实验中因手术实施者技术不熟练使动物遭受额外的痛苦和造成不必要的牺牲。

（2）手术分类：外科操作是外科手术中的关键部分，一般分为大手术和小手术，或者分为存活手术和非存活手术。

1）大手术：要穿透和暴露体腔，并且会对动物的结构功能或生理功能造成重大损伤（如开腹术、开胸术、开颅术、关节改造和截肢），或涉及大范围的组织剥离或切割。虽然大的存活手术中无法量化进入或暴露特定腔体的程度，如果手术涉及腔体的打开，那么就应该按照大的存活手术标准操作。例如，腹腔镜手术，根据其流程，通常至少有两个切口，一个在手术区，一个在观察区。根据操作的不同，可能会有更多切口，但是应重点考虑患病动物的福利。虽然腹腔镜手术可最大程度减少创伤，但也会给动物带来潜在性出血的风险。此外，操作中镜头的反复进出和不熟练的操作都会增加手术实施者和助手未注意到的污染可能性。虽然该技术可减小伤口，但由于腹腔镜设备比较难清洗和灭菌，因此会增加细菌污染的风险。

2）小手术：不会暴露体腔，很少或不会引起结构损伤。例如，创伤缝合、外周血管套管插入，对农畜实施的去势术、截角、各类脱垂组织的修复等常规操作，以及在兽医临床实践中的大多数"门诊性"常规操作。进行这些小手术的动物通常不会出现显著的术后疼痛信号，不太会有并发症，并能在相对较短时间内恢复身体正常功能。

3）存活手术：手术后需要恢复动物的身体或生理功能。

4）非存活手术：手术完成后在动物麻醉复苏前进行安乐死。

手术操作进行分类时，应充分考虑以下问题：①潜在的疼痛；②术后并发症；③手术性质；④切口大小及位置；⑤手术操作的持续时间；⑥动物的品种；⑦健康状况和年龄；⑧术后的护理难度。

一般认为微创手术属于小手术，但是对于某些手术分类可能取决于手术操作对动物的影响。例如，只有很小的创伤和后遗症的腹腔镜手术（组织活检）可以视为小手术，而肝肺叶切除术和胆囊切除术等就应视为大手术。

进行非活体外科操作时，虽然不必完全遵守无菌技术，但至少要对施术部位缝合整理，术者要做好个人防护，器械和手术环境应整洁。

（3）手术计划：手术计划即手术方案，应由手术团队的所有成员（如外科医生、麻醉师、兽医、手术技术人员、动物护理人员及研究人员）共同制订。一个完善的手术计划可以尽量保证动物福利，其主要内容包括以下几点：①确定工作人员和分工；②术前培训方案和要求；③所需的设备和耗材；④手术地点和设施；⑤麻醉镇痛方案；⑥手术操作；⑦动物健康的评定及术前术后护理方案。

兽医应审查所有的方案是否合理，包括要参与讨论麻醉药的选择及剂量的确定，以及手术期间镇痛药使用的方案，以及抗生素的使用。

（4）手术设施：未经过滤的空气中存在一些细菌微粒和气溶胶颗粒，可能会对手术中的动物造成一定的身体损伤或术后感染，而大部分外科手术需要暴露组织或体腔，要求在无菌的环境下进行操作，以免造成感染，因此，手术的实施应该在专门的区域进行，如一个专门的手术间或其他单独的隔间。对于手术区域的无菌要求，小动物通常可以在超净工作台内进行，大动物需要在空气经过过滤的房间内进行。对于一些紧急手术，如果没有符合要求的手术间，也需要在一个相对清洁，卫生条件较好的地方，且对手术操作过程中的无菌技术要求更高。需要强调的是，动物饲养间是禁止进行手术操作的。由于动物活动存在，饲养间内饲料和垫料的粉尘会形成大量的气溶胶飘浮在空气中，这些气溶胶颗粒将大幅增加动物的术后感染的概率。

（5）术前准备：研究人员向IACUC申请实施手术方案应提供的信息包括切口位置、长期测量仪器和使用时的植入物及伤口缝合方法（包括缝合线的粗细和种类），这些都应在手术方案中说明。此外，描述麻醉方法还应包括前驱麻醉药、麻醉药和镇痛药的名称，以及剂量、给药途径和给药频率。如果使用神经肌肉阻断剂，应列出激动剂和逆转剂的名称、剂量和给药途径。在使用过程中，实验者要记录动物疼痛的消失情况，对心率这些不受神经肌肉阻断剂影响的生理参数也需要记录。

一般来说，应提前使准备手术的动物适应新环境，观察其精神状态，必要时进行血液学和生物化学检查，确定其健康状况。为避免麻醉和手术过程中发生呕吐，大动物如猫、犬、猪，以及非人灵长类动物等，手术前至少8小时应禁食，手术前6小时应禁水。啮齿类动物和家兔因无呕吐反应，术前不需要禁食、禁水，但若需施行胃肠道手术，为保证手术顺利，手术前应禁食24小时。对于时间较长和创伤较大的手术，在术前可供给一定量的5%的葡萄糖溶液和生理盐水（如皮下注射），以补充能量。

2. 无菌技术

（1）基本要求：无菌技术是外科手术中的一项重要技术，无菌技术的水平直接影响动物术后的恢复。无菌技术的原则是尽量降低动物在手术中暴露于细菌的概率。

常用的无菌技术包括手术场所的无菌、手术器械和耗材的无菌、人员的无菌、手术动物的无菌。

1）手术场所的无菌：手术室是保证手术安全、顺利进行的设施，是外科无菌技术实施的基础条件。必须严格按照无菌原则进行。手术室的条件与预防术后感染的空气尘埃颗粒关系极为密切，尽量在空气经过过滤的房间内进行手术，在手术前手术区域应尽量消毒（如紫外灯，化学消毒法等）。

2）手术器械和耗材的无菌：常用灭菌的方法如下。

A. 干热灭菌，适合于金属制品（如手术刀柄，手术镊等），温度一般为160～180℃，时间为30分钟。

B. 高压蒸汽灭菌：高压蒸汽灭菌时，灭菌物品需要适当包装，适用于大部分材料的灭菌，温度一般为121℃，时间为15～20分钟。

C. 75%乙醇溶液：适用于器械浸泡，能迅速杀灭细菌及真菌，对芽孢无效，对病毒作用较差，其并不是一种高效的消毒剂，浸泡不能少于30分钟。

D. 碘伏：适用于皮肤、器皿和医疗用品的消毒。本品可杀灭各种细菌繁殖体与芽孢、真菌、病毒等病原体。

E. 2%戊二醛溶液：适用于多种医疗器械的消毒。能杀灭各种细菌繁殖体与芽孢，以及真菌与病毒，且有高效、快速、无刺激、腐蚀性小、不受有机物影响等优点。

对于器械和耗材的消毒灭菌处理，应有相应的检验措施，如高压蒸汽灭菌指示剂的使用，化学消毒剂的消毒试验等，保证消毒灭菌方法的有效性。

高温灭菌的器械，在使用之前应保证充分地冷却，避免烫伤动物。化学浸泡的器械应尽量用无菌生理盐水冲洗，避免消毒液对动物组织的刺激。

3）人员的无菌：手术中的无菌技术环境需要所有人员的共同努力。所有人员应穿戴好无菌外科手套、无菌工作服、口罩等，手术前做好手臂和手指的清洗和消毒。

4）手术动物的无菌：手术前应对动物身体作全面的检查，避免外伤和感染的发生，保证动物体表的卫生和清洁。手术区应先剪毛，再进行脱毛处理。注射或穿刺部位的消毒顺序依次为75%乙醇溶液脱脂处理，碘伏涂擦，75%乙醇溶液脱碘。手术区的皮肤消毒顺序依次为皮肤清洗、纱布擦干、氯己定涂擦两次。非感染创，应从手术区中心开始向周围涂擦，感染创或肛门应从清洁区域开始向污染区域涂擦。

（2）啮齿类及非存活术的无菌要求：与非啮齿类动物手术相比，啮齿类动物的存活手术不要求有专门的手术设施。其无菌技术要求主要包括一套能维持无菌状态、同时能容纳至少5只啮齿类动物的灭菌设备包，穿戴合适的、戴帽子的面罩和无菌手术服。为防止或尽量减少患病动物接触病原微生物的机会以在减少感染的可能性的同时不能损害动物的福利，对于啮齿类动物手术需要戴口罩。虽然对啮齿类动物手术要求的严格程度不高，但是在研究机构层面上有理由制订更严格的要求。如果某人连续做5只兔或豚鼠手术，就需要使用5个单独的无菌手术包。

当实施非存活手术时，如果动物麻醉时间不够长并未出现感染迹象时，不要求使用无菌技术或专门的外科手术设施。实施手术的地方应该干净、整洁，有适于兽医操作的卫生环境，并可作为一个标准的检查/治疗室使用。对非存活手术不要求使用无菌技术，但手术部位应修剪，手术者应戴手套，设备和周边环境应干净。假如非存活手术在专门的存活手术区域执行，则应使用无菌技术，或手术室在用于大的存活手术之前必须进行清洁，以达到适当的洁净级别。研究人员究竟是满足非存活手术的最低要求，还是使用任一个无菌操作步骤，亦或全部的无菌技术，这取决于实验方案和正在执行的手术。有必要从专业上进行判断，以评估致病菌污染的概率和之后可能导致研究结果无效的宿主反应。也有研究证明，在实施非存活手术时需要无菌操作技术。研究发现在不使用无菌技术条件下进行非存活的心肺研究，犬患革兰氏阴性菌菌血症和败血症而休克，而在实验室准备的非灭菌静脉内用溶液中发现了革兰氏阴性菌。使用无菌技术的一些步骤，如使用商品化的灭菌盐溶液和其他无菌静脉注射、消毒设备和仪器并使用无菌手套，不会引起菌血症和脓毒性休克。

3. 围手术期护理

（1）基本内容：围手术期护理包括与外科手术相关的所有事件。其护理程序包括三个互有重叠的部分：术前计划和管理、术中护理、术后护理。术前计划包括确定由多个学科人员组成的手术小组、人员培训的需求和作用、所需设备和供应品、手术设施。术前管理包括术前通过体检和制订实验室检查来评估动物健康、手术前的动物对新环境的适应期、是否需要进行一定时间的禁食，以及术前药物处理或服用抗生素。

术中护理包括监控麻醉水平和重要器官的功能；保护重要器官的预防措施，如肠外输液、补充氧气、维持体温；适宜的手术技术（包括温和地处理组织、有效地止血、为组织维持充足的血液供应、无菌、精确对合组织、正确使用手术器械、监视设备的适当使用、敏捷的手术操作）。

术后护理可分为三个互有重叠的阶段：麻醉恢复、急性术后护理和术后长期护理。在麻醉恢复和急性术后护理期间，需要经常评估体温调节、心血管和呼吸系统功能，并且可能需要另外的护理，如检查手术切口、提供热源以防止体温降低、给予肠道外液保持电解质平衡、使用止痛药、预防术后疼痛、使用预防性抗生素和其他药物等。在麻醉恢复和生理稳定期间要进行术后长期护理，要求至少每日监测一次，直到拆线（通常在术后10～14天），需要解决所有的术后并发症。需要对生命体征、电解质平衡、饲料和饮水的摄入量、大小便情况、状态和活动、手术伤口状况、体重，以及术后疼痛的状况和感染情况进行监控。应该注明特殊饮食、止痛药、包扎、抗生素及其他药物的使用情况。拆线后，术后护理取决于动物品种和外科手术情况，如慢性导管或其他部分植入腹腔手术需要持续的监测和护理。在整个术后期应检测体重。

对非啮齿类动物和啮齿类动物来说，围手术期护理方案的总体构成是相同的，然而有一些程序是不同的。对于啮齿类动物的外科手术，手术"团队"可以减少到只有一个人。此人可以扮演外科医生、麻醉师、手术技术员和助理护士等角色的作用。当一个人在一个操作台上实施多个动物手术时，多数是啮齿类动物手术。为确保手术中的用品和设备齐全，必须做好术前计划。术前动物健康状况评定应该包括供应商提供的群体健康监测（如血清学）和眼观检查，而不是在接收动物时对每只动物进行身体检查。对设施内哨兵动物的血清学检测或其他健康监测，将有助于评价动物的健康。

根据科学研究的需要，有许多精密的方法可用于麻醉啮齿类动物的术中监测，但这些方法可能不实用或在许多研究情况下不能使用。通过简单地观察胸壁运动以确定呼吸频率，通过胸壁触诊心尖搏动可以充分地评估心血管和呼吸系统的稳定性。静脉输液对啮齿类动物很困难，可以通过注射液体或其他方法来维持循环血量。对啮齿类动物来说，急性术后护理是不实际和不可行的。此外，经常有一次同时对多只动物实施手术的情况，因此开发同时对多只动物进行麻醉复苏的方法将十分必要。

（2）术中监控：细心的外科术中监视可以提高手术的成功率，监视措施包括检查麻醉深度和生理学参数，如体温、心率、呼吸频率及呼吸方式和血压，这些指标应实时观察和记录。保持麻醉的稳定性及添加适当的镇痛药，有利于减少动物在手术过程中的生理波动。另外，维持动物正常的体温，可大大减少由麻醉药引起的心血管系统和呼吸系统的紊乱，特别是对小动物，由于其较大的体表面积容易导致体温过低。如果手术操作的时间过长、暴露面过大或失血过多，动物体内会丢失过多的体液，为避免动物脱水，补液可能是术中治疗的优选方案。同时应保持有详细的手术记录。

术前记录应包括供应商提供的动物健康概况、用药和疫苗接种史等内容，以及由临床护理人员在隔离检疫期或年度更新时所做的补充记录。其他附加的信息包括猫或犬的疫苗接种、每季度或半年一次的血液检查，以及非人灵长类动物结核病检测和血清学检查的档案。麻醉前通过体检对动物健康状况做出评价应包括动物体重、体温、心率及呼吸频率等记录以建立基础数据。这些数值可能会受围手术期或前驱麻醉药物的影响。应根据动物品种、实验方案和动物个体或群体的健康史决定是否进行放射学诊断和血液、尿液、粪便的实验室检验。术前给药或抗生素情况也应存档。

麻醉档案应记录麻醉给药、麻醉深度的监控（包括检查条件反射），以及经常评价动物的体温、心血管功能、呼吸功能等生理状态。记录的内容范围和监控的复杂程度与麻醉方法、手术及与动物品种有关的并发症有关。档案中至少应包括体温、心率、呼吸频率等生命体征，平均每隔15分钟记录一次，还包括服用的麻醉药物、剂量、给药途径和给药时间。术后时期可分为三个互有重叠的过程：麻醉恢复期、重症监护和长期术后护理。在术后阶段，记录的内容和术后监控的强度与动物品种手术有关，通常在麻醉恢复期需要高频率的监控，因为这时动物最容易受到麻醉药、低温和继发性术后生理紊乱这些副作用的影响。在麻醉恢复期和术后紧急护理期间，应该频繁地进行对体温调节、心血管及呼吸功能的评价工作，直到动物生理指标足够稳定。对那些重要的生命体征，包括体温、脉搏及呼吸频率和节律、血氧饱和度等，应约每15分钟记录一次。在麻醉恢复的过程中，如果动物病情趋于稳定可减少监测频率。临床观察包括黏膜颜色、毛细血管充盈时间、疼痛评估和手术伤口情况。应记录镇痛药、抗生素、非口服药液及其他药物的注射情况，包括药物名称、剂量、给药途径和给药时间。对外科手术的简要描述应包括在术后护理档案中或作为一个单独的手术报告进行保存，其中应包括对并发症的描述和（或）对获批手术计划的偏离认可。

　　在恢复和生理指标稳定后很长一段的术后护理期内，需要每天至少进行一次监测，直至拆线（一般为术后10～14天）和治愈所有的术后并发症。记录生命体征、电解质平衡、摄食饮水、排便排尿、姿势和行为评估、疼痛的评估、手术创口情况及护理、术后感染监测等。术后护理和药物注射都应与麻醉恢复的描述一同存档。拆线后监控的频率和参数取决于动物品种及手术程序，如慢性导管或其他部分植入物需要记录持续监测和护理的情况。在整个术后期间都应对体重进行监测。

　　（3）术后护理：手术是否成功，不仅仅是手术本身是否顺利完成，手术后的护理是否良好，决定整个手术成功与否。术后护理的一般原则如下。

　　1）麻醉苏醒：全身麻醉的动物，手术后宜尽快苏醒，苏醒时间越长，术后并发症发生的概率就越高。特别是大动物，在吞咽功能未完全恢复之前，绝对禁止饮水。

　　2）保温：麻醉后动物的体温会减低，确保环境温度适合，应注意动物的保温，大动物可以放在毯子上或恒温板上，直至其苏醒，动物苏醒后应放置于温暖舒适的环境中。

　　3）保持安静：术后要保持安静，限制其活动，以免造成不必要的刺激和伤口破裂。

　　4）监护：术后应增加对动物的监护频率，观察动物的精神、采食量、排泄量等，若发现异常，应尽快找出原因。

　　5）应急处置：手术后动物可能发生休克、出血等严重并发症，应提前制订应急方案，有针对性地给予处置。

　　6）镇痛：术后短时间内动物往往会表现出疼痛或不安，会影响动物的食欲和精神状态，必要时，应给予镇痛药。

　　7）感染控制：手术创口的感染决定于术中的无菌技术和动物对感染的抵抗力，而术后的护理不当也是造成继发感染的重要原因，应做好手术切口的局部消毒和护理，及时拆除皮肤缝合线。有必要时，给予一定的广谱抗生素也是允许的。

　　在麻醉复苏期间，动物所处环境应是温暖、安全、安静、舒适的，并且和动物个体与品种相适应。应为不同种类的动物，如兔、猫、犬及猪等提供专属的恢复空间。独立恢复区创造了必要的物理环境、温度控制、一些监测和相关护理设备，以处理恢复期可能发生的并发症。动物可圈养在专门设计的、大小合适的笼子里以防受到伤害。独立饲养也可保护动物免受同伴的伤害。另外，设立恢复区便于工作人员对动物的适当监测。

　　通常啮齿类动物在手术室中从麻醉中苏醒，应补充食物来维持体温，这对啮齿类动物能够成功地从麻醉中恢复过来是至关重要的。处于恢复中的啮齿类动物通常单独圈养，以防止同笼动物的伤害。虽然做不到全面监控，但在动物回笼之前，应该经常观察动物，确保动物从麻醉中恢复过来并保持稳定。

第四节　人道终点与安乐死

　　在动物实验研究中，大部分实验动物的最终归宿和终点是作为样本用于科学测试和分析。实验研究可能导致动物发生预期的或非预期的临床症状，动物可能遭受预期和可能的不利影响（疼痛、苦恼、疾病等），因此必须考虑选择最合适的动物的终点。这既需要仔细考虑研究的科学要求，也需要考虑动物所遭受的痛苦的程度，动物的终点分为实验终点和人道终点，实验的终点即按照研究方案设定的结束实验和处理动物的时机；人道终点是在到达计划应该处理的时间点之前，动物已经发生严重的临床症状，基于人道的原因，对动物进行安乐死的时机。最理想的是，当动物开始表现出疾病的临床症状时，如果这个终点符合研究目标，则终止研究。这样的终点比动物死亡的结果更可取，因为它们能减少动物的痛苦。根据3R原则，研究人员必须努力减少动物所经历的疼痛和痛苦。

一、人 道 终 点

人道终点是基于减轻动物在实验过程中所承受的疼痛和痛苦而提出来的，动物遭受严重疼痛、深度痛苦引起的"难受""不安"或是动物濒临死亡前的最早外部体征。科研人员通过实际观察或利用录像等手段，将实验中动物的一些外在表现记录下来，经过分析发现，这些外在表现是按照一个固定的模式向着一个方向有序发展的过程。人道终点是人为确定的、具有典型的临床表现，作为一种减轻动物疼痛和痛苦的优化方法而供科研人员选择。

1. 人道终点确定原则　选择和确定人道终点，在最大程度上缩短实验时间，避免或减轻实验后期给动物造成的疼痛和痛苦，需要IACUC、兽医、项目负责人、实验人员等多方面的考虑的协商，其确定原则如下。

（1）权衡性原则：应根据实验所取得的科学价值与将对动物造成的伤害进行权衡，确定人道终点。

（2）伤害最小化原则：在实验前，尽可能预判将对动物造成疼痛或痛苦的程度。应最大程度避免以动物的濒死、死亡及严重的疼痛和痛苦作为人道终点，确保动物伤害最小化。

（3）持续优化原则：在实现动物实验科学目的前提下，需不断寻求更为人道的动物实验终点。使动物在使用过程中所经历的痛苦不断趋于最小。

2. 人道终点的关注要点　确定人道终点时应至少关注以下因素。

（1）实验的科学意义。

（2）动物可能出现的结果和副作用（疼痛、痛苦和疾病等）。

（3）出现这些副作用最可能的时序过程和变化。

（4）能及早表现这些副作用的预测指标。

同时还应注意判定：①在某一特殊研究中，哪些观察结果是动物疼痛或痛苦的最重要指标；②哪些观察结果可以作为预测动物状态进一步恶化的指标，这些迹象出现可以作为人道终点的时间节点；③选择的人道终点是否符合科学要求；④对所观察到的信息或数据要做出明确界定，以便在实验中作为判定人道终点的客观依据。

3. 人道终点的评价指标　各种实验过程会给动物造成不同程度的疼痛、痛苦，以致死亡，因此选择动物濒临死亡或遭受剧烈疼痛、痛苦的最早指标作为结束动物实验的人道终点，采用安乐死或让动物逐步恢复，以减少或减缓对动物的伤害程度，这是研究人员的伦理责任，也是体现"仁慈科学"（humane science）的具体措施。

因在实验过程中动物的表现千变万化，使得人道终点的选择并非易事。人道终点的确定在很大程度上取决于典型临床症状和其他相应参数，是以动物偏离正常状态的程度作为判定人道终点的客观基础。在动物呈现濒死状态之前，仔细观察动物的临床体征，依据评分标准记录反应变量，有助于人道终点的确立。

（1）通用性指标：通用性指标主要用来评价动物的状态和行为，包括如下。

1）体重变化：包括体重快速下降、成长期动物持续无增重、未监测到体重变化但动物呈现恶病质及持续性肌肉消耗情形等，也可反映为动物完全不摄食或摄食减少。

2）外部体征表现：各种不良因素造成的全身性脱毛或被毛蓬松，无法治疗的长期腹泻，持续性的倦怠伴随蜷缩、弓背、目光呆滞、精神萎靡、嗜睡或持续躺卧等。

3）生理指标：动物在疾病发生、发展过程中，机体功能和代谢发生改变的情况，包括可测量的临床指标如心率、呼吸频率、体温、血液、生理生化指标等，以及描述性的临床症状如腹泻、脱水，渐进性皮炎、咳嗽、呼吸困难，鼻分泌物、黄疸、发绀或苍白、贫血、出血等。

4）异常行为：包括活动性下降、警觉性下降、不活跃、刻板行为、离群、自残、焦躁不安等。

（2）特定指标：特定性指标指针对特定研究需特别观察的指标。肿瘤研究、老化研究、感染性研究及利用基因修饰动物模型开展的特定研究等均需观察的特定性指标。

4. 人道终点的应用

（1）在感染性实验和保护性研究中的应用：在一些感染性研究试验中，动物往往承受巨大的疼痛或痛苦，动物因感染表现出一些临床症状，如被毛蓬乱、体重下降（如下降10%～20%）、流泪、无神、弓背、运动失调、震颤、体温下降（如超过4～6℃）、萎靡不振、活动减少、嗜睡等。研究人员可对这些症状进行详细的记录，并根据具体情况确定观察频率和终止时间点。在这个时间点出现时，实施安乐死。例如，当感染病菌的小鼠体温降至34℃时，或动物体重下降20%，或体温下降4℃以下时就可能死亡，将这个时间点作为人道终点的确定标准是可行的，可以减轻动物的疼痛和痛苦。

为保证疫苗安全有效，各国和一些国际组织都对疫苗效力实验和安全性评价做出了明确的规定，其中动物实验是主要方法之一。在实际工作中，效力实验和安全性评价使用的动物数量较大，并且有些实验会给动物造成较大的疼痛，因此开展人道终点的研究，应用人道终点以减少动物所承受的疼痛已成为疫苗效力实验和安全性评价中的关注点。

例如，在狂犬病疫苗效力实验中，将不同稀释度的疫苗腹腔接种小鼠2周后，经脑内途径注射狂犬病毒（固定毒）。小鼠攻击后逐日观察14天，并记录死亡情况，统计第5天后死亡和呈现典型脑症状的小鼠。经过仔细观察，小鼠狂犬病的典型临床表现可分为五期。小鼠健康时算作零期。一期：动物被毛蓬乱、弓背，表明已经危及动物福利。二期：动物不活跃，行走更加缓慢，向一个方向做圆周运动。三期：颤抖和运动不稳的神经表现明显增加，表现惊厥并常发作。在此阶段，体重明显下降。四期：通常出现后肢跛行和不全性麻痹，不久后动物完全瘫痪，明显脱水。五期：动物濒临死亡，衰竭，存活1～2天后死亡。

观察结果发现，所有出现第三期症状的小鼠无一恢复，并都在数天后死亡。因此，研究人员将第三期症状的出现作为停止实验的终点。在体重下降或出现典型神经紊乱症状的情况下终止实验，即可获得所需要的实验数据，而且可以避免动物无谓地承受实验后期（3～5天）的疼痛和痛苦，这是应用人道终点的典型实例。

（2）在肿瘤实验研究中的应用：在肿瘤实验中，为避免或减轻诱发形成肿瘤的负瘤动物可能遭受的严重痛苦，确定人道终点，使动物所受痛苦最小化。因为肿瘤研究中实验目的和肿瘤实验模型的多样性，很难制订出统一和详细的指南，但一些基本原则可以作为选择人道终点的考虑重点。①肿瘤生长在严重影响动物正常功能的位置，或由于肿瘤的生长位置引起动物痛苦（固体肿瘤）。②动物体重下降超过了正常动物体重的20%（应考虑到肿瘤所占的重量）。③肿瘤生长点出现溃疡或感染。④肿瘤扩散到周围组织。⑤因肿瘤生长引起持续的自发性损伤。

肿瘤外观也可以作为实验人道终点的标准。正常情况下，肿瘤不应超过动物正常体重的5%；治疗性实验中，不能超过动物体重的10%（10%表明，体重25g的小鼠背部皮下肿瘤直径达17mm，体重250g的大鼠背部皮下肿瘤的直径达35mm）。大鼠脑瘤模型（Fischer大鼠神经胶质瘤）实验结果表明，连续6天的体重下降与不可逆转的死亡进程有着密切的联系。在这种情况下，人道终点设定在体重连续下降6天后，比动物病死的时间大约提前10天。

（3）在急性毒性试验中的应用：急性毒性试验是对药物或其他外源化学物质进行系统毒理学评价研究的起始阶段，包括经口、吸入、经皮和其他途径的急性毒性。研究急性毒性效应表现、剂量-反应关系、靶器官和可逆性对阐述药物及其他化合物的毒性反应具有重要意义。

急性毒性试验因损害动物福利而备受争议。随着对动物毒性试验认识的不断加深，研究经验的积累和丰富，以及动物保护组织施加的影响和压力，世界各国逐渐废除了LD_{50}方法。

此外，在进行毒理学研究项目时，如果对所研究的药物或化合物了解不多，可通过查询同类药物或化合物，或具有类似结构的药物或化合物的实验数据，在进行实验设计时给予参考。这类研究的目的是通过一次或重复实验建立起剂量-疗效关系，发现毒性或药物过量的反应。在研究未知疗效的药物时，预实验在确定人道终点方面有着特殊的意义。预实验中得到的数据有助于特定毒理学研究中人道终点的确定。如果将预实验的结果提供给管理部门，将有助于管理部门尽快签署和同意草案中提出的研究终点。进行预实验还为所有实验人员提供了了解动物预期出现什么特殊症状的机会。

（4）在疼痛性实验研究中的应用：在动物身上进行疼痛研究必然产生疼痛，这类实验受到伦理学的特别关注。动物疼痛性实验研究应遵循以下原则。

1）动物应暴露于达到实验目的，而承受最小痛苦的环境中。

2）疼痛的时间应尽量短，使用的动物要尽可能少。

3）在可能的情况下，使用低限疼痛刺激，而不用高限疼痛刺激。

4）如果使用疼痛敏感的动物模型或做敏感疼痛性实验，而且疼痛不以动物反应而结束，为了获得实验结果而需要动物承受持续一段时间的疼痛，则应当在实验结束后尽可能快地消除动物的疼痛。

5）杜绝可以避免而没有避免的疼痛性实验。

6）经受长期痛苦的动物模型应当在整个实验过程中给予足够的止痛药物。

如果在得到实验结果后，动物仍持续剧烈疼痛，动物自身的反应又不能结束疼痛时，应使用止疼药或采取安乐死处死动物，尽快结束动物的疼痛。在日常管理中，要使这些特殊的动物感到舒适，包括温柔地抓取动物、改进饲料和饮水质量、饲养在铺着厚软垫料的笼具中、保证动物得到良好的护理。课题负责人、兽医专业人员和IACUC应当保证提供给这些动物可以减轻疼痛或不适的有效措施。

（5）在体内诱生法制备单克隆抗体中的应用：由于鼠源性病毒的污染、腹水中无关蛋白质的存在，影响了单克隆抗体的质量，而且利用小鼠进行单克隆抗体生产的过程中存在着造成动物极度痛苦的可能性，所以引起人们对这类研究的高度重视。体外培养技术生产单克隆抗体的快速发展和广泛应用使继续使用动物生产单克隆抗体的理由越来越不充分。

在单克隆抗体生产的几个步骤中，从腹腔注射诱导剂到腹腔瘤液体的富集，再到收集腹水，每一个过程都会使动物经受疼痛和痛苦。因此，在动物体内生产单克隆抗体时，要明确申请书中各项操作的限制条件和终点，并仔细监视动物的健康状况，使动物承受的痛苦最小。

注射杂交瘤细胞后的第一周，应由经过培训并有经验的技术人员每天观察记录动物的变化。在杂交瘤细胞在腹腔内明显生长（以腹部肿胀为指标）和腹水积聚之前，对观察到的任何动物异常行为和症状都应随时记录下来。动物持续痛苦的表现主要有活动量减小、弓背、皮毛皱褶、呼吸困难，以及体重减轻（可能会被腹水的积聚现象所掩盖）。一旦腹水引起明显的腹部鼓胀，应每天定期对动物健康状况评价两次，出现状况及时实施安乐死。

动物实验人道终点的研究与应用是在保证实验结果科学准确的基础上，最大限度地减轻动物所承受的疼痛和痛苦，同时也可缩短实验时间，减少动物的死亡。在符合科学、伦理的前提下，使有些动物可以重复使用，达到减少动物使用量的目的。动物实验人道终点的研究是目前3R研究的热点之一，也是3R原则在科学研究和产品质量检验领域中的具体体现。

二、安 乐 死

1. 概念 安乐死（euthanasia）即以科学人道的理念和方式，使动物生理和心理痛苦最小化而采取的使动物意识迅速丧失的处死过程。从公众认可及人道主义和动物保护角度出发，在不影响实验结果的同时，尽快让动物没有惊恐或焦虑而安静地、无痛苦地死去的方法。安乐死是实验动物人道护理和使用中的一个重要部分。

2. 机制 导致死亡的基本机制包括以下三个方面：①直接抑制生命必需的神经元；②缺氧；③对大脑活动的物理破坏。在实施安乐死时应该使动物在失去意识之前的疼痛、焦虑和应激最小化或消除，因为由上述这些原因导致的意识丧失会以不同的比例发生，合适的药物或者方法依赖于动物丧失意识前对应激的反应。

无意识，又称为个体意识的丧失，当大脑整合信息受阻或中断时就会发生。一般情况下，安乐死方法应该在心搏骤停或窒息的瞬间造成意识快速丧失，随后是大脑功能的丧失，意识丧失应发生在肌肉停止运动之前。对脊椎动物安乐死而言，那些通过肌肉麻痹造成的运动受阻的药物或方法，而不是通过阻止或破坏大脑皮质或等效结构的药物是不能作为主要药物来使用的，因为它们的使用会在动物死亡之前对其造成应激和有意识的疼痛。相反，镁盐可以作为一些无脊椎动物安乐死的主要药物，因为它可以使这些动物的大脑活动丧失，也有证据表明镁离子可以抑制头足类动物神经活动。

皮质神经系统的抑制可以导致意识的丧失，接着是死亡，这取决于特定药物或使用方法发挥作用的速度，可能被观察到肌肉活动抑制伴随着肌肉收缩，就像麻醉起始阶段观察到的一样。虽然对观察者而言是有压力的，但这些反应都是没有任何目的性的。一旦翻正反射失调或丧失，随后观察到的肌肉活动如抽搐、发声、努力反射都可归因于麻醉的第二阶段，这个阶段会从意识丧失持续到规则呼吸方式的启动。

缺氧通常是通过将动物暴露在高浓度的气体中来替代氧气，如二氧化碳、氮气或氩气，或者通过暴露于一氧化碳中来阻止红细胞对氧气的摄入。放血是一种辅助方法，是另一种诱导缺氧的方法，尽管是间接的，并且可以成为确保已经失去知觉或垂死的动物死亡的一种方法。与其他安乐死方法一样，一些动物可能会在因缺氧而失去意识后表现出运动或抽搐，这种活动是一种反射活动，而不是有意识地感知。此外，基于缺氧的方法不适用于能耐受长时间低氧血症的物种。

对颅骨的击打可能会导致大脑活动的物理破坏，从而导致震荡性昏迷；通过使用螺栓、子弹或钻孔棒直接破坏大脑，或通过触电后脑神经元的去极化破坏大脑，当控制呼吸和心脏活动的中脑中心失效时，动物就会很快死亡。动物意识丧失后可能会出现抽搐和过度的肌肉活动。物理破坏方法通常伴随着放血。如果执行得当，这些方法成本低廉、人道且无痛，并且不会在动物尸体中留下药物残留。此外，动物可能会通过几乎不需要准备处理的方法体验到更少的恐惧和焦虑。然而，物理方法通常要求操作者与要实施安乐死的动物有更直接的联系，这可能会对操作者造成伤害，并使操作者感到不安。因此，必须熟练地执行物理方法以确保快速和人道地死亡，避免导致更大的痛苦。

以上三种安乐死方法在机制上都有一定局限性，为了实现速度最快痛苦最小的安乐死，应该对操作人员进行更多的培训，从而能选择最合适的安乐死方法。

3. 适用范围

（1）达到人道终点。如果观察到实验动物有剧烈的疼痛、痛苦、苦难或即将死亡的状态，且无法治疗或不能实施治疗措施时，应该对这类实验动物实施安乐死，提前预测实验结果终止实验而减少动物不必要的痛苦。应该在设计实验时就描述出来，写入实验协议和相关标准操作规程中。

（2）在实验终止时。由于实验计划或在实验中动物生病、负伤不能救助而陷于苦痛时，实验者决定不再使用这些动物，再继续饲养不仅使动物遭受持续的痛苦，还会极大地增加经济负担，这时应该对这些实验动物实施安乐死。

（3）在意外发生火灾、地震等紧急状态时，可以采取安乐死处死实验动物。

4. 基本原则 安乐死的原则是使动物迅速失去知觉而死亡，不伴有任何疼痛或痛苦的过程，并且要维护动物的"尊严"。安乐死选择一般应遵循以下原则。

（1）尊重生命：实施安乐死的整个过程均尊重动物生命。实验动物作为人类的替难者用于各种科学实验，为人类的生命安全与健康作出了贡献甚至付出了生命，人类有义务也有责任给予实验动物足够的尊敬，处死动物时应尽可能减少动物的疼痛和痛苦，对于实验者自身来说既是一种负责任的行为，也是一种心理的安慰。

（2）快速少痛：应选用可以使动物承受最低痛苦、在最短时间失去知觉和意识而死亡的方法。实施安乐死前尽量减少动物的不安和紧张，实施中应尽量使动物瞬间丧失知觉，由此导致心搏或呼吸停止，最后丧失脑功能。尽量避免实验动物产生惊恐、挣扎、喊叫，甚至垂而不死。

（3）守法合规：安乐死方法应符合《关于善待实验动物的指导性意见》《实验动物 福利伦理审查指南》（GB/T 35892）等相关要求，并通过所在机构IACUC的审查。

（4）方法正确：应结合动物种类、年龄、体型、体重、数量、生理状态、温驯度等，根据实验动物医师的意见，以人道的方式、选择合适的方法。方法应考虑以下标准：①尽可能使用造成动物最小疼痛和痛苦的方法；②方法要容易操作、经济、道德，能被操作人员所接受，方法可靠，对环境无污染或无有害影响，致死时间短；③安乐死的方法选择应考虑动物的品种、年龄、健康状况和数量；④作为科学研究所使用的实验动物，所选用的安乐死应不引起组织的化学变化，不增加组织的化学负荷，不引起会干涉其后研究工作的组织病理学变化。在对某些动物种系选择何种安乐死方法有疑问时，应当咨询有经验的兽医，尤其是对那些开展安乐死研究较少的动物品种更应如此。

（5）人员培训：IACUC制订计划，培训操作人员了解安乐死相关法规、标准和规定，熟悉实施动物安乐死的目的和意义，掌握正确的安乐死技术，熟悉动物疼痛或痛苦体征，确认动物死亡的方法。必要时对安乐死操作人员提供心理健康及职业健康和安全培训。

（6）场所适用：实施安乐死时会不可避免地引起动物产生一些特定的行为或生理反应，这些会引起其他动物的焦虑和不安，影响存活动物的身心平衡与福利，干扰实验结果。因此，在实施动物安乐死时，不应该让动物相互看到，操作区域应与动物房隔开并常保持清洁、安静。

（7）死亡确认：实施安乐死后，操作人员逐一确认动物是否已经死亡。在动物尸体被处理之前一定要对动物是否死亡进行确认，可以采取一系列的标准组合，包括脉搏、呼吸、角膜反射、搯趾尖反应消失，听诊器听不到呼吸声和心搏，黏膜变灰，尸体变僵等现象，上述除了尸体变僵之外其他现象单独出现时都不能被定义为死亡。

对小动物而言，尤其对有装死行为的小动物，需要用心脏穿刺的方法来验证其无意识后是否已经死亡，针头插入心脏后注射器无法抽动就表明心肌已经没有了运动，说明动物已经死亡。对于大小鼠，可以采取颈椎脱白的方法，进一步来确认死亡。

（8）时机恰当：实验完结或到人道终点（动物失去重要肢体器官、感染、体重严重下降、食欲缺乏、虚弱或动物持续承受无法控制之痛苦，足以影响其生存质量）。

（9）安全性高：选用安乐死方法时尽量选择对实验人员危害低、不易燃易爆、没有药物滥用风险的试剂和方法。

5. 尸体处理　在处理动物尸体之前，必须确认动物已经死亡；无论选择何种安乐死方法，动物尸体都必须按法律法规的要求进行适当处理。实验动物尸体应该按照医疗废弃物进行无害化处理。动物尸体不能随意流入市场当作动物饲料或肉制品，因其可能含有化学残留物（如戊巴比妥）和其他残留物（如铅），可能对其他动物和人类健康产生不利影响。

6. 安乐死方法的评价　在评估安乐死方法时，应考虑以下标准：①能够以最小的痛苦诱发意识丧失和死亡；②诱发失去知觉所需的时间；③可靠性；④人员安全；⑤不可逆性；⑥与预期的动物用途和目的的相容性；⑦记录在案的对观察者或操作者的情绪影响；⑧与组织的后续评估、检查或使用的兼容性；⑨药物可用性和人类滥用潜力；⑩与物种、年龄和健康状况的相容性；⑪保持设备正常工作状态的能力；⑫食用动物遗体对捕食者或食腐动物的安全；⑬合法的要求；⑭动物尸体的处理方法或处置对环境的影响。

安乐死方法一般分为可接受的、条件下可接受的和不可接受的。可接受的方法是指在作为主要手段实施安乐死时可以始终导致动物人道死亡的方法。条件下可接受的方法是指可能需要满足某些条件才能持续造成动物人道死亡的技术，存在有更大的操作失误或安全隐患的可能性，在科学文献中没有充分记录，或者可能需要辅助方法来确认动物人道死亡。当一个方法的应用的所有标准都可以满足时，条件下可接受的方法就等同于可接受的方法。不可接受的技术是那些在任何条件下都被认为不人道的方法，或者发现对应用该技术的人构成重大风险的方法。还有一些辅助安乐死的方法，这些方法不应用作安乐死的主要方法，但可以与其他方法结合使用以实现安乐死。

选择最合适的安乐死方式取决于动物品种、年龄、数量、保定方法、实验取材要求、人员操作熟练度。除此之外，判断安乐死方式的优劣还在于以下几点：动物意识是否迅速丧失；是否感知到疼痛；是否有应激和痛苦；动物是否平静温和；是否考虑了操作人员的心理健康和身体健康。

7. 常用方法（表10-3）

表10-3 常用安乐死方法

安乐死方法	>14日龄且体重<200g 啮齿类动物	200～1000g啮齿类 动物/兔	兔	犬	猫	猴	牛，马，猪
静脉注射巴比妥类药物注射液	Y	Y	Y	Y	Y	Y	Y
腹腔注射巴比妥类药物注射液	Y	Y	Y	X	X	X	X
二氧化碳吸入法	Y	Y	Y	X	X	X	X
先麻醉后采血（放血）致死	Y	Y	Y	Y	Y	Y	Y
先麻醉后静脉注射氯化钾（75～150mg/kg）	Y	Y	Y	Y	Y	Y	Y
先麻醉，后断颈	Y	Y	N	X	X	X	X
先麻醉，后颈椎脱臼	Y	Y	X	X	X	X	X
动物清醒中直接断颈（头）	N	N	N	X	X	X	X
动物清醒中直接颈椎脱臼	N	X	X	X	X	X	X
电昏后放血致死	X	X	X	X	X	X	Y

注：Y.建议使用；X.不得使用；N.不推荐.除非实验需要（操作人员操作熟练；通过审核）

（1）物理方法

1）颈椎脱臼法：颈椎脱臼法常用于体重低于200g的啮齿类动物、禽类，以及体重低于1kg的幼兔。必须由有经验的熟练的操作人员实施方可算是人道的方法。如果操作人员没有经过充分地培训，则需要先对动物进行麻醉。对于小鼠和大鼠，用一只手的拇指和食指固定于头底部的颈部两侧或按压头底部，另一只手抓住尾部或后肢快速向后拉，使其颈椎与头部分离。对于幼兔，则需要用两只手分别固定头部和后肢，分别向两侧拉伸，直至颈椎与头部分离。

A. 优点：操作简单，不需特殊设备；能使实验动物很快丧失意识，减少痛苦；动物内脏不受损害，不影响后期研究；没有药物污染。

B. 缺点：操作者需进行培训，掌握技能；视觉上让人不舒服；仅限于小动物。

C. 注意事项：颈椎脱臼法只能由具有熟练技术水平的人员实施；只适用于小鼠、大鼠（体重小于200g）、幼兔和小型禽类；除非得到IACUC的批准，颈椎脱臼前动物必须处于无意识或麻醉状态。

2）断头法：断头法就是使用断头器快速切断颈椎延髓，使头与身体迅速分离，主要用于哺乳纲啮齿目、兔形目、两栖纲、鸟纲、鱼纲等实验动物的安乐死。

A. 优点：操作时间短；丧失意识迅速，痛苦少；避免脑组织被化学物质污染。

B. 缺点：动物必须被约束保定，会给动物造成应激；对操作人员视觉产生不愉快；断头装置带有利器有可能发生人员伤害；动物血液容易污染环境；需要对刀片进行维护，保持刀片锋利。

C. 注意事项：操作断头设备的操作人员需要得到正规培训，能正确使用设备；断头设备需要定期维护，保持刀片锋利，钝刀可能会引起动物不必要的痛苦；因暴露较大，不建议用于感染性实验中实验动物的安乐死；不建议用剪刀替代断头设备。

3) 放血法：该方法一般是在动物被击晕或用其他方法失去意识后，通过放出动物大量的血液，导致动物死亡。因为焦虑与血容量低有关，因此该方法不能单独用于安乐死。常用的放血部位有颈动脉、股动脉或胸腔/腹腔主血管。此方法对采集动物器官组织有利。

注意事项：不作为单一安乐死方法，应在麻醉状态下作为辅助方法使用。

（2）化学吸入法

1) 二氧化碳（CO_2）吸入法：最常用的一种方法。较常用于哺乳纲啮齿目、兔形目、两栖纲、鸟纲、鱼纲等实验动物的安乐死。其作用机制：吸入二氧化碳会导致呼吸性酸中毒，并通过迅速降低细胞内 pH 产生可逆的麻醉状态。吸入 100% 二氧化碳后，基础和诱发的神经活动都很快被抑制。吸入浓度为 7.5% 的二氧化碳会增加疼痛阈值，而浓度为 30% 或更高的二氧化碳会导致深度麻醉和长时间接触死亡。二氧化碳诱导的方法包括将动物直接放入装有二氧化碳的封闭预填充室中，或暴露于二氧化碳浓度逐渐增加的容器中。但是二氧化碳吸入法也存在争议，因为二氧化碳有可能通过以下三种不同的机制引起动物的痛苦：①由于在呼吸和眼膜上形成碳酸而引起的疼痛；②产生所谓的空气饥饿和呼吸困难的感觉；③直接刺激与恐惧反应相关的杏仁核内的离子通道。已经有报道该法在不同种类动物之间存在差异。

由于二氧化碳的密度是空气的 1.5 倍，不易燃，无气味，对操作者很安全，动物吸入后没有兴奋期即死亡，处死动物效果确切，所以对各种小动物特别适用。在给动物进行安乐死时，二氧化碳的浓度一般是 40%，但不要事先向二氧化碳箱中通入二氧化碳气体，以免引起动物的痛苦，应该在通入二氧化碳时，通过流量控制，使浓度逐步增高以减少动物感受到疼痛和痛苦的时间。放入的动物数量要根据安乐死箱大小而定，不可造成拥挤现象。要保证每次放进的动物是同一种类，如果是啮齿类动物，则每次放进的动物在实验期时是在同一饲养盒中饲养的，这样可避免动物产生恐慌。

A. 优点：二氧化碳作用快速；二氧化碳压缩气瓶使用方便；二氧化碳气体便宜，不易燃、不易爆，安全可控；动物体内没有药物残留。

B. 缺点：目前对于二氧化碳的合理性存在争议；高浓度可能造成动物肺部或上呼吸道黏膜损伤；对新生动物的敏感性低；压缩气瓶属于压力容器，使用中存在风险。

C. 注意事项：采用逐渐填充法，放动物前，不可先灌注二氧化碳；动物呼吸停止后二氧化碳需继续维持至少 1 分钟；不推荐用于幼龄动物的安乐死；安乐死箱内动物不宜过多；不可用干冰代替压缩气瓶；可使用透视性好的箱子，以便确认动物死亡（表 10-4）。

表 10-4 100% 二氧化碳安乐死参考时间

小鼠年龄	二氧化碳暴露时间（分钟）	备注
0～6 日龄	60	需配合断颈法
7～14 日龄	20	需配合断颈法
15～20 日龄	10	—
≥21 日龄	5	—

2）异氟烷、氟烷、七氟烷吸入法：其作用机制是让动物吸入致死剂量的麻醉药，导致过量麻醉而死亡。方法是将实验动物放入盛有氟烷、异氟烷等挥发性气体的密闭容器中，使实验动物过量吸入麻醉药而死亡。此法适用于鸟类、鼠类、猫及小犬等难以作静脉注射的动物。

A. 优点：方法简单，动物痛苦少。对于小型动物（体重＜7kg）或难以静脉注射的动物很方便；异氟烷、氟烷、七氟烷等属于非易燃易爆气体。

B. 缺点：麻醉气体有一定的刺激性，导致动物在失去意识前出现焦虑或起效时间延长；该法存在初期的兴奋，动物会有挣扎的情形；操作人员可能暴露在麻醉气体中，需要有良好的通风和检测措施；致死性麻醉药量可能造成较大的成本支出。

3）氮气（N_2）吸入法：氮气是无臭、无色且无味的不易燃不易爆的惰性气体。在空气中比重约为78%，其安乐死机制为在极低氧环境下（氧气浓度＜2%）造成动物的缺氧症而迅速失去意识。方法为将动物置于容器中并迅速充满氮气，使动物因缺氧而致死，须确保氧的浓度在2%以下。虽然动物在失去知觉前均有换气过度的现象，但一般认为是没有痛苦的。

A. 优点：氮气本身便宜，对动物作用迅速，不易燃不易爆、安全可靠，且对人的伤害小。

B. 缺点：用此方法处死大鼠和小鼠时，可能会造成动物的痛苦表现；动物失去知觉后可能有令人不安的挣扎动作；在濒死前即使只给相当少量的氧也会造成迅速的复苏。需在短时间内达到高浓度，故机器的构造功能相当重要。

C. 注意事项：一般不建议用于大鼠和小鼠的安乐死；新生的动物因耐缺氧能力较强，故不适用。

（3）药物注射法：药物注射法常用于较大的动物，如兔、猫、犬等。

1）氯化钾：在动物处于无意识或全身麻醉状态下，通过动物静脉或心脏注射氯化钾可以诱导心搏骤停从而导致动物死亡。氯化钾注射法多用于兔、犬、猴等大动物，采取静脉注射的方式，使动物心肌失去收缩能力，心脏急性扩张，致心脏弛缓性停搏而死亡。

A. 优点：不是管控药品，易于获得。

B. 缺点：注射后很快产生肌肉组织痉挛。

C. 注意事项：注射氯化钾之前动物应处于外科麻醉状态。

2）巴比妥类衍生物：巴比妥类衍生物多用于兔、犬、猴等大动物，戊巴比妥钠最常用。这类药物可直接抑制中枢神经系统，动物先进入昏迷，发生数次喘息后停止呼吸，继而心搏迅速停止，为中型动物安乐死药物的第一选择。该药不适于皮下或肌内注射，在静脉注射有困难时，对猫、小犬也可以采用腹腔注射的方法。美国人道协会国际部推荐，戊巴比妥钠注射是动物安乐死的首选药物。美国人道协会和美国兽医协会认为，如果正确实施，这个方法是最人道、最安全和最少恐惧的，也是最为专业的选择。对具有攻击性的、恐惧的、野生和放野的动物，在使用戊巴比妥钠之前，应考虑先用镇静剂使其安定下来（表10-5）。

表10-5　巴比妥类药物推荐安乐死剂量　　　　　　　　　　　　（单位：mg/kg）

类别	静脉注射	腹腔注射	类别	静脉注射	腹腔注射
小鼠	≥150	≥150	雪貂	≥120	≥120
大鼠	≥150	≥150	猫	≥80	≥80
地鼠	≥150	≥150	家禽	≥150	≥150
豚鼠	＞120	≥150	猪	≥90	N
兔	≥100	≥150	绵羊	≥90	N
犬	≥80	≥80	山羊	≥90	N
猴	≥80	N			

注：N. 不推荐使用

A. 优点：作用迅速；在所有安乐死方法中对动物产生的不适感最少。

B. 缺点：对静脉注射技术要求高；属于管制药品；动物在失去意识的最后阶段会出现喘息，视觉上不太好；可能会导致脾胀变大等其他组织变化。

C. 注意事项：静脉注射困难时，可以选择腹腔注射，但需要加大剂量；心脏注射时必须在麻醉状态下进行。

推荐的啮齿类动物安乐死方法见表10-6。

表10-6　推荐的啮齿类动物安乐死方法

方法	1~6日龄	7~14日龄	>14日龄且体重<200g	>14日龄且体重>200g
戊巴比妥钠（100~150mg/kg，IP、IV）	N	Y	Y	Y
二氧化碳吸入法	N	Y	Y	Y
氟烷、甲氧氟烷、异氟醚、安氟醚、七氟醚、地氟醚	N	Y	Y	Y
麻醉后放血	N	N	Y	Y
麻醉后断颈	Y	Y	Y	Y
低温麻醉后断颈（头）	Y	N	N	N
清醒中断颈（头）	Y	X	X	X
麻醉后颈椎脱臼	N	N	Y	Y
麻醉后注射氯化钾（75~150mg/kg，IV）	N	N	Y	Y
清醒中颈椎脱臼	N	N	Y	X

注：Y.推荐方法；N.不推荐方法，但经IACUC同意后可使用的方法；X.不推荐使用；IP.腹腔注射；IV.静脉注射

8. 不推荐方法

（1）空气栓塞法：将一定量空气注入动物静脉，使之发生栓塞而死。因注射量大、致死时间较长、动物在死亡前剧烈挣扎；动物死于急性循环衰竭，各脏器瘀血明显。

（2）乙醚：具有较大的刺激性，且为易燃易爆化学试剂。

（3）水合氯醛：刺激性大，镇痛效果差，不可接受。

（4）溺死：不是一种安乐死方法，且不人道。

（5）甲醛：直接把动物浸入甲醛是不人道的。

（6）低温：不人道。

（7）窒息：不人道。

（8）士的宁：造成剧烈抽搐和痛苦的肌肉收缩。

（9）直接放血：低血容量容易产生动物焦虑。

（10）氯化钾和肌肉阻断剂：不可用于清醒动物。

（鲜巧阳）

第十一章　动物实验技术

第一节　实验动物的抓取、固定、标记、分组

实验动物的抓取和固定是最基本的一项操作技术。几乎所有的实验动物生产繁殖与动物实验研究工作都需要限制其活动，使其处于安静状态，以便进行实验操作或正确记录实验动物的反应情况，同时也是为了保证饲养人员与研究人员的人身安全。

通常而言，同种实验动物的抓取和固定方法因实验的目的不同而各异，一般有2～3种；不同实验者的操作习惯和不同种类动物的抓取与固定方法也不尽一致。无论采取哪种方法，都应该遵守"保证人员绝对安全、防止动物损伤、禁止粗暴对待实验动物"的基本原则。

由于实验动物害怕与人的身体发生直接接触，对于各种非条件性的刺激通常会进行防御性的反抗。因此，在抓取、固定实验动物前应对其生活习性有所了解。抓取时首先应秉持爱护动物的原则，采取缓慢、友好的方式接近实验动物，并注意观察其反应，让其有一个适应过程。如果动物处于兴奋期，最好等待它安静下来再进行抓取，抓取动作要力求准确、迅速、熟练，争取在动物感到不安之前抓取到实验动物。

固定实验动物也应根据实验目的（给药部位或采血方法）选择最适合该种实验动物的固定方法（如用手还是用固定器来固定，是否需要助手的帮助）。在有手指被咬的危险时应戴上手套，在大腿中间固定有被抓伤的危险时，要穿上工作裤，同时不要胆怯，要告诉助手在有危险的情况下如何防身，并尽早抓取和固定好动物。

一、实验动物的抓取、固定

（一）小鼠的抓取与固定

1. 抓取　小鼠一般不咬人，但徒手操作时动作需轻缓，不可激惹。实验时先用右手拇指和食指的指腹从笼盒将小鼠尾巴上1/2抓住并提起，然后将小鼠放在粗糙的平面或金属笼盖上，轻轻将鼠尾抬起向后拉，当其向前挣脱时，用左手拇指和食指抓住小鼠颈背部到背中央的皮肤至双耳头颈部皮肤，让其头部不能转动，然后翻转鼠体，置于左手掌，用掌心夹住背部皮肤，使小鼠成一条直线，保持小鼠头部不能自由转动即可进行实验或饲养操作。如果只想移动动物，则使用单手抓住小鼠尾巴或两手捧起来即可。如图11-1所示，此类抓取方法可用于灌胃及肌内、腹腔和皮下注

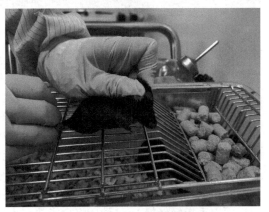

图11-1　小鼠的抓取

射等。操作过程中要注意防止过分用力导致动物窒息或颈椎脱臼死亡，同时也应避免用力过小及抓取位置不准确导致动物头部翻转过来咬伤操作者的手。

2. 固定　用固定器固定。当进行外科手术等实验时，准备一个15～20cm的方形木板，并在木板边缘各面楔入钉子。首先根据上述方法用左手将小鼠抓取，使用长度20～30cm的线绳，分

别捆在四肢上；使小鼠呈仰卧位，把捆在四肢的线绳固定到实验板的钉子上，并在头部上颚切齿的地方牵一根线绳，达到完全固定的效果，如图11-2所示。当进行尾静脉注射时，在不麻醉状态下将小鼠放入固定器中，使其头前尾后，露出尾巴，固定好后盖，如图11-3所示。注意要选取适当大小和容量的小鼠固定器，容器太大则小鼠在固定器中可自行掉转方向，影响实验操作。

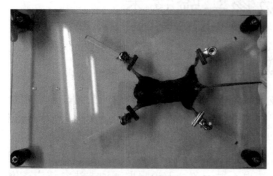

图11-2　小鼠的固定1

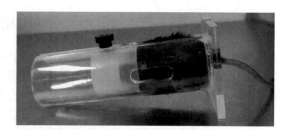

图11-3　小鼠的固定2

（二）大鼠的抓取和固定

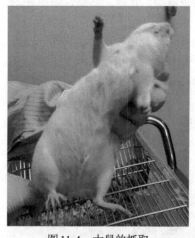

图11-4　大鼠的抓取

　　大鼠抓取方法基本同小鼠。大鼠的牙齿很尖锐锋利，如果去抓它，很容易被咬伤手指；抓取而不及时固定，会导致大鼠不安进而防御性地反抗，也有被咬伤的危险。抓取大鼠时，若操作者不熟练，或者大鼠特别凶猛，操作者可选择戴上防护手套（帆布或硬皮质均可）。4～5周龄以内大鼠的抓取方法与小鼠一样，只需抓住尾部上1/2提起来即可。对年龄相对较大的成年大鼠，因其尾部皮肤容易剥落，所以使用左手从背部中央到胸部捏起来抓住，即左手按住大鼠，将食指放在颈背部，拇指及其他三指放在肋部，食指和中指夹住左前肢，分开大鼠前肢并举起来，右手按住四肢固定；对大鼠实施灌胃、腹腔注射、肌内或皮下注射时，则用左手的拇指和食指抓住颈背部的皮肤，其余三指抓住背部皮肤，小指和无名指夹住尾部牢牢固定，翻转鼠体，调整大鼠在手中的姿势后即可进行各种操作，如图11-4所示。抓取过程中操作者要抓取大鼠的颈背部尽量多的皮肤，使其有足够安全感，抓取后若发现大鼠四肢僵硬，足趾张开，挣扎较多，操作者应将大鼠放回笼子，安抚后重新抓取。

　　为了减少大鼠恐惧和焦虑对实验操作及实验结果的影响，操作者在进行正式实验前，应提前一周与每一只实验大鼠接触，让实验大鼠和操作者熟悉彼此。研究表明，在大鼠和操作者熟悉期间，适当的动物抚触（如可采取大鼠挠痒的方法）可显著性降低大鼠被抓取的恐惧和焦虑，使大鼠快速适应操作者。大鼠挠痒模仿了其幼年玩耍（如摔跤）的各个方面，在会给大鼠造成焦虑及恐惧的实验操作（如注射给药）前，适当进行抚触可减少恐惧并增加动物福利，同时挠痒等适当的动物抚触对单独饲养、无法与其他大鼠玩耍或社交的大鼠大有裨益。具体方法如下：在大鼠颈部后面用手指轻轻挠2～4秒，将食指放在大鼠的锁骨前面，拇指和中指放在大鼠的"腋窝"下面。然后轻柔翻转鼠体，仰面朝上，"挠"它的腹部，每只大鼠重复3次，每次15秒。此过程重复至少2～3天。

　　固定器固定大鼠的方法和小鼠一样，使用木制板和线绳、卵圆钳固定或市售固定器，如图11-5。

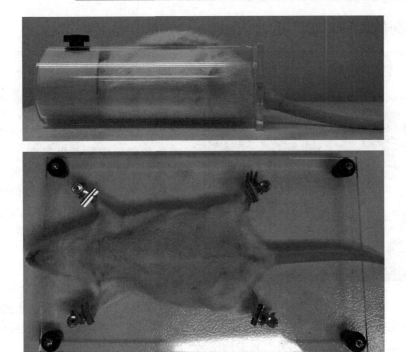

图11-5 大鼠的固定

（三）豚鼠的抓取和固定

1. 抓取 豚鼠性情温和，胆小易受惊，一般不易伤人。抓取时不能突然袭击，抓取幼小豚鼠时，只需用两手捧起来即可。抓取较大豚鼠，可将手轻轻伸进笼中，先用手掌扣住其背部，抓住肩胛上方，将右手张开，拇指和食指环握颈部再慢慢提起。妊娠或体重较大的豚鼠，应以左手托其臀部。若一个人进行后续处置时，则坐在椅子上，用大腿夹住豚鼠的后肢，以替换出右手。如果在抓取过程中豚鼠剧烈挣扎，操作者可以用纱布将豚鼠头部轻轻盖住，操作者轻轻抓住动物背部或者让其头部钻到操作者的手臂下，再进行实验操作。抓取豚鼠时需快、准、稳，不可用力过大造成豚鼠内脏损伤。

2. 固定 用固定器固定豚鼠时，与小鼠固定器固定一样，使用木制板和线绳固定。

抓取和固定见图11-6。

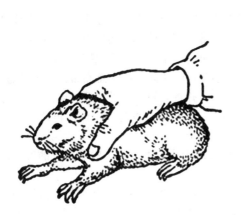
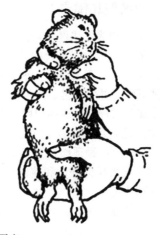

图11-6 豚鼠的抓取和固定

（四）家兔的抓取和固定

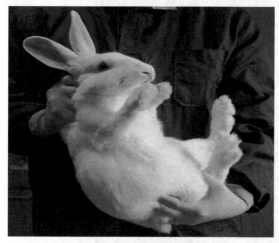

图11-7　家兔的抓取

家兔一般不咬人，但四肢爪尖锐，且力气较大。抓取家兔应在其安静状态下抓取。抓取时，操作者轻轻打开家兔笼门勿使其受惊，用一只手伸入笼内，从头前阻拦它跑动，用手轻轻地压住两耳并熟练大把抓住家兔颈背部皮肤并提起来，另一只手迅速托住家兔臀部，使家兔的重量大部分落于手上，呈坐位姿势，给家兔以舒适安全感。移动时，也采取同等手法抱着家兔转运，如图11-7。由于家兔耳较大，通常有人认为抓耳即可提起，但这种理念是错误的。家兔的耳朵非常脆弱敏感。如果直接抓家兔的耳朵将其提起，家兔会因失去安全感而剧烈反抗，导致家兔损伤，也可能会伤害到操作者。

家兔皮下注射多选颈背部等组织疏松的部位。经颈背部皮下给药时，则采取后台固定的方法抓住颈背部皮肤放在操作台上，另外一只手托住家兔的臀部进行固定。

经口给药时，操作者坐在椅上，一只手抓着家兔颈背部皮肤，同时捏着双耳，不让家兔头部随意活动，另一只手将抓住的两后肢夹在操作者的大腿之间，然后用空着的手抓住两前肢固定。

耳缘静脉给药或采血时，使用金属制半圆形押田式家兔固定器（把家兔放在筒子里，只要前方露出头部，用固定器固定动物）；颈动脉采血等情况下，用木制北岛式固定器（让家兔仰卧，用线绳依次将四肢捆在固定器两侧的金属棒上，把头部放在金属制的首枷和嘴环上固定）；家兔进行热原试验时，使用首枷固定器（家兔在常态姿势下，把颈部放在首枷上固定），如图11-8。

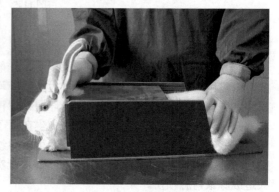

图11-8　家兔的固定

（五）犬的抓取和固定

犬的抓取方法较多。未经驯服的犬，不受控制容易咬人，因此，抓取未驯服和调教的圈养犬时，可用特制的长柄铁钳固定犬的颈部，或使用长柄铁钩夹住犬颈部项圈，由助手将其缚住。对经驯服的犬，由一人打开犬笼从侧面靠近并轻轻抚摸颈背部皮毛，用双手将其抱住，由另一人用布带或粗绳缚其嘴，并将布带、绳固定在犬耳后颈部，防止脱落，注意布带捆绑松紧程度要适中。或用皮革、金属丝或棉麻制成的口网，套在犬口部，并将其缚带结于耳后颈部。

扎犬嘴的方法是用1米左右的绷带兜住犬的下颌，绕到上颌打一个结，再绕回下颌打第二个结，然后将布带引至后颈顶部打第三个结，并多系一个活结。

犬固定时一般采用仰卧位和腹卧位。仰卧位常用于颈、胸、腹、股等部位的实验，腹卧位常用于背、脑脊髓的实验。

慢性实验中固定犬时，将已驯服的犬拉上固定架上，将犬头和四肢绑住，再用粗棉带吊起犬的胸部和下腹部，固定在固定架的横梁上，即可进行体检、灌胃、采血、注射等实验操作。

急性实验中固定犬时，将已麻醉犬嘴上的绷带解开，把犬放在实验台上，先固定头部后固定四肢；在固定犬头部时，用特制的犬头固定器。犬头固定器为圆铁圈，圈的中央横有两根铁条，上面的一根略弯曲，与棒螺丝相连，下面一根是平直的；固定时先将犬舌拉出，将犬嘴伸入铁圈，再将平直铁条横贯在上、下颌之间，然后向下旋转棒螺丝，使弯形铁条压在犬的鼻梁上，将铁柄固定在实验台的铁柱上；在固定四肢时，先用粗棉带的一端缚扎于犬腕关节和踝关节以上的部位，如采取仰卧位，可将两后肢左右分开，分别固定于手术台两侧的木钩上；然后，将犬左右前肢的两条棉带从犬背后交叉穿过，分别固定于两侧木钩上。缚扎四肢的结扣方法是在活扣外再打一个活结，便于实验结束后的松绑。

对于强制固定的犬，用特制的长柄狗头钳夹住犬的颈部，将其按压在地，将四肢固定好，嘴巴可系上皮嘴套，然后可进行各种操作。如需麻醉，可先使犬麻醉，然后移去狗头钳，将犬固定在实验台上；对比较温驯的中小型犬，可直接由一人抱起，两腿夹住其后躯，一手抱住胸部或护住下颌部，另一手进行操作，或一人固定，一人操作。

（六）猕猴的抓取和固定

1. 抓取 从笼内抓取猴时，操作人员应以右手持短柄网罩，左臂紧靠门侧，以防笼门敞开时猴逃出笼外，由上而下罩捕。当猴被罩住后，应立即将网罩翻转扣住猴取出笼外，然后将网罩反扣在地上，由罩外抓住猴的颈部，轻掀网罩，再反转提取猴的双手臂，此时猴便无法逃脱。在室内或大笼内抓取时，则需要两人操作。用长柄网罩，最好一次罩住，因为猴受惊后，第二次抓取更为困难。网罩可用麻线编成，先用0.8～1.2cm粗的圆铁杆弯成椭圆形，长径约35cm，宽径约30cm，木柄长40cm。在室内捕取用的网罩，其木柄可以适当加长。笼养的猴，可利用猴笼的活动推板，将猴推压至一端，抓取、固定。慢性实验用猴可给其带上铁链条，需要抓取时，只需要将铁链条抽紧固定于笼壁，反背其双臂提出即可。

2. 固定 徒手固定时，将猴两前肢反扣在其背后，操作者用一只手握着，用另一只手将猴两后肢捉住，即可将猴固定。固定器固定时，一般是采用"猴限制椅"或称"猴固定架"进行固定。

二、实验动物标记与编号

在实施动物实验分组时，需要对实验动物进行编号和标记，以区分动物个体或不同组实验动物。标记的方法很多，可根据不同的动物、不同的实验需要和不同的实验方法来选择合适的标记方法；编号的方法也没有一定的统一规则，但应以各单位共通时不发生混乱为原则。无论哪种动物，都有终身能识别的永久标记个体识别法和短期标记个体识别法。不在动物身上作标记的替代方法之一，是把笼子号作为个体号。

哺乳动物的临时性标记可以使用染色法、涂漆法和贴胶布法。动物标记中常用的染色标记液有3%～5%苦味酸溶液（黄色）；0.5%中性品红或碱性品红溶液（红色）；2%硝酸银溶液（咖啡色，涂抹后需要在可见光下暴露10分钟）；煤焦油乙醇溶液（黑色）。半永久性标记可使用挂耳标签法和戴项圈法；永久性标记可使用烙印法、针刺法、打耳孔法、剪趾法、剪尾法、剪毛法和挂牌法。另外，两栖类和爬行类动物的标记可使用剪趾法、除鳞甲法、文身染色法、剪壳法；禽鸟类的标记可使用挂腿圈法、染色法、戴项圈法、穿鼻法等。

总之，不论采用何种标记方法，最好都应遵守"号码清楚、持久、简便、易认和实用"的基本原则，使用对实验动物无毒性、操作简单且能长期识别的方法。

（一）小鼠、大鼠、沙鼠、豚鼠

1. 短期标记法 该法是用卷好纱布的玻璃棒或毛笔逆着白色或淡色动物被毛生长的方向，涂抹适当的生物染色剂，染色剂一般用饱和苦味酸乙醇溶液（能识别2～3个月）。其他的染色剂持续时间较短。但也可以使用碱性品红、甲基蓝。

编码规定：左前肢上部为1#、左侧季肋部背侧为2#、左后肢上部为3#、头顶部为4#、腰背部为5#、尾基部为6#、右前肢上部为7#、右侧季肋部背侧为8#、右后肢上部为9#、左前肢下部为10#、左侧季肋部腹侧为20#、左后肢下部为30#、腹侧颈部为40#、胸部为50#、下腹部为60#、右前肢下部为70#、右侧季肋部腹侧为80#、右后肢下部为90#。例如，左前肢下部染色，再加左前肢上部染色，共为11#，以此类推。本方法动物不受伤害，但是由于动物之间皮毛互相摩擦、尿、水等浸湿被毛等原因可能导致编号颜色变浅或小，因此在实验过程中常需要补涂染料，从而使编号清晰。

此外，有色动物短时间（1个月以内）的标记可剃去局部的毛，按上述位置标记。仔鼠可根据前肢四只爪、后肢五只爪的切断位置来标记。此外，沙鼠的短期标记可用染色剂涂布法和剃毛法。

2. 永久标记法　在动物左右耳的前方中穴或后方的任何位置打耳孔或用眼科剪剪二角口，这种方法可标记100只左右的动物，标记时需要在乙醚轻度麻醉情况下进行。此外，还可向动物的颈背部皮下注入预先将号码编好的微型集成电路片，用特种读取数据的装置进行鉴别。这种方法可用在以小鼠为主的多种实验动物，该方法都能识别出相应的编号，并且能通过遥测的方法对该动物实施24小时的生理指标监测。

若有两色或三色的豚鼠可根据其模样、颜色和部位进行个体识别。

（1）烙印法：用刺数钳在动物耳朵上刺上号码，然后用棉签蘸着溶在乙醇中的黑墨在刺号上涂抹，烙印前先对烙印部位消毒。

（2）打耳孔法：用打孔机在耳朵打孔编号，通过打在动物耳朵上孔的部位和多少来区分实验动物编号。打孔后，动物要及时用消毒过的滑石粉抹在打孔局部，防止伤口愈合导致耳孔闭合。

（3）剪趾法：是主要针对小型动物的编号方式。该方法具有编号范围大，不受毛色影响的优点，但需在动物出生后7日内剪趾（年龄增长，痛觉逐步发展，不符合动物福利）。动物右后趾分别对应1～5，左后趾为6～10，右前趾为20～50，左前趾为60～90，右耳剪去一部分为100，左耳剪去一部分为200。识别时只需将剪趾对应编号相加即可，因此最大编号为399。然而很多实验动物是3周龄以上的实验动物，剪趾法不能使用。

（4）剪尾法：将动物尾尖部剪去，用于分组，一般用于将两组动物区分开。

（5）剪毛法：用剪刀按照染色法原则剪掉不同部位的毛发做标记。此法操作简单，对动物无伤害，符合动物福利。但是编号范围有限，持续时间短，不适合新生小鼠标记。

（6）挂牌法：用金属制的牌号固定在实验动物耳朵上。

（二）家兔

按相应的标准操作规程抓取兔，将实验用兔放置于实验台上固定。固定后采用中粗的黑色记号笔编号。以记号笔在兔耳正反面编写号码，实验期间若编号模糊，可及时涂加清晰。此外，还可用短期标记法对笼子进行编号，或戴上市场上卖的打好了号码和记号的铝制耳环进行编号。

（三）犬、猪、猴

1. 短期标记法　除笼子编号码外，白色被毛的犬、猪可同样使用上述小鼠的方法用染色剂标记。

2. 永久性标记法　通常采用手动刻印或电动加墨器，在耳内侧血管不走行的部位稍微麻醉一下印上印度墨汁，其顺序：①调整加墨器的数字；②将要打墨的耳朵内侧用酒精棉球消毒；③适当力度地挤压沾有墨汁的加墨器；④擦去多余的墨汁。

此外，还可用对犬颈部的皮带圈进行编号，或用毛笔蘸取饱和苦味酸乙醇溶液在犬胸腹部白毛处涂色编号的方法对犬进行标记并记录，笼子编号，不在动物身上作记号，而在笼子编上号码。

三、动物称量

在固定确实的条件下称量动物的体重是经常用来综合判断动物发育和健康状况的重要指标。

（一）大鼠、小鼠、沙鼠的体重称重

测定这些动物时，应使用一个较深的专用容器放在专用的动物电子秤上（小鼠和沙鼠使用称量50～100g，精确度为0.1g的电子秤；大鼠使用称量500～1000g，精确度为1g的电子秤），还可以使用接电脑的体重称量计。

1. 将动物电子秤放平并调好零点。

2. 放一个较深的专用容器于电子秤上，去皮。

3. 取已编号的动物逐一放入专用容器中，读取电子秤显示的动物体重并记录。

（二）豚鼠的体重称量

一般使用称量100～1000g、精确度为1g的电子秤。

1. 按标准操作规程开启、调试电子秤。

2. 秤上放置一个装动物的专用容器，然后去皮。

3. 按标准操作规程抓取豚鼠放入秤上容器内，电子秤上立刻显示动物的体重。

4. 取出已编号的豚鼠动物，用苦味酸在豚鼠身上编号。

5. 在原始记录表上记录每只动物编号及体重。

（三）家兔的体重称量

一般使用称量200～4000g、精确度为10g的婴儿电子秤。

1. 按标准操作规程开启、调试婴儿电子秤。

2. 称重前先检查电子秤，按上述方法调整零点。

3. 按相应标准操作规程抓取实验兔，轻放于电子秤上，必须使兔四肢均踏于盘上，待实验兔安静后读取并记录其体重数。

（四）犬的体重称量

1. 将动物天平按相应的标准操作规程放置并调好零点。

2. 实验人员站在天平上，读取天平显示的体重并记录（精确到0.05kg）。

3. 该实验人员将犬抱着一同站在天平上，读取天平显示的体重总和并记录。

4. 将体重总和减去该实验人员体重即为犬的体重，并记录。

（五）体重称量计的操作注意事项

体重称量计必须放在干燥、稳定的水平台上，用水平仪将体重称量计调平，打开称锁，将指针对准0并用标准的10g和30g砝码校正其准确性；在连续测定实验动物体重时，中间要调0，测定完后关掉体重计，特别应将秤盘上的脏物进行清理，并使用75%或70%的乙醇溶液消毒。

四、动物分组

开展动物实验时，首先要将选择好的实验动物，按研究需分为若干组。分组前，应按照实验需要设计每组实验动物样本数量。分组时，为了避免人为主观因素影响，减少实验误差的发生，常使用随机数字表进行完全随机化的分组。

（一）完全随机化分组

1.挑选实验动物　按实验需求，选择品系、性别、体重、周龄合适且检疫合格的动物。

2. 输入动物编号 打开Excel软件，在"A1"单元格输入"1"，"A2"单元格输入"2"，选中数字，用"Ctrl"键和填充柄在"A列"拖拽出所需数量的动物号。

3. 产生随机数 在"B1"单元格单击"公式"菜单中选取"fx"，在对话框中选择"Rand""确定"，粘贴上第1个随机号。用"填充柄"拖拽，使所有动物均编上不同的随机号，对已产生的随机号用"复制"和"选择性粘贴""数值"加以固定。

4. 将随机数排序 在"数据"菜单中选取"排序"，以B列随机号"递增"排序，将动物号按其附上的随机号的顺序由小到大重新排列。

5. 分组 按先后顺序。例如，每10个号为1组，依次分为1、2、3、4…组。必要时各组再以动物号分别排序并加上表头。

（二）随机区组设计分组

1. 动物编号及称重 按常规方法对动物编号并记录体重，按照雌（♀）雄（♂）等特征对动物进行分组命名编号。

2. 输入动物号和体重 按（一）.2法输入所需的动物号，在"B列"输入各动物对应的体重值。

3. 配伍组分组 将动物按体重排序，依体重顺序每n个动物分为1个配伍组，所有动物被分为m个配伍组。

4. 将配伍组动物分入随机组中 以每个配伍组为单位，按（一）.3和（一）.4法粘贴上随机号并按顺序排序，再按随机数从小到大的顺序将每个配伍组的数个动物依次分入数个随机组中。

5. 计算体重均值及标准差 将各组动物分配好，使用Excel自带的函数计算均值和标准差。

例1： 假设实验所需14只SPF小鼠，需要用随机分组法将其分为2个实验组。

则先将实验小鼠依次编为1，2，3，4…14号，然后使用随机数字表或者使用微型计算机找到14个随机数。编制表格并记录（表11-1）。

表11-1　14只SPF级小鼠，随机数字法将其分为2个实验组结果

实验动物	1	2	3	4	5	6	7	8	9	10	11	12	13	14
随机数字	31	32	63	28	65	22	89	77	24	98	21	20	73	74
分组	A	B	A	B	A	B	A	A	B	B	A	B	A	B

假设单数代表分到A组，双数代表分到B组。结果可见，列入A实验组的实验动物有1号、3号、5号、7号、8号、11号、13号7只小鼠，而B实验组有2号、4号、6号、9号、10号、12号、14号7只小鼠，这样2组实验动物数目一致。于是将14只小鼠分为2组，结果见表11-2。如果出现2组实验动物数目不一致，如A组8只，B组6只，则应将A实验组某1只小鼠划入B实验组使2组实验小鼠数目相等。操作方式：在上述随机数字后再抄录一个随机数，可见是68。我们将68除以8后，其余数为4。这时，我们可将A组第4只小鼠划入B实验组。

表11-2　14只SPF级小鼠，随机分组法将其分为2个实验组结果

组别	动物号码						
A实验组	1	3	5	7	8	11	13
B实验组	2	4	6	9	10	12	14

例2： 假设实验需15只SPF小鼠，需要用随机分组法将其分为3个实验组。

则先将实验小鼠依次编为1，2，3，4…15号，使用随机数字表或者使用微型计算机找到15个随机数。编制表格并记录（表11-3）。

表11-3 15只SPF级小鼠，随机分组法将其分为3个实验组结果

实验动物	1	2	3	4	5	6	7	8	9	10	11	12	13	14	15
随机数字	3	47	43	73	86	36	96	47	36	61	46	98	63	71	62
随机数/3的余数	0	2	1	1	2	0	0	2	0	1	1	2	0	2	2
分组	A	C	B	B	C	A	A	C	A	B	B	C	A	C	C

假设余数0、1、2分别代表实验动物分到A、B、C组。结果可见，列入A组实验的动物有1号、6号、7号、9号、13号5只小鼠，而B组实验有3号、4号、10号、11号4只小鼠，C组实验有2号、5号、8号、12号、14号、15号6只小鼠。由此可见3组实验动物数量并不一致，应将C组的某只小鼠划入B组，使得3组实验小鼠数量保持一致。具体操作方法：在上述随机数字后再抄录1个随机数，为97，将97除以3后，其余数为1。因此将C组第1只小组（即编号为2号小鼠）分入B组，即可得出将15只SPF小鼠分为3组的结果，如表11-4所示。

表11-4 15只SPF级小鼠，随机分组法将其分为3个实验组结果

分组			动物号码		
A实验组	1	6	7	9	13
B实验组	3	4	10	11	2
C实验组	5	8	12	14	15

五、动物被毛去除法

为方便实验进行，增强动物实验结果准确性，有时需要对实验动物的被毛进行处理。例如，接种肿瘤细胞于实验动物皮内时，只有将动物被毛剃去才能提高移植成功率；又如经皮肤给药的动物实验中，去掉被毛后，不仅能避免实验动物局部感染，还能使给药量准确。

常见的实验动物除毛方法有剪毛、拔毛、剃毛、脱毛等四种。

（一）剪毛法

急性动物实验中常使用此法。用剪毛剪或弯头剪紧贴动物皮肤依次将被毛剪去，一般先粗剪后细剪，剪下的被毛应放于固定的容器内。注意勿用手提着皮毛剪，容易剪破皮肤。

家兔通常在背部两侧剪毛，范围约150cm^2（约为体表面积的10%）。操作时，将家兔放置于实验台上，左手按住家兔头颈处，右手持弯手术剪（也可用电动推剪操作）自家兔下背部，逆被毛方向从毛根部剪毛。注意不要剪破皮肤，可将剪下的毛放入事先盛水的容器中避免毛发飞扬。

（二）拔毛法

大小鼠皮下注射、家兔耳缘静脉注射或取血时常用此法。

将实验动物固定，用拇指、食指将所需部位的被毛拔去。可薄涂凡士林，使局部血管更清楚显示。

（三）剃毛法

大型动物进行慢性手术时常使用此法。

首先使用温肥皂水将需要剃毛部位被毛充分浸润，后使用弯头剪先剪出轮廓，再用剃毛刀顺实验动物被毛生长方向剃毛（不可逆动物被毛方向剃毛）。

豚鼠通常在背部两侧剃毛，范围每侧约3cm×3cm。操作者左手将豚鼠固定在瓷盆中，右手用电动推剪从豚鼠下部向头端推动。逆被毛方向剃毛→及时收集剃下的被毛，放入已盛干净自来水的烧杯或塑料盆中，以免兔毛发飞扬污染环境。

（四）脱毛法

对体型较大动物进行无菌手术或观察动物局部血液循环及其他各种病理学变化时常用此法。

常用的化学脱毛剂有硫化钠（Na_2S）、硫化钡（BaS）、硫化碱、硫化钙（CaS）、硫化锶（SrS）、三硫化二砷（As_2S_3）等。

常用的脱毛剂配方：硫化钠3份、肥皂水1份、淀粉7份，加水混合调成糊状软膏；硫化钠8g、淀粉7g、糖4g、甘油5g、硼砂1g、水75g，共100g，调成稀糊状；硫化钠8g溶于100ml水内，配制成8%的硫化钠溶液；硫化钡50g、氧化锌25g、淀粉25g，加水调成糊状；硫化钡35g、面粉或玉米粉3g、滑石粉35g、水100ml，调成糊状；生石灰6份、雄黄1份，加水调成黄色糊状；硫化碱10g、生石灰15g，加水到100ml，溶解后即可使用。

操作时，首先将待脱毛部位的被毛剪短→用棉球或纱布块蘸取脱毛剂涂于脱毛部位形成薄层→经2～3分钟后，温水洗去脱下的毛→再使用纱布将水擦干，涂上油脂。

一般来说，家兔、大鼠、小鼠等小动物使用硫化钠脱毛效果很好，脱一块15cm×12cm的被毛，只需要5～7ml的脱毛剂，2～3分钟即可用温水洗去脱下的被毛。

家兔脱毛时，将家兔放置实验台上，助手1～2人将兔固定。取60g脱毛剂备用（大约1只家兔用量，脱毛剂配制按相应的标准操作规程操作），加入少许自来水调成稀糊状，用勺子或纱布将脱毛剂均匀涂抹于背部剪毛区。若室温较低，可用温热毛巾覆盖，2～5分钟后，若毛已脱掉，立刻用清水或温水洗去脱毛剂，用软纸或毛巾拭干。

大、小鼠可不剪毛，直接涂上脱毛剂，6～7分钟后，用温水洗去脱下的被毛。脱毛部位的皮肤很少发生充血、炎症现象。

犬等大型动物常使用硫化碱配方。操作时，将犬固定在固定架上，操作者戴上橡胶耐酸手套，用纱布蘸脱毛剂涂抹在需要脱毛的部位，使犬毛湿透，等2～3分钟后，被毛呈现黏糊状时迅速用自来水洗干净。该配方脱毛效果很好，且动物皮肤表面不充血。

注意：在脱毛前一定不要用水冲洗，以免水洗后脱毛剂会渗透到毛囊刺激皮肤，造成炎症。

第二节　实验动物给药和采血

开展动物实验时，通常需要将药物注入实验动物体内，以观察药物对机体功能、代谢及形态的变化。给药的途径和方法也多种多样，实验者应根据实验目的、动物种类、药物理化性质、剂型和剂量进行选择。

实验动物给药方法主要可以分为投入法、注射法和经皮给药法等。其中，投入法可分为经口腔投入、经胃腔内投入、经鼻腔投入、经气管投入、经阴道腔投入、经直肠腔投入、经眼睛投入（滴眼）等；注射法分为皮下注射、皮内注射、肌内注射、腹腔注射、脑膜内注射、脑内注射、胸腔内注射、静脉注射、关节腔内注射、心内注射、视网膜注射和玻璃体内注射等。

为使实验药物准确进入动物体内，不仅要采用合适的给药途径，还要注意不同途径给药所需的药物容量（表11-5、表11-6）。

表11-5　几种实验动物一次灌胃的最大容积

动物种类	体重	最大容积（ml）
小鼠	20～24g	0.5
	25～30g	0.8
	＞30g	1.0

续表

动物种类	体重	最大容积（ml）
大鼠	100～199g	3.0
	200～249g	4～5
	250～300g	6.0
	>300g	8.0
家兔	2.0～2.4kg	100
	2.5～3.5kg	150
	>3.5kg	200

表11-6 几种实验动物不同注射途径的常用容量和最大容量

注射途径	小鼠（ml）	大鼠（ml）	家兔（ml）	豚鼠（ml）
腹腔注射（IP）	0.2～1.0	1～3	5～10	2～5
肌内注射（IM）	0.1～0.2	0.2～0.5	0.5～1.0	0.2～0.5
静脉注射（IV）	0.2～0.5	1～2	3～10	1～5
皮下注射（SC）	0.1～0.5	0.5～1.0	1.0～3.0	0.5～2.0

注：以上体积范围前数为常用量，后数为最大容量

一、实验动物的主要给药途径和方法

（一）经口给药

1. 液体药物的给药

（1）小鼠、大鼠、沙鼠：通常使用不锈钢、头端球形的灌胃针（专用）操作。大鼠采用2～5ml注射器、小鼠采用1ml注射器。

1）根据实验要求配制受试药液，按相应操作规程将动物称重，计算给药体积。在注射器上装上大鼠、小鼠灌胃针头，抽取受试药液，置实验台上待用。

2）用右手抓住鼠尾将鼠提起，放在鼠笼上或粗糙面上。将鼠尾轻轻向后拉，待鼠向前爬行时，用左手拇指和食指抓住鼠的两耳和头部皮肤，其他三指抓住背部皮肤，将鼠固定。使鼠腹部朝上，颈部拉直，头部向后略倾斜，测量灌胃针头到胃内的位置（成年小鼠从口腔开始的深度大约3cm，大鼠、沙鼠从口腔开始的深度大约5cm）。

3）右手持已吸好受试药物注射器，将灌胃针前端从鼠的口角插入口腔，顺上腭部插入咽部；若灌胃针头前端通过咽喉部后有抵触感，轻轻转动灌胃针头的前端，沿着动物的纵轴平行插入；若顺利插入食管则没有抵抗感，将灌胃针头插入动物胃部所需要到达的位置，如果插入有阻力或小鼠剧烈挣扎，应撤出灌胃针，按上述操作重新插入。

4）右手拇指推动注射器，将药液徐徐推入胃内，注射完毕后轻轻取出灌胃针头。

技术要点：动物固定好；头部颈部保持平展；进针方向正确；沿着口角进针后沿咽后壁顺着食管方向插入胃内；决不可进针后，在动物剧烈挣扎时强行灌胃。操作过程中不要用力过猛，以免造成动物损伤或死亡。

（2）豚鼠：所使用的灌胃针及操作技术要点同上。

1）根据实验要求配好受试药的浓度，将动物称重，计算给药体积。装上大鼠灌胃针头，用2～5ml注射器抽取受试药物，备用。

2）将豚鼠躯体牢固，左手拇指和食指抓住豚鼠头部两侧，其他三指抓住身体的下半部。使

豚鼠腹部朝上，将颈部拉直，头部向上倾斜，测量灌胃针头到胃内的位置（豚鼠从口腔开始的深度大约5cm）。

3）右手持已抽好受试药的注射器，针头沿鼠左侧嘴角通过食道进入胃内，右手拇指推动注射器，将药液推入胃中。

（3）家兔：家兔灌胃一般要借助开口器和灌胃管进行。通常使用8号软橡皮管或导尿管进行插管灌胃。插管最常见的失误是食管损伤和把受试物误投入气管，故最好能在动物作吞咽动作时将灌胃管经咽部送入食管。用压舌板或木制开口器可防止动物在导入灌胃管时咀嚼，有时也采用鼻饲。操作时，事先将待插的导尿管泡在水或生理盐水中，这样容易插入且不容易损伤食管。

1）根据实验要求配好药液，按相应的标准操作规程抓取家兔并称重，计算出给药体积；另准备150ml烧杯一个，内装清水约100ml备用。

2）操作者采取坐式将家兔的腹部以下躯体夹于两大腿之间，左手握住家兔双耳，右手抓住双前肢。助手将拇指和中指在家兔的两颊部从下颚处紧紧挤压，从两口角按向口腔内；用右手将木制开口器从一侧口角插入口腔，使家兔咬住开口器，家兔舌在开口器下方稍伸出来一些，使开口器接近口角，由外向内翻转开口器使之压住舌面，将开口器的布条绕过头颅并捆在耳根部，固定开口器。

3）操作者取导尿管一根，将其管前端以清水浸湿，经开口器中部小孔将其缓缓向食管插入，自家兔口腔开始深度为15～20cm（随家兔大小可适当调整）。

4）将导尿管外端浸入烧杯的水中，等候片刻，若有气泡自管中冒出，则表明插管误入气管，应拔出再插；若无气泡自管中冒出，表明插入胃中，可进行给药操作。

5）将装有药物的注射器接在导尿管上将药液缓缓推入，此时家兔较安静，可能还见吞咽动作。

6）药物推注完毕后用注射器吸取少量（3～5ml）空气或生理盐水推入，使导尿管中无药液残留。

7）随后捏闭导尿管外口，快速抽出导尿管后取出开口器，将家兔归笼并观察。

（4）犬：通常使用12号软十二指肠管或橡皮导尿管，亦可用内径0.3cm软胶皮管灌胃。操作时，准备150ml烧杯一个，内装清水约100ml，事先将待插的导尿管泡在水或生理盐水中，这样容易插入且不容易损伤食管。

1）按相应的标准操作规程抓取犬，或将其固定于采血台上，或助手取坐位，将犬背朝自己，一只手固定头颈，另一只手固定双前肢，并以双大腿夹住犬的下腹部以下部位（若动物剧烈挣扎，可先用纱布将犬嘴固定）。

2）操作者用左手抓住犬嘴，右手取灌胃管。用温水湿润灌胃管，右手中指将犬右侧嘴角轻轻翻开，摸到最后一对大臼齿，齿后有一空隙，中指固定在这空隙下，不要移动。

3）用右手拇指和食指将灌胃管插入此空隙，并顺食管方向不断送入。如送入很顺利，当灌胃管插入深度大约20cm时，不可再向里插，因已进入食管下段胃内，先将灌胃管外端口插入盛水的烧杯中，若无气泡自管中冒出，则认为灌胃管已插入胃内，即可将药液经灌胃管缓慢灌入。如遇灌胃管送入不顺或犬剧烈挣扎时，不要再向里插，可拉出重插。

4）药液注完后，抽出注射器，吸取3～5ml空气或生理盐水，将其注入灌胃管内，注毕迅速抽出灌胃管。

也可以使用特制开口器（木制长方形，长10～15cm，厚2～3cm）放入动物的上下门齿之间，用绳将其固定于犬嘴。将带有弹性的灌胃管，经开口器的小圆孔插入，沿咽后壁插入食管，其他操作同上。灌胃完毕后，先拔出灌胃管，再取下张口器。

（5）猴：通常使用软橡皮管或导尿管。操作时，准备150ml烧杯一个（内装清水约100ml），事先将待插的灌胃管泡在水或生理盐水中，这样容易插入且不容易损伤食管。

1）猴的抓起与固定按照标准操作规程，先将猴嘴掰开（也可借助开口器或木棍将猴嘴部张开并固定），将外径5～7mm的灌胃管（多用12～16号导尿管）插入食管，自猴口腔开始深度大约为15cm。经鼻腔给药时，托起猴子下颌使其嘴紧闭，从鼻孔处将外径1.5mm的灌胃管（涂上液状石蜡）慢慢插入食管内，特别注意不要插到气管。若插入气管会导致猴出现呛咳反应，呼吸加快，若灌胃管顺利插入食管，猴将出现轻微呕吐反应。

2）确认插管无误后，将药物缓慢注入，注意给药体积控制在40ml/kg以内，否则会引发动物呕吐，导致给药量不准。给药完毕后，

技术要点：操作过程中要将动物保定措施做好，并适当安抚动物，开口器不能脱落，否则猴可能会将器材咬坏甚至伤到操作人员。灌胃时应保持一定速度，不可太快。

2. 固体药物给药　固定药物投入途径通常适用于体型较大的动物，大小鼠类通常不采用。

（1）豚鼠：将豚鼠放置于实验台上，左手从背部向头部握紧并固定动物，以拇指和食指压迫左右口角使其张口。实验者把药物放在舌根处，使豚鼠迅速闭口而自动吞下。

（2）犬：片剂、丸剂、胶囊给药时常徒手经口给药。给药时，掰开动物的上下颌部，用镊子将固体药物送入犬的舌根部，合起上下颌，犬可以咽下药物。投药前以水湿润口腔内部，使之容易咽下。

（3）猴：一般在非麻醉情况下给予片剂或胶囊，给药方法类似于犬。此时，需要特别注意，防止猴伤人。操作时，事先由助手将猴固定好，实验者把左手掌贴在猴的头顶部到脑后部的部位，用拇指及食指压迫猴的左右面颊，使其上下腭的咬合处松开，然后用右手拿长镊把固体药物送入猴的舌根部。迅速抽出镊子，将猴的上下腭闭合，让猴自己咽下即可。

（二）静脉给药

静脉给药的方法较多，不同种类的动物及动物的不同部位，其静脉给药各有其特点。

1. 大鼠、小鼠尾静脉注射　小鼠的尾静脉血管在背、腹侧及左右两侧均有分布，每侧均有数对动/静脉组成的血管丛，其中有四根血管十分明显：尾巴背、腹侧面上下各有一根动脉，尾两侧各有一根静脉，容易固定。

（1）按相应的标准操作规程将大（小）鼠抓起放进专用鼠筒内，固定鼠身，使鼠尾外露。注意不要让小鼠在固定器中有太多活动空间，否则在注射药液时小鼠会乱动影响操作。

（2）用酒精棉球擦拭鼠尾，或在45～50℃热水中浸泡0.5～2分钟，使其表皮角质软化，血管扩张，尾静脉显得更清楚，然后将尾部向左或向右转90°，使一侧尾静脉向上，以左手食指和中指捏住鼠尾上下，使静脉充盈，用无名指从下面托起尾巴，以大拇指和小指夹住尾巴的末梢。

（3）右手持连有4～5号针头的1ml注射器或一次性注射器抽取药液。

（4）用左手拉住尾尖，选择一条扩张明显的尾静脉，在尾部远端1/3处（距离尾尖2～3cm）以45°进针，将针头刺入血管后放平针头并固定，按实验要求推入药液，先缓慢注射少量药液，如无阻力，表示针头已经进入静脉，可继续注射，如推注时有阻力，且尾巴局部变白，表明针头未刺入血管，应退出再重新操作。一般推进速度为0.05～0.10ml/s，一次注射量为0.05～0.25ml/10g体重。注射时注意药液排气完全，不能有气泡进入，否则会引起动物死亡。注射成功后，用棉球给动物止血。

（5）注射完毕，以左手拇、食指取消毒干棉球轻轻地按住注射部位拔出针头，把尾巴向注射器侧弯曲以止血，右手放下注射器。

（6）如需要反复注射，应尽可能从尾巴末端开始，向尾巴根部方向移动注射。

2. 大鼠的阴茎静脉注射　这是大鼠静脉输液、给药的一种常用方法。将雄性大鼠麻醉后仰卧或侧卧，翻开包皮，拉出阴茎，背侧阴茎静脉非常粗大、明显，沿皮下直接刺入即可。注意注射过程不能太快，且此处血液不容易凝固，拔针后需注意止血。

3. 大鼠的舌下静脉注射 大鼠舌下静脉粗大，可用作静脉注射。操作时，先麻醉好大鼠后仰卧保定，用细绳扣住上门齿固定头部迫使大鼠嘴部张开。以包裹棉花或纱布的镊子拉出舌头，找到大鼠的舌下静脉，针头针眼向上平行向心刺入静脉，直接注入药液即可。注射完毕后可采用干棉球在舌下填塞止血。

4. 豚鼠的静脉注射 豚鼠的静脉给药包括耳缘静脉和后肢跖静脉注射两种。

（1）将豚鼠装入特制的盒内或由一人抓住按在桌上固定，露出耳部，然后由助手用拇指和食指夹住其耳翼并压住豚鼠的头部，右手按住豚鼠腰部。

（2）操作者拔去注射部位的毛，用酒精棉球擦拭耳部边缘静脉，用手拍打或用手指轻弹或揉搓耳部，使耳部静脉扩张、充血，然后用左手食指或中指夹住静脉近心端，拇指和食指夹住耳边缘部分，以左手无名指、小指放在耳下作垫，待静脉充分暴露。

（3）用右手持0.5～1ml注射器抽取药液，装上4号针头，注射时尽量从静脉末端顺血管平行方向刺入1cm。

（4）刺入静脉后，将注射器回抽，见有回血后，放松对耳根处血管的压迫，固定针头缓慢推入药液，如针头在血管内，则药液进入无阻，否则隆起发白出现皮丘，须拔出重新再刺，每只一次注射量不超过2ml。

（5）注射完毕，抽出针头，用干棉球压住注射部位，使血液和药液不致流出。

豚鼠的后肢跖静脉给药时，操作者从后膝关节抓住动物肢体，压迫静脉，将腿呈伸展状态。剪去注射部位的毛，酒精棉球擦拭消毒后，可见粗大的后肢跖静脉，用6号或7号针头以向心的方向刺入血管注射。

5. 家兔的耳缘静脉注射 家兔耳廓大，血管明显，从耳缘静脉注射药液是家兔最常用的静脉给药途径。

（1）由实验助手按标准操作规程将兔放入兔盒内固定好，操作者拔掉耳壳外缘的被毛。

（2）用酒精棉球涂擦耳缘静脉，用左手食指和中指夹住静脉近心端，拇指绷紧耳部边缘静脉远端，无名指及小指垫在下面，再用右手轻弹或揉搓兔耳，使静脉充盈充分暴露。

（3）用右手持2～20ml一次性注射器（视注射体积定），6号针头，抽取药液，排净空气后备用。

（4）尽量从血管远心端将针头刺入皮下，并推进少许，而后刺入血管，如见针头在血管内，推动注射器时无阻力、无皮肤隆起发白，即以左手将针头和兔耳固定，按要求缓慢推入药液；如果注射有阻力，局部发生肿胀，表明针头不在血管内，立即拔出重新刺入。

（5）注射完毕，抽出针头，用消毒干棉球按压注射部位针眼并持续数分钟，使血液和药液不致流出，待止血后将动物归笼或作其他观察。

6. 犬的静脉注射 犬的静脉给药多取前肢前臂内侧皮下静脉、后肢小隐静脉及耳缘静脉。

（1）按相应的标准操作规程抓取犬，由助手将犬固定在专用固定架上处于侧卧（前后肢静脉注射）或站立（耳缘静脉注射）状态。用电动推剪剃净给药部位的毛，显露出血管，分别用医用碘酊棉球和酒精棉球消毒皮肤，然后用消毒干棉球擦干。

（2）用胶管结扎注射部位静脉向心端，使血管充盈。

（3）静脉滴注：将一次性输液器从静脉远心端刺入，先刺进血管旁的皮下，而后与血管平行方向刺入静脉内，抽动注射器可见回血，则松开胶管，将针头顺血管再刺进少许。用固定贴或橡皮膏固定好注射器针头，打开输液器开关，然后根据实验要求调节输液速度。输液完毕后，拔掉针头，用干棉球压迫针眼处止血，观察5分钟，无异常则将犬放回笼中。

（4）静脉注射：将已吸好药液的10～50ml一次性注射器从静脉的远心端刺入，见有回血时松开胶管，注射者按试验要求一手固定针头、一手将药液缓慢推入。注射完毕后用干棉球按压注射处，拔出针头，压迫5分钟，防止血液顺针孔流入皮下形成血肿。若注射失败或需重复注射，可按上述操作在前次针眼略近心端刺入。

（5）技术要点：要很好地固定静脉，因为犬的皮肤非常薄，此处静脉只隔一层皮肤，不仅浅表，而且容易滑动，注射时一定要绷紧皮肤使血管相对固定，针头刺入不可深，方向一定与血管平行。犬前肢内侧皮下静脉比后肢小隐静脉还粗一些，而且比较容易固定，因此，一般作静脉注射或采血时常使用此静脉；前肢内侧正中静脉位于前肢内侧面皮下正中位置，向上延伸至肱静脉，此血管位置较深，注射时有时需要切开皮肤。同时，注射药液前一定要将针管内气泡排尽，推药液速度不能过快。

7. 猴的静脉注射　猴的前肢桡静脉或后肢隐静脉是最常用的注射途径，操作同犬。

（三）皮下注射给药

动物皮下注射给药较为简单，最适部位为背部或颈部。

1. 大鼠、小鼠的背部皮下注射

（1）小鼠用1ml注射器连上5号针头，大鼠用2ml注射器连上6号或7号针头，抽取药液待用，也可应用相应规格的一次性注射器操作。使用注射器和吸取药液时应注意：拉动注射器时，针管与基部连接处不应有松动现象；针的刃口不尖锐的不宜使用；使用过的注射针，若针头严重弯曲，也不宜再使用；当推动注射器时，注射器内的药物应以不出现漏液为原则。

（2）右手提起鼠尾放在粗糙面或鼠笼上，先用酒精棉球消毒需要注射部位的皮肤，再将皮肤提起，使注射针头与皮肤成一定的角度，便于刺入动物皮下。

（3）左手将动物固定好，左手拇指和食指捏起动物皮肤形成褶皱，右手持已抽取药液的注射器，先沿动物体体轴从头部方向将针头刺入背部皮下，再沿体轴方向将注射针推进5～10mm，把针尖轻轻向左右摆动，容易摆动则表明已刺入皮下，固定好针头回抽无血液、无回流物则缓慢推入药液。注射过程中应注意勿扎伤手指。

（4）注射完毕，缓慢拔出针头，稍微用手指或干棉球压住针刺部位，防止药液外漏。

2. 大、小鼠大腿部皮下注射　通常采用左侧下腹部或后腿皮肤处注射给药。助手按相应标准操作程序抓取大、小鼠并将其固定放在笼上，操作者左手拇指和食指捏起大腿部皮肤，以酒精棉球消毒注射部位，其他操作同上，但一次注射量不超过1ml/kg体重。

3. 豚鼠皮下注射　豚鼠皮下注射一般在大腿内侧面或背部、肩部、颈部等皮下脂肪少的部位进行，通常在豚鼠大腿内侧面注射。操作时，由助手将豚鼠固定在手术台上，操作者左手固定注射侧的皮肤，并充分提起皮肤。右手持注射器（6号针头）以45°将注射针刺入动物皮下。注射完毕，用手指或干棉球压迫注射部位，并揉搓注射器刺入部位片刻。

4. 家兔的皮下注射　一般选用背部脊柱两侧皮肤和腿部皮肤，一次可多点注射，每个点＜0.1ml。

（1）按相应的标准操作规程抓取实验兔称重，计算给药剂量和给药体积，用连有6～7号针头的一次性注射器抽取药液待用。

（2）将兔放入兔盒或试验台上，由助手以右手按住实验兔头颈部，左手按住下半躯体，使动物平俯在实验台或兔盒中。

（3）操作者左手拇指及中指将兔的背部注射部位的皮肤提起使成褶皱，并用食指按压皱折中间，使皮肤呈三角形，增大皮下空隙。使用碘酊、酒精消毒后，右手持注射器，自褶皱下刺入，针头部位感觉较宽松时，证明针头在皮下，松开皱折，将药液缓慢注入，一次注射量为1.0～3.0ml/只。

（4）注射完毕，抽出针头，以消毒干棉球按压针眼数秒后，将动物归笼或作其他观察。

5. 犬的皮下注射　犬的皮下注射常选择颈部及背部皮肤，将注射器直接刺入颈部或大腿部皮肤与肌肉之间。此外，也可注射四肢和腹部的皮下。但要注意采用犬的躺卧部位容易污染。操作时由助手固定好实验犬，并使犬保持安静。操作者将已抽取药液的注射器（常用8号针头）刺入上述部位皮下即可。每次注射剂量以1ml/kg为宜，不超过2ml/kg。

6. 猴的皮下注射 猴的颈后、腰背部皮肤疏松，可大量注射。猴的上眼睑、大腿内侧上1/3处及臂内侧皮肤内也可进行皮下注射。注射方法同家兔。一次给药量为1.0～3.0ml/只。在注射部位用拇指和中指将猴的皮肤提起形成褶皱，用食指压扁在顶端形成皮下空隙。用针头刺入该空隙后放松褶皱，确认针头在皮下后将药液缓缓推入。

7. 猪的皮下注射 猪的皮下注射通常选用耳根皮下，并穿过皮肤注射于皮下的结缔组织中。参考注射剂量（小型猪）为1ml/kg，不超过2ml/kg。

（四）腹腔注射给药

腹腔注射是小型啮齿类动物最常用的给药途径之一。药物可经过腹膜吸收进入全身血液循环。注射部位一般选择在实验动物腹部左下1/4处（该区域无重要的生命器官）。注射时，为了防止药物进入肠道，仅用针头尖端穿透腹壁即可。

技术要点：针头刺入部位不宜太接近上腹部或太深，以免刺破内脏；针头与腹腔的角度不宜太小，否则容易刺入皮下；所用针头不宜太粗，以防药液从注射针孔漏出。注射后可采用无菌棉按一下注射针孔，或用不带钩的小镊子轻捏注射针孔。为避免注射后药液从针孔流出，也可以在注射时先把针头在皮下向前推2/3距离，然后以一定角度刺入腹腔。

1. 大鼠、小鼠的腹腔注射

（1）根据实验要求配好药液，按所称体重计算给药体积。用相应型号注射器抽取药液（小鼠使用1ml注射器搭配5～6号针头，大鼠使用5ml注射器搭配6～7号号针头；也可应用相应规格的一次性注射器操作），备用。小鼠和大鼠单次注射参考剂量分别为0.1～0.2ml/10g体重和1.0～2.0ml/100g体重。

（2）操作者左手用拇指和食指抓住小鼠颈背部皮肤，手掌呈杯状紧握鼠背使腹部皮肤伸展，同时压住尾根，固定好动物；大鼠则用左手的大拇指、食指和中指从它的前肢及头部抓住大鼠，注意抓握既要紧又要轻柔，同时用身体抵住大鼠的两后肢使之固定，使腹部向上并伸展。

（3）右手用酒精棉球消毒注射部位。拿取已抽好药液的注射器，在距下腹部腹中线两侧约1cm处将针头刺入皮肤，继续进针3～5mm，以45°刺入腹腔，针尖通过腹肌后抵抗力消失，固定针尖。

（4）回抽注射器，观察有无回流物（血液或尿液），如无则可缓缓推注药液。注射完毕，抽出针头，以消毒干棉球轻压针眼处，防止药液外渗。为避免刺破内脏，可将动物头部略向下，尾部提高，使脏器移动到横膈处再操作。

2. 豚鼠的腹腔注射 豚鼠腹腔注射于下腹部一侧进行。

（1）根据实验要求配好药液。称取动物体重，计算给药量和给药体积，采用1～2ml一次性注射器或1～2ml注射器搭配7号针头抽取受试药物。单次给药量为0.1～0.5ml/100g。

（2）左手以稳准的手法迅速扣住豚鼠背部，抓住其肩胛上方，将手张开握住躯干。将豚鼠腹部朝上，使其固定在手掌中，常规消毒皮肤。右手持装有受试药的注射器，将针头从左（右）下腹部（外1/3处，避开肝脏和膀胱）向头端方向刺入腹腔。抽注射器，如无回血或尿液，则可缓缓注入药物；如有则抽出针头重新再刺。注射完毕后，抽出针头，用干棉球按压针眼数秒防止药液漏出。

3. 家兔的腹腔注射 家兔腹腔注射需要两人配合完成。在进行腹腔注射给药时，让助手固定好家兔，使其腹部向上，头低腹高，注射剂量为5～10ml。

（1）根据实验要求配好药液，按标准操作规程抓取家兔并称重，计算给药量和给药体积，以6～7号针头搭配5ml一次性注射器（注射器容量随注射体积定）吸取药液备用。

（2）助手取仰卧位保定实验兔，头部低于腹部从而让腹腔脏器向膈肌方移动。操作者用酒精棉球消毒注射部位，持注射器在兔下腹部距白线两侧约1cm处（避开肝脏和膀胱），以约45°刺入腹肌，针尖穿过腹肌进入腹腔后，操作者手可感到针头前抵抗力消失，深度为0.5～1.0cm，保持针尖不动。将注射器回抽，观察是否有回血或尿液，若有则提示针头可能误入血管、膀胱或肠腔，应立即抽出针头重新操作；若无上述现象，则可缓慢推注药液。注射完毕后，抽出针头，以消毒干棉球按压针眼数秒防止漏液，将家兔放回笼中或作其他观察。

4. 犬的腹腔注射 实验犬的腹腔注射部位为脐后腹白线一侧1～2cm处。参考给药量为1ml/kg，最多20ml/kg。

（1）操作者按相应的标准操作规程，将动物从笼中取出，称重。按动物体重抽取已配制好的药液（常用10～30ml注射器，配置6号针头）。

（2）助手保定实验动物，使其腹部向上。操作者用酒精棉球消毒注射部位后，在犬下腹部白线左侧或右侧旁1～2cm处用注射针头刺入皮肤和腹肌，进入腹腔时有松空的感觉，回抽针栓观察是否插入脏器或血管，无回血或液体则固定针头缓慢推注药液，注射完毕抽出注射器，以消毒干棉球压住针眼数秒后将动物放回笼中。

（五）肌内注射给药

此法与皮下注射和腹腔注射相比，应用较少。只有当给注射不溶于水而混悬于油或其他溶剂时，才用此法。常选择动物肌肉发达的部位注射，如猴、犬和兔等动物可选择两侧臀部或股部肌肉。然而，必须严格注意注射部位和药物理化性质。如果注射的药物量大而有刺激性，由于坐骨神经在股骨的后面，故用股四头肌比股后部肌肉更好；如果将药物注射至股后部肌肉的筋膜面，则可能影响神经的功能，造成后肢瘫痪。

1. 大、小鼠肌内注射 因大、小鼠肌肉较少，不常作肌内注射。如实验必须作肌内注射时，可注射入大腿外部肌肉，注射药量不超过0.1ml。

（1）大、小鼠称重计算给药量和给药体积后，使用注射器抽取药液（大鼠用1ml注射器及5～6号针头，小鼠用0.25ml注射器及5～6号针头，可应用相应规格的一次性注射器），备用。

（2）以左手拇指和食指抓住大、小鼠头部皮肤，小指、无名指和手掌部夹住鼠尾及一侧后肢（也可由助手固定，大、小鼠两耳和头部皮肤被提起，操作者用左手抓住大、小鼠一侧后肢操作），使用酒精棉球消毒。

（3）右手持注射器，将针头与肌肉成60°，一次刺入大腿外侧肌肉。回抽注射器，如无回血，则可将药液缓慢注入。注射完毕，抽出针头，以干棉球压住注射部位，以免药液外渗。实验完毕将动物小心放回笼中或作其他实验观察。

2. 家兔肌内注射 兔肌肉发达，肌内注射多选臀部或大腿后侧肌肉。

（1）按标准操作规程抓取家兔并称重，计算给药量及给药体积。用注射器抽取药液备用（用0.5～2ml注射器装上6～7号针头或一次性注射器）。

（2）由助手按相应标准操作规程抓取家兔，用右手按住上半躯体，左手按住下半躯体，将实验兔固定在实验台上，操作者将实验兔臀部被毛剪去。

（3）以碘酊或酒精棉球消毒注射部位后，操作者左手按住臀部，右手持注射器，将针头与肌肉成60°一次性刺入肌肉中。回抽注射器针栓，观察有无回血，如无回血，则将药液注入。注射完毕，抽出注射器，以消毒干棉球按压针眼数秒，将动物归笼中或作其他观察。

3. 犬肌内注射 犬多选用臀部或大腿部的肌肉进行肌内注射。

（1）按照实验犬体重计算药物给药量及给药体积（6～7号注射针头的注射器）。用注射器抽取药物备用。

（2）按相应的标准操作规程将犬固定。剪去臀部（或大腿部）注射部位的被毛，用碘酊或酒精棉球消毒。

（3）操作者右手持注射器，使注射针与肌肉成60°一次刺入肌肉中。回抽针栓，如无回血则可注入药液。

（4）注射完毕后以消毒干棉球按在针眼部位，并用手轻轻按摩，以帮助药物吸收。

4. 豚鼠肌内注射 豚鼠肌内注射一般选择后肢大腿外侧肌肉。注射时，先让助手将豚鼠放在实验台上，左手掌将豚鼠从颈部把头部蒙住，右手固定后肢。其他操作步骤同大、小鼠。豚鼠的单侧肌肉用药量不能超过0.5ml/只。

5. 猴的肌内注射 多采用前肢肱二头肌和臀部肌肉进行注射。注射时由助手以合适的姿势将动物固定。操作者右手持注射器与肌肉呈60°刺入肌肉中，回抽无血即可注射。注射后轻揉注射部位帮助药液吸收。注射剂量以0.25ml/kg以内为宜，最多不超过0.5ml/kg。

（六）皮内注射给药

皮内注射是将药液注射于表皮与真皮之间的方法，主要用于观察实验动物血管的通透性变化或观察皮内反应，多用于接种（免疫）、致敏等实验，是皮肤通透性实验的观察指标之一。可将一定量的放射性核素溶液、颜料或致炎物质、药液注射于皮内，以观察目的药物消失速度和局部血液循环的变化。

1. 大、小鼠的皮内注射 通常选择背部脊柱两侧的皮肤。参考剂量为小鼠皮内一次注射量通常不超过0.05ml，大鼠皮内一次注射量不超过0.1ml。如需多点注射，点与点之间须有适当间隔，一般为1cm。

（1）先将注射部位及周围被毛剪去，用酒精棉球消毒注射部位。

（2）左手将皮肤捏成皱襞，右手持5号针头的结核菌素注射器，使针头与皮肤呈30°刺入皮下，然后将针头向上挑起并梢刺皮肤真皮层即可注射。注射后，可见在针尖前方皮肤表面立刻鼓起小丘（白色、橘皮样），且注射部位因皮肤缺血而呈苍白色，皮肤上的毛孔极为明显。注射后针头滞留5分钟后再拔出，否则药液会从针孔漏出。若小泡消失缓慢，则说明药物皮内注射成功。此外，雄鼠皮肤比雌鼠致密，注射难度相对较大。

2. 豚鼠皮内注射 豚鼠皮内注射部位为背部脊柱两侧的皮肤。进行注射前先剪毛，然后用硫化钡或除毛霜除毛，间隔一天以后进行注射。通常豚鼠皮内一次的注射量不超过0.1ml，其他操作步骤同大、小鼠。

3. 家兔的皮内注射 通常选择背部脊柱两侧的皮肤。其他操作步骤同大、小鼠。注射前一天先用剪刀将注射部位的被毛剪去，再用除毛剂除毛。注意进针要浅，避免进入皮下。一次注射量通常不超过0.1ml。

（七）经皮肤涂抹给药

1. 大、小鼠的经皮肤给药 大鼠和小鼠有相当于自身长度的尾部，切尾部背毛稀少皮肤裸露，适合经皮给药的药物。通常采用浸尾方式，经尾皮吸收给药，来定性判定药物或毒物经皮肤的吸收作用。

（1）将受试药液装入试管内，竖直放置并固定。

（2）将小鼠放入特制的固定盒内，露出尾巴，然后将小鼠尾巴穿过小试管软木塞小孔，插入装有药液的试管内，浸泡2～6小时，并观察其药物反应。实验过程中小鼠尾部应用胶布或其他方法予以固定。

如果药物有毒性，要防止操作者中毒。可选择在通风橱壁上，钻出一个尾根部大小的小孔洞，将受检液体置于通风橱内，动物尾巴通过该小孔进行浸尾实验，整个尾巴长度的3/4浸入药液中，身体部分留在通风橱外。同时试管上的软木塞要保证塞紧，尾巴通过的小孔要保证严密。

2. 豚鼠的经皮涂布给药 给药部位通常选择脊柱两侧背部皮肤。选定部位后，使用脱毛剂脱去动物被毛（脱毛过程中应特别注意不要损伤皮肤），洗净动物背部皮肤表面脱毛剂，放回笼内，待24小时后才可进行实验。

次日，仔细检查脱毛处皮肤是否有刀伤或过度腐蚀的切口，有无炎症、过敏现象。如有，应暂缓使用，待动物完全恢复。若动物皮肤状态符合实验要求，则将动物固定，在脱毛区覆盖面积相仿的钟形玻璃罩，罩底用凡士林、胶布固定封严。用移液管沿罩柄加入一定剂量的药物，塞紧罩柄上口。待受检液与皮肤充分接触并完全吸收后解开，然后将皮肤表面仔细洗净。

观察时间视实验需要而定。一般药物（如软膏、化妆品）可直接涂在皮肤上。药物与皮肤接触的时间根据药物性质和实验要求而定。

3. 家兔的经皮肤涂布给药　家兔的透皮给药部位通常选择脊柱两侧的背部皮肤，居于躯干的中部，面积视实验动物的大小而定。每侧涂布面积通常为$2\sim2.5cm^2$。操作同豚鼠。

二、实验动物的采血途径和方法

（一）小鼠、大鼠采血法

1. 剪尾采血　当所需血量较少时采用本法。固定动物并露出尾巴，将尾部剪毛消毒后浸入45℃温水中浸泡数分钟，使尾部血管充盈，擦干尾部，用剪去尾尖端1～2mm（小鼠）或3～5mm（大鼠），使血液顺试管壁自由流入试管内或采用血红蛋白吸管吸取，同时自尾根部向尾尖按摩。采血结束后，将伤口消毒并压迫止血，此法每鼠可采血10次以上，小鼠每次采血量约为0.1ml/次，大鼠采血量约为0.4ml/次。

2. 眼眶后静脉丛采血　操作者左手将动物固定，拇指食指轻轻压迫颈部两侧，使眶后静脉丛充血，右手持玻璃毛细采血管，以与鼠面呈45°由眼内角刺入，并向下旋转，当察觉阻力时停止推进，当得到所需采血量时，放松加于颈部的压力，并拔出采血管，以防穿刺孔出血。此法短期内可重复采血，左右两眼轮换更好。小鼠取血量为0.2～0.3ml/次，大鼠取血量约为0.5ml/次。为了更好地保障动物福利，在不影响实验结果的前提下，可给予动物麻醉。

3. 股动脉采血　当采血量较大时可使用股动脉采血。首先将动物麻醉后背位固定，切开左或右腹股沟的皮肤，分离股静脉或股动脉，将注射针平行于血管刺入静脉或动脉内，徐徐抽动针栓，即可采血。此法小鼠取血量可达0.5ml/次，大鼠可达2ml/次，操作时需防止喷血。

4. 心脏采血　大、小鼠的心脏较小，且心率较快，采血比较困难，故少用。大、小鼠麻醉采取仰卧位固定，剪去胸前被毛，皮肤消毒后，用左手食指在左侧第3～4肋间摸到心脏搏动处，右手持4～5号针头注射器，选择心脏搏动最强处穿刺。穿刺后，血液会自动进入注射器，标示采血成功。此法采血量为0.5～0.6ml。

此外，尚有颈静脉、颈动脉、股静脉采血及断头采血等方式。其中，断头采血给动物带来恐惧，可在动物麻醉状态下进行或尽量选择别的采血方式。

（二）豚鼠采血法

1. 耳缘切口采血　先将豚鼠耳部消毒，用锐器（刀或刀片）割破耳缘，则血可自动流出而进入容器，此法取血量约为0.5ml。

2. 心脏采血　由于豚鼠身形较小，可由助手握住前后肢进行采血（也可麻醉后固定于手术台上）。首先探明心脏搏动部位，一般为胸部左侧第3～4肋间。剪毛消毒，将针头垂直刺入心脏，由于心脏搏动，血液自动进入注射器，1周之后可重复穿刺采血，成年豚鼠每周采血应不超过10ml。

3. 背中足静脉采血　由助手固定豚鼠，将后肢膝关节伸直，固定至操作者面前，操作者将豚鼠背面用酒精棉球消毒，找出背中足静脉后，用左手拇指和食指拉住豚鼠趾端，左手持注射针刺入静脉，抽出针头即有血液渗出，采血后，用纱布或脱脂棉压迫止血。反复取血时，两后肢交替使用。除此法外，还可采用股动脉采血方式。

（三）家兔采血法

1. 耳缘静脉采血　耳缘静脉采血是家兔最常用的采血方法之一，常作多次反复取血用。将兔放入固定盒中，露出两耳。将耳缘静脉部位的毛剃去，局部消毒，用手指轻轻摩擦兔耳，使静脉扩张，用连有 5.5 号针头的注射器在静脉末梢端刺入血管，回抽取血，或直接用刀片将静脉割破让血液自流出取血，此法单次采血量为 5～10ml。

2. 耳中动脉采血　将兔置于兔固定筒内，兔耳中央有一条颜色较鲜红的中央动脉，局部用酒精棉球反射揉擦使血管充血，采血前左手固定兔耳，右手持连有 6 号针头注射器，在中央动脉的末端，沿着动脉平行地向心方向刺入动脉，即可见动脉血进入针筒。此法单次取血量约为 15ml。

3. 心脏采血　将家兔仰卧固定，在第 3 肋间胸骨左缘 3mm 处，用注射针垂直刺入心脏，血液随即进入针管。此法单次取血量为 20～25ml。

（四）犬（猫）采血法

1. 前肢皮下头静脉和后肢小隐静脉采血　此法为最常用犬（猫）采血法。其操作方法及步骤与静脉注射相似，此法取血量为 10～20ml。

2. 颈静脉采血　本法为采取犬动脉血最常用的方法。此法犬不需要麻醉，将稍加以训练的犬在清醒状态下卧位固定于犬解剖台上使其后肢向外伸直，暴露腹肌肉沟三角动脉搏动的部位，剪去毛；未经训练的犬应予固定，取侧卧位，局部消毒，将颈部拉直并尽量后仰，用左手拇指压住颈静脉入胸端使其怒张，右手持连有 6.5 号针头的注射器沿血管平行方向向心端刺入血管，即可见血液流入针筒，采毕后注意压迫止血。

3. 心脏采血　最好在麻醉下进行，将犬固定在手术台上，暴露胸部，局部剪毛消毒，在左侧第 3～5 肋间心搏最明显处将针刺入心脏，此法可抽多量血液，猫采血方法与犬相同。

（五）猴采血法

1. 毛细血管采血　需少量血时，可将猴拇指或足跟处消毒，刺破即可采血。

2. 静脉采血　当所需血量较大时采用本法，最适宜的部位为后肢皮下静脉及外颈静脉。外颈静脉采血时，首先把猴固定在手术台上，侧卧头部略低于台面，助手固定猴的头部与肩部。剪去颈部毛，局部消毒，即可见位于颌骨与锁骨中点之间怒张的外颈静脉，用左手拇指按住静脉，右手持连 6.5 号针头的注射器水平刺入即可取血，采完后压迫止血。

此外还可选择手背、足背处静脉采血。

（六）羊采血法

通常采用颈静脉采血法，将羊蹄捆缚，按倒在地，由助手双手握住羊下颌，向上固定住头部在颈部一侧外缘剪毛约 2 寸范围，碘酒/乙醇消毒，以左手拇指按压颈静脉使其怒张，右手取连有较粗针头的注射器沿静脉一侧以 30° 倾斜由头端向心端刺入血管，缓缓抽血至所需量，取血完毕，局部按压止血。

（七）鸡采血法

常采用翼下静脉采血，翼下静脉是由翼根进入腋窝的一条较粗的静脉，将翅膀展开即可见。首先局部消毒，左手拇指食指压迫向心端，血管怒张后，用连有 5.5 号针头的注射器由翼根向翅膀方向平行刺入血管内即可取血。亦可采用心脏采血，用手指将心脏部位向下推，以三角形的锁骨窝的中央部与脊椎平行方向进针，刺入心脏，回抽采血。

常用实验动物的最大安全采血量和最小致死采血量见表 11-7。

表 11-7   常用实验动物的最大安全采血量和最小致死采血量

动物种类	最大安全采血量（ml）	最小致死采血量（ml）
小鼠	0.1	0.3
大鼠	1	2
豚鼠	5	10
家兔	10	40
犬	50	300
猴	15	60

第三节   实验动物用药量的计算

一、动物用药量的确定原则

在检测受试药物的作用时，使用多大的给药剂量是实验开始时应确定的一个重要问题。剂量太小，作用不明显；剂量太大，又可能引起实验动物中毒。一般应采用下述方法。

（1）对于有文献报道的药物，可根据有关文献、实验教材等提供的药物剂量进行。同时应考虑动物种属，药物厂家、批次差异及实验环境等差异，必要时先通过预实验调整用药剂量。

（2）文献资料无参考剂量，则先用小鼠粗略探索中毒剂量或致死剂量，或取致死剂量的若干分之一（一般取 1/10～1/5）为应用剂量；植物药品粗制剂的剂量多按生药折算；化学药品可参考化学结构相似的药物剂量。确定剂量后，如果第一次实验的作用不明显，实验动物也没有中毒的表现（如体重下降、精神不振、活动减少等），可以加大剂量再次实验。如果实验动物出现中毒症状，同时药理作用明显，则应降低剂量再次实验。一般情况下，在适宜的剂量范围内，药物的作用常随剂量的加大而增强。因此，最好设置至少 3 个剂量同时做实验，以便迅速地获得关于药物作用的较完整的资料。如果实验结果出现剂量与作用强度之间毫无规律时，则应慎重分析。用大动物进行实验时，初始剂量可采用小鼠剂量的 1/15～1/2，后期可根据实验动物的反应来调整剂量。

确定实验动物给药剂量时，还应考虑实验动物的年龄大小和体质的强弱。一般来说，确定的给药剂量是针对成年动物，幼小实验动物的给药剂量则应减少。此外，确定给药剂量时，要考虑给药途径。不同的给药途径所用剂量也不同。当口服量为 100 时，皮下注射量则为 30～50、肌内注射量为 25～30、静脉注射量为 25 左右。

二、实验动物用药量的计算方法

动物实验所用的药物剂量，一般按照 mg/kg 体重或 g/kg 体重计算，应用时须从已知药液的浓度换算出相当于每千克体重应注射的给药容量。

例如，体重 2kg 的家兔，静脉注射 20% 氨基甲酸乙酯，按照每千克体重 1g 的剂量注射，应注射多少毫升？

计算：家兔每千克体重需要注射 1g，注射液的浓度为 20%，则氨基甲酸乙酯溶液的注射量为 5ml/kg。家兔体重为 2kg，应注射 20% 氨基甲酸乙酯溶液量为 5ml/kg×2kg=10ml。

在部分实验中，为了模拟临床给药，实验可能使用已上市药品。针对该类药品的给药量计算，需考虑辅料等因素。例如，由礼来公司生产的奥氮平片剂是临床上治疗精神分裂症的药物，其推荐使用剂量为 10mg/ 天。动物实验过程中，常用给药剂量为 1mg/kg（口服），每天给药 3 次。在计算药物含量时，首先除去奥氮平片剂的包衣，再依据片剂标示量和动物体重计算用药量。例如，奥氮平片剂标示量为 10mg/ 片，大鼠体重为 250g，除去包衣后奥氮平片剂重量为 0.38g，那么理论上，大鼠每只每天所需奥氮平粉末 1ml/kg×0.25kg×3 次 =0.75g，但由于片剂中含有其他辅料，因此实际需称取奥氮平粉末$0.38g \times 0.75mg/10mg=0.0285g$。

人与实验动物及各类动物间药物剂量的换算方法如下。

1. 人与实验动物间用药量的换算 人类与实验动物对同一药物的耐受性相差很大。通常情况下，动物的耐受性要比人类大，即单位体重的用药量比人类大。但由于一般动物的用药种类远不如人类所使用的多，故一般可按照下列比例来换算：人类用1，则大、小鼠为$25 \sim 50$，家兔、豚鼠为$15 \sim 20$，犬、猫为$5 \sim 10$。

2. 人与实验动物体表面积的计算法 根据史蒂文森（Stevenson）公式计算中国人体表面积：

$$体表面积（m^2）=0.0061 \times 身高（cm）+0.0128 \times 体重（kg）-0.1529$$

根据梅-鲁布纳（Meeh-Rubner）公式计算实验动物的体表面积：

$$体表面积（m^2）=K \times (W^{2/3}/10\,000)$$

式中，K为常数（$K_{大、小鼠}=9.1$，$K_{豚鼠}=9.8$，$K_{家兔}=10.1$，$K_{猫}=9.8$，$K_{犬}=11.2$，$K_{猴}=11.8$，$K_{人}=10.6$），W为体重，单位为g。

例如，计算200g大鼠的体表面积：

由上式可得：$K=9.1$，$W=200$；体表面积$=9.1 \times (200^{2/3}/10\,000)=0.0311m^2$。

3. 人与不同实验动物之间药物剂量的换算方法 先根据Meeh-Rubner公式计算不同实验动物或人的体表面积，然后直接换算出所选择实验动物或人的药物剂量。

例如，某利尿药对大鼠灌胃给药的剂量为250mg/kg。粗略估算该利尿药对20g小鼠的用药剂量。

由上述公式，计算出200g的大鼠体表面积为$0.0311m^2$，若250mg/kg的剂量改以mg/m^2表示，则（$250mg/kg \times 0.2kg$）$/0.0311m^2$相当于$1608mg/m^2$。20g小鼠的体表面积为$0.0067m^2$，则$1608mg/m^2 \times 0.0067m^2/0.02kg$相当于$538.68mg/kg$的给药剂量。

4. 按照mg/kg折算mg/m² 给药剂量换算方法 计算方法：剂量（mg/kg）×甲动物转换因子/乙动物转换因子（表11-8）。

表11-8 进行不同实验动物间剂量换算时的常用数据

动物种类	K值	体重（kg）	体表面积（m²）	mg/kg-mg/m²转换因子	每千克体重占有表面积相对比值
小鼠	9.1	0.018	0.0063	2.90	1.0（0.2kg）
		0.020	0.0067	3.00	
		0.022	0.0071	3.10	
		0.024	0.0076	3.20	
大鼠	9.1	0.10	0.0196	5.10	0.47（0.2kg）
		0.15	0.0257	5.80	
		0.20	0.0311	6.40	
		0.25	0.0461	6.90	
豚鼠	9.8	0.30	0.0439	6.80	0.40（0.40kg）
		0.40	0.0532	7.50	
		0.50	0.0617	8.10	
		0.60	0.0697	8.60	
家兔	10.1	1.50	0.1323	11.30	0.24（2.0kg）
		2.00	0.1608	12.40	
		2.50	0.1860	13.40	

续表

动物种类	K值	体重（kg）	体表面积（m²）	mg/kg-mg/m²转换因子	每千克体重占有表面积相对比值
猫		2.00	0.1571	12.70	0.22（2.5kg）
		2.50	0.1324	13.70	
		3.00	0.2059	14.60	
犬	11.2	5.00	0.3275	15.30	0.16（10.0kg）
		10.00	0.5199	19.20	
		15.00	0.6812	22.0	
猴	11.8	2.00	0.1873	10.70	0.24（3.0kg）
		3.00	0.2455	12.20	
		4.00	0.2973	13.50	
人	10.5	40.00	1.2398	42.20	0.08（50.0kg）
		50.00	1.4386	34.80	
		60.00	1.6246	36.90	

5. 按照人与实验动物间体表面积折算的等效剂量比值表的计算方法 12kg的犬的体表面积为200g大鼠的17.8倍。如该受试药大鼠的剂量为250mg/kg，从表11-9可得200g大鼠需要的给药量为250×0.2=50mg，计算可知犬的试用剂量为50×17.8/12=130mg/kg。

表11-9 人和实验动物按体表面积折算的等效剂量比值表

动物	等效剂量比值							
	小鼠（20g）	大鼠（200g）	豚鼠（400g）	家兔（1.5kg）	猫（2.0kg）	猴（2.0kg）	犬（12kg）	人（70kg）
小鼠（20g）	1.0	7.0	12.25	27.8	29.7	64.1	124.2	387.9
大鼠（200g）	0.14	1.0	1.74	3.9	4.2	9.2	17.8	56.0
豚鼠（400g）	0.08	0.57	1.0	2.25	2.4	5.2	4.2	31.5
家兔（1.5kg）	0.04	0.25	0.44	1.0	1.08	2.4	4.5	14.2
猫（2.0kg）	0.03	0.23	0.41	0.92	1.0	2.4	4.1	13.0
猴（2.0kg）	0.016	0.11	0.19	0.42	0.45	1.0	1.9	6.10
犬（12kg）	0.008	0.06	0.10	0.22	0.23	0.52	1.0	3.1
人（70kg）	0.0026	0.018	0.031	0.07	0.078	0.16	0.32	1.0

6. 按照人与实验动物用药剂量的换算方法 计算公式：$d_B=W×d_A$，W为折算系数，d_B、d_A为B、A两种动物每千克体重剂量。

已知某药物对小鼠的最大耐受量为20mg/kg，从表11-10中可得，大鼠的折算量为0.7×20mg/kg=14mg/kg。如果使用200g的大鼠进行动物实验，则需要14×0.2=2.8mg药物。

表11-10 实验动物与人体的每千克体重剂量折算系数表

动物	折算系数						
	小鼠（0.02kg）	大鼠（0.2kg）	豚鼠（0.4kg）	家兔（1.5kg）	猫（2kg）	犬（12kg）	成人（60kg）
小鼠（0.02kg）	1.00	1.4	1.6	2.7	3.2	4.8	9.01
大鼠（0.2kg）	0.70	1.0	1.14	1.88	2.3	3.6	6.25

动物	折算系数						
	小鼠（0.02kg）	大鼠（0.2kg）	豚鼠（0.4kg）	家兔（1.5kg）	猫（2kg）	犬（12kg）	成人（60kg）
豚鼠（0.4kg）	0.61	0.87	1.0	1.65	2.05	3.0	5.55
家兔（1.5kg）	0.37	0.52	0.6	1.0	1.23	1.76	2.30
猫（2kg）	0.30	0.42	0.48	0.81	1.0	1.44	2.70
犬（12kg）	0.21	0.28	0.34	0.56	0.68	1.0	1.88
成人（60kg）	0.11	0.16	0.18	0.304	0.371	0.531	1.0

一般情况下，动物间的剂量可相互换算。一般药理实验的动物每千克体重剂量是规定种属成年动物的剂量。动物种属不同时，每千克体重剂量也不相同。即使是同种动物，若体重相差很大，或由成年动物估计幼年、老年动物的体重剂量，其每千克体重剂量也应做相应的调整。

现介绍一种可以用于不同种属实验动物，也可用于不同体重、同种实验动物的剂量换算公式，所得出的剂量可以供参考试用。若不同种属动物间对该药的代谢方式或敏感程度有很大差别，应取换算剂量的1/4开始试用，然后按照2倍或3倍递增，探索其最佳剂量。

剂量换算公式如下：

$$d_B = d_A \times R_B/R_A \times (W_A/W_B)^{1/3}$$

式中，d_A、d_B分别为A、B两种实验动物的每千克体重剂量；R_B、R_A是动物体型系数，R与表面积/体重（m^2/kg）的1/3次方成正比，可由表11-11中查到。

表11-11　不同种属实验动物的动物体型系数

动物种类	小鼠	大鼠	豚鼠	家兔	猫	猴	犬	人
体型系数	59	90	99	93	82	111	104	100

例如，已知20g小鼠用2.0mg，求200g大鼠及10kg家犬的每千克体重剂量。

d_A=2.0mg/0.02kg=100mg/kg，R_A=59，R_{B1}=90，R_{B2}=104，W_A=20g=0.02kg，W_{B1}=0.2kg，W_{B2}=10kg，代入公式，得200g大鼠：d_{B1}=100×90/59×(0.02/0.2)$^{1/3}$=70.8（mg/kg）

10kg家犬：d_{B2}=100×104/59×(0.02/10)$^{1/3}$=22.2（mg/kg）

第四节　实验动物外科基本技术

一、手术前的准备

（一）常用手术器械的准备

1. 手术刀用于切开皮肤和脏器。

2. 手术剪用于剪断软组织和分离组织，还可用剪刀的尖端插入组织间隙，撑开分离疏松组织。

3. 手术镊用于夹起或提起组织，以便于分离剪断或缝合，有齿镊常用于夹持较坚韧的组织，无齿镊来夹持较脆弱的组织。

4. 止血钳用于止血和分离组织，常用有直式、弯式和蚊式三种，直式止血钳，主要用于浅层血管止血、分离组织、牵引缝线等；弯式止血钳常用于深部组织及内脏的止血；蚊式止血钳常用于精细组织的止血和分离组织。

5. 玻璃分针用于钝性分离血管、神经。

6. 持针钳用于夹持缝合针。

7. 缝针用于缝合不同的组织,缝合皮肤及厚大肌肉时,常用三棱大弯针;缝合胃、肠、子宫、腹膜时,常用圆形弯针。

8. 缝线包括丝线、肠线、棉线、金属线等,以丝线较为常用,金属线多用于骨外科。

9. 注射器、针头。

(二)术前动物检查

1. 临床指标观察主要测量动物的体温、呼吸心率、血压等指标。

2. 实验室检查,主要检查凝血功能和血常规。

(三)动物被毛去除法

在一些特殊的实验中,为了提高实验的准确性和研究的方便性,需要对实验动物行被毛去除处理。例如,在肿瘤接种实验中,去除实验动物的被毛可提高肿瘤接种的成功率;经皮肤给药的药物在进行动物实验时,去除被毛不仅能使药物更好地吸收,而且可防止局部感染。常见的实验动物除毛方法有剪毛、拔毛、剃毛、脱毛等四种。

1. 剪毛法 急性动物实验中常使用此法。操作时,用剪毛剪或弯头剪紧贴动物皮肤依次将被毛剪去,一般先粗剪后细剪,剪下的被毛应放于固定的容器内。注意不要用手提着皮毛剪,否则容易剪破皮肤。

家兔通常在背部两侧剪毛,范围约$150cm^2$(约为体表面积的10%)。操作时,将家兔放置于实验台上,用左手按住家兔头颈处,右手持弯头手术剪(也可用电动推剪操作)自家兔下背部,逆被毛方向从毛根部剪毛。该方法适用于暴露中等面积的皮肤,家兔及犬的颈部手术时常用此法。

为避免毛发乱飞影响实验环境和实验结果,可将需要去除的被毛的地方用乙醇喷雾喷洒湿润,并将剪下的毛发放入事先盛水的容器中;剪毛操作过程中应注意避免伤到动物皮肤。

2. 拔毛法 大小鼠皮下注射、家兔耳缘静脉注射或取血常用此法。操作时,将实验动物固定后,用拇指、食指将所需要部位的被毛拔去,若涂上一层凡士林,可更清楚地显示局部血管。

3. 剃毛法 大动物做慢性手术时常使用此法。操作时,首先用温肥皂水将需要剃毛部位的被毛充分浸润,然后用弯头剪先剪一遍,再用剃毛刀顺实验动物被毛生长方向剃毛(不可逆着动物被毛方向剃毛),这样比较方便。豚鼠通常在背部两侧剃毛,范围每侧约$3cm \times 3cm$。操作时,操作者左手将豚鼠固定在瓷盆中,右手用电动推剪从豚鼠下部向头端推动,逆被毛方向剃毛→及时收集剃下的被毛,放入已盛干净自来水的烧杯或塑料盆中,以免飞扬污染环境。剃毛刀除专用的外,可用半片剃须刀夹在有齿止血钳上代替。优点是速度快,但易伤表皮角质。

4. 脱毛法 一般大动物作无菌手术或观察动物局部血液循环及其他各种病理学变化时常用此法。常用的化学脱毛剂主要有硫化钡(BaS)、硫化碱、硫化钠(Na_2S)、硫化钙(CaS)、硫化锶(SrS)、三硫化二砷(As_2S_3)等。

常用的脱毛剂配方:硫化钠3份、肥皂水1份、淀粉7份、加水混合,调成糊状软膏;硫化钠8g、淀粉7g、糖4g、甘油5g、硼砂1g、水75g,共100g,调成稀糊状;硫化钠8g溶于100ml水内,配制成8%的硫化钠溶液;硫化钡50g、氧化锌25g、淀粉25g,加水调成糊状;硫化钡35g、面粉或玉米粉3g、滑石粉35g、水100ml,调成糊状;生石灰6份、雄黄1份,加水调成黄色糊状;硫化碱10g、生石灰15g,加水到100ml,溶解后即可使用。

操作时,先用剪刀剪短待脱毛部位的被毛→用棉球或纱布块蘸脱毛剂在脱毛部位涂成薄层→经2~3分钟后,用温水洗去该脱毛部位的毛→再使用纱布将水擦干,涂上一层油脂。

一般来说,家兔、大鼠、小鼠等小动物使用硫化钠脱毛效果很好,脱一块$15cm \times 12cm$的被毛,只需要5~7ml的脱毛剂,2~3分钟即可用温水洗去脱下的被毛。

操作家兔脱毛时,将家兔放置实验台上,助手1~2人分别将兔固定。取60g备用脱毛剂(相当于1只家兔用量，脱毛剂配制按相应的标准操作规程操作），加入少许自来水调成稀糊状，用勺子或纱布将脱毛剂均匀涂抹在背部剪毛区。若室温较低，可用温热毛巾覆盖，2～5分钟后，若毛已脱掉，立刻用清水或温水洗去脱毛剂，用软纸或毛巾拭干。

大、小鼠可不剪毛，直接涂上脱毛剂，6～7分钟后，用温水洗去脱下的被毛。脱毛部位的皮肤很少发生充血、炎症现象。

犬等大动物常使用硫化碱配方，其脱毛效果很好。操作时，将犬固定在固定架上，操作者戴上橡胶耐酸手套，用纱布蘸脱毛剂涂抹在需要脱毛的部位，使犬毛湿透，等2～3分钟后，被毛呈现黏糊状时迅速地用自来水洗干净。此时可见被毛脱得十分干净，皮肤表面不充血。

注意在脱毛前一定不要用水冲洗，以免水洗后，脱毛剂会渗透到毛囊刺激皮肤，造成炎症。实验人员操作时动作要轻，以免脱毛剂粘在实验人员的皮肤黏膜上，造成不必要的损伤。

（四）消毒

1. 手术室的消毒　先打扫房间，然后和2%的来苏尔溶液，5%的石炭酸或84消毒液（按1∶200稀释）喷洒消毒，手术室空气可经紫外灯照射消毒。

2. 手术器械的消毒

（1）煮沸法，适用于金属，玻璃器械，缝合材料或橡皮手套的灭菌，一般煮沸20～30分钟。

（2）高压蒸汽法，适用于布料，敷料，手术衣帽及器械的灭菌，一般用高压蒸汽灭菌器121℃灭菌30分钟，冷却后取出，干燥后使用.

（3）化学药品消毒法，一般手术器械可用0.1%苯扎溴铵溶液浸泡1小时，缝合线常用2%福尔马林或75%乙醇溶液浸泡30分钟。

3. 手术部位的消毒　术部除毛后，经过清洗擦干，先用75%酒精棉球涂擦术部及周围，接着用5%的碘酊涂擦再用乙醇脱碘，然后隔离手术部位。

4. 手术人员手臂的消毒　先将指甲剪短磨平，然后用肥皂水彻底洗净手臂，再用0.1%的苯扎溴铵溶液浸泡3～5分钟，擦干后戴上无菌乳液手套。

二、基本操作方法

（一）切开

根据实验要求确定手术部位切口的位置及大小。切开时先绷紧皮肤，将刀刃与皮肤垂直，用力要得当，一次切开皮肤全层，切缝整齐而不偏斜。切开皮肤及皮下组织时，要求按解剖层次切开，尽量避开血管并注意止血，避免损伤深层的重要组织器官。

（二）止血

止血是手术操作中的重要环节。手术过程中止血完善与否，不仅直接影响到手术部位的显露和手术操作，而且造成术后血肿，影响伤口愈合，造成切口感染。术中止血必须迅速、准确、可靠。常用的止血方法如下。

1. 预防性止血　对于有可能存在较多出血的手术，在术前可以给动物注射止血药物，以减少手术过程中及术后出血。术前1～2小时内使用预防性止血剂能提高动物的血液凝固性。常用的预防性止血剂有10%氯化钙溶液、10%氯化钠溶液。

局部麻醉时利用肾上腺素收缩血管的作用，达到减少手术局部出血的目的，其作用可维持20分钟至2小时。临床上常在1000ml的0.5%普鲁卡因溶液中加入2ml 0.1%肾上腺素溶液。

2. 术中止血

（1）压迫止血：一般使用灭菌纱布或拧干的温热盐水纱布按压片刻。适用于小血管出血，操作时用纱布压迫出血部位片刻，不可擦拭，以免损伤组织或使血栓脱落。为了提高压迫止血的效果，可选用温生理盐水、1%~2%麻黄碱溶液、0.1%肾上腺素溶液、2%氯化钙溶液浸湿后拧干的纱布块作压迫止血。

（2）钳夹止血：利用止血钳最前端与血流方向垂直夹住血管的断端止血，多用于小血管的止血。

（3）结扎止血：是常用的基本止血法，多用于较大血管出血的止血。出血点使用纱布压迫，用止血钳逐个夹住血管断端，用丝线绕过止血钳所夹住的血管及少量组织而结扎，在拉紧的同时缓慢放开止血钳，收紧结扣打结，再打第二个结。

（4）烧烙止血：以烧热的烙铁烧血管的断端，使血液和组织凝固。

（5）药物止血：当内脏出血时，用无菌纱布吸净淤血，然后将止血粉、云南白药或凝血酶等涂撒在创面上，压迫5~10秒。

（三）组织分离法

组织的分离有锐性分离法和钝性分离法。其中锐性分离是使用刀、剪等锐利器械直接切割，主要用于皮肤、黏膜、组织精细解剖和紧密粘连部位的分离；钝性分离主要是使用刀柄、止血钳、玻璃分针或手指等分离肌肉、神经、筋膜间隙的疏松结缔组织。锐性分离对组织损伤较小，术后反应也少，愈合较快；钝性分离时，组织损伤较重，术后组织反应较重，愈合较慢。

1. 结缔组织分离法 原则上使用钝性分离。使用止血钳插入组织撑开。其中，薄层筋膜在确认没有血管分布时可使用刀、剪；厚层筋膜应使用止血钳或玻璃分针慢慢分层，在避开血管的前提下，由浅入深，逐层分离。

2. 肌肉组织的分离 为保证肌肉组织的完整性，分离肌肉组织时应在肌肉与肌肉、肌肉与其他组织之间，沿着肌肉纤维的方向做钝性分离。若肌肉组织内有血管分布，应先使用止血钳作双重钳夹，结扎后才能剪断血管。

3. 血管神经组织的分离 应顺着血管及神经的走行方向，使用玻璃分针进行分离。

分离组织时一般要求在同一平面上力求一次垂直切开，以保证切口边缘整齐；在切开多层组织时，应按照组织层次分层切开；切开肌肉时，应沿着肌肉纤维方向切开。各种组织的切开均要确保切口创伤分泌物的顺利排出。

（四）缝合法

缝合应遵循无菌原则。手术开口缝合应在彻底止血的基础上，自深而浅逐层进行严密而正确的对位缝合，以期达到一期愈合的目的；切口两侧组织要接触良好，缝线包括的两侧组织应该等量、对称，避免留有死腔，否则将出现积血或积液，不但会延迟愈合过程，而且易导致感染。缝线要松紧适中，打节最好集中于创缘的同一侧。必要情况下要考虑留排液孔。

手术开口的缝合主要有单纯缝合、内翻缝合、外翻缝合三种类型。这三种类型又根据缝合组织的不同需要又可分为间接缝合和连续缝合。其中间接缝合的最常用的方式是结节缝合。结节缝合主要用于皮肤、肌肉、筋膜等张力大的组织的缝合。

缝合后7~14天应根据愈合情况予以拆线处理。注意拆线前在缝线和针孔上应使用碘酒和乙醇灭菌消毒处理。

三、实验动物标本的检查取材和尸体的处理

实验后对动物尸体进行检验和处理也是一个不容忽视的环节。通过对实验动物进行解剖观察，分析其死亡原因，并对动物实验结果进行判定。

（一）实验动物尸体剖检方法

大体解剖，在实验动物处死后半小时内必须进行。解剖方法采用胸腔、腹腔脏器联合取出

法。而头部器官的解剖检查可在其先或后进行。这样可保持各脏器之间的联系，便于观察各脏器病变之间的关系。实验动物尸体的具体检查方法如下。

1. 体表检查 通过体表检查可以为疾病诊断提供重要线索，为剖检的方向给予启示，还可以作为判断疾病的重要依据。首先复查实验动物基本信息，记录死亡与解剖时间；随之检查营养状态、皮肤、天然孔及器官的病变情况；最后进行尸体变化检查，判断实验动物的死亡时间。

尸僵在实验动物死亡后1小时自头部开始，最先从下颌骨开始，继而在颈部肌肉，随之为胸及腹部肌肉，再次为上肢，最后到下肢，尸僵一般持续约12小时，24小时左右逐渐消失。弛解的顺序也是如此。所以，根据尸僵存在的部位可以推测出实验动物死亡后经过的时间。

2. 胸腹部皮下组织检查 把实验动物固定于解剖台上，用纱布蘸少量来苏尔液湿润被毛。从下颌骨至耻骨联合处沿正中线切开皮肤，剥离皮下组织，要注意检查皮下有无出血、水肿、脱水、炎症和胀肿，并观察皮下脂肪组织的多少、颜色、性状及病理变化性质等。分离出气管，用大号止血钳将气管夹住，以便于剖胸时观察肺。再自胸部中线起剥离胸部的皮下组织和胸大肌进行检查。

3. 腹腔检查 沿肋骨下缘腹正中切开腹壁肌肉至耻骨联合处，再从耻骨下端向脊柱方向，把两侧皮肤剪开，以便于观察腹腔脏器。切开腹腔时，动作要柔缓，要注意腹腔内有无积液、血液或炎性渗出物。随后检查腹腔内各脏器位置是否正常，尤其要注意检查肝脏、脾脏的位置及其大小、膀胱的胀满程度、胃肠的充盈情况、大网膜和腹壁的颜色及状态，以及横膈膜的紧张程度、有无破裂。

4. 胸腔检查 检查腹腔后，再切开胸腔。先检查胸腔是否为负压，再用剪刀或软骨刀，在肋骨的软硬骨连接线内侧约1cm处，从肋弓到第2肋骨，将左右肋骨切断，与肋骨软骨连接处略成平行。剪时应尽量贴着胸内壁，以免刀尖切破肺组织。切开肋骨后将肋弓提起。为防止损伤大血管，导致血液流入胸腔而误认为胸腔积液，此时不要急于剪断胸锁关节。应暴露胸腔后，先观察胸腔内各脏器的位置及彼此关系，再检查两肺表面与胸壁是否粘连、胸膜颜色和状态、心包情况、纵隔有无出血等情况。

检查胸骨髓的情况：用剪刀去除胸骨两边的肋软骨，并剥离胸骨周围肌肉。取第3或第4节胸骨时，一端用纱布包住，以左手夹紧置于手术台上，用刀将胸骨切开，检查骨髓颜色及湿润程度。

5. 胸腔内器官的取出和剖检 用尖刀自颈部切口插入下颌骨正中的内侧缘，将下颌骨间的组织联系分开。随后一手用组织钳自切口伸入口腔内夹住舌尖，并将舌向下拉出口腔，以暴露软硬腭，另一手执刀，在软硬腭交界处把软腭剪断，再将咽后壁剪断。此法便于分离舌、扁桃体、软腭、咽部组织与口腔壁及咽壁。再将气管及食管等与组织及脊柱相连的部分分离，直达胸腔上口为止。在胸腔入口处切断锁骨下动脉及颈总动脉，将口腔及颈部器官连同心肺一起向下拉，使胸腔器官与脊柱相连的软组织互相分离，直达横膈为止。用止血钳在横膈的胸腔侧夹住主动脉、下腔静脉及食管。剪断所夹部位上端，即可将上消化道（舌、扁桃体、咽、食管）、上呼吸道（喉、气管和支气管）连同心脏及肺脏一起取出并分别检查。

上消化道检查：先检查舌黏膜是否出血和溃疡；咽部及两侧扁桃体表面有无出血和炎性渗出物。然后自上而下剪开食管后壁，检查黏膜有无出血和泡沫样、胆汁状物质。

6. 腹腔内器官的取出和剖检 将实验动物仰卧位固定在解剖板上。开腹并扩展切口，再由横膈处切断食管，由骨盆切断直肠，可按脾脏、胃、肠、肾脏、肝脏、膀胱、生殖器官的次序分别取出并检查。取脾脏时，一手用镊子轻提脾脏，一手持剪刀剪断韧带；取胰腺时，可将其周围脂肪组织一并取出，浸入10%甲醛溶液中，呈灰白色的则是胰腺组织；取胃肠时，将食管与贲门部做双线结扎后中间剪断。先用镊子提起胃贲门部并切断靠近贲门的食管。一边牵拉，一边切断周围韧带，使胃同周围组织分离，然后按照十二指肠、空肠、回肠的顺序切断肠管的肠系膜根部，将胃肠从腹腔取出；取肾脏时，剥离其周围脂肪后取出；取肝脏时，用镊子夹住肝门静脉的根部，切断血管与韧带后取出；取膀胱与生殖器官时沿根部切断即可，不要造成器官损伤。

　　7. 实验动物尸检后标本数　每只动物尸体检查后，常规集取标本的部位和数目如表11-12。

表11-12　实验动物常规采取标本的部位、数目和参考尺寸

组织	取材数（块）	取材部位	取材尺寸参考
心	1～2	左心室前壁和右心室心肌	1.5cm×1.5cm×0.5cm
肝	2	肝右叶，带包膜	1.5cm×1.5cm×0.5cm
脾	1～2	带包膜	1.5cm×1.5cm×0.5cm
肾	1～2	两侧各取一块（包括主要结构）	1.5cm×1.5cm×0.5cm
肾上腺	1～2	两侧整体取材	
胃	1	小动物整体取材	1.5cm×1.5cm×全层cm
肠	4	十二指肠、小肠、结肠各一段1～2cm	小动物1～2cm；大动物1.5cm×1.5cm×全层cm
肺	2	两肺下叶组织各一块（包括肺膜）	1.5cm×1.5cm×0.5cm
气管	1	气管任意一段	小动物1.0～1.5cm；大动物1.5cm×1.5cm×全层cm
胸骨	1	取第3或第4节胸骨	
睾丸/卵巢	1	两侧整体取材	
膀胱	1	包括全层结构，小动物整体取材	1.5cm×1.5cm
淋巴结	1	肠系膜淋巴结和局部给药淋巴结，较小淋巴结整体取材	1.5cm×1.5cm×0.5cm
脑垂体	1	整体取材	
脑	以实验要求而定	易区分部位可直接摘取，不易区分部位结合脑图谱摘取	1.5cm×1.5cm×0.5cm

　　根据组织标本取材的一般原则：最好在动物死亡后立即剖检，并采集标本，以免发生组织自溶现象和其他变化；组织块的厚度为0.2～0.3cm；面积为1～1.5cm^2，最多不超过2cm^2，过大、过厚的组织块常常固定不好；对于冷冻切片，取材组织块可略厚（0.3～0.4cm）；用于免疫组织化学染色时，以1cm×1cm×0.2cm为宜，以节约试剂；对于皮肤、腔道器官及囊壁组织应剪成细条，较长组织可将其缠绕成同心圆状，同时将其贴在易吸水的（如草纸、滤纸、纱布）片上，以免进入固定液后发生弯曲或扭转变形；对于骨组织需要先经过脱钙处理；新鲜组织若需要保存，应用锡箔纸包好后放入液氮速冻，然后置于−80℃冰箱中；在成对器官（如肾）切取组织或在同一器官切取多块组织时，可将组织切成不同形状以便区分。例如，将左肾切成长方形或三角形，而右肾切成正方形。

　　取材时应避免人为因素的影响，如取材时应用锋利的刀、剪，避免用钝刀前后拉动或用力挤压组织。应避免使用有齿镊，同时夹取组织时动作应轻柔，以免挫伤或挤压组织后 引起组织结构的变形。取材时还应尽量避开坏死组织或凝血块，如有线结应拔除线结。组织有钙化时，应脱钙后再取材。组织上如有血液、黏液、粪便及污物，应先用水冲洗干净后再取材。对于肿瘤标本的取材，优先对肿瘤主体部分、肿瘤邻近组织及肿瘤两端的边缘分别取材，并应注意切取肿瘤组织及正常组织的交界处。

（二）实验动物尸体的处置

对实验动物尸体的处理是动物实验中不可忽视的一项工作内容。正确处理动物实验后的动物尸体，既保证人畜安全，又维护生态环境。

1. 为保护环境，凡是有条件的机构，均应建造实验动物尸体或脏器的焚烧炉。如果没有条件建立，则应委托给有焚烧炉的机构处理。

2. 对确诊为人兽共患病、急性或烈性传染病的动物尸体，首先应立即用棉花堵住尸体的天然孔并消毒尸体表面，再对被污染的场地及器械进行严格消毒。剖检完毕后，应立即对动物尸体、垫料和被污染的物品喷洒消毒液，将尸体或污染物装入袋中集中焚毁或高压消毒。附着于器械及衣物的脓汁和血液等，要使用消毒液充分消毒，然后再用清水洗净，擦干晾晒，乳胶手套经清洗、消毒、擦干后，撒上滑石粉后脱下。最后对剖检场地彻底消毒处理。

3. 对非病原微生物感染实验的动物尸体，可置放于冰柜中暂存，然后集中焚毁。

4. 实验中因正常死亡的动物，如止血、放血、创伤等，或实验后处死的动物应装入垃圾袋内做专门处理。即使在实验过程中没有注射有毒物质，其个体也禁止食用，但一般可以供教学训练用或喂药试验用。禁止将实验动物的尸体或脏器组织混入一般垃圾中随意处理。

（何　梦）

参 考 文 献

崔淑芳, 陈学进. 实验动物学 [M]. 四版. 上海: 第二军医大学出版社, 2013.

邓小明, 朱科明. 常用实验动物麻醉 [M]. 上海: 第二军医大学出版社, 2001: 44-138.

杜冠华. 药理学实验指南. 北京: 科学出版社, 2001: 489-507.

杜力军, 赵玉男. 实验动物与实验动物模型 [M]. 北京: 中国医药科技出版社, 2012.

方喜业. 医学实验动物学 [M]. 北京: 人民卫生出版社, 1995.

格温多林·卡罗尔. 小动物麻醉与镇痛. 施振声, 张海泉, 译 北京: 中国农业出版社, 2014: 65-77.

国家药典委员会. 中华人民共和国药典 2010 年版二部. 北京: 中国医药科技出版社: 213-215.

郝光荣. 实验动物学 [M]. 二版. 上海: 第二军医大学出版社, 2002.

何诚. 实验动物学 [M]. 二版. 北京: 中国农业大学出版社, 2013.

贺争鸣, 李根平, 李冠民, 等. 实验动物福利与动物实验科学, 北京: 科学出版社, 2011: 416-460.

胡建华. 实验动物学教程 [M]. 上海: 上海科技出版社, 2009.

李本富. 对我国伦理审查委员会建设的探讨. 中国医学伦理学, 2007, 20(2): 3-6.

李厚达. 实验动物学 [M]. 北京: 高等教育出版社, 2004.

卢耀增. 实验动物学 [M]. 北京: 中国协和医科大学出版社, 1996.

秦川. 医学实验动物学 [M]. 北京: 人民卫生出版社, 2014.

秦川, 魏泓. 实验动物学 [M]. 北京: 人民卫生出版社, 2015.

邵义祥. 医学实验动物学教程 [M]. 南京: 东南大学出版社, 2009.

施新猷. 现代医学实验动物学. 北京: 人民军医出版社, 2000

孙敬方. 动物实验方法学 [M]. 北京: 人民卫生出版社, 2004.

汤加铭, 陈民利. 医学实验动物学 [M]. 北京: 中国中医药出版社, 2012.

陶钧, 赵厚德, 郝智慧, 等. 实验动物麻醉前的准备工作. 实验动物科学与管理. 2005, 22(3): 58-59.

王建飞. 实验动物饲养管理和使用手册 [M]. 陈筱侠, 译. 上海: 上海科学技术出版社, 1998.

王钜, 陈振文. 现代医学实验动物学概论 [M]. 北京: 中国协和医科大学出版社, 2004.

王元占, 杨培梁, 刘秋菊, 等. 常用实验动物的麻醉. 中国比较医学杂志 [J]. 2004, 14(4): 245-247.

魏泓. 医学实验动物学 [M]. 成都: 四川科学技术出版社, 1998.

魏伟, 吴希美, 李元建, 等. 药理实验方法学. 北京: 人民卫生出版社, 2010: 770-780.

吴端生, 张健. 现代实验动物学技术 [M]. 北京: 化学工业出版社, 2007.

武卫国, 范涛, 王洪, 等. Hartley 豚鼠 SPF 级核心种群生长曲线与血液生理生化指标测定 [J]. 实验动物科学, 2019, 36(6): 6.

徐平. 实验动物管理与使用操作 [M]. 上海: 上海科技出版社, 2007.

徐叔云, 卞如濂, 陈修. 药理实验方法学. 三版. 北京: 人民卫生出版社, 2002.

颜呈准, 刘瑞三. 实验动物科学管理实用手册 [M]. 昆明: 云南科技出版社, 1996.

杨嘉实, 周毓平, 刘继业. 中国特产(种)动物营养需要及饲料配制技术 [M]. 北京: 中国科学技术出版社, 1994.

杨萍. 简明实验动物学 [M]. 上海: 复旦大学出版社, 2003.

赵厚德, 陶钧, 郝智慧, 等. 实验动物疼痛评价的探讨. 中国比较医学杂志, 2004, 14(6): 385-386.

周正宇, 薛智谋, 邵义祥. 实验动物与比较医学基础教程 [M]. 苏州: 苏州大学出版社, 2012.

朱清华. 实验动物学 [M]. 广州: 广东高等教育出版社, 1991.

邹移海, 黄韧, 连至诚, 等. 中医实验动物学 [M]. 广州: 暨南大学出版社, 1999.

邹移海, 徐志伟, 黄韧, 等. 实验动物学 [M]. 二版. 北京: 科学出版社, 2012.

Back S K, Sung B, Hong S K, et al. A mouse model for peripheral neuropathy produced by a partial injury of the nerve supplying the tail, Neurosci Left, 2002, 322(3): 153-156.

Bennett G J, Xie Y K. A peripheral mononeuropathy in rat that produces disorder8 of pain sensation like those seen in mall. Pain, 1988, 33(1): 87-107.

Carstens E, Moberg G P. Recognizing pain and Distress in laboratory Animals. ILAR Journal, 41(2): 62-71.

Choi Y, Yoon Y W, Na H S, et al. Behavioral signs of ongoing pain and cold allodynia in a rat modes of model of neuropathic pain. Pain, 1994, 59(3): 369-376.

DeLeo J A, Coombs D W, Willenbring S, et al. Characterization of a neuropathic pain model: soiatic cryoneurolysis in the rat, Pain, 1994, 56(1): 9-16.

Ernst L M, Salafia C M, Carter A M, et al. Hepatic Histology in Intrauterine Growth Retardation Following Uterine Artery Ligation in the Guinea Pig. Pediatric pathology / affiliated with the International Paediatric Pathology Association, 1993, 13(6): 763-772.

Maurer J K, Parker R D, Jester J V. Extent of initial corneal injury as the mechanistic basis for ocular irritation: key findings and recommendations for the development of alternative assays. Regulatory Toxicology and Pharmacology, 2002, 36(1): 106-117.

Mikael A, Canning B J, Herman M, et al. Back to the future: re-establishing guinea pig in vivo asthma models. Clinical Science, 2020, 134(11): 1219-1242.

Molony V, Kent J E, Robertson I S. Assessment of acute and chronic pain after different methods of castration of calves. Applied Animal Behavious Science, 1995, 46: 33-48.

Papich M G. An update on nonsteroidal anti-inflammatory drugs (NSAIDs) in small animals. Vet clin North Am Small Anim Pract, 2008, 38(6): 1243-1266.

Paul F. Laboratory animal anaesthesia[M]. London: Academic Press, 2009: 181-212.

Seltzer Z, Dubner R, Shir Y, et al. A novel behavioral model of neuropathic pain disorders produced in rats by partial sciatic nerve injury. Pain, 1990, 43(2): 205-218.

Subodh Kumar Saha, Nitya Nand Pathak. Fundamentals of Animal Nutrition [M]. Rochor: Springer Nature Singapore Pte Ltd, 2021.

Wall P D, Devor M, inbal R, et al. Autotomy following peripheral nerve lesions:experimental anaesthesia dolorasa. Pain, 1979, 7(12): 103-111.